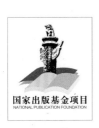

「十三五」国家重点出版物出版规划项目

中国中药资源大典

资源大典

江西德兴卷

②

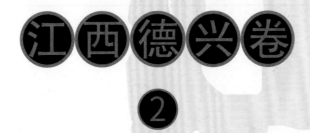

黄璐琦 / 总主编

陈武军　曹　岚 / 主　编

北京科学技术出版社

图书在版编目（CIP）数据

中国中药资源大典. 江西德兴卷. 2 / 陈武军，曹岚主
编. — 北京：北京科学技术出版社，2023.3
ISBN 978-7-5714-2700-9

Ⅰ. ①中… Ⅱ. ①陈… ②曹… Ⅲ. ①中药资源－资
源调查－德兴 Ⅳ. ①R281.4

中国版本图书馆 CIP 数据核字（2022）第 253424 号

责任编辑：侍　伟　李兆弟　尤竞爽
责任校对：贾　荣
图文制作：樊润琴
责任印制：李　茗
出 版 人：曾庆宇
出版发行：北京科学技术出版社
社　　址：北京西直门南大街16号
邮政编码：100035
电　　话：0086-10-66135495（总编室）　0086-10-66113227（发行部）
网　　址：www.bkydw.cn
印　　刷：北京博海升彩色印刷有限公司
开　　本：889 mm×1 194 mm　1/16
字　　数：1 225千字
印　　张：55.25
版　　次：2023年3月第1版
印　　次：2023年3月第1次印刷
ISBN 978-7-5714-2700-9

定　价：790.00元

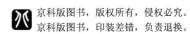

Contents

目 录

被子植物

石竹科 Caryophyllaceae 无心菜属 Arenaria

无心菜 Arenaria serpyllifolia L.

| **植物别名** | 卵叶蚤缀、鹅不食草、蚤缀。

| **药 材 名** | 小无心菜（药用部位：全草）。

| **形态特征** | 一年生或二年生草本，高 10 ~ 30 cm。茎丛生，直立或铺散。叶卵形，无柄，长 4 ~ 12 mm，宽 3 ~ 7 mm，具睫毛，两面疏生柔毛。聚伞花序，萼片 5，披针形；花瓣 5，倒卵形，白色，先端钝圆；雄蕊 10；花柱 3。蒴果卵圆形，与宿存萼等长，先端 6 裂；种子小，肾形，淡褐色。

| **生境分布** | 生于海拔 550 m 以上的砂质或石质荒地、田野、园圃、山坡草地。德兴各地均有分布，大目源有栽培。

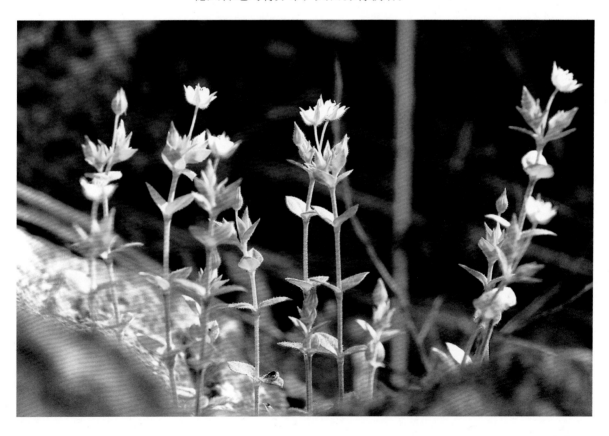

| 资源情况 | 野生资源一般，栽培资源一般。药材主要来源于栽培。

| 采收加工 | 初夏采集，鲜用或晒干。

| 药材性状 | 本品长 10 ~ 30 cm。茎纤细，簇生，密被白色短柔毛。叶对生，完整叶卵形，无柄，长 4 ~ 12 mm，宽 3 ~ 7 mm，两面有稀疏毛茸。茎顶疏生白色小花，花瓣 5。气微，味淡。

| 功能主治 | 苦、辛，凉。归肝、肺经。清热，明目，止咳。用于肝热目赤，翳膜遮睛，肺痨咳嗽，咽喉肿痛，牙龈炎。

| 用法用量 | 内服煎汤，6 ~ 30 g；或浸酒。外用适量，捣敷或塞鼻孔。

| 附　注 | 本种异名：*Arenaria leptoclados* Gussone、*Arenaria petiolata* Hayata。

石竹科 Caryophyllaceae 卷耳属 Cerastium

簇生泉卷耳 Cerastium fontanum Baumg. subsp. vulgare (Hartman) Greuter & Burdet

| **药 材 名** | 小白绵参（药用部位：全草）。

| **形态特征** | 多年生，有时为一年生或二年生草本，高 10 ~ 30 cm。茎单一或簇生，有短柔毛。茎基部叶近匙形或狭倒卵形，基部渐狭；中上部叶近无柄，狭卵形至披针形，长 1 ~ 3 cm，宽 3 ~ 10 mm，两面均贴生短柔毛，睫毛密而明显。花序聚伞状，顶生；花梗密生长腺毛，花后先端下弯；萼片 5，披针形，背面密生腺毛；花瓣 5，白色，倒卵状矩圆形，微短于萼片，先端 2 裂，基部无毛或有睫毛；雄蕊 10；花柱 5。蒴果长为宿存萼片的 2 倍；种子褐色，有瘤状突起。

| **生境分布** | 生于海拔 1 200 m 以上的山地林缘杂草间或疏松砂壤土。分布于德兴三清山北麓、大茅山等。

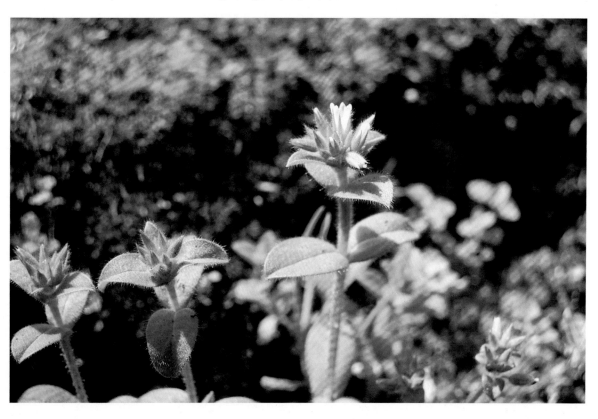

| 资源情况 | 野生资源丰富。药材来源于野生。

| 采收加工 | 夏季采集，鲜用或晒干。

| 药材性状 | 本品茎单一或成簇，具短柔毛。叶对生，茎基部叶匙形或狭倒卵形，基部狭窄成叶柄；中上部叶狭卵形至披针形，基部钝圆，全缘，两面均贴生短柔毛，具睫毛，近无柄。二歧聚伞花序顶生，基部有叶状苞片，花梗密生长腺毛。蒴果长管形。种子褐色，略呈三角形，有瘤状突起。气微。

| 功能主治 | 苦，微寒。归膀胱、心、肝经。清热，解毒，消肿。用于感冒发热，小儿高热惊风，痢疾，乳痈初起，疔疮肿毒。

| 用法用量 | 内服煎汤，15 ~ 30 g。外用适量，鲜品捣敷。

| 附　　注 | 本种异名：*Cerastium vulgare* Hartman、*Cerastium caespitosum* Gilibert ex Ascherson.。本种的嫩茎叶焯水后可凉拌或炒食。

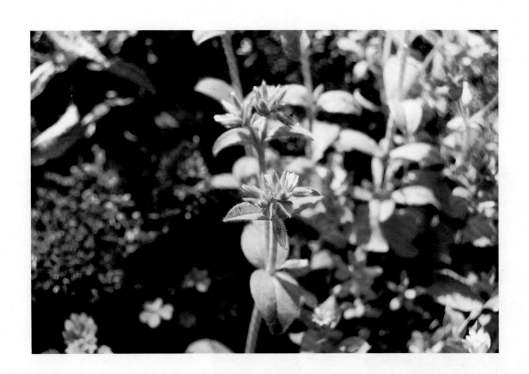

石竹科 Caryophyllaceae 卷耳属 Cerastium

球序卷耳 *Cerastium glomeratum* Thuill.

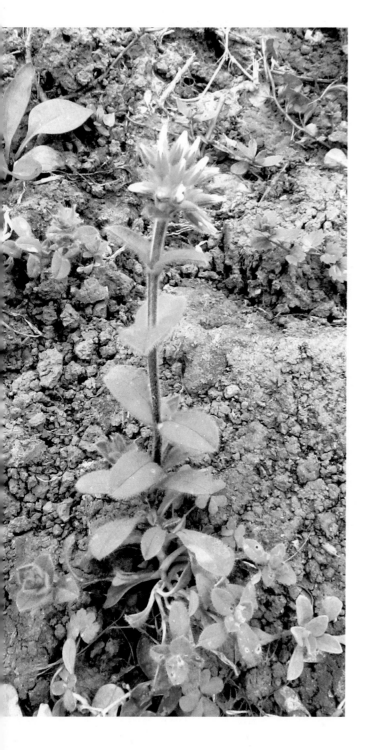

| 植物别名 |

圆序卷耳、婆婆指甲菜。

| 药 材 名 |

婆婆指甲菜（药用部位：全草）。

| 形态特征 |

一年生草本，高达 20 cm。茎密被长柔毛，
上部兼有腺毛。下部叶匙形，上部叶倒卵状
椭圆形，长 1.5 ~ 2.5 cm，基部渐窄成短柄，
两面被长柔毛，具缘毛。聚伞花序密集成头
状，花序梗密被腺柔毛；苞片卵状椭圆形，
密被柔毛；花梗长 1 ~ 3 mm，密被柔毛；
萼片 5，披针形，长约 4 mm，密被长腺毛；
花瓣 5，白色，长圆形，先端 2 裂，基部疏
被柔毛；花柱 5。蒴果长圆筒形，长于宿萼，
具 10 齿；种子褐色，扁三角形，具小疣。

| 生境分布 |

生于山坡草地。德兴各地均有分布。

| 资源情况 |

野生资源丰富。药材来源于野生。

| 采收加工 | 春、夏季采集，鲜用或晒干。 |

| 药材性状 | 本品长约 26 cm，密生毛茸。茎纤细，下部红褐色，上部绿色。叶对生，完整叶椭圆形或卵形，长 1 ~ 2 cm，宽 5 ~ 12 mm，主脉凸出。茎先端有二叉式聚伞花序；花小，白色。用手触摸有粗糙感。气微，味淡。 |

| 功能主治 | 甘、微苦，凉。归肺、胃、肝经。清热，利湿，凉血解毒。用于感冒发热，湿热泄泻，肠风下血，乳痈，疔疮，高血压。 |

| 用法用量 | 内服煎汤，15 ~ 30 g。外用适量，捣敷；或煎汤熏洗。 |

| 附　　注 | 本种异名：*Cerastium viscosum* L.、*Cerastium vulgatum* L. var. *glomeratum* (Thuill.) Edgew. et Hook. f.。
本种的嫩茎叶焯水后可凉拌或炒食。 |

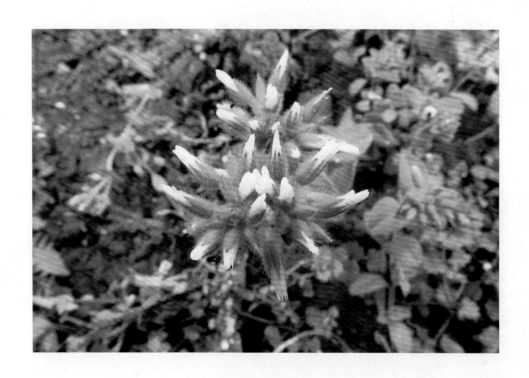

石竹科 Caryophyllaceae 石竹属 Dianthus

须苞石竹

Dianthus barbatus L.

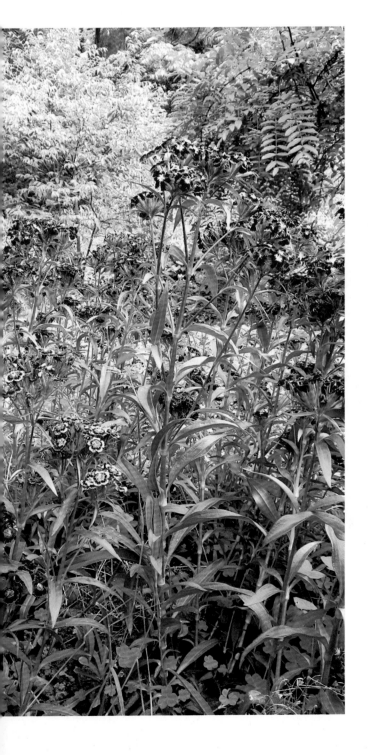

| 植物别名 |

五彩石竹、十样锦、美国石竹。

| 药 材 名 |

须苞石竹（药用部位：全草）。

| 形态特征 |

多年生草本，高达 60 cm，全株无毛。茎具棱。叶披针形，长 4 ~ 8 cm，宽约 1 cm，先端尖，基部渐窄，鞘状。花序头状；总苞片叶状；花梗极短；苞片 4，卵形，先端尾尖，具细齿，与花萼等长或较花萼稍长；花萼筒状，长约 1.5 cm，萼齿尖锐；花瓣紫红色，具白色斑纹，具长爪，瓣片卵形，先端齿裂，喉部具髯毛；雄蕊稍伸出。蒴果卵状长圆形，长约 1.8 cm，4 瓣裂至中部；种子扁卵圆形，平滑。

| 生境分布 |

原产欧洲，我国各地栽培供观赏。德兴公园有栽培供观赏。

| 资源情况 |

栽培资源一般。药材来源于栽培。

| **采收加工** | 夏、秋季花果期采收，除去杂草和泥土，切段或不切段，晒干。

| **功能主治** | 活血调经，通络，利尿通淋。用于热淋，血淋，石淋，小便不利，淋沥涩痛，
经闭瘀阻。

| **用法用量** | 内服煎汤，9 ~ 15 g；或入丸、散剂；孕妇慎用。外用适量，煎汤洗；或研
末撒敷。

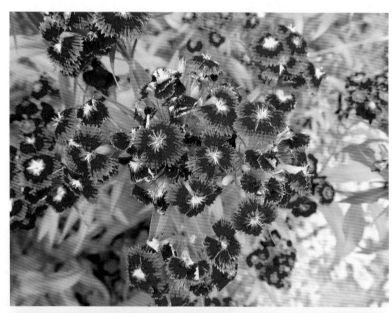

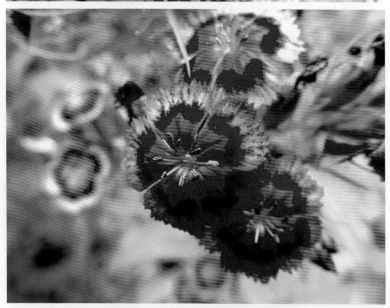

石竹科 Caryophyllaceae 石竹属 Dianthus

石竹
Dianthus chinensis L.

| **植物别名** | 长萼石竹、丝叶石竹、蒙古石竹。

| **药 材 名** | 瞿麦（药用部位：地上部分）。

| **形态特征** | 多年生草本，高达 50 cm，全株无毛，带粉绿色。茎疏丛生。叶线状披针形，长 3 ~ 5 cm，宽 2 ~ 4 cm，全缘或具微齿。花单生或成聚伞花序；花梗长 1 ~ 3 cm；苞片 4，卵形，长渐尖，长超过花萼的 1/2；花萼筒形，长 1.5 ~ 2.5 cm，直径 4 ~ 5 mm，具纵纹，萼齿披针形，长约 5 mm，先端尖；花瓣长 1.6 ~ 1.8 cm，瓣片倒卵状三角形，长 1.3 ~ 1.5 cm，紫红色、粉红色、鲜红色或白色，先端不整齐齿裂，喉部具斑纹，疏生髯毛；雄蕊筒形，包于宿萼内，先端 4 裂。种子扁圆形。

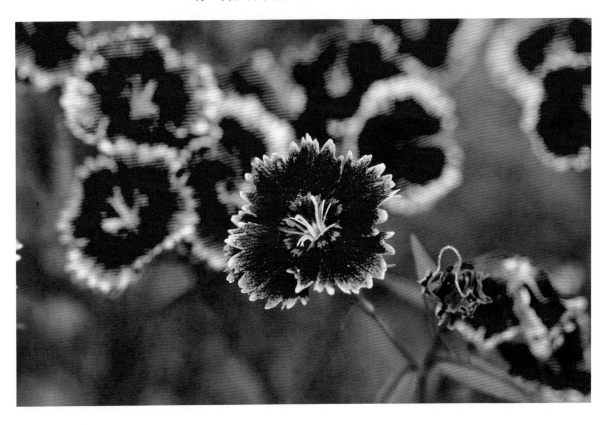

生境分布	生于草原和山坡草地。分布于德兴大茅山及泗洲等，香屯有栽培。
资源情况	野生资源一般，栽培资源丰富。药材主要来源于栽培。
采收加工	夏、秋季花果期采收，除去杂草和泥土，切段或不切段，晒干。
药材性状	本品茎呈圆柱形，上部有分枝，长 30 ~ 60 cm；表面淡绿色或黄绿色，光滑无毛，节明显，略膨大；断面中空。叶对生，多皱缩，叶片展平呈条形至条状披针形。枝端具花及果实。花萼筒状，长 1.4 ~ 1.8 cm；苞片 4，宽卵形，长约为萼筒的 1/2；花瓣棕紫色或棕黄色，卷曲，先端浅齿裂。蒴果长筒形，与宿萼等长。种子细小，多数。气微，味淡。
功能主治	苦，寒。归心、小肠经。利尿通淋，活血通经。用于热淋，血淋，石淋，小便不利，淋沥涩痛，经闭瘀阻。
用法用量	内服煎汤，9 ~ 15 g；或入丸、散剂；孕妇慎用。外用适量，煎汤洗；或研末撒敷。
附　注	药材瞿麦，为本种的地上部分，《中华人民共和国药典》（1963 年版至 2020 年版）、《内蒙古蒙药材标准》（1986 年版）、《新疆维吾尔自治区药品标准·第二册》（1980 年版）、《贵州省中药材标准规格·上集》（1965 年版）等中有收载。 本种原产我国北方，现在南北方普遍生长。

石竹科 Caryophyllaceae 石竹属 Dianthus

长萼瞿麦

Dianthus longicalyx Miq.

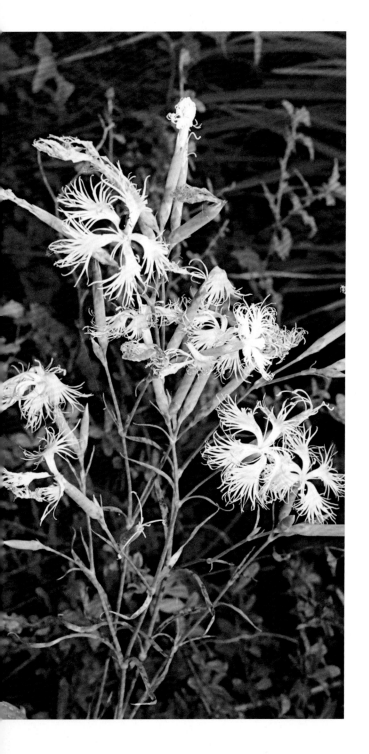

| 植物别名 |

长筒瞿麦、长萼石竹。

| 药 材 名 |

长萼瞿麦（药用部位：全草）。

| 形态特征 |

多年生草本，高达 80 cm。茎直立，节大，基部分枝，无毛。基生叶数片，花期干枯；茎生叶线状披针形或披针形，长 4 ~ 10 cm，宽 2 ~ 8 mm，基部短鞘状，边缘具细微齿。聚伞花序具 2 至多花；苞片 3 ~ 4 对，卵形，长为花萼的 1/5；花萼长管状，长 3 ~ 4 cm，绿色，具条纹，无毛，萼齿披针形，长 5 ~ 6 mm；花瓣粉红色，倒卵形或楔状长圆形，具长爪，瓣片深裂或丝状；雄蕊伸达喉部。蒴果窄筒形，先端 4 裂，稍短于宿萼。

| 生境分布 |

生于海拔 900 m 以上的山坡草地、林下。分布于德兴三清山北麓等。

| 资源情况 |

野生资源一般。药材来源于野生。

| **采收加工** | 夏、秋季花果期采收，除去杂草和泥土，切段或不切段，晒干。

| **功能主治** | 苦，寒。清热利尿，破血通经。用于小便淋痛，尿血，经闭。

| **用法用量** | 内服煎汤，9 ~ 15 g。

| **附　　注** | 本种异名：*Dianthus taiwanensis* Masam.、*Dianthus oreadum* Hance、*Dianthus superbus* L. var. *longicalycinus* (Maxim.) F. N. Williams、*Dianthus superbus* L. var. *oreadum* (Hance) Pamp.、*Dianthus superbus* L. var. *taiwanensis* (Masam.) T. S. Liu et S. S. Ying、*Dianthus superbus* L. f. *longicalycinus* Maxim.。

石竹科 Caryophyllaceae 剪秋罗属 Lychnis

剪秋罗

Lychnis fulgens Fischer ex Sprengel

| 药 材 名 | 大花剪秋罗（药用部位：全草或根）。

| 形态特征 | 多年生草本，高达 85 cm。茎上部疏被长柔毛。叶卵形或卵状披针形，长 3.5 ~ 10 cm，基部微抱茎，两面及边缘被毛。顶生二歧聚伞花序具数花，下部常单花腋生；花直径 3.5 ~ 5 cm；花梗长 0.3 ~ 1.2 cm，密被长柔毛；苞片披针形，密被长柔毛及缘毛；花萼筒状棒形，长 1.5 ~ 2.8 cm，疏被长柔毛，萼齿三角形；花瓣深红色，具缘毛，瓣片倒卵形，2 深裂至 1/2 处，瓣片两侧中下部各具 1 线形小裂片；雄蕊微伸出；雌、雄蕊柄长约 5 mm。蒴果长椭圆状卵球形，长 1.2 ~ 1.4 cm；种子肾形，长约 1.2 mm，黑褐色。

| 生境分布 | 生于低山疏林下、灌丛草甸阴湿地。德兴栽培作为观赏植物。

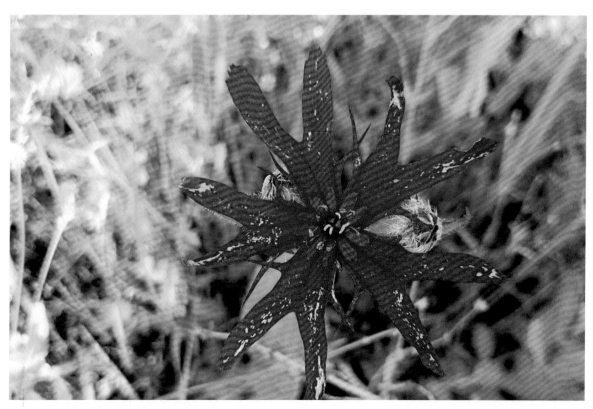

| **资源情况** | 栽培资源一般。药材来源于栽培。

| **采收加工** | 秋后采收，除去杂质，鲜用或晒干。

| **药材性状** | 本品长 25 ~ 85 cm。茎单一，上部疏生柔毛。单叶对生，完整叶片长圆形或卵状长圆形，先端渐尖，基部钝圆，长 3.5 ~ 10 cm，宽达 3.5 cm，两面均被柔毛。聚伞花序或单花生于枝端或叶腋；萼筒棍棒状，先端 5 裂，密生柔毛；花瓣 5，暗红色，基部有爪，瓣片 4 裂，中间 2 裂片较大；雄蕊 10；花柱 5，丝状，子房长圆状圆柱形。蒴果 5 瓣裂。种子小，暗黑色，表面有尖突起。气微，味淡。

| **功能主治** | 甘，寒。清热利尿，健脾，安神。用于小便不利，小儿疳积，盗汗，头痛，失眠。

| **用法用量** | 内服煎汤，10 ~ 30 g。

| **附　　注** | 本种异名：*Silene fulgens* (Fisch.) E. H. L. Krause、*Lychnis fulgens* Fischer ex Sprengel var. *typica* Regel。

石竹科 Caryophyllaceae 鹅肠菜属 Myosoton

鹅肠菜 *Myosoton aquaticum* (L.) Moench

| **植物别名** | 鹅儿肠、大鹅儿肠、石灰菜。

| **药材名** | 鹅肠草（药用部位：全草）。

| **形态特征** | 多年生草本，长达 80 cm。茎外倾或上升，上部被腺毛。叶对生，卵形，长 2.5 ~ 5.5 cm，基部近圆形或稍心形，边缘波状；叶柄长 0.5 ~ 1 cm，上部叶常无柄。花白色；二歧聚伞花序顶生或腋生；苞片叶状，边缘具腺毛；花梗细，长 1 ~ 2 cm，密被腺毛；萼片 5，卵状披针形，长 4 ~ 5 mm，被腺毛；花瓣 5，2 深裂至基部，裂片披针形，长 3 ~ 3.5 mm；雄蕊 10；子房 1 室，花柱 5，线形。蒴果卵圆形，较宿萼稍长，5 瓣裂至中部，裂瓣 2 齿裂；种子扁肾圆形，直径约 1 mm，具小疣。

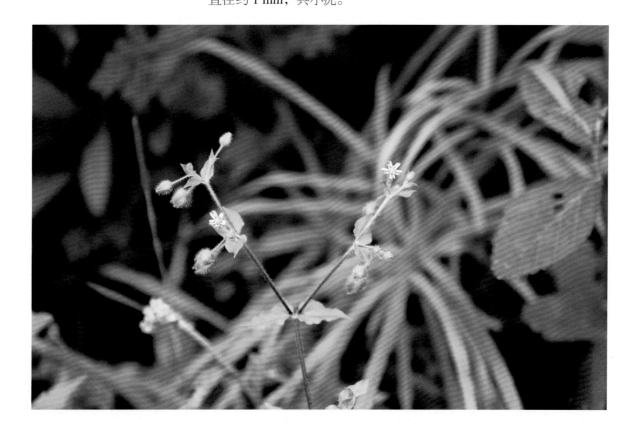

| **生境分布** | 生于海拔 350 m 以上的河流两旁冲积沙地的低湿处或灌丛林缘和水沟旁。分布于德兴大茅山等。

| **资源情况** | 野生资源一般。药材来源于野生。

| **采收加工** | 春季生长旺盛时采收，鲜用或晒干。

| **药材性状** | 本品长 20 ~ 60 cm。茎光滑，多分枝；表面略带紫红色，节部和嫩枝梢处更明显。叶对生，膜质；完整叶片宽卵形或卵状椭圆形，长 1.5 ~ 5.5 cm，宽 1 ~ 3 cm，先端锐尖，基部心形或圆形，全缘或呈浅波状；上部叶无柄或具极短柄，下部叶叶柄长 5 ~ 10 mm，疏生柔毛。花白色，生于枝端或叶腋。蒴果卵圆形。种子近圆形，褐色，密布显著的刺状突起。气微，味淡。

| **功能主治** | 甘、酸，平。归肝、胃经。清热解毒，散瘀消肿。用于肺热喘咳，痢疾，痈疽，痔疮，牙痛，月经不调，小儿疳积。

| **用法用量** | 内服煎汤，15 ~ 30 g；或捣汁，鲜品 60 g。外用适量，鲜品捣敷；或煎汤熏洗。

| **附　　注** | 本种异名：*Stellaria aquatica* (L.) Scop.、*Malachium aquaticum* (L.) Fries、*Cerastium aquaticum* L.。

本种的嫩茎叶焯水后可凉拌或煮汤。

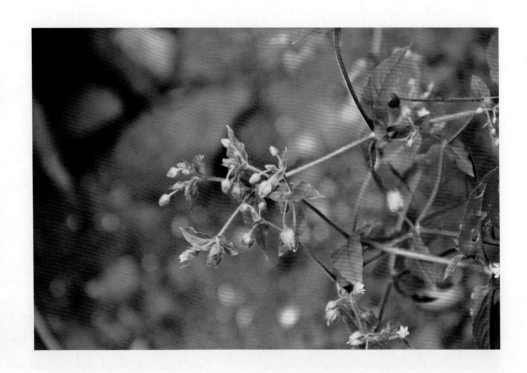

石竹科 Caryophyllaceae 漆姑草属 *Sagina*

漆姑草 *Sagina japonica* (Sw.) Ohwi

| **植物别名** | 腺漆姑草、日本漆姑草、星宿草。

| **药 材 名** | 漆姑草（药用部位：全草。别名：针毛草）。

| **形态特征** | 一年生或二年生小草本。茎多数簇生，稍铺散，高 5 ～ 15 cm，仅上部疏生短柔毛，其余部分无毛。叶条形，长 5 ～ 20 mm，宽约 1 mm，叶基部相连处薄膜质，微呈短鞘状。花小，单生枝端叶腋；花梗细长，长 1 ～ 2 cm，疏生短柔毛；萼片 5，卵形，疏生短柔毛；花瓣 5，白色，卵形，比萼片稍短，全缘；雄蕊 5，花丝比花瓣短；子房卵形，花柱 5，丝形。蒴果卵形，微长于宿存萼片，5 瓣裂，有多数种子。

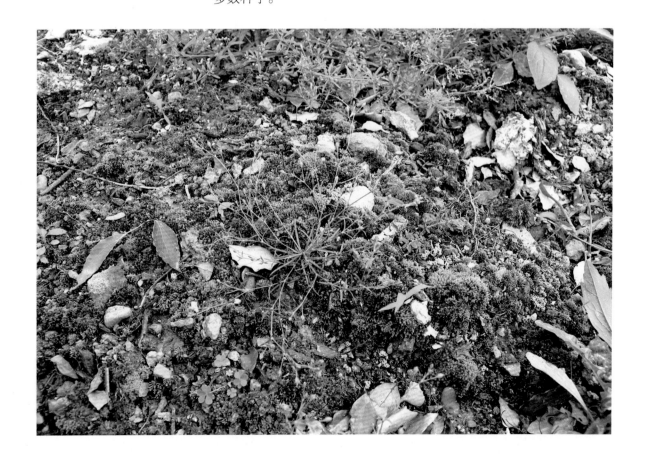

| **生境分布** | 生于河岸砂质地、撂荒地或路旁草地。分布于德兴香屯、海口等。 |

| **资源情况** | 野生资源丰富。药材来源于野生。 |

| **采收加工** | 4 ~ 5 月采集，洗净，鲜用或晒干。 |

| **药材性状** | 本品长 10 ~ 15 cm。茎基部分枝，上部疏生短细毛。叶对生，完整叶片圆柱状线形，长 5 ~ 20 mm，宽约 1 mm，先端尖，基部为薄膜连成的短鞘。花小，白色，生于叶腋。蒴果卵形，5 瓣裂，比萼片约长 1/3。种子多数，细小，褐色，圆肾形，密生瘤状突起。气微，味淡。 |

| **功能主治** | 苦、辛，凉。归肝、胃经。凉血解毒，杀虫止痒。用于漆疮，白秃疮，湿疹，丹毒，瘰疬，无名肿毒，毒蛇咬伤，鼻渊，龋齿痛，跌打内伤。 |

| **用法用量** | 内服煎汤，10 ~ 30 g；或研末；或绞汁。外用适量，捣敷；或绞汁涂。 |

| **附　　注** | 本种异名：*Spergula japonica* Sw.、*Sagina sinensis* Hance、*Sagina echinosperma* Hayata、*Sagina taquetii* H. Lév.。 |

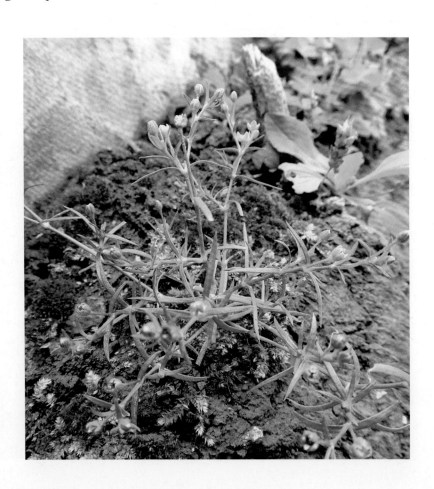

石竹科 Caryophyllaceae 蝇子草属 Silene

蝇子草 *Silene gallica* L.

| **植物别名** | 西欧蝇子草、白花蝇子草、胀萼蝇子草。

| **药 材 名** | 白花蝇子草（药用部位：全草）。

| **形态特征** | 二年生草本，高 15 ～ 30 cm，被长硬毛。茎直立或上升，不分枝
或分枝。叶对生，匙形至披针形，长 1.5 ～ 3 cm，宽 5 ～ 10 mm，
先端具突尖，无柄，被短毛。花两性；花序呈穗状单歧聚伞式；花
梗短于花萼；苞片叶状，线状披针形；花萼卵形，长约 8 mm，在果
时膨大，具 10 纵脉，被硬毛和腺毛，萼齿 5，线状披针形；花瓣白
色或粉红色，比花萼微长，瓣片全缘或有时微具齿；副花冠线形，
全缘；雄蕊 10，内藏；花柱 3。蒴果卵圆形，6 齿裂；种子肾形，
带黑色，具瘤状突起。

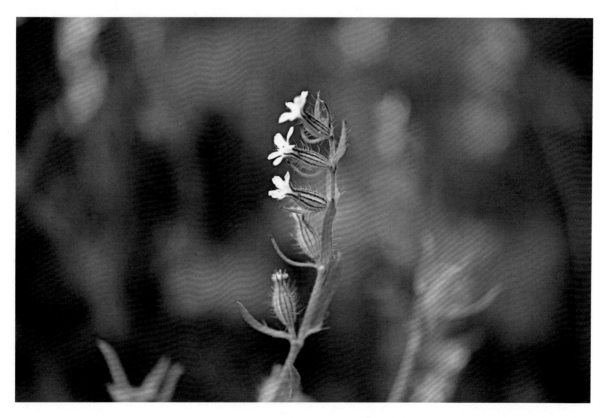

| **生境分布** | 德兴公园栽培供观赏。

| **资源情况** | 栽培资源一般。药材来源于栽培。

| **采收加工** | 夏、秋季采集，洗净，鲜用或晒干。

| **功能主治** | 辛，凉。清热利湿，补虚活血。用于小便淋痛，带下，痢疾，泄泻；外用于蝮蛇咬伤，扭伤，关节肌肉酸痛。

| **用法用量** | 内服煎汤，15 ～ 30 g；或捣汁。外用适量，鲜品捣敷。

| **附　　注** | 本种异名：*Silene anglica* L.。
本种原产欧洲西部。我国城市公园、花圃栽培供观赏。

石竹科 Caryophyllaceae 蝇子草属 Silene

鹤草 *Silene fortunei Vis.*

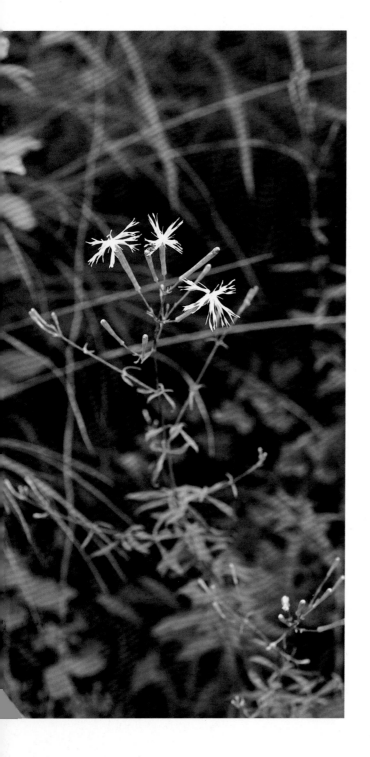

| 植物别名 |

野蚊子草、蚊子草、蝇子草。

| 药 材 名 |

蝇子草（药用部位：带根的全草）。

| 形态特征 |

多年生草本，高 50 ～ 100 cm。根圆柱形，粗而长，多分枝。茎簇生，直立，有柔毛或近无毛，节膨大。基生叶匙状披针形，茎生叶条状披针形，长 20 ～ 30 mm，宽 2 ～ 5 mm。聚伞花序顶生，总花梗上部有黏液；萼筒膜质，细管状，长 25 ～ 35 mm，无毛，有 10 纵脉，常带紫红色，基部截形；花瓣 5，粉红色或白色，基部有长爪，先端 2 深裂，裂片边缘不整齐，喉部有 2 小鳞片；雄蕊 10；花柱 3。蒴果矩圆形，先端 6 裂；种子有瘤状突起。

| 生境分布 |

生于平原或低山草坡或灌丛草地。分布于德兴大茅山等。

| 资源情况 |

野生资源一般。药材来源于野生。

| **采收加工** | 夏、秋季采集，洗净，鲜用或晒干。

| **药材性状** | 本品长 50 ～ 100 cm。根圆锥形或圆柱形，平直或扭曲，长 10 ～ 20 cm，宽 1 ～ 2 cm；表面浅黄色，具纵纹，纵纹上布有稍凸起的横纹；质坚硬，折断面致密，较平坦。茎基部稍带木质，具粗糙短毛，中部以上多分枝，有柔毛或近无毛。叶对生；完整叶披针形或倒披针形，长 20 ～ 30 mm，宽 2 ～ 5 mm，先端尖锐，基部狭窄成短柄。聚伞花序顶生，花粉红色或白色。蒴果棍棒状。种子赤黄色，有瘤状突起。气微，根味微甘，后涩。

| **功能主治** | 辛、涩，凉。归大肠、膀胱经。清热利湿，活血解毒。用于痢疾，肠炎，热淋，带下，咽喉肿痛，劳伤发热，跌打损伤，毒蛇咬伤。

| **用法用量** | 内服煎汤，15 ～ 30 g；或捣汁。外用适量，鲜品捣敷。

| **附　注** | 本种异名：*Silene argyi* H. Léveillé、*Silene fissipetala* Turczaninow、*Silene kiiruninsularis* Masamune.。

石竹科 Caryophyllaceae 拟漆姑属 Spergularia

拟漆姑
Spergularia marina (Linnaeus) Grisebach

| **植物别名** | 牛漆姑草。

| **药 材 名** | 拟漆姑（药用部位：全草）。

| **形态特征** | 一年生或二年生草本，有时多年生，高 10 ~ 30 cm。茎铺散，簇生，多分枝；枝密生柔毛。叶条形，长 5 ~ 30 mm，宽 1 ~ 1.5 mm，先端钝，有突尖；托叶膜质，透明。花单生叶腋，花梗密生腺状柔毛；萼片 5，卵形，长 3 ~ 5 mm，背面有腺状柔毛，边缘宽，膜质；花瓣 5，白色，比花萼短；2 ~ 3 雄蕊生花粉；子房卵形，花柱 3，离生。蒴果成熟时 3 瓣裂，比萼片稍长；种子褐色，有的边缘有白色透明的膜质翅。

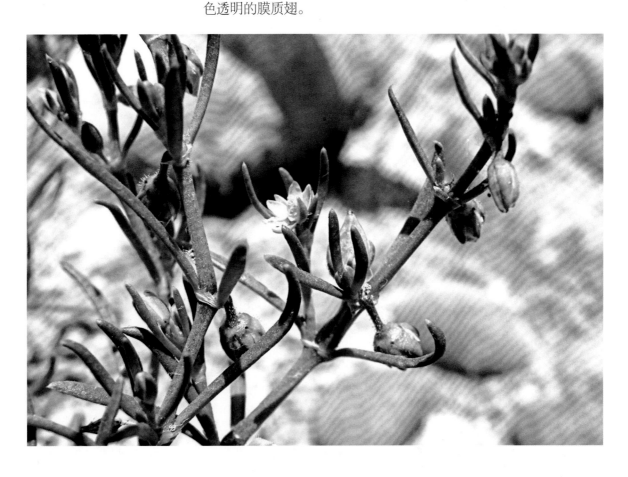

| **生境分布** | 生于海拔 400 m 的河边、湖畔、水边等湿润处。德兴银城有栽培。

| **资源情况** | 栽培资源一般。药材来源于栽培。

| **采收加工** | 夏、秋季采收，鲜用或晒干。

| **功能主治** | 清热解毒，祛风除湿。

| **用法用量** | 外用适量，捣敷。

| **附　　注** | 本种异名：*Arenaria rubra* Linnaeus var. *marina* Linnaeus、*Spergularia salina* J. Presl & C. Presl.。

石竹科 Caryophyllaceae 繁缕属 Stellaria

繁缕 *Stellaria media* (L.) Cry.

| **植物别名** | 鸡儿肠、鹅耳伸筋、鹅肠菜。

| **药 材 名** | 繁缕（药用部位：全草。别名：鸡肚肠、鸡肠草、鹅肠草）。

| **形态特征** | 直立或平卧一年生草本，高 10 ~ 30 cm。茎纤弱，基部多分枝，茎上部有 1 行短柔毛，其余部分无毛。叶卵形，长 0.5 ~ 2.5 cm，宽 0.5 ~ 1.8 cm，先端锐尖；有或无叶柄。花单生叶腋或呈顶生疏散的聚伞花序，花梗长约 3 mm；萼片 5，披针形，长 4 mm，有柔毛，边缘膜质；花瓣 5，白色，比萼片短，2 深裂至近基部；雄蕊 10；子房卵形，花柱 3 ~ 4。蒴果卵形或矩圆形，先端 6 裂；种子黑褐色，圆形，密生纤细的突起。

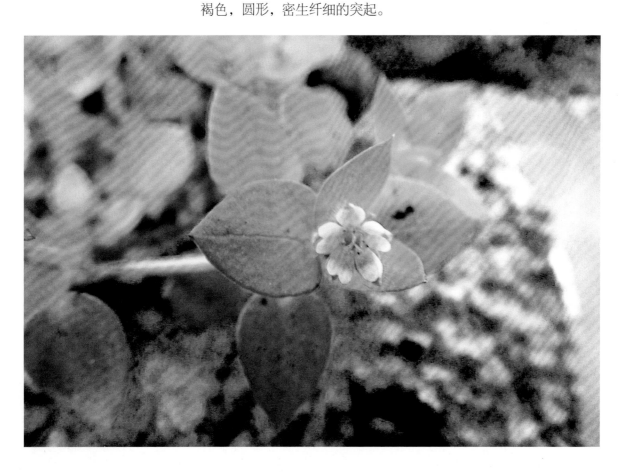

| **生境分布** | 生于田间、路旁、果园、菜园及村落旁的草地中。德兴各地均有分布。

| **资源情况** | 野生资源丰富。药材来源于野生。

| **采收加工** | 春、夏、秋季花开时采集，除去泥土，晒干。

| **药材性状** | 本品多扭缠成团。茎呈细圆柱形，直径约 2 mm，多分枝，有纵棱；表面黄绿色，一侧有 1 行灰白色短柔毛，节处有灰黄色细须根，质较韧。叶小，对生，无柄，展平后完整叶片卵形或卵圆形，先端锐尖，灰绿色；质脆，易碎。枝先端或叶腋有 1 或数朵小花。花淡棕色，花梗纤细；萼片 5，花瓣 5。有时可见卵圆形小蒴果，内含数粒圆形小种子。种子黑褐色，表面有疣状小突点。气微，味淡。

| **功能主治** | 微苦、甘、酸，凉。归肝、大肠经。清热解毒，凉血消痈，活血止痛，下乳。用于痢疾，肠痈，肺痈，乳痈，疔疮肿毒，痔疮肿痛，出血，跌打伤痛，产后瘀滞腹痛，乳汁不下。

| **用法用量** | 内服煎汤，15 ～ 30 g，鲜品 30 ～ 60 g；或捣汁；孕妇慎服。外用适量，捣敷；或烧存性，研末调敷。

| **附　　注** | 本种异名：*Stellaria monogyna* D. Don、*Alsine media* L.。
药材繁缕，为本种的全草，《江苏省中药材标准》（1989 年版增补本）中有收载。
本种的嫩茎叶可炒食、凉拌或煮汤。

石竹科 Caryophyllaceae 繁缕属 Stellaria

鸡肠繁缕 *Stellaria neglecta* Weihe

| **植物别名** | 鹅肠繁缕、赛繁缕。

| **药 材 名** | 鸡肚肠草（药用部位：全草）。

| **形态特征** | 一至二年生草本，高达 80 cm，被柔毛。茎丛生，少分枝。叶卵形
或窄卵形，长 1.5 ~ 3 cm，基部稍抱茎，叶基边缘被长柔毛，最下
部叶较小，叶柄长 3 ~ 7 mm，被柔毛。二歧聚伞花序顶生；苞片披
针形，被腺柔毛；花梗长 1 ~ 1.5 cm，被腺柔毛，花后下垂；萼片 5，
卵状椭圆形，长 3 ~ 5 mm，外面及边缘被腺柔毛；花瓣 5，稍短于
萼片，2 深裂至近基部，裂片窄披针形；雄蕊 8 ~ 10。蒴果卵圆形，
长于宿萼，6 齿裂，裂齿反卷；种子多数，扁圆形，直径约 1.5 mm，
褐色，具圆锥状突起。

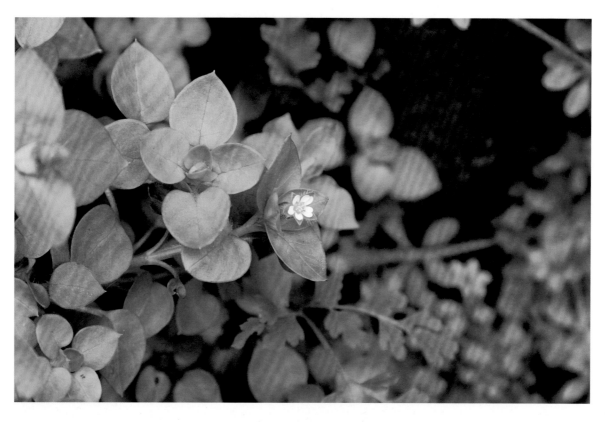

| **生境分布** | 生于海拔 900 ～ 1 200 m 的杂木林内。分布于德兴三清山北麓等。

| **资源情况** | 野生资源较少。药材来源于野生。

| **采收加工** | 夏、秋季采集，洗净，鲜用或晒干。

| **药材性状** | 本品长不超过 80 cm。茎细，暗绿色，被 1 列柔毛。叶对生，完整叶片卵形或卵状披针形；上部叶无柄。聚伞花序顶生；花白色。蒴果卵形或椭圆形。气微，味淡。

| **功能主治** | 微苦，凉。归胃、心、肝经。清热解毒，通淋，化瘀。用于痈疮肿毒，癣疹，乳痈，痔疮，痢疾，牙痛，热淋，产后腹痛。

| **用法用量** | 内服煎汤，15 ～ 30 g；或鲜品捣汁。外用适量，捣敷；或烧灰，研末撒敷；或煎汤洗。

| **附　注** | 本种异名：*Stellaria octandra* Pobed.、*Stellaria media* (L.) Villars var. *decandra* Fenzl、*Stellaria diversiflora* Maxim. var. *gymnandra* Franch.、*Stellaria media* (L.) Villars var. *procera* Klatt et Richt.。

本种的嫩茎叶可炒食、凉拌或煮汤。

石竹科 Caryophyllaceae 繁缕属 Stellaria

雀舌草 *Stellaria uliginosa* Murr.

| **药 材 名** | 天蓬草（药用部位：全草）。

| **形态特征** | 越年生草本，高 15 ~ 30 cm。茎单一，细弱，有多数疏散分枝，无毛。叶无柄，矩圆形至卵状披针形，长 5 ~ 20 mm，宽 2 ~ 3 mm，无毛或边缘基部疏生睫毛，全缘或浅波状。花序聚伞状，常有少数花（常 3）顶生，或单花腋生；花梗细，长 5 ~ 15 mm；萼片 5，披针形，长约 2 mm；花瓣 5，白色，2 深裂至近基部；雄蕊 5，比花瓣稍短；子房卵形，花柱短，2 或 3。蒴果 6 裂，有多数种子；种子肾形，表面有皱纹状突起。

| **生境分布** | 生于田间、溪岸或潮湿地。德兴各地均有分布。

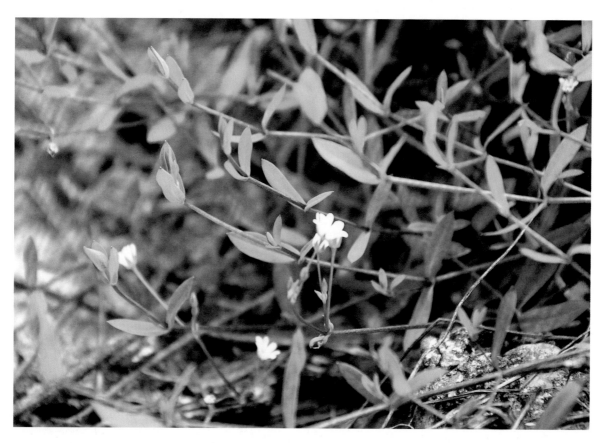

| **资源情况** | 野生资源丰富。药材来源于野生。

| **采收加工** | 春季至秋季初采收，洗净，鲜用或晒干。

| **药材性状** | 本品长 15 ~ 30 cm，污绿色。叶对生，完整叶片长圆形或卵状披针形，长 5 ~ 20 mm，宽 2 ~ 3 mm，先端渐尖，全缘或浅波状。聚伞花序顶生或单花腋生；萼片 5，披针形，先端尖，光滑；花瓣 5，白色，2 深裂；雄蕊 5；花柱 2 或 3。蒴果较宿萼长，成熟时 6 瓣裂。气微，味淡。

| **功能主治** | 辛，平。归肺、脾经。祛风除湿，活血消肿，解毒止血。用于伤风感冒，泄泻，痢疾，风湿骨痛，跌打损伤，骨折，痈疮肿毒，痔漏，毒蛇咬伤，吐血，衄血，外伤出血。

| **用法用量** | 内服煎汤，30 ~ 60 g。外用适量，捣敷；或研末调敷。

| **附　注** | 本种异名：*Stellaria alsine* Grimm、*Stellaria undulata* Thunb.、*Stellaria uliginosa* Murr. var. *undulata* (Thunb.) Fenzl、*Stellaria alsine* Grimm var. *undulata* (Thunb.) Ohwi、*Stellaria alsine* Grimm var. *phaenopetala* Hand.-Mazz.。

石竹科 Caryophyllaceae 麦蓝菜属 *Vaccaria*

麦蓝菜 *Vaccaria hispanica* (Miller) Rauschert

| **植物别名** | 麦蓝子、王不留行。

| **药 材 名** | 王不留行（药用部位：种子）。

| **形态特征** | 一年生草本，高 30 ~ 70 cm，全株无毛。叶卵状椭圆形至卵状披针形，长 2 ~ 9 cm，宽 1.5 ~ 2.5 cm，无柄，粉绿色。聚伞花序有多数花；花梗长 1 ~ 4 cm；萼筒长 1 ~ 1.5 cm，直径 5 ~ 9 mm，具 5 宽绿色脉，并稍具 5 棱，花后基部稍膨大，先端明显狭窄；花瓣 5，粉红色，倒卵形，先端具不整齐小齿，基部具长爪；雄蕊 10；子房长卵形，花柱 2。蒴果卵形，4 齿裂，包于宿存萼内；种子多数，暗黑色，球形，有明显粒状突起。

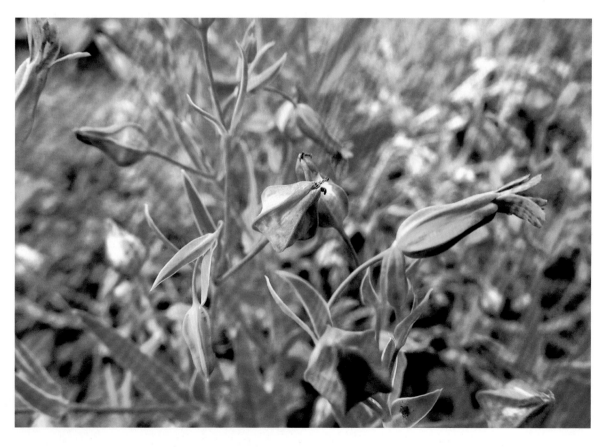

| **生境分布** | 生于草坡、撂荒地。分布于德兴海口等。

| **资源情况** | 野生资源一般。药材来源于野生。

| **采收加工** | 夏季果实成熟、果皮尚未开裂时采割植株,晒干,打下种子,除去杂质,再晒干。

| **药材性状** | 本品呈球形,直径约 2 mm。表面黑色,少数红棕色,略有光泽,有细密的颗粒状突起,一侧有 1 凹陷的纵沟。质硬。胚乳白色,胚弯曲成环;子叶 2。气微,味微涩、苦。

| **功能主治** | 苦,平。归肝、胃经。活血通经,下乳消肿,利尿通淋。用于经闭,痛经,乳汁不下,乳痈肿痛,淋沥涩痛。

| **用法用量** | 内服煎汤,5 ~ 10 g;孕妇慎用。

| **附　　注** | 本种异名:*Saponaria hispanica* Miller、*Saponaria segetalis* Necker、*Saponaria vaccaria* Linnaeus、*Vaccaria pyramidata* Medicus、*Vaccaria segetalis* (Necker) Garcke。

药材王不留行,为本种的干燥成熟种子,《中华人民共和国药典》(1977 年版至 2020 年版)、《新疆维吾尔自治区药品标准·第二册》(1980 年版)、台湾的《中药典》(2004 年版)中有收载。

《中华人民共和国药典》规定,本种药材按干燥品计算,含王不留行黄酮苷不得少于 0.40%。《中华人民共和国药典》收载本种的拉丁学名为 *Vaccaria segetalis* (Neck.) Garcke。

本种的种子可煲汤,如猪蹄汤等;嫩茎叶焯水后可凉拌,也可炒食。

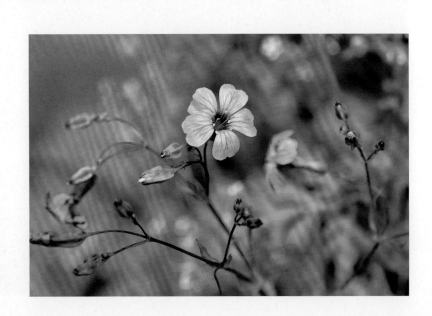

藜科 Chenopodiaceae 藜属 Chenopodium

藜
Chenopodium album L.

| 药 材 名 | 藜（药用部位：幼嫩全草）、藜实（药用部位：果实、种子）。

| 形态特征 | 一年生草本，高 60 ~ 120 cm。茎直立，有棱和绿色或紫红色的条纹，多分枝。叶有长柄；叶片菱状卵形至披针形，长 3 ~ 6 cm，宽 2.5 ~ 5 cm，边缘常有不整齐的锯齿，下面生粉粒，灰绿色。花两性，数个集成团伞花簇，多数花簇排成腋生或顶生的圆锥状花序；花被片 5，宽卵形或椭圆形，具纵隆脊和膜质边缘，先端钝或微凹；雄蕊 5；柱头 2。胞果完全包于花被内或先端稍露，果皮薄，和种子紧贴；种子横生，双凸透镜形，直径 1.2 ~ 1.5 mm，光亮，表面有不明显的沟纹及点洼。

| 生境分布 | 生于路旁、荒地及田间。德兴各地均有分布。

| 资源情况 | 野生资源一般，栽培资源丰富。药材主要来源于栽培。

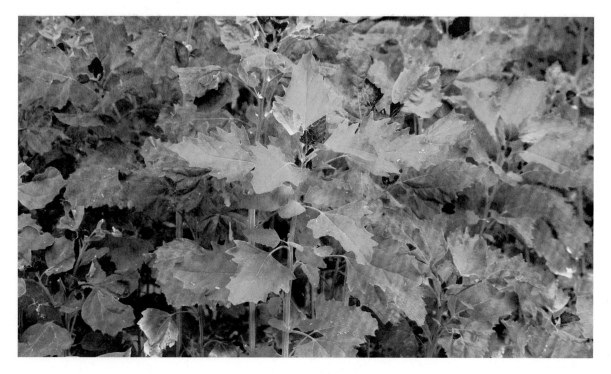

| 采收加工 | 藜：春、夏季采收，除去杂质，鲜用或晒干。

藜实：秋季果实成熟时割取全草，打下果实、种子，除去杂质，鲜用或晒干。

| 药材性状 | 藜：本品呈黄绿色。茎具条棱。叶片皱缩破碎，完整者展平呈菱状卵形至宽披针形，上表面黄绿色，下表面灰黄绿色，被粉粒，边缘具不整齐锯齿；叶柄长约 3 cm。圆锥花序腋生或顶生。气微，味淡。

藜实：本品果实呈五角状扁球形，直径 1 ~ 1.5 mm；花被紧包果外，黄绿色，先端 5 裂，裂片三角形，稍反卷，背面有 5 棱线，呈放射状；无翅；内有 1 果实，果皮膜状，贴生于种子。种子半球形，黑色，有光泽，表面具浅沟纹。气微，味淡。

| 功能主治 | 藜：甘，平；有小毒。归肺、肝经。清热祛湿，解毒消肿，杀虫止痒。用于发热，咳嗽，痢疾，腹泻，腹痛，疝气，龋齿痛，湿疹，疥癣，白癜风，疮疡肿痛，毒虫咬伤。

藜实：苦、微甘，寒；有小毒。清热祛湿，杀虫止痒。用于小便不利，水肿，皮肤湿疮，头疮，耳聋。

| 用法用量 | 藜：内服煎汤，15 ~ 30 g；内服不宜过量。外用适量，煎汤漱口或熏洗；或捣涂。

藜实：内服煎汤，10 ~ 15 g。外用适量，煎汤洗；或烧灰调敷。

| 附　方 | （1）治肺热咳嗽：鲜藜全草 18 ~ 21 g，白马骨 18 ~ 21 g。煎汤洗，每日早晚饭前冲蜜糖服。

（2）治产后瘀血腹痛：鲜藜全草 60 g。煎汤服。

（3）治小儿疮：藜实烧灰，麻油调敷。

（4）治耳聋：鲜藜实 15 ~ 18 g，与胡桃肉、花生、猪耳朵同煮服。［方（1）~（4）出自《草药手册》（江西）］

| 附　注 | 药材藜，为本种的干燥地上部分，《上海市中药材标准》（1994 年版）以"灰藋草"之名收载之。

药材藜实，为本种的干燥成熟果实，《江苏省中药材标准》（1989 年版）、《江苏省中药材标准（试行稿）·第一批》（1986 年版）以"藜子（苏地肤子）"之名收载之。

本种的嫩茎叶沸水焯烫后清水浸泡，可煮食、炒食、凉拌、制馅、蘸酱、晒干菜等。本种含光敏物质，过敏者慎用。

藜科 Chenopodiaceae 藜属 Chenopodium

土荆芥 *Chenopodium ambrosioides* L.

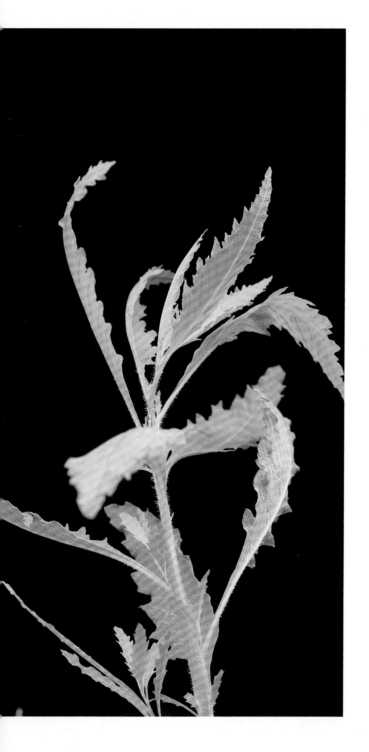

| 植物别名 |

杀虫芥、臭草、鹅脚草。

| 药材名 |

土荆芥（药用部位：带果穗的地上部分）。

| 形态特征 |

一年生或多年生草本，高50～80 cm，芳香。茎直立，有棱，多分枝；分枝细弱，有腺毛或无毛。叶矩圆状披针形至披针形，长达15 cm，宽约5 cm，基部渐狭成短柄，边缘具不整齐的牙齿，下面有黄色腺点，沿脉疏生柔毛。花序穗状，腋生，分枝或不分枝；花两性或雌性，通常3～5簇生苞腋；花被5裂；雄蕊5。胞果扁球形；种子横生或斜生，红褐色，光亮，直径0.7 mm。

| 生境分布 |

生于村旁、路边、河岸等处。德兴各地均有分布。

| 资源情况 |

野生资源丰富。药材来源于野生。

| 采收加工 | 8月下旬至9月下旬采收，摊放在通风处或捆束悬挂阴干，避免日晒雨淋。

| 药材性状 | 本品呈黄绿色。茎上有柔毛。叶皱缩破碎，边缘常具稀疏不整齐的钝锯齿；上表面光滑，下表面可见散生油点；叶脉有毛。花着生于叶腋。胞果扁球形，外被1层薄囊状而具腺毛的宿萼。种子黑色或暗红色，平滑，直径约0.7 mm。具强烈而特殊的香气，味辣、微苦。

| 功能主治 | 辛、苦，微温；有大毒。归肺、脾经。祛风除湿，杀虫止痒，活血消肿。用于钩虫病，蛔虫病，蛲虫病，头虱，皮肤湿疹，疥癣，风湿痹痛，经闭，痛经，口舌生疮，咽喉肿痛，跌打损伤，蛇虫咬伤。

| 用法用量 | 内服煎汤，3～9 g，鲜品15～24 g；或入丸、散剂；不宜多服、久服、空腹服，服前不宜用泻药，孕妇及肾、心、肝功能不良或消化道溃疡者禁服。外用适量，煎汤洗或捣敷。

| 附　方 | （1）治钩虫病、蛔虫病：①土荆芥嫩枝叶、果实阴干，研末为丸，成人每日服6 g，分早晚2次，连服3～6天。②土荆芥嫩枝叶15～30 g，双钩藤15 g。研末，用米汤调制为丸，每日2次，每次10 g。
（2）治毒虫（蜈蚣）咬伤：土荆芥鲜叶，加雄黄少许。捣敷。［方（1）～（2）出自《草药手册》（江西）］

| 附　注 | 本种异名：*Dysphania ambrosioides* (Linnaeus) Mosyakin & Clemants、*Atriplex ambrosioides* (L.) Crantz、*Blitum ambrosioides* (L.) Beck、*Ambrina ambrosioides* (L.) Spach。
药材土荆芥，为本种的带有果穗的干燥地上部分，《贵州省中药材、民族药材质量标准》（2003年版）、《广西中药材标准》（1990年版）、《福建省中药材标准》（2006年版）、《中华人民共和国卫生部药品标准·中药成方制剂·第八册·附录》（1993年版）中有收载。
本种原产热带美洲。

灰绿藜 *Chenopodium glaucum* L.

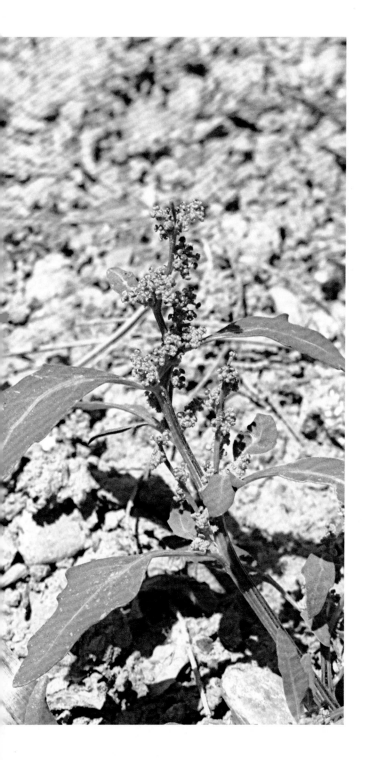

| 药材名 |

藜（药用部位：幼嫩全草）。

| 形态特征 |

一年生小草本，高 10 ～ 35 cm。茎自基部分枝；分枝平卧或上升，有绿色或紫红色条纹。叶矩圆状卵形至披针形，长 2 ～ 4 cm，宽 6 ～ 20 mm，边缘有波状牙齿，上面深绿色，下面灰白色或淡紫色，密生粉粒。花序穗状或复穗状，顶生或腋生；花两性和雌性；花被片 3 或 4，肥厚，基部合生；雄蕊 1 ～ 2。胞果伸出花被外，果皮薄，黄白色；种子横生，稀斜生，直径约 0.7 mm，赤黑色或暗黑色。

| 生境分布 |

生于农田、菜园、村房、水边等有轻度盐碱的土壤上。德兴各地均有分布。

| 资源情况 |

野生资源一般。药材来源于野生。

| 采收加工 |

春、夏季采收，除去杂质，鲜用或晒干。

| **药材性状** | 本品呈灰黄绿色。叶多皱缩或破碎，完整者展平后呈矩圆状卵形至披针形，边缘具波状牙齿，叶上面平滑，下面有粉而呈灰绿白色。小花在枝上排列成断续的穗状或圆锥状。 |

| **功能主治** | 甘，平；有小毒。归肺、肝经。清热祛湿，解毒消肿，杀虫止痒。用于发热，咳嗽，痢疾，腹泻，腹痛，疝气，龋齿痛，湿疹，疥癣，白癜风，疮疡肿痛，毒虫咬伤。 |

| **用法用量** | 内服煎汤，15 ~ 30 g；内服不宜过量。外用适量，煎汤漱口或熏洗；或捣涂。 |

| **附　注** | 本种异名：*Blitum glaucum* (L.) W. D. J. Koch。
本种的嫩茎叶焯水清洗后可凉拌、炒食或调汤。本种含光敏物质，过敏者慎用。 |

藜科 Chenopodiaceae 藜属 Chenopodium

细穗藜 *Chenopodium gracilispicum* Kung

| 药 材 名 | 细穗藜（药用部位：全草）。

| 形态特征 | 一年生草本，稍有粉粒。茎直立，圆柱形，有条棱及色条，上部有稀疏分枝。叶菱状卵形或卵形，长 3 ～ 5 cm，宽 2 ～ 4 cm，全缘或近基部两侧具浅裂片；叶柄细，长 0.5 ～ 2 cm。花两性，常 2 ～ 3 团集，组成稀疏的、长 0.2 ～ 1.5 cm 的间断穗状花序；花被 5 深裂，裂片窄倒卵形或线形，背面中部稍肉质，具龙骨状突起；雄蕊 5。胞果顶基扁，果皮与种子贴生；种子横生，双凸透镜形，直径 1.1 ～ 1.5 mm，黑色，有光泽，具洼点状纹。

| 生境分布 | 生于山坡草地、林缘、河边等处。分布于德兴大茅山等。

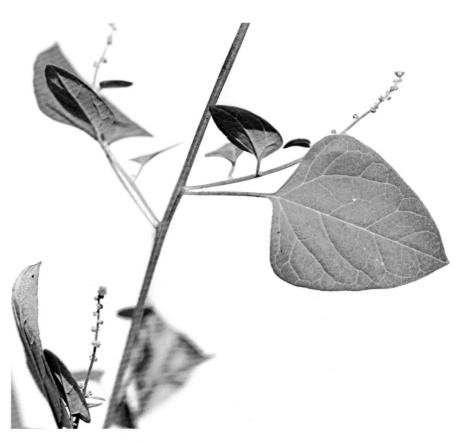

| **资源情况** | 野生资源一般。药材来源于野生。

| **采收加工** | 春、夏季采收，除去杂质，鲜用或晒干。

| **功能主治** | 外用于皮肤过敏。

| **用法用量** | 外用适量，捣敷。

| **附　　注** | 本种的嫩茎叶焯水清洗后可凉拌、炒食或调汤。本种含光敏物质，过敏者慎用。

藜科 Chenopodiaceae 藜属 Chenopodium

小藜 *Chenopodium ficifolium* Smith

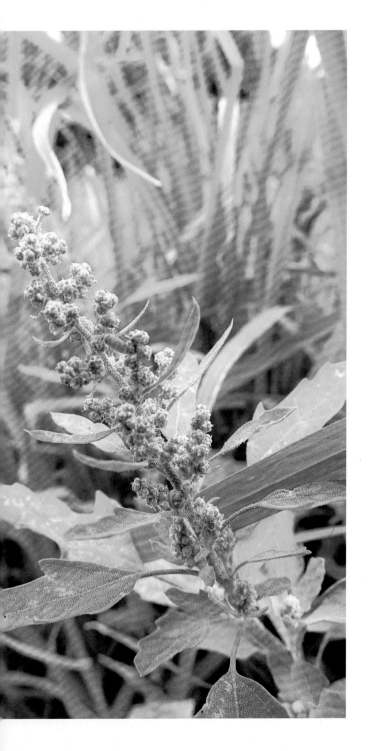

| 药 材 名 |

灰藋（药用部位：全草。别名：灰菜）、灰藋子（药用部位：种子）。

| 形态特征 |

一年生草本，高 20 ~ 50 cm。茎直立，分枝，有条纹。叶长卵形或矩圆形，长 2.5 ~ 5 cm，宽 1 ~ 3 cm，边缘有波状牙齿，下部叶近基部有 2 个较大的裂片，上下面疏生粉粒；叶柄细弱。花序穗状，腋生或顶生；花两性；花被片 5，宽卵形，先端钝，淡绿色，微有龙骨状突起；雄蕊 5，与花被片对生，且长于花被；柱头 2，条形。胞果包于花被内，果皮膜质，有明显的蜂窝状网纹；种子圆形，表面具六角形细注，边缘有棱，黑色，直径约 1 mm。

| 生境分布 |

生于田间、荒地、道旁、垃圾堆等处。德兴各地均有分布。

| 资源情况 |

野生资源丰富。药材来源于野生。

| 采收加工 | 灰藋：3～4 月采收，洗净，除去杂质，鲜用或晒干。
灰藋子：6～7 月果实成熟时割取地上部分，打下种子，除去杂质，晒干。

| 药材性状 | 灰藋：本品呈灰黄色。叶片皱缩破碎，展开后完整叶通常 3 浅裂，裂片具波状锯齿。花序穗状，腋生或顶生。胞果包于花被内，果皮膜质，有明显的蜂窝状网纹，果皮与种皮贴生。
灰藋子：本品呈扁球状五角形，直径约 1 mm，外被宿存花被，先端 5 裂，下部约 1/2 联合，表面灰绿色或浅黄绿色，背面中心有微突起的点状果柄，具放射状脉纹 5，无翅。胞果完全包于花被内或顶端稍露，剥离花被，可见膜质果皮，半透明。种子较小，扁圆形，黑色，边缘有棱。气微，味微甘。

| 功能主治 | 灰藋：苦、甘，平。疏风清热，解毒消肿，杀虫。用于风热感冒，腹泻，痢疾，荨麻疹，疮疡肿毒，疥癣，湿疮，齿𧏾疳疮，白癜风，虫咬伤。
灰藋子：甘，平。杀虫。用于蛔虫病，绦虫病，蛲虫病。

| 用法用量 | 灰藋：内服煎汤，9～15 g；有胃病者慎服。外用适量，煎汤洗；或捣敷；或烧灰调敷。
灰藋子：内服煎汤，9～15 g。

| 附　　注 | 本种异名：*Chenopodium serotinum* L.。
本种的嫩茎沸水焯烫后清水浸泡，可煮食、炒食、凉拌、制馅、蘸酱、晒干菜等。本种含光敏物质，过敏者慎用。

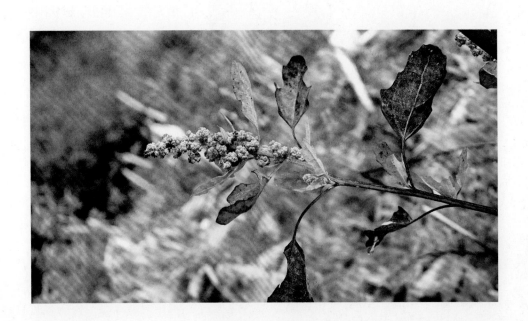

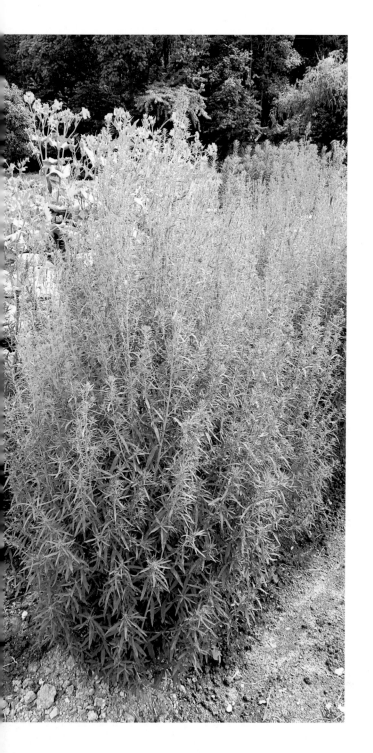

藜科 Chenopodiaceae **地肤属** *Kochia*

地肤 *Kochia scoparia* (L.) Schrad.

| 植物别名 |

扫帚苗、扫帚菜、观音菜。

| 药 材 名 |

地肤子（药用部位：成熟果实）、地肤苗（药用部位：嫩茎、叶）。

| 形态特征 |

一年生草本，被具节长柔毛。茎直立，高达 1 m，基部分枝。叶扁平，线状披针形或披针形，长 2 ~ 5 cm，宽 3 ~ 7 mm，基部渐窄成短柄，常具 3 主脉。花两性，兼有雌性，常 1 ~ 3 簇生上部叶腋；花被近球形，5 深裂，裂片近角形，翅状附属物角形或倒卵形，边缘微波状或具缺刻；雄蕊 5，花丝丝状，花药长约 1 mm；柱头 2，丝状，花柱极短。胞果扁，果皮膜质，与种子贴伏；种子卵形或近圆形，直径 1.5 ~ 2 mm，稍有光泽。

| 生境分布 |

生于田边、路旁、荒地等处，常人工栽培。德兴各地均有分布，德兴各地均有栽培。

| 资源情况 |

野生资源一般，栽培资源丰富。药材主要来

源于栽培。

| **采收加工** | 地肤子：秋季割取地上部分，晒干，打下果实，除去杂质。
地肤苗：春、夏季割取，洗净，鲜用或晒干。

| **药材性状** | 地肤子：本品呈扁球状五角星形，直径 1 ~ 3 mm。外被宿存花被，表面灰绿色或浅棕色，周围具 5 膜质小翅，背面中心有微凸起的点状果柄痕及 5 ~ 10 放射状脉纹；剥离花被可见膜质果皮，半透明。种子扁卵形，长约 1 mm，黑色。气微，味微苦。
地肤苗：本品茎分枝较多，黄绿色，具条纹，被白色柔毛。叶互生，多脱落；展平后呈狭长披针形，长 2 ~ 5 cm，宽 3 ~ 7 mm，先端渐尖，基部渐狭成短柄，全缘，被短柔毛，边缘有长柔毛，通常具 3 纵脉。花多 1 ~ 2，腋生；花被片 5，黄绿色；雄蕊 5，伸出花被外。质柔软。气微，味淡。

| **功能主治** | 地肤子：辛、苦，寒。归肾、膀胱经。清热利湿，祛风止痒。用于小便涩痛，阴痒带下，风疹，湿疹，皮肤瘙痒。
地肤苗：苦，寒。归肝、脾、大肠经。清热解毒，利尿通淋。用于赤白痢，泄泻，小便淋痛，目赤涩痛，雀盲，皮肤风热赤肿，恶疮疥癣。

| **用法用量** | 地肤子：内服煎汤，9 ~ 15 g；或入丸、散剂；内无湿热、小便过多者忌服。外用适量，煎汤熏洗。
地肤苗：内服煎汤，30 ~ 90 g。外用适量，煎汤洗；或捣汁涂。

| **附　注** | 本种异名：*Chenopodium scoparium* L.。
药材地肤子，为本种的干燥成熟果实，《中华人民共和国药典》（1963 年版至 2020 年版）、《新疆维吾尔自治区药品标准·第二册》（1980 年版）、《贵州省中药材标准规格·上集》（1965 年版）等中有收载。
《中华人民共和国药典》规定，地肤子药材按干燥品计算，含地肤子皂苷 Ic（$C_{41}H_{64}O_{13}$）不得少于 1.8%。
本种的嫩茎叶焯水后可炒食、凉拌或制馅。

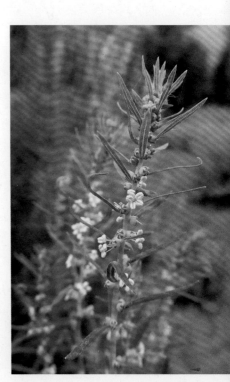

藜科 Chenopodiaceae 菠菜属 Spinacia

菠菜 *Spinacia oleracea* L.

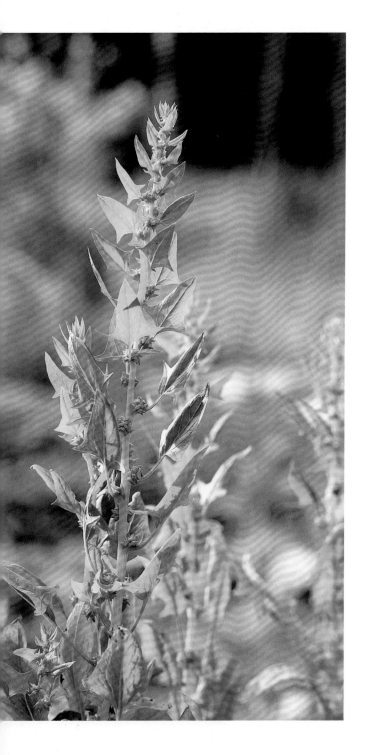

植物别名

角菜、菠薐菜、菠薐。

药材名

菠菜（药用部位：全草）、菠菜子（药用部位：种子）。

形态特征

一年生或二年生草本。植株高达 1 m。茎直立，中空，稍有分枝。叶戟形或卵形，稍有光泽，具牙齿状裂片或全缘。雄团伞花序球形，于茎枝上部组成有间断的穗状圆锥状花序；花被常 4 深裂；花丝丝状，花药无附属物。雌花团集于叶腋；苞片常具 2 棘状突起，先端具 2 小齿；柱头 4 或 5，外伸。胞果卵形或近圆形，直径约 2.5 mm，果皮褐色。

生境分布

德兴各地均有栽培。

资源情况

栽培资源丰富。药材来源于栽培。

采收加工

菠菜：冬、春季采收，除去泥土、杂质，洗净，鲜用。

菠菜子：6～7月种子成熟时割取地上部分，打下种子，除去杂质，鲜用或晒干。

| 药材性状 |　菠菜：本品根呈圆锥状，带红色，较少为白色。叶戟形至卵形，鲜绿色，全缘或有少数牙齿状裂片。气微，味微甘、涩。

菠菜子：本品呈类卵圆形或扁圆形，长 1.8～5.6 mm，宽 1.5～3.6 mm。表面灰绿色至灰褐色，一端略尖或具 1～4 刺，刺长 0.7～5 mm，两刺之间夹角 30°～180°。质硬。种皮红褐色至棕褐色，不易剥离；种子卵圆形或类圆形，种脐位于狭端，稍突出，两侧具凹陷纵沟，子叶 2。气微，味微甘、涩。

| 功能主治 |　菠菜：甘，平。归肝、胃、大肠、小肠经。养血，止血，平肝，润燥。用于衄血，便血，头痛，目眩，目赤，夜盲症，消渴引饮，便秘，痔疮。

菠菜子：微辛、甘，微温。归脾、肝经。清肝明目，止咳平喘。用于风火目赤肿痛，咳喘。

| 用法用量 |　菠菜：内服适量，煮食；或捣汁；不可多食。

菠菜子：内服煎汤，9～15 g；或研末。

| 附　　注 |　药材菠菜子，为本种的果实，《中华人民共和国卫生部药品标准·中药成方制剂·第十册·附录》（1995 年版）、《中华人民共和国卫生部药品标准·维吾尔药分册》（1999 年版）、《维吾尔药材标准·上册》（1993 年版）中有收载。

本种为常见蔬菜，可炒食、煮汤、制馅等，也可焯水后凉拌。

本种原产伊朗，我国普遍栽培，为极常见的蔬菜之一。

苋科 Amaranthaceae 牛膝属 Achyranthes

土牛膝 *Achyranthes aspera* L.

植物别名	倒梗草、倒钩草、倒扣草。
药 材 名	倒扣草（药用部位：全草）、土牛膝（药用部位：根及根茎。别名：白牛膝、红牛膝）。
形态特征	多年生草本，高可达 1.2 m。茎四棱形，被柔毛，节部稍膨大。叶椭圆形或长圆形，长 1.5 ~ 7 cm，全缘或波状，两面被柔毛或近无毛；叶柄长 0.5 ~ 1.5 cm。穗状花序顶生，直立，长 10 ~ 30 cm，花向下折而贴近总花梗，花序梗密被白色柔毛；苞片披针形，长 3 ~ 4 mm，小苞片 2，刺状；花被片披针形，长 3.5 ~ 5 mm，花后硬化锐尖；雄蕊长 2.5 ~ 3.5 mm；有退化雄蕊。胞果卵形，长 2.5 ~ 3 mm；种子卵形，长约 2 mm，褐色。

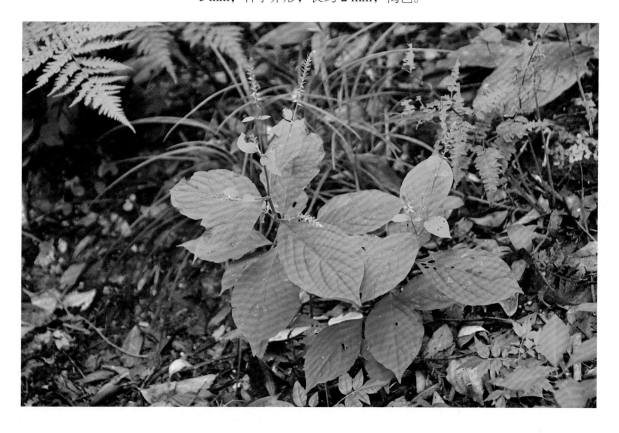

| **生境分布** | 生于山坡疏林或村庄附近空旷地。德兴各地均有分布。

| **资源情况** | 野生资源丰富。药材来源于野生。

| **采收加工** | 倒扣草：夏、秋季采收，洗净，鲜用或晒干。
土牛膝：全年均可采收，除去茎叶，洗净，鲜用或晒干。

| **药材性状** | 倒扣草：本品根呈圆柱形，弯曲；表面灰黄色，具细顺纹及侧根痕；质柔韧，不易折断，断面纤维性，小点状维管束排成数个轮环。茎呈类圆柱形，嫩枝略呈方柱形，有分枝，长 40 ~ 100 cm，直径 3 ~ 8 mm；表面紫棕色或褐绿色，有纵棱，节膨大，嫩枝被短柔毛；质脆，易折断，断面黄绿色或灰白色。叶对生，有柄；叶片多皱缩，完整者长圆状倒卵形、倒卵形或椭圆形，长 1.5 ~ 7 cm，宽 0.4 ~ 4 cm，两面均被粗毛。穗状花序细长，花反折如倒钩。胞果卵形，黑色。气微，味甘。

土牛膝：本品根茎呈短圆柱形，灰棕色，周围着生众多圆柱状细长的根，长 6 ~ 10 cm，直径 2 ~ 5 mm，略弯曲。表面灰棕色，有细浅的纵皱纹。质坚硬，易折断，断面纤维性，淡灰青色至灰白色。味淡，无臭。

| **功能主治** | 倒扣草：苦、酸，微寒。归肝、肺、膀胱经。活血化瘀，利尿通淋，清热解表。用于经闭，痛经，月经不调，跌打损伤，风湿关节痛，淋病，水肿，湿热带下，外感发热，疟疾，痢疾，咽痛，疔疮痈肿。

土牛膝：甘、微苦、微酸，寒。归肝、肾经。活血祛瘀，泻火解毒，利尿通淋。用于闭经，跌打损伤，风湿关节痛，痢疾，白喉，咽喉肿痛，疮痈，淋证，水肿。

| **用法用量** | 倒扣草：内服煎汤，10 ~ 15 g；孕妇禁服。外用适量，捣敷；或研末吹喉。
土牛膝：内服煎汤，9 ~ 15 g，鲜品 30 ~ 60 g；孕妇禁服。外用适量，捣敷；或捣汁滴耳；或研末吹喉。

| **附　方** | （1）治扁桃体炎：土牛膝、百两金根各 12 g，冰片 6 g。研极细末，喷喉。
（2）治急性中耳炎：鲜土牛膝适量，捣汁，滴患耳。［方（1）~（2）出自《江西草药》］

| **附　注** | 药材土牛膝，为本种的干燥根及根茎（或根），《贵州省中药材、民族药材质量标准》（2003 年版）、《贵州省中药材质量标准》（1988 年版）、《湖南省

中药材标准》（1993 年版、2009 年版）、《中华人民共和国药典·附录》（2010 年版）中有收载。

药材倒扣草，为本种的干燥全草，《中华人民共和国药典》（1977 年版）、《广西壮族自治区壮药质量标准·第一卷》（2008 年版）、《广东省中药材标准》（2004 年版）、《北京市中药材标准》（1998 年版）、《湖南省中药材标准》（2009 年版）中有收载。

苋科 Amaranthaceae　牛膝属 Achyranthes

牛膝 *Achyranthes bidentata* Blume

| 植物别名 |

牛磕膝、倒扣草、怀牛膝。

| 药 材 名 |

牛膝（药用部位：根）、牛膝茎叶（药用部位：茎、叶）、土牛膝（药用部位：根及根茎）。

| 形态特征 |

多年生草本，高 70 ~ 120 cm。根圆柱形。茎有棱角，几无毛，节部膝状膨大，有分枝。叶卵形至椭圆形或椭圆状披针形，长 4.5 ~ 12 cm，两面有柔毛；叶柄长 0.5 ~ 3 cm。穗状花序腋生和顶生，花后总花梗伸长，花向下折而贴近总花梗；苞片宽卵形，先端渐尖，小苞片贴生于萼片基部，刺状，基部有卵形小裂片；花被片 5，绿色；雄蕊 5，基部合生；退化雄蕊先端平圆，波状。胞果矩圆形，长 2 ~ 2.5 mm。

| 生境分布 |

生于海拔 200 ~ 1 750 m 的山坡林下。分布于德兴三清山北麓、大茅山等。

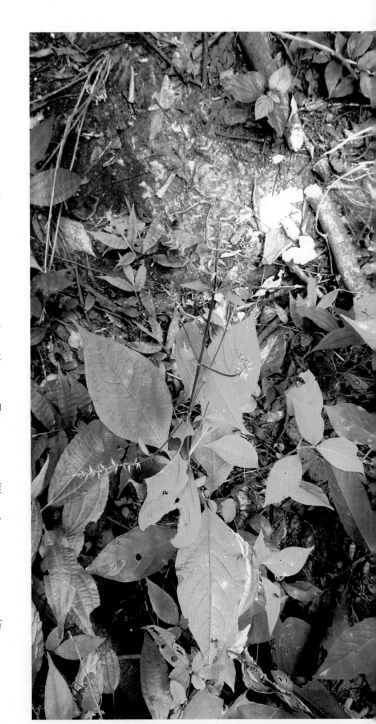

| **资源情况** | 野生资源一般。药材来源于野生。

| **采收加工** | **牛膝**：冬季茎叶枯萎时采挖，除去须根和泥沙，捆成小把，晒至干皱后，将先端切齐，晒干。

牛膝茎叶：春、夏、秋季采收，洗净，鲜用。

土牛膝：全年均可采收，除去茎叶，洗净，鲜用或晒干。

| **药材性状** | **牛膝**：本品呈细长圆柱形，挺直或稍弯曲，长 15 ~ 70 cm，直径 0.4 ~ 1 cm。表面灰黄色或淡棕色，有微扭曲的细纵皱纹、排列稀疏的侧根痕和横长皮孔样突起。质硬脆，易折断，受潮后变软，断面平坦，淡棕色，略呈角质样而油润，中心维管束木部较大，黄白色，其外周散有多数黄白色点状维管束，断续排列成 2 ~ 4 轮。气微，味微甜而稍苦、涩。

牛膝茎叶：本品茎具 4 棱，有分枝；表面棕绿色，疏被柔毛，茎节略膨大，如牛膝状。叶对生，多皱缩，展平后叶片卵形至椭圆形或椭圆状披针形，枯绿色，长 5 ~ 10 cm，宽 2 ~ 7 cm，先端锐尖，基部楔形或广楔形，全缘，两面被柔毛。气微，味微涩。

土牛膝：本品呈圆柱形，长 1 ~ 3 cm，直径 3 ~ 10 mm，上端有残留茎枝或其残痕，具节，节上疏生数根。根长圆柱形而常弯曲，长可达 10 cm，或更长，直径 3 ~ 8 mm。根状茎及根表面灰褐色至棕褐色，有细密的纵皱纹。根状茎质硬，不易折断；根较柔软，干者易折断，断面木质性较强，可见呈同心环状排列的维管束。气微，味略甘而后苦，且刺激喉部。

| **功能主治** | **牛膝**：苦、甘、酸，平。归肝、肾经。逐瘀通经，补肝肾，强筋骨，利尿通淋，引血下行。用于经闭，痛经，腰膝酸痛，筋骨无力，淋证，水肿，头痛，眩晕，牙痛，口疮，吐血，衄血。

牛膝茎叶：苦、酸，平。归肝、膀胱经。祛寒湿，强筋骨，活血利尿。用于寒湿痿痹，腰膝疼痛，淋证，久疟。

土牛膝：甘、微苦、微酸，寒。归肝、肾经。活血祛瘀，泻火解毒，利尿通淋。用于闭经，跌打损伤，风湿关节痛，痢疾，白喉，咽喉肿痛，疮痈，淋证，水肿。

| **用法用量** | **牛膝**：内服煎汤，5 ~ 12 g；或浸酒；或入丸、散剂；孕妇慎服。外用适量，捣敷；或捣汁滴鼻；或研末，撒入牙缝。

牛膝茎叶：内服煎汤，3 ~ 9 g；或浸酒。外用适量，捣敷；或捣汁点眼。

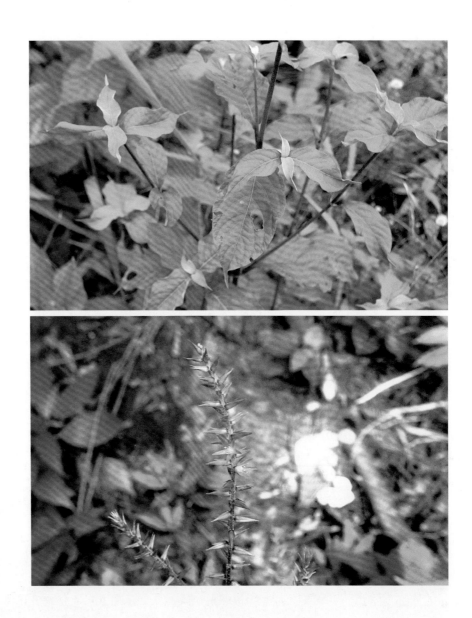

土牛膝：内服煎汤，9 ~ 15 g，鲜品 30 ~ 60 g；孕妇禁服。外用适量，捣敷；或捣汁滴耳；或研末吹喉。

| 附　注 | 药材牛膝，为本种的干燥根，《中华人民共和国药典》（1990 年版至 2020 年版）、《新疆维吾尔自治区药品标准·第二册》（1980 年版）、《贵州省中药材标准规格·上集》（1965 年版）等有收载。

药材土牛膝，为本种的干燥根及根茎，《上海市中药材标准》（1994 年版）、《江苏省中药材标准》（1989 年版）中有收载。

《中华人民共和国药典》规定，牛膝药材按干燥品计算，含 β- 蜕皮甾酮不得少于 0.030%。

苋科 Amaranthaceae 牛膝属 Achyranthes

柳叶牛膝
Achyranthes longifolia (Makino) Makino

| **药 材 名** | 土牛膝（药用部位：根及根茎）。

| **形态特征** | 多年生草本，高达 1 m。茎疏被柔毛。叶长圆状披针形或宽披针形，长 10 ~ 18 cm，宽 2 ~ 3 cm，全缘，两面疏被柔毛；叶柄长 0.2 ~ 1 cm，被柔毛。花序穗状，顶生及腋生，细长，花序梗被柔毛；苞片卵形，小苞片 2，针形，基部两侧具耳状膜质裂片；花被片 5，披针形，长约 3 mm；雄蕊 5，花丝基部合生；退化雄蕊方形，先端具不明显的牙齿。胞果近椭圆形，长约 2.5 mm。

| **生境分布** | 生于海拔 1 000 m 以下的山坡路边、疏林下。德兴各地均有分布，大目源有栽培。

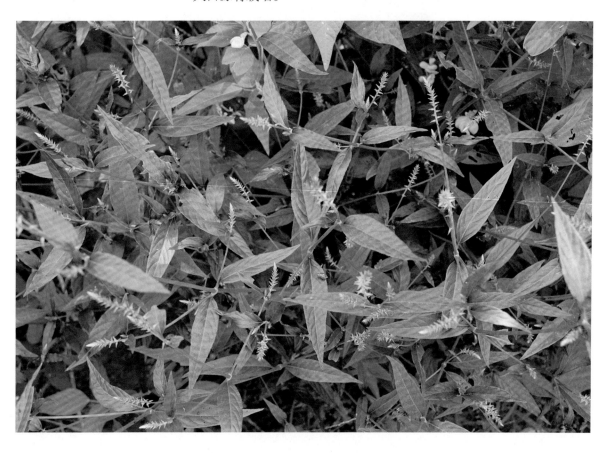

| **资源情况** | 野生资源丰富，栽培资源一般。药材主要来源于野生。

| **采收加工** | 全年均可采收，除去茎叶，洗净，鲜用或晒干。

| **药材性状** | 本品根茎短粗，长 2 ~ 6 cm，直径 1 ~ 1.5 cm。根 4 ~ 9，扭曲，长 10 ~ 20 cm，直径 0.4 ~ 1.2 cm，向下渐细。表面灰黄褐色，具细密的纵皱纹及除去须根后的痕迹。质硬而稍有弹性，易折断，断面皮部淡灰褐色，略光亮，可见多数点状散布的维管束。气微，味初微甜，后涩。

| **功能主治** | 甘、微苦、微酸，寒。归肝、肾经。清热解毒，利咽通经。用于咽喉肿痛，风湿痛，闭经，跌打损伤。

| **用法用量** | 内服煎汤，9 ~ 15 g，鲜品 30 ~ 60 g；孕妇禁服。外用适量，捣敷；或捣汁滴耳；或研末吹喉。

| **附　　注** | 本种异名：*Achyranthes bidentate* Blume var. *longifolia* Makino。
药材土牛膝，为本种的新鲜或干燥根及根茎，《江西省中药材标准》（1996 年版、2014 年版）以"红牛膝"之名收载之。

苋科 Amaranthaceae 莲子草属 Alternanthera

喜旱莲子草 *Alternanthera philoxeroides* (Mart.) Griseb.

| **植物别名** | 空心莲子草、水花生、革命草。 |

| **药材名** | 空心苋（药用部位：全草。别名：水花生）。 |

| **形态特征** | 多年生草本。茎基部匍匐，上部上升，中空，具分枝。叶对生，矩圆形、矩圆状倒卵形或倒卵状披针形，长 2.5 ~ 5 cm，宽 7 ~ 20 mm，先端圆钝，具芒尖，上面有贴生毛，边缘有睫毛。头状花序单生叶腋，具长 1 ~ 4 cm 的总花梗；苞片和小苞片干膜质，宿存；花被片白色，矩圆形；雄蕊 5，花丝基部合生成杯状，花药 1 室；退化雄蕊先端分裂成窄条。 |

| **生境分布** | 生于池沼、水沟内。德兴各地均有分布。 |

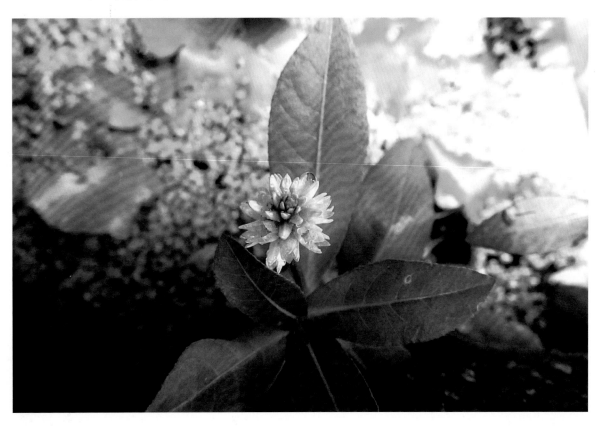

| 资源情况 | 野生资源丰富。药材来源于野生。

| 采收加工 | 春、夏、秋季采收，除去杂草，洗净，鲜用或晒干。

| 药材性状 | 本品长短不一。茎扁圆柱形，直径 1 ~ 4 mm；有纵直条纹，有的两侧沟内疏生毛茸；表面灰绿色，微带紫红色；有的粗茎节处簇生棕褐色须状根；断面中空。叶对生，皱缩，展平后叶片长圆形、长圆状倒卵形或倒卵状披针形，长2.5 ~ 5 cm，宽 7 ~ 18 mm，先端尖，基部楔形，全缘，绿黑色，两面均疏生短毛。偶见头状花序单生叶腋，直径约 1 cm，具总花梗；花白色。气微，味微苦、涩。

| 功能主治 | 苦、甘，寒。归肺、膀胱经。清热凉血，解毒，利尿。用于咯血，尿血，感冒发热，麻疹，流行性乙型脑炎，黄疸，淋浊，痄腮，湿疹，痈肿疔疮，毒蛇咬伤。

| 用法用量 | 内服煎汤，30 ~ 60 g，鲜品加倍；或捣汁。外用适量，捣敷；或捣汁涂。

| 附　　注 | 本种异名：*Bucholzia philoxeroides* C. Martius、*Achyranthes philoxeroides* (C. Martius) Standley、*Telanthera philoxeroides* (C. Martius) Moquin-Tandon。

药材空心苋，为本种的新鲜地上部分或干燥全草，《中华人民共和国药典》（1977年版）、《湖北省中药材质量标准》（2009 年版）、《上海市中药材标准·附录》（1994 年版）以"空心莲子草"之名收载之。

本种的嫩茎叶焯水后可凉拌或烧汤。

本种原产巴西，我国引种栽培后逸为野生。

苋科 Amaranthaceae 莲子草属 Alternanthera

莲子草 *Alternanthera sessilis* (L.) DC.

| **植物别名** | 水牛膝、节节花、白花仔。

| **药 材 名** | 节节花（药用部位：全草）。

| **形态特征** | 多年生草本，高达 45 cm。叶条状披针形、长圆形、倒卵形、卵状长圆形，长 1 ~ 8 cm，全缘或具不明显锯齿，两面无毛或疏被柔毛；叶柄长 1 ~ 4 mm。头状花序 1 ~ 4，腋生，无花序梗，初球形，果序圆柱形，直径 3 ~ 6 mm；花序轴密被白色柔毛；苞片卵状披针形，长约 1 mm；花被片卵形，长 2 ~ 3 mm，无毛，具 1 脉；雄蕊 3，花丝长约 0.7 mm，基部连成杯状，花药长圆形；退化雄蕊三角状钻形，花柱极短。胞果倒心形，长 2 ~ 2.5 mm，侧扁，深褐色，包于宿存花被片内；种子卵球形。

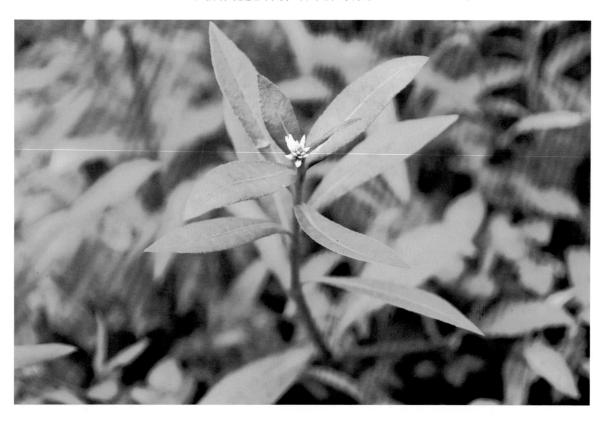

| 生境分布 | 生于村庄附近的草坡、水沟、田边或沼泽、海边潮湿处。德兴各地均有分布。

| 资源情况 | 野生资源一般。药材来源于野生。

| 采收加工 | 夏、秋季采收，鲜用或晒干。

| 药材性状 | 本品呈圆柱状，黄白色。茎细长，绿色或稍带紫色，有条纹及纵沟，在节处有1圈柔毛。叶对生，皱缩卷曲，完整者条状披针形或卵状矩圆形，长1～8 cm，宽2～20 mm，顶端急尖或圆钝，基部渐狭，全缘或有不明显锯齿，两面无毛或疏生柔毛。花密生，白色或黄白色，头状花序1～4，腋生，球形或长圆形，无总花梗。气微，味淡。

| 功能主治 | 甘，寒。归心、胃、小肠经。凉血散瘀，清热解毒，除湿通淋。用于咯血，吐血，便血，湿热黄疸，痢疾，泄泻，牙龈肿痛，咽喉肿痛，肠痈，乳痈，疔腮，痈疽肿毒，湿疹，淋证，跌打损伤，毒蛇咬伤。

| 用法用量 | 内服煎汤，10～15 g，鲜品30～60 g；或捣汁炖服。外用适量，捣敷；或煎汤洗。

| 附　方 | 治痢疾：节节花15 g，翻白草根30 g，马齿苋60 g。煎汤服。[《草药手册》（江西）]

| 附　注 | 本种异名：*Gomphrena sessilis* Linnaeus、*Alternanthera denticulata* R. Brown、*Alternanthera nodiflora* R. Brown、*Illecebrum sessile* (Linnaeus) Linnaeus。
本种的嫩茎叶焯水后可凉拌或烧汤。

苋科 Amaranthaceae 苋属 Amaranthus

尾穗苋 *Amaranthus caudatus* L.

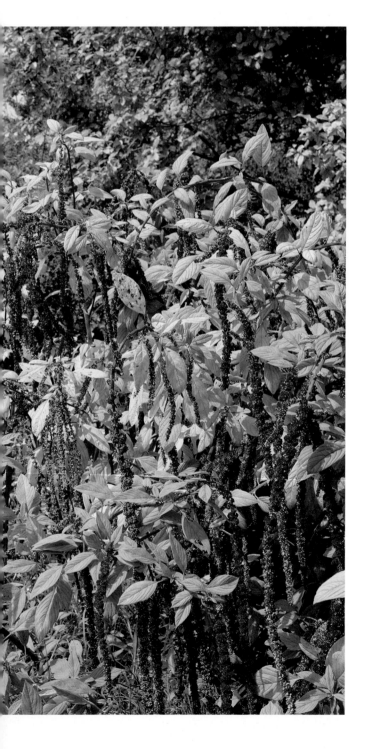

植物别名

老枪谷、籽粒苋。

药材名

老枪谷根（药用部位：根）、老枪谷叶（药用部位：叶）、老枪谷子（药用部位：种子）。

形态特征

一年生直立草本，高达 1.5 m。茎粗壮，具棱角。叶菱状卵形或菱状披针形，长 4 ~ 15 cm，宽 2 ~ 8 cm，先端短渐尖或圆钝，具小芒尖，全缘或波状，两面无毛，脉上疏生柔毛。圆锥花序顶生，下垂，由多数穗状花序组成；花单性，雄花及雌花混生于同一花簇；苞片和小苞片干膜质，红色，披针形；花被片先端芒刺不明显，雄花花被片矩圆形，雌花花被片矩圆状披针形；花柱 3。胞果近卵形，盖裂。

生境分布

常见栽培观赏植物，有时在荒地逸为野生。德兴各地均有栽培，花桥有逸为野生。

资源情况

野生资源较少，栽培资源丰富。药材主要来

源于栽培。

| **采收加工** | **老枪谷根：** 夏、秋季采挖，除去茎叶，洗净，鲜用或晒干。

老枪谷叶： 夏、秋季采收，洗净，鲜用。

老枪谷子： 秋季果实成熟时剪下果穗，晒干，搓下种子，干燥。

| **药材性状** | **老枪谷叶：** 本品皱缩成团，叶片展开后呈卵形或长椭圆形，长 3 ~ 12 cm，宽 0.8 ~ 5 cm，先端渐尖或钝圆，有小芒尖，基部楔形，全缘。叶脉在下面凸起。叶柄长约为叶片的一半或更短。

老枪谷子： 本品胞果近卵形，盖裂。种子圆形或卵圆形，呈双凸透镜状，周边较薄，直径 0.6 ~ 1 mm。表面黄色或黑色，种脐位于基部一侧，棕色，有小突起；胚弯曲成环状；子叶线形，胚乳在其中央。

| **功能主治** | **老枪谷根：** 甘，平。归脾、胃经。健脾，消疳。用于脾胃虚弱所致的倦怠乏力、食少，小儿疳积。

老枪谷叶： 酸、苦，凉。归心、胃经。解毒消肿。用于疔疮疖肿，风疹瘙痒。

老枪谷子： 辛，凉。归肺、脾经。清热透表。用于小儿水痘，麻疹。

| **用法用量** | **老枪谷根：** 内服煎汤，10 ~ 30 g。

老枪谷叶： 外用适量，鲜品捣敷。

老枪谷子： 内服煎汤，3 ~ 6 g。

| **附　　注** | 本种的嫩茎叶可炒食或煲汤。

本种原产热带，我国引种栽培。

苋科 Amaranthaceae　苋属 Amaranthus

绿穗苋 *Amaranthus hybridus* L.

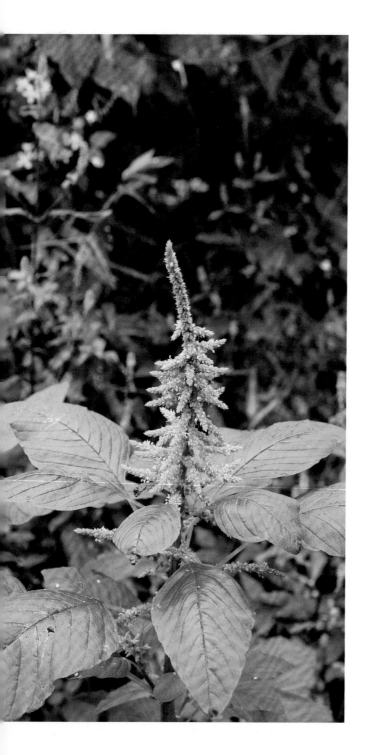

药材名

绿穗苋（药用部位：全草）。

形态特征

一年生草本，高达 50 cm。茎分枝，上部近弯曲，被柔毛。叶卵形或菱状卵形，长 3 ~ 4.5 cm，先端尖或微凹，具凸尖，边缘波状或具不明显的锯齿，微粗糙，上面近无毛，下面疏被柔毛；叶柄长 1 ~ 2.5 cm，被柔毛。穗状圆锥花序顶生，细长，有分枝，中间花穗最长；苞片钻状披针形，长 3.5 ~ 4 mm，中脉绿色，伸出成尖芒；花被片长圆状披针形，长约 2 mm，先端锐尖，具凸尖，中脉绿色；雄蕊与花被片近等长或较花被片稍长；柱头 3。胞果卵形，长 2 mm；种子近球形，直径约 1 mm，黑色。

生境分布

生于海拔 400 ~ 1 100 m 的田野、旷地或山坡。德兴各地均有分布。

资源情况

野生资源丰富。药材来源于野生。

| **采收加工** | 夏、秋季采收，洗净，鲜用。

| **功能主治** | 苦、辛，凉。清热解毒，利湿止痒。用于疔疮肿毒，蛇虫咬伤，蜂螫伤，小便
不利。

| **用法用量** | 内服煎汤，9 ~ 15 g；或捣汁。外用适量，捣敷。

| **附　　注** | 本种的嫩茎叶可炒食或煲汤。

苋科 Amaranthaceae 苋属 Amaranthus

凹头苋 *Amaranthus blitum* Linnaeus

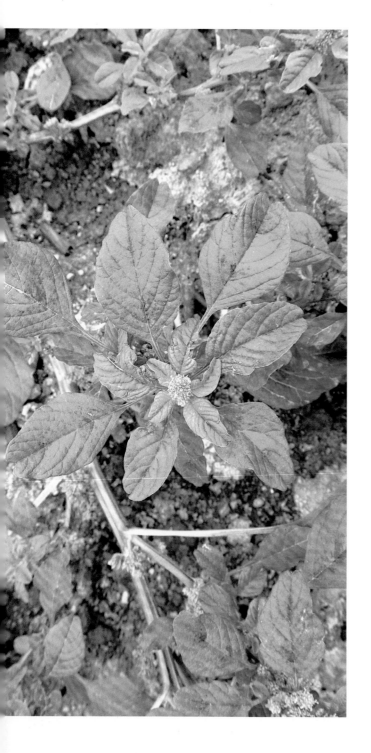

| 药 材 名 |

野苋菜（药用部位：全草或根。别名：野苋）、野苋子（药用部位：种子）。

| 形态特征 |

一年生草本，高 10 ~ 30 cm，全株无毛。茎平卧而上升，基部分枝。叶卵形或菱状卵形，长 1.5 ~ 4.5 cm，宽 1 ~ 3 cm，先端钝圆而有凹缺；叶柄长 1 ~ 3.5 cm。花单性或杂性，花簇腋生于枝端，集成穗状花序或圆锥花序；苞片和小苞片干膜质，矩圆形；花被片 3，膜质，矩圆形或披针形；雄蕊 3。胞果卵形，略扁，长 3 mm，不开裂，略皱缩，近平滑，超出宿存花被片。

| 生境分布 |

生于田野、村庄附近的杂草地上。德兴各地均有分布。

| 资源情况 |

野生资源丰富。药材来源于野生。

| 采收加工 |

野苋菜：春、夏、秋季采收，洗净，鲜用。

野苋子：秋季采收果实，日晒，搓揉，取种子，干燥。

| 药材性状 | **野苋菜：** 本品主根较直。茎长 10 ～ 30 cm，基部分枝，淡绿色至暗紫色。叶片皱缩，展平后呈卵形或菱状卵形，长 1.5 ～ 4.5 cm，宽 1 ～ 3 cm，先端凹缺，有 1 芒尖或芒尖不明显，基部阔楔形；叶柄与叶片近等长。穗状花序。胞果扁卵形，不裂，近平滑。气微，味淡。

野苋子： 本品呈环形，直径 0.8 ～ 1.5 mm。表面红黑色至黑褐色，边缘具环状边。气微，味淡。

| 功能主治 | **野苋菜：** 甘，微寒。归大肠、小肠经。清热解毒，利尿。用于痢疾，腹泻，疔疮肿毒，毒蛇咬伤，蜂螫伤，小便不利，水肿。

野苋子： 甘，凉。归肝、膀胱经。清肝明目，利尿。用于肝热目赤，翳障，小便不利。

| 用法用量 | **野苋菜：** 内服煎汤，9 ～ 30 g；或捣汁。外用适量，捣敷。

野苋子： 内服煎汤，6 ～ 12 g。

| 附　　注 | 本种异名：*Amaranthus ascendens* Loiseleur-Deslongchamps、*Amaranthus lividus* Linnaeus、*Amaranthus lividus* Linnaeus var. *ascendens* (Lois) Thellung-Blom、*Euxolus ascendens* (Loiseleur-Deslongchamps) H. Hara。

本种的嫩茎叶可炒食或煲汤，也可焯水后凉拌。

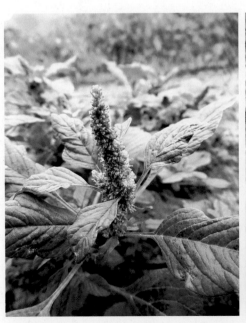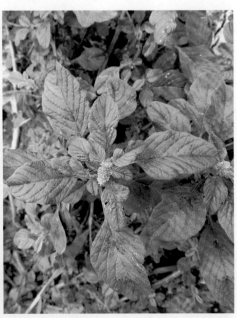

繁穗苋 *Amaranthus paniculatus* L.

| **药 材 名** | 红粘谷（药用部位：全草）、红粘谷子（药用部位：种子）。

| **形态特征** | 一年生草本，高 1 ~ 2 m。茎直立，单一或分枝，具钝棱，近无毛。叶卵状矩圆形或卵状披针形，长 4 ~ 13 cm，宽 2 ~ 5.5 cm，先端锐尖或圆钝，具小芒尖。花单性或杂性；圆锥花序腋生和顶生，由多数穗状花序组成，直立，后下垂；苞片和小苞片钻形，绿色或紫色，背部中肋突出先端成长芒；花被片膜质，绿色或紫色，先端有短芒；雄蕊比花被片稍长。胞果卵形，盖裂，与宿存花被等长。

| **生境分布** | 生于低海拔的路旁、荒地，或栽培观赏。德兴各地均有分布，德兴各地均有栽培。

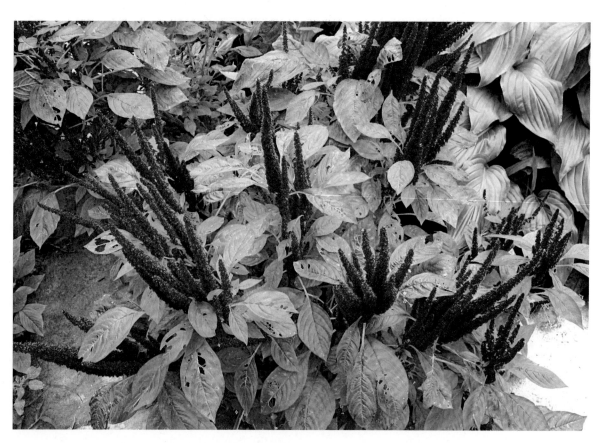

资源情况	野生资源一般，栽培资源丰富。药材主要来源于栽培。

│ 采收加工 │ 红粘谷：春、夏季开花前采收，洗净，鲜用。

红粘谷子：夏、秋季种子成熟时采收果实，日晒，搓揉，取种子，干燥。

│ 药材性状 │ 红粘谷子：本品近圆形，稍扁平，淡黄色或棕褐色，长、宽均约 1 mm，边缘粗厚，有不规则带状突起。

│ 功能主治 │ 红粘谷：甘，凉。清热解毒，利湿。用于痢疾，黄疸。

红粘谷子：甘、苦，微寒。归肝、大肠经。清热解毒，活血消肿。用于痢疾，胁痛，跌打损伤，痈疮肿毒。

│ 用法用量 │ 红粘谷：内服煎汤，30 ~ 60 g。

红粘谷子：内服煎汤，9 ~ 15 g。外用适量，研末调敷。

│ 附　　注 │ 本种异名：*Amaranthus cruentus* Linnaeus、*Amaranthus hybridus* L. var. *paniculatus* (L.) Thell.、*Amaranthus hybridus* L. subsp. *cruentus* (L.) Thell.。

本种的嫩茎叶可炒食或煲汤，也可焯水后凉拌；种子也可食用或酿酒。

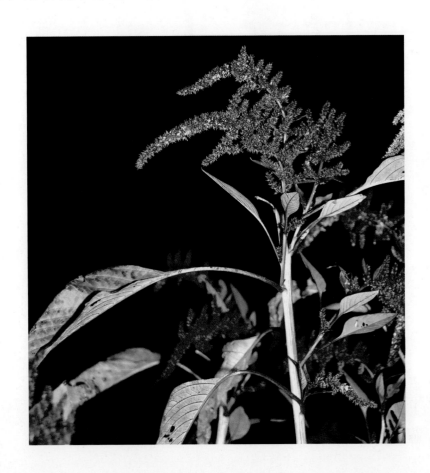

反枝苋 *Amaranthus retroflexus* L.

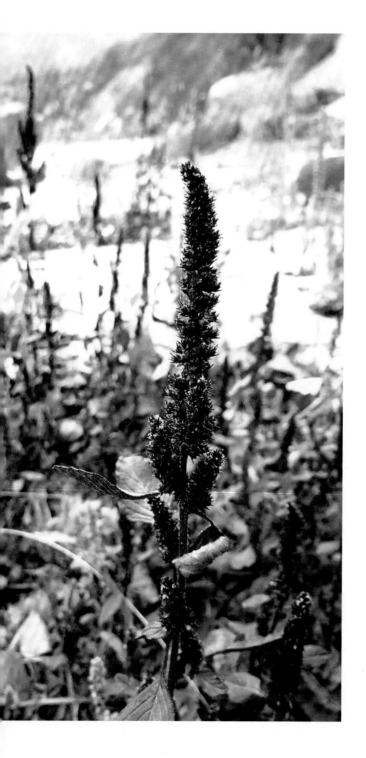

药材名

野苋菜（药用部位：全草或根。别名：苋菜）、野苋子（药用部位：种子）。

形态特征

一年生草本，高达 1 m。茎密被柔毛。叶菱状卵形或椭圆状卵形，长 5 ~ 12 cm，先端锐尖或尖凹，具小凸尖，全缘或波状，两面及边缘被柔毛，下面毛较密；叶柄长 1.5 ~ 5.5 cm，被柔毛。穗状圆锥花序直径 2 ~ 4 cm，顶生花穗较侧生者长；苞片钻形，长 4 ~ 6 mm；花被片长圆形或长圆状倒卵形，长 2 ~ 2.5 mm，薄膜质，中脉淡绿色，具凸尖；雄蕊较花被片稍长；柱头（2 ~）3。胞果扁卵形，长约 1.5 mm，环状横裂，包在宿存花被片内；种子近球形，直径 1 mm。

生境分布

生于田园、农田、村庄附近的草地上或瓦房上。德兴各地均有分布。

资源情况

野生资源一般，栽培资源丰富。药材主要来源于栽培。

| 采收加工 | **野苋菜**：春、夏、秋季采收，洗净，鲜用。
野苋子：秋季采收果实，日晒，搓揉，取种子，干燥。

| 药材性状 | **野苋菜**：本品主根较直。茎长 20～80 cm，稍具钝棱，被短柔毛。叶片皱缩，展平后菱状卵形或椭圆形，长 5～12 cm，宽 2～5 cm，先端微凸，具小凸尖，两面和边缘有柔毛；叶柄长 1.5～5.5 cm。圆锥花序。胞果扁卵形，盖裂。气微，味淡。
野苋子：本品呈近球形，直径约 1 mm。表面棕色或黑色，边缘钝，略有光泽。气微，味淡。

| 功能主治 | **野苋菜**：甘，微寒。归大肠、小肠经。清热解毒，利尿。用于痢疾，腹泻，疔疮肿毒，毒蛇咬伤，蜂螫伤，小便不利，水肿。
野苋子：甘，凉。归肝、膀胱经。清肝明目，利尿。用于肝热目赤，翳障，小便不利。

| 用法用量 | **野苋菜**：内服煎汤，9～30 g；或捣汁。外用适量，捣敷。
野苋子：内服煎汤，6～12 g。

| 附　　注 | 本种的嫩茎叶焯水后可凉拌、热炒、制馅、做汤等，也可直接炒食。
本种原产美洲热带地区，现广泛传播并归化于世界各地。

苋科 Amaranthaceae 苋属 Amaranthus

刺苋
Amaranthus spinosus L.

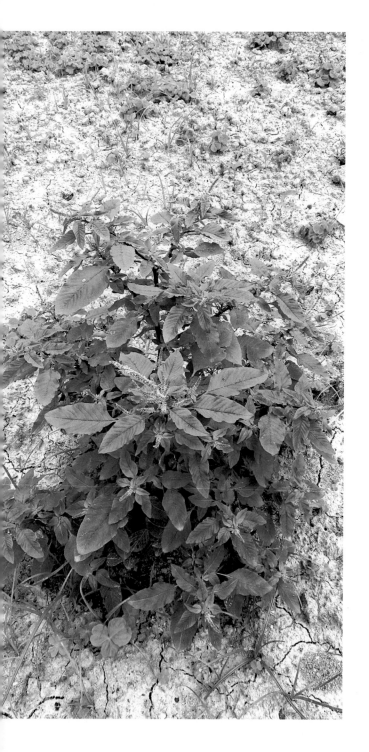

| 药 材 名 |

簕苋菜（药用部位：全草或根）。

| 形 态 特 征 |

一年生草本，高 0.3 ~ 1 m。茎多分枝，几无毛。叶菱状卵形或卵状披针形，长 3 ~ 12 cm，宽 1 ~ 5.5 cm；叶柄长 1 ~ 8 cm，无毛，基部两侧各有 1 刺，刺长 3 ~ 10 mm。花单性或杂性；圆锥花序腋生和顶生；一部分苞片变成尖刺，另一部分苞片呈狭披针形；花被片绿色；雄花雄蕊 5；雌花花柱（2 ~ ）3。胞果矩圆形，盖裂。

| 生 境 分 布 |

生于旷地或园圃。德兴各地均有分布。

| 资 源 情 况 |

野生资源丰富。药材来源于野生。

| 采 收 加 工 |

春、夏、秋季采收，洗净，鲜用或晒干。

| 药 材 性 状 |

本品主根呈长圆锥形，有的具分枝，稍木质。茎圆柱形，多分枝，棕红色或棕绿色。叶

互生，叶片皱缩，展平后呈卵形或菱状卵形，长 4 ~ 10 cm，宽 1 ~ 3 cm，先端有细刺，全缘或微波状；叶柄与叶片等长或较叶片稍短，叶腋有 1 对坚刺。雄花集成顶生圆锥花序，雌花簇生叶腋。胞果近卵形，盖裂。气微，味淡。

| 功能主治 | 甘、淡，寒。凉血止血，清利湿热，解毒消痈。用于胃出血，便血，痔血，胆囊炎，胆石症，痢疾，湿热泄泻，带下，小便涩痛，咽喉肿痛，湿疹，痈肿，牙龈糜烂，蛇咬伤。

| 用法用量 | 内服煎汤，9 ~ 15 g，鲜品 30 ~ 60 g；虚病日久者、孕妇忌服。外用适量，捣敷；或煎汤熏洗。

| 附　　方 | （1）治胃、十二指肠溃疡出血：簕苋菜根 30 ~ 60 g。煎汤，分 2 次服。
（2）治痢疾或肠炎：簕苋菜 60 g，旱莲草 30 g，乌韭 15 g。煎汤，分 2 次服。
（3）治臁疮：鲜簕苋菜全草捣烂，加生桐油和匀，敷贴患处。
（4）治蛇咬伤：簕苋菜全草、犁头草等份。捣烂如泥，敷伤口周围及肿处。［方（1）~（4）出自《草药手册》（江西）］

| 附　　注 | 药材簕苋菜，为本种的干燥全草或根，《广西中药材标准》（1990 年版）以"刺苋"之名收载之，《广东省中药材标准》（2004 年版）以"刺苋菜"之名收载之。
本种的嫩茎叶焯水漂洗后可凉拌、热炒、制馅、做汤等。

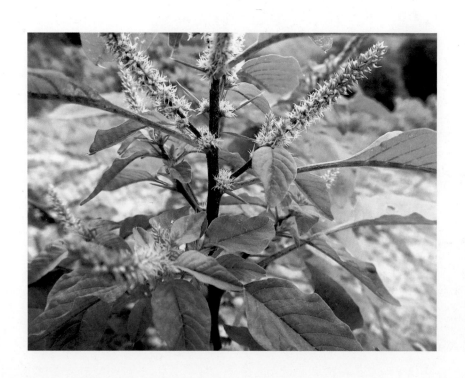

苋科 Amaranthaceae 苋属 Amaranthus

苋

Amaranthus tricolor L.

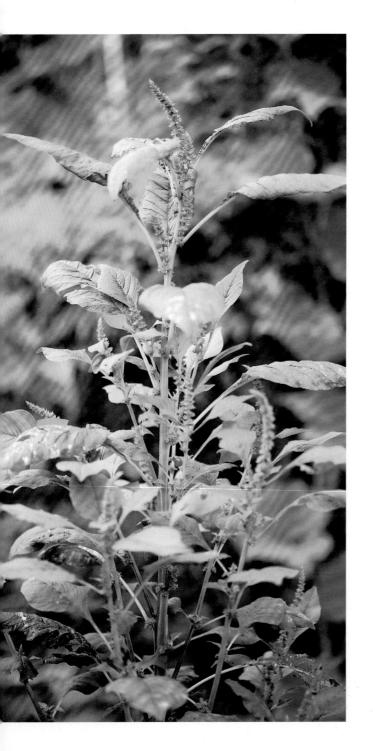

植物别名

三色苋、老来少、老少年。

药材名

苋（药用部位：茎、叶。别名：苋菜）、苋实（药用部位：种子）、苋根（药用部位：根）。

形态特征

一年生草本，高 0.8 ～ 1.5 m。茎通常分枝。叶卵状椭圆形至披针形，长 4 ～ 10 cm，宽 2 ～ 7 cm，除绿色外，常呈红色、紫色、黄色或绿紫杂色，无毛；叶柄长 2 ～ 6 cm。花单性或杂性，密集成簇；花簇球形，腋生或密生成顶生、下垂的穗状花序；苞片和小苞片干膜质，卵状披针形；花被片 3，矩圆形，具芒尖；雄花雄蕊 3；雌花花柱 2 ～ 3。胞果矩圆形，盖裂。

生境分布

全国各地均有栽培，为常见蔬菜或为观赏植物，有时在荒地逸为野生。德兴各地均有栽培，银城有逸为野生。

| 资源情况 | 野生资源一般，栽培资源丰富。药材主要来源于栽培。 |

采收加工	**苋**：春、夏季采收，洗净，鲜用或晒干。
	苋实：秋季采收地上部分，晒后搓揉脱下种子，扬净，晒干。
	苋根：春、夏、秋季采挖，除去茎叶，洗净，鲜用或晒干。

| 药材性状 | **苋**：本品茎长 0.8 ~ 1.5 m，绿色或红色，常分枝。叶互生，叶片皱缩，展平后呈菱状卵形至披针形，长 4 ~ 10 cm，宽 2 ~ 7 cm，先端钝或尖凹，具凸尖，绿色、红色、紫色、黄色或绿色带有彩斑；叶柄长 2 ~ 6 cm。穗状花序。胞果卵状矩圆形，盖裂。气微，味淡。 |
| | **苋实**：本品呈近圆形或倒卵形，黑褐色，平滑，有光泽。气微，味淡。 |

功能主治	**苋**：甘，微寒。归大肠、小肠经。清热解毒，通利二便。用于痢疾，二便不利，蛇虫咬伤，疮毒。
	苋实：甘，寒。归肝、大肠、膀胱经。清肝明目，通利二便。用于青盲翳障，视物昏暗，白浊血尿，二便不利。
	苋根：辛，微寒。归肝、大肠经。清解热毒，散瘀止痛。用于痢疾，泄泻，痔疮，牙痛，漆疮，阴囊肿痛，跌打损伤，崩漏，带下。

用法用量	**苋**：内服煎汤，30 ~ 60 g；或煮粥；脾虚便溏者慎服。外用适量，捣敷；或煎汤熏洗。
	苋实：内服煎汤，6 ~ 9 g；或研末。
	苋根：内服煎汤，9 ~ 15 g，鲜品 15 ~ 30 g；或浸酒。外用适量，捣敷；或煅存性，研末干撒或调敷；或煎汤熏洗。

附　方	（1）治对口疮：苋菜、鲫鱼共捣烂，敷患处。
	（2）治走马牙疳：苋菜茎叶适量，红枣 1 个，共烧灰存性，用竹管吹于牙龈处。
	［方（1）~（2）出自《草药手册》（江西）］

附　注	本种异名：*Amaranthus gangeticus* L.、*Amaranthus mangostanus* L.、*Amaranthus gangeticus* L. var. *angustior* Bailey。
	药材苋，为本种的新鲜地上部分，《中华人民共和国卫生部药品标准·中药成方制剂·第四册·附录》（1991 年版）以"鲜苋菜"之名收载之。
	本种的嫩茎叶焯水后可凉拌、热炒、制馅、做汤等，也可直接炒食、做汤。
	本种原产印度，我国引种栽培。

苋科 Amaranthaceae 苋属 Amaranthus

皱果苋 *Amaranthus viridis* L.

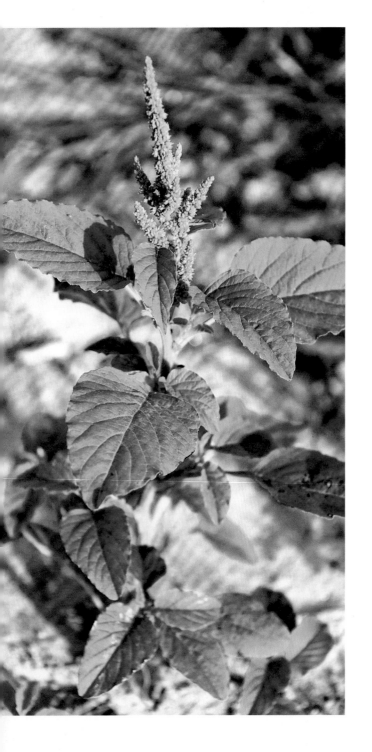

| 药 材 名 |

白苋（药用部位：全草或根）。

| 形态特征 |

一年生草本，高 40 ~ 80 cm，全体无毛。茎直立，少分枝。叶卵形至卵状矩圆形，长 2 ~ 9 cm，宽 2.5 ~ 6 cm，先端微缺，稀圆钝，具小芒尖；叶柄长 3 ~ 6 cm。花单性或杂性，成腋生穗状花序，或再集成大型顶生圆锥花序；苞片和小苞片干膜质，披针形，小；花被片 3，膜质，矩圆形或倒披针形；雄蕊 3。胞果扁球形，不裂，极皱缩，超出宿存花被片。

| 生境分布 |

生于村庄附近的杂草地上或田野间。德兴各地均有分布，德兴各地均有栽培。

| 资源情况 |

野生资源丰富，栽培资源一般。药材主要来源于野生。

| 采收加工 |

夏、秋季采收，洗净，鲜用或晒干。

| 药材性状 | 本品呈紫红色或棕红色。主根呈圆锥形。茎长 40 ～ 80 cm，分枝较少。叶互生，叶片皱缩，展平后呈卵形至卵状矩圆形，长 2 ～ 9 cm，宽 2.5 ～ 6 cm，先端圆钝而微凹，具小芒尖，基部近楔形；叶柄长 3 ～ 6 cm。穗状花序腋生。胞果扁球形，不裂，极皱缩，超出宿存花被片。种子细小，褐色或黑色，略有光泽。气微，味淡。

| 功能主治 | 甘、淡，寒。归大肠、小肠经。清热，利湿，解毒。用于痢疾，泄泻，小便赤涩，疮肿，蛇虫咬伤，牙疳。

| 用法用量 | 内服煎汤，15 ～ 30 g，鲜品加倍；或捣烂绞汁。外用适量，捣敷；或煅研外擦；或煎汤熏洗。

| 附　　方 | （1）治疮肿：白苋、龙葵。煎汤洗。
（2）治走马牙疳：白苋根煅存性，加冰片少许，研匀擦牙龈。［方（1）～（2）出自《草药手册》（江西）］

| 附　　注 | 本种异名：*Euxolus viridis* (Linnaeus) Moquin-Tandon。
药材白苋，为本种的全草或根，《上海市中药材标准·附录》（1994 年版）以"野米苋根"之名收载之。
本种的嫩茎叶焯水后可炒食、做汤、炖食、凉拌、制馅等，也可直接炒食。
本种原产非洲热带地区，引种栽培或逸为野生。

苋科 Amaranthaceae 青葙属 Celosia

青葙 *Celosia argentea* L.

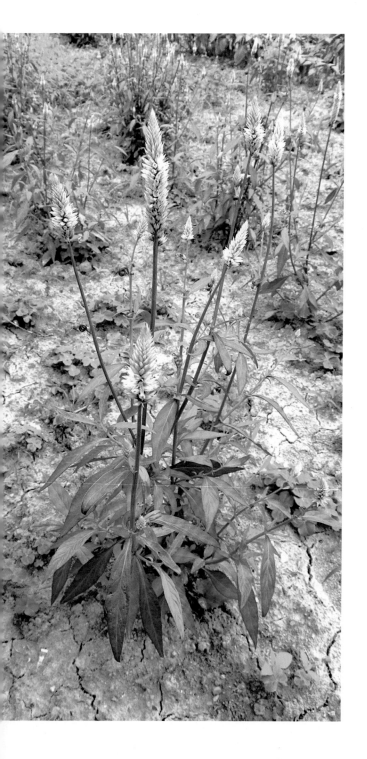

| 植物别名 |

狗尾草、百日红、鸡冠花。

| 药 材 名 |

青葙子（药用部位：种子）、青葙（药用部位：茎叶或根）、青葙花（药用部位：花序）。

| 形态特征 |

一年生草本，高 0.3 ~ 1 m，全株无毛。茎直立，有分枝。叶矩圆状披针形至披针形，长 5 ~ 8 cm，宽 1 ~ 3 cm。穗状花序长 3 ~ 10 cm；苞片、小苞片和花被片干膜质，光亮，淡红色；雄蕊花丝下部合生成杯状。胞果卵形，长 3 ~ 3.5 mm，盖裂；种子肾状圆形，黑色，光亮。

| 生境分布 |

生于海拔 1 100 m 以下的平原、田边、丘陵、山坡。德兴各地均有分布。

| 资源情况 |

野生资源丰富。药材来源于野生。

| 采收加工 |

青葙子： 7 ~ 9 月种子成熟时割取地上部分

或摘取果穗，晒干，搓出种子，过筛或簸净果壳等杂质。

青葙：夏季采收，鲜用或晒干。

青葙花：花期采收，晒干。

| **药材性状** | **青葙子**：本品呈扁圆形，少数呈圆肾形，直径 1 ～ 1.5 mm。表面黑色或红黑色，光亮，中间微隆起，侧边微凹处有种脐。种皮薄而脆。气微，味淡。

青葙花：本品穗状花序长 3 ～ 10 cm，卵状圆柱形或卵状球形，淡红色。花被长 0.7 ～ 0.9 cm。花柱较长，长 0.5 ～ 0.6 cm。

| **功能主治** | **青葙子**：苦，微寒。归肝经。清肝泻火，明目退翳。用于肝热目赤，目生翳膜，视物昏花，肝火眩晕。

青葙：苦，寒。归肝、膀胱经。燥湿清热，杀虫止痒，凉血止血。用于湿热带下，小便不利，尿浊，泄泻，阴痒，疮疥，风瘙身痒，痔疮，衄血，创伤出血。

青葙花：苦，凉。归肝经。凉血止血，清肝祛湿，明目。用于吐血，衄血，崩漏，赤痢，血淋，热淋，带下，目赤肿痛，目生翳障。

| **用法用量** | **青葙子**：内服煎汤，9 ～ 15 g；瞳孔散大、青光眼患者禁服。外用适量，研末调敷；或捣汁灌鼻。

青葙：内服煎汤，10 ～ 15 g。外用适量，捣敷；或煎汤熏洗。

青葙花：内服煎汤，15 ～ 30 g；或炖猪肉等服。外用适量，煎汤洗。

| **附　　方** | （1）治痧气：青葙全草、腐婢、仙鹤草各 15 g。煎汤，早、晚饭前服。

（2）治妇女阴痒：青葙茎叶 90 ～ 120 g。煎汤熏洗。

（3）治皮肤风热疮疹瘙痒：青葙茎叶适量，煎汤洗患处，洗时须避风。［方（1）～（3）出自《草药手册》（江西）］

| **附　　注** | 本种异名：*Celosia swinhoei* Hemsl.。

药材青葙子，为本种的干燥成熟种子，《中华人民共和国药典》（1963 年版至 2020 年版）、《贵州省中药材标准规格·上集》（1965 年版）、《新疆维吾尔自治区药品标准·第二册》（1980 年版）等中有收载。

本种的嫩茎叶焯水后可凉拌或炒食。

苋科 Amaranthaceae 青葙属 Celosia

鸡冠花 *Celosia cristata* L.

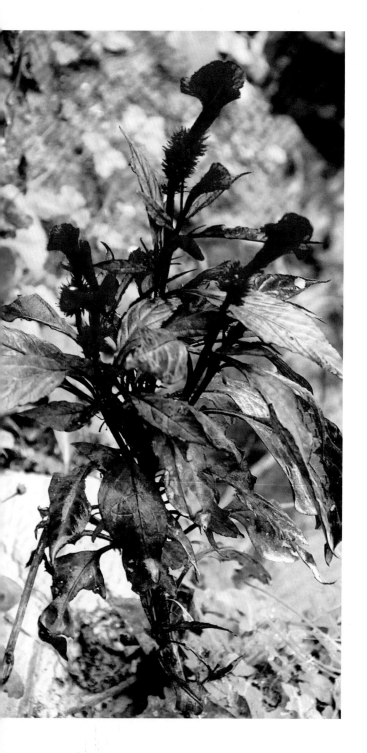

药材名

鸡冠花（药用部位：花序。别名：鸡公花、白鸡冠花）、鸡冠子（药用部位：种子）、鸡冠苗（药用部位：全草或茎叶）。

形态特征

一年生草本，高 60 ~ 90 cm，全株无毛。茎直立，粗壮。叶卵形、卵状披针形或披针形，长 5 ~ 13 cm，宽 2 ~ 6 cm，先端渐尖，基部渐狭，全缘。花序顶生，扁平鸡冠状，中部以下多花；苞片、小苞片和花被片紫色、黄色或淡红色，干膜质，宿存；雄蕊花丝下部合生成杯状。胞果卵形，长 3 mm，盖裂，包裹在宿存花被内。

生境分布

德兴各地均有栽培。

资源情况

栽培资源丰富。药材来源于栽培。

采收加工

鸡冠花：8 ~ 9 月把花序连一部分茎割下，捆成小把，晒干；或晾干后剪去茎。

鸡冠子：夏、秋季种子成熟时割取果序，日

晒，取种子，晒干。

鸡冠苗：夏季采收，鲜用或晒干。

| 药材性状 | 鸡冠花：本品穗状花序多扁平而肥厚，呈鸡冠状，长 8 ~ 25 cm，宽 5 ~ 20 cm。上缘宽，具折皱，密生线状鳞片，下端渐窄，常残留扁平的茎。表面红色、紫红色或黄白色；中部以下密生多数小花，每花宿存的苞片和花被片均呈膜质。果实盖裂，种子扁圆肾形，黑色，有光泽。体轻，质柔韧。气微，味淡。

鸡冠子：本品细小，扁卵状圆球形，直径 1 ~ 1.5 mm。表面棕红色至黑色，有光泽。置于放大镜下可见表面有细密网纹和小凹点。种皮薄而脆，偶见胞果上残留花柱，长 2 ~ 3 mm。气微，味淡。

| 功能主治 | 鸡冠花：甘、涩，凉。归肝、大肠经。收敛止血，止带，止痢。用于吐血，崩漏，便血，痔血，赤白带下，久痢不止。

鸡冠子：甘，凉。归肝、大肠经。凉血止血，清肝明目。用于便血，崩漏，赤白痢，目赤肿痛。

鸡冠苗：甘，凉。清热凉血，解毒。用于吐血，衄血，崩漏，痔疮，痢疾，荨麻疹。

| 用法用量 | 鸡冠花：内服煎汤，6 ~ 12 g；或入丸、散剂；湿滞未尽者，不宜早用，忌鱼腥、猪肉。外用适量，煎汤熏洗；或研末调敷。

鸡冠子：内服煎汤，4.5 ~ 9 g；或入丸、散剂。

鸡冠苗：内服煎汤，9 ~ 15 g。外用适量，捣敷；或煎汤洗。

| 附　方 | （1）治荨麻疹：鸡冠花全草，煎汤，内服外洗。

（2）治蜈蚣咬伤：鸡冠花全草，捣敷患处。[方（1）~（2）出自《草药手册》（江西）]

| 附　注 | 本种异名：*Celosia argentea* L. f. *cristata* (L.) Schinz、*Celosia argentea* L. var. *cristata* (L.) Kuntze。

药材鸡冠花，为本种的干燥花序，《中华人民共和国药典》（1963 年版至 2020 年版）、《内蒙古蒙药材标准》（1986 年版）、《新疆维吾尔自治区药品标准·第二册》（1980 年版）、《贵州省中药材标准规格·上集》（1965 年版）中有收载。

药材鸡冠子，为本种的干燥成熟种子，《贵州省中药材标准规格·上集》（1965 年版）以"青葙子"之名收载之。

本种的幼嫩花序可煲汤、红烧等，也可制作糕点。

苋科 Amaranthaceae 千日红属 Gomphrena

千日红 *Gomphrena globosa* L.

| **药 材 名** | 千日红（药用部位：全草或花序）。

| **形态特征** | 一年生草本，高 20 ~ 60 cm。茎具分枝，有灰色长毛。叶纸质，长椭圆形或矩圆状倒卵形，长 3.5 ~ 13 cm，宽 1.5 ~ 5 cm，两面皆有白色长柔毛，边缘有睫毛；叶柄长 1 ~ 1.5 cm。头状花序顶生，1 或 2 ~ 3，直径 2 ~ 2.5 cm，基部有 2 叶状总苞；每花有 1 干膜质卵形苞片；小苞片 2，三角状披针形，背棱有明显的细锯齿，紫红色；花被片披针形，外面密生白色绵毛；花丝合生成管状，先端 5 裂。胞果近球形。

| **生境分布** | 德兴各地均有栽培。

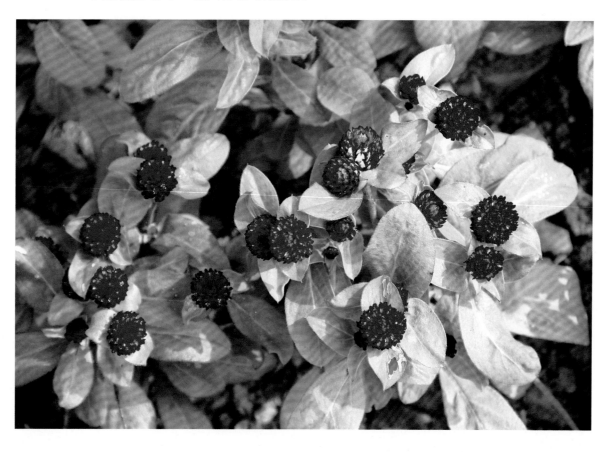

| 资源情况 | 栽培资源丰富。药材来源于栽培。

| 采收加工 | 夏、秋季采收，鲜用或晒干。

| 药材性状 | 本品头状花序单生或 2 ～ 3 并生，球形或近长圆形，直径 2 ～ 2.5 cm，鲜时紫红色、淡红色或白色，干后棕色或棕红色。总苞 2，叶状；每花基部有 1 膜质卵形苞片，三角状披针形；小苞片 2，紫红色，背棱有明显的细锯齿；花被片 5，披针形，外面密被白色绵毛，干后花被片部分脱落。有时可见胞果，近圆形，含 1 细小种子，种皮棕黑色，有光泽。气微，味淡。

| 功能主治 | 甘、微咸，平。归肺、肝经。止咳平喘，清肝明目，解毒。用于咳嗽，哮喘，百日咳，小儿夜啼，目赤肿痛，肝热头晕，头痛，痢疾，疮疖。

| 用法用量 | 内服煎汤，全草 15 ～ 30 g，花 3 ～ 9 g。外用适量，捣敷；或煎汤洗。

| 附　注 | 药材千日红，为本种的全草或干燥头状花序，《中华人民共和国药典》（1977年版）、《河南省中药材标准》（1993 年版）、《上海市中药材标准》（1994 年版）中有收载。
本种的花晒干后可泡茶、凉拌、煮汤、制馅等。
本种原产美洲热带地区。

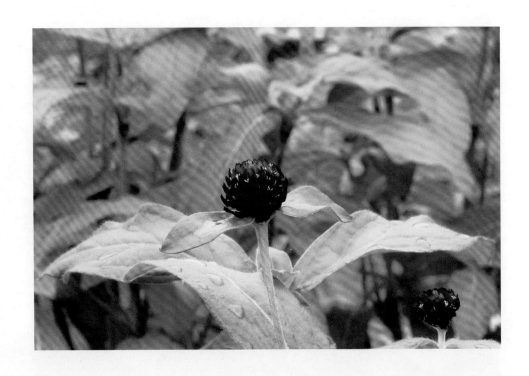

苋科 Amaranthaceae 血苋属 Iresine

血苋 *Iresine herbstii* Hook. f. ex Lindl.

| **植物别名** | 红洋苋、红叶苋。

| **药 材 名** | 红木耳（药用部位：全草。别名：红苋菜）。

| **形态特征** | 多年生草本，高 1 ~ 2 m。茎粗壮，常带红色，有分枝，初有柔毛，后除节部外近无毛。叶片宽卵形至近圆形，直径 2 ~ 6 cm，先端凹缺或 2 浅裂，全缘，两面有贴生毛，紫红色，具淡色中脉及 5 ~ 6 对弧状侧脉，如为绿色，则有黄色叶脉；叶柄长 2 ~ 3 cm。雌雄异株，圆锥花序顶生及腋生，由多数穗状花序组成；苞片及小苞片卵形，长 1 ~ 1.5 mm，绿白色或黄白色，宿存；花微小，长约 1 mm，绿白色或黄白色；雌花花被片矩圆形，长约 1 mm，外面基部有白色柔毛。胞果卵形，侧扁，不裂。

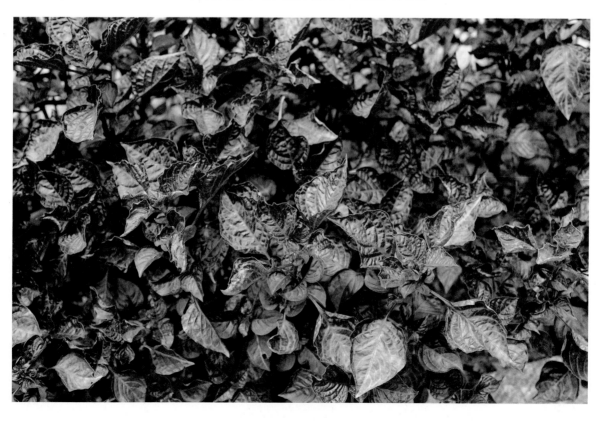

| 生境分布 | 德兴各地均有栽培。

| 资源情况 | 栽培资源丰富。药材来源于栽培。

| 采收加工 | 全年均可采收，洗净，鲜用或晒干。

| 药材性状 | 本品长可达 1 m。茎红色，圆柱形，有分枝，节部膨大。叶具长柄，完整叶片阔卵形至近圆形，长 2.5 ~ 5 cm，先端凹，基部截形，鲜时紫红色，叶脉色淡，侧脉拱形；有些叶片呈绿色或暗绿色，有黄色叶脉，干后呈枯绿色。圆锥花序腋生或顶生；花极小，白色或淡黄色，常已脱落。

| 功能主治 | 甘、微苦，凉。归肝、大肠经。凉血止血，清热利湿，解毒。用于吐血，衄血，咯血，便血，崩漏，痢疾，泄泻，湿热带下，痈肿。

| 用法用量 | 内服煎汤，15 ~ 30 g，鲜品 30 ~ 60 g；或捣汁。外用适量，捣敷。

| 附　注 | 本种原产巴西，我国引种栽培。

仙人掌

Opuntia stricta (Haw.) Haw. var. *dillenii* (Ker-Gawl.) Benson

| 药 材 名 | 仙人掌（药用部位：地上部分）、神仙掌花（药用部位：花）、仙掌子（药用部位：果实）、玉芙蓉（药用部位：肉质茎中流出的浆液凝结物）。

| 形态特征 | 肉质植物，常丛生，灌木状，高 0.5 ～ 2 m。茎直立，老茎下部近木质，稍圆柱形，其余均掌状，扁平；节间倒卵形至椭圆形，长 15 ～ 20 cm 或更长，宽 4 ～ 10 cm，绿色，散生小瘤体；小瘤体上簇生长 1 ～ 3 cm 的锐刺；刺黄褐色，多数均有倒生刺毛。叶钻形，生于小瘤体的刺束之下，早落。花单生近分枝先端的小瘤体上，鲜黄色，直径 4 ～ 7 cm，辐射对称；花被片离生，多数，外部的绿色，向内渐变为花瓣状，宽倒卵形；雄蕊多数，数轮，不伸出；花柱

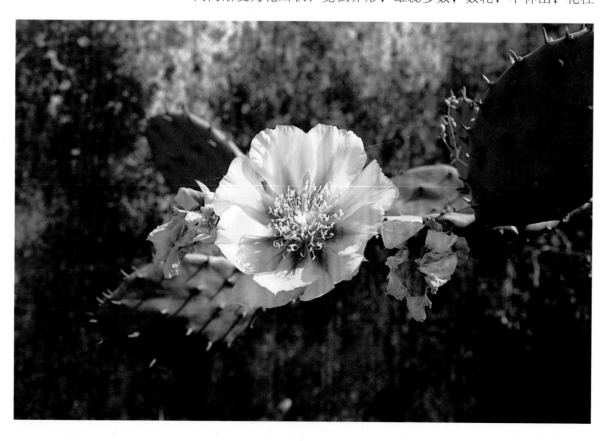

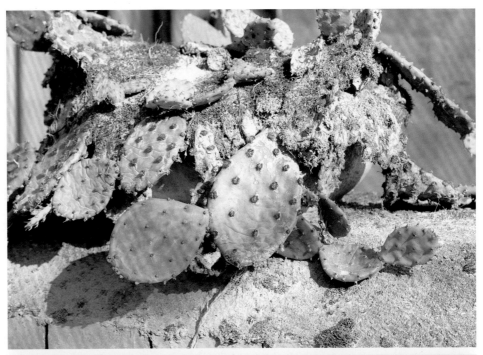

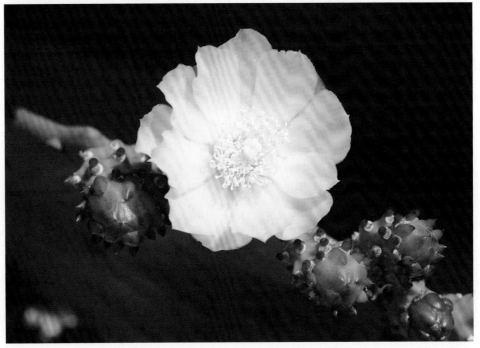

直立，白色。浆果卵形或梨形，长 5 ~ 8 cm，紫红色，无刺。

| **生境分布** | 德兴各地均有栽培。

| **资源情况** | 栽培资源一般。药材来源于栽培。

| **采收加工** | 仙人掌：栽培 1 年后，可随用随采。

神仙掌花：春、夏季花开时采收，置通风处晾干。

仙掌子：果实成熟时采收，洗净，鲜用。

玉芙蓉：4 ~ 8 月仙人掌浆液充盈时，选择生长茂盛的仙人掌，割破外皮，使其浆液外溢，待凝结后收集，捏成团块，风干或晒干。

| **药材性状** | 仙人掌：本品茎下部稍木质，近圆柱形，上部肉质，扁平，绿色，具节，节呈倒卵形至椭圆形，每节长 15 ~ 20 cm，或折断变短或更长，宽 4 ~ 10 cm，厚 0.2 ~ 0.6 cm；表面灰绿色至黄棕色，具多数因削除小瘤体上的利刺和刺毛而残留的痕迹。叶肉质，细小，披针形，先端尖细。质松脆，易折断，断面略呈粉性，灰绿色、黄绿色至黄棕色。气微，味酸。

玉芙蓉：本品呈圆形或为不规则的圆形团块。质坚硬而微润泽，似生松香或桃胶，黄白色或乳白色，偶带棕黄色，碎断后微透明，常有渣质夹杂，无特殊气味。火烤则质变柔，但不易熔化。

| **功能主治** | 仙人掌：苦，寒。归胃、肺、大肠经。行气活血，凉血止血，解毒消肿。用于胃痛，痞块，痢疾，喉痛，肺热咳嗽，肺痨咯血，吐血，痔血，疮疡疔疖，乳痈，痄腮，癣疾，蛇虫咬伤，烫火伤，冻伤。

神仙掌花：甘，凉。归胃、肝经。凉血止血。用于吐血。

仙掌子：甘，凉。归胃经。益胃生津，除烦止渴。用于胃阴不足，烦热口渴。

玉芙蓉：甘，寒。归心、肝、胆经。清热凉血，养心安神。用于痔血，便血，疗肿，烫火伤，怔忡，小儿急惊风。

| **用法用量** | 仙人掌：内服煎汤，10 ~ 30 g；或焙干研末，3 ~ 6 g；孕妇慎服，忌食酸、辣等刺激性食物。外用适量，鲜品捣敷。

神仙掌花：内服煎汤，3 ~ 9 g。

仙掌子：内服煎汤，15 ~ 30 g；或生食。

玉芙蓉：内服煎汤，3 ~ 9 g；或入丸、散剂；虚寒证及小儿慢惊风者禁服。外用适量，捣敷。

| **附　注** | 本种异名：*Cactus dillenii* Ker-Gawler、*Opuntia dillenii* (Ker-Gawler) Haworth。药材仙人掌，为本种的地上部分或茎，《贵州省中药材、民族药材质量标准》（2003 年版）、《广西中药材标准·第二册》（1996 年版）、《贵州省地方标准》（1994 年版）、《吉卫药字〔1992〕26 号》、《广西壮族自治区壮药质量

标准·第二卷》（2011 年版）中有收载。

本种的成熟果实可当水果食用；肉质扁平茎可凉拌或制馅。

本种原产墨西哥东海岸、美国南部及东南部沿海地区、西印度群岛、百慕大群岛和南美洲北部，我国引种栽培。

木兰科 Magnoliaceae 鹅掌楸属 *Liriodendron*

鹅掌楸 *Liriodendron chinense* (Hemsl.) Sargent.

| **植物别名** | 马褂木。

| **药 材 名** | 凹朴皮（药用部位：树皮）、鹅掌楸根（药用部位：根）。

| **形态特征** | 落叶大乔木。小枝灰色或灰褐色。叶片马褂状，长 4 ~ 18 cm，宽 5 ~ 19 cm（幼树的叶更宽大），中部每边有 1 宽裂片，基部每边也常具 1 裂片，叶下面密生白粉状乳突；叶柄长 4 ~ 8 cm（幼树叶柄长超过 16 cm）。花单生枝顶，杯状，直径 5 ~ 6 cm；外轮花被片绿色，内轮花被片黄色，长 3 ~ 4 cm；雄蕊和心皮多数，覆瓦状排列。聚合果纺锤形，长 7 ~ 9 cm，由具翅的小坚果组成，每小坚果内有 1 ~ 2 种子。

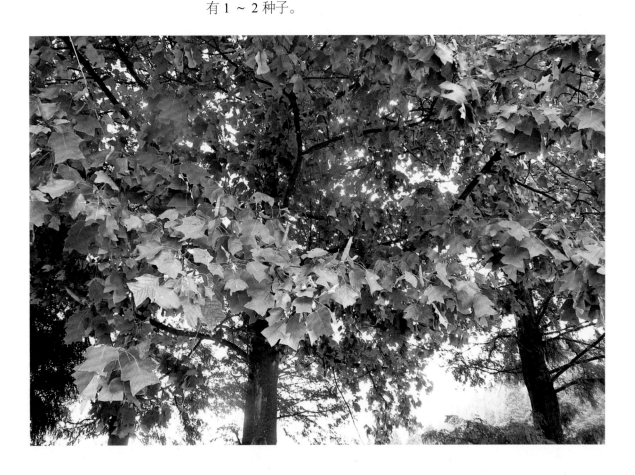

| 生境分布 | 生于海拔 900 ～ 1 000 m 的山地林中。分布于德兴梧风洞等。

| 资源情况 | 野生资源一般，栽培资源一般。药材主要来源于栽培。

| 采收加工 | 凹朴皮：夏、秋季采收，晒干。

鹅掌楸根：秋季采挖，除去泥土，鲜用或晒干。

| 药材性状 | 凹朴皮：本品呈槽状或半卷筒状，厚 3 ～ 5 mm。内表面黄棕色或黄白色，具细纵纹。质脆，易折断，断面外层颗粒状，内层纤维性。气微，味微辛。

| 功能主治 | 凹朴皮：辛，温。祛风除湿，散寒止咳。用于风湿痹痛，风寒咳嗽。

鹅掌楸根：辛，温。归肝、肾经。祛风湿，强筋骨。用于风湿关节痛，肌肉痿软。

| 用法用量 | 凹朴皮：内服煎汤，9 ～ 15 g。

鹅掌楸根：内服煎汤，15 ～ 30 g；或浸酒。

| 附　　注 | 本种异名：*Liriodendron tulipifera* L. var. *sinensis* Diels、*Liriodendron tulipifera* L. var. *chinense* Hemsl.、*Liriodendron tulipifera* L. var. *sinense* Diels。

本种为国家 Ⅱ 级保护植物，IUCN 评估等级为 LC 级，被《中国植物红皮书》列为无危级。

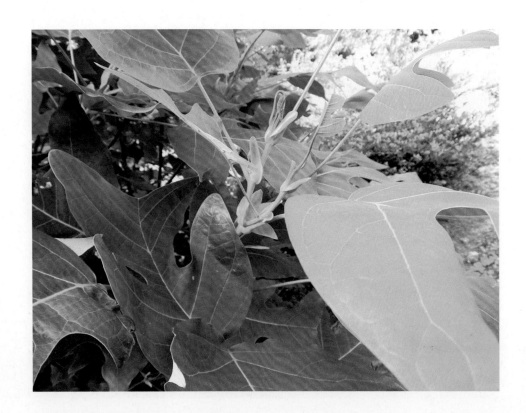

木兰科 Magnoliaceae 木兰属 Magnolia

天目木兰 *Magnolia amoena* Cheng

| **药 材 名** | 天目木兰（药用部位：花蕾）。

| **形态特征** | 落叶乔木。树皮灰色或灰白色；小枝带紫色，芽生白色长柔毛。叶互生，膜质，宽倒披针状矩圆形或矩圆形，长 10 ~ 15 cm，宽 3.5 ~ 5 cm，先端长渐尖或短尾尖，全缘，下面叶脉及脉腋有毛；叶柄长 8 ~ 11 mm。花先叶开放，单生枝顶，杯状，有芳香，直径约 6 cm；花被片 9，形状相似，倒披针形或近匙形，长 5 ~ 5.6 cm，粉红色或淡粉红色；雄蕊多数，长 9 ~ 10 mm，花丝紫红色。聚合果圆筒形，长 4 ~ 6 cm；蓇葖果少数，木质，有瘤状点。

| **生境分布** | 生于海拔 700 ~ 1 000 m 的林中。分布于德兴三清山北麓、大茅山等，市区有栽培。

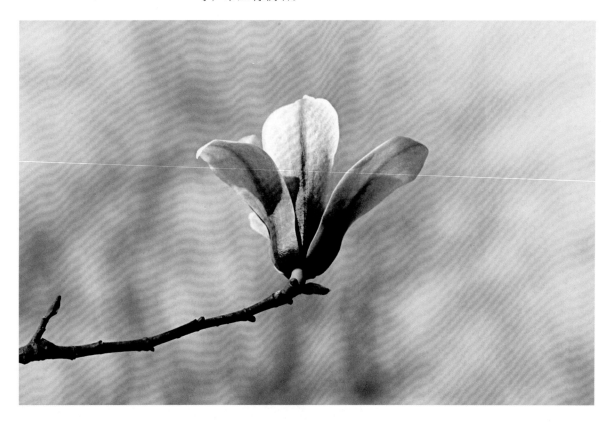

| 资源情况 | 野生资源较少，栽培资源丰富。药材主要来源于栽培。

| 采收加工 | 春季花蕾未开放时采摘，晒干。

| 药材性状 | 本品呈毛笔头形，长 1.5 ~ 2.5 cm；花被片 9；萼片与花瓣同型，外表面紫棕色，密被灰白色长柔毛，内表面光滑；雄蕊多数，花丝紫红色，花药线形，黄色；雌蕊多心皮，离生。基部有短花梗，具毛茸。气清香，味微辛。

| 功能主治 | 苦，寒。利尿消肿，润肺止咳。用于肺虚咳嗽，痰中带血，酒疸，重舌，痈肿。

| 用法用量 | 内服煎汤，15 ~ 30 g。

| 附　注 | 本种异名：*Yulania amoena* (W. C. Cheng) D. L. Fu。

木兰科 Magnoliaceae 木兰属 Magnolia

黄山木兰
Magnolia cylindrica Wils.

| **药 材 名** | 木兰花（药用部位：花蕾）。

| **形态特征** | 落叶乔木，幼枝、叶柄、叶下面被淡黄色平伏毛，老枝枝皮揉碎有辛辣香气。叶倒卵形、窄倒卵形或倒卵状长圆形，长 6～14 cm，托叶痕长为叶柄的 1/6～1/3。花先叶开放，直立；花梗粗，密被淡黄色长绢毛；花被片 9，外轮 3 花被片膜质，萼片状，长 1.2～2 cm，中内 2 轮花被片花瓣状，白色，基部常红色，倒卵形，长 6.5～10 cm，具爪，内轮 3 花被片直立；雄蕊长约 1 cm，花丝淡红色；雌蕊群圆柱状卵圆形，长约 1.2 cm。聚合果圆柱形，长 5～7.5 cm，直径 1.8～2.5 cm，下垂；蓇葖果紧密结合不弯曲；种子心形，两侧扁，基部突尖。

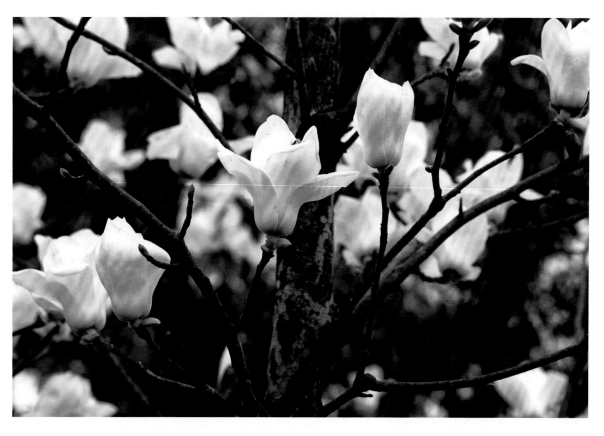

| **生境分布** | 生于海拔 700 ～ 1 600 m 的山地林间。分布于德兴三清山北麓等。 |

| **资源情况** | 野生资源较少，栽培资源一般。药材主要来源于栽培。 |

| **采收加工** | 春季花蕾未开放时采摘，晒干。 |

| **药材性状** | 本品呈毛笔头状；花被片 9，外轮 3 花被片较小，卵状披针形或三角形，长约为内轮花被片 1/4；雄蕊多数，黄白色，细长条形；雌蕊多数，分离。气清香，味辛、微辣。 |

| **功能主治** | 苦，寒。利尿消肿，润肺止咳。用于肺虚咳嗽，痰中带血，酒疸，重舌，痈肿。 |

| **用法用量** | 内服煎汤，15 ～ 30 g。 |

| **附　注** | 本种异名：*Yulania cylindrica* (E. H. Wilson) D. L. Fu。 |

木兰科 Magnoliaceae 木兰属 Magnolia

玉兰
Magnolia denudata Desr.

| **植物别名** | 应春花、白玉兰、望春花。

| **药 材 名** | 辛夷（药用部位：花蕾。别名：木笔花、望春花）。

| **形态特征** | 落叶乔木。冬芽密生灰绿色或灰绿黄色长绒毛；小枝淡灰褐色。叶互生，倒卵形至倒卵状矩圆形，长 10 ~ 18 cm，宽 6 ~ 10 cm，先端短突尖，全缘，上面有光泽，下面生柔毛；叶柄长 2 ~ 2.5 cm。花先叶开放，单生枝顶，白色，有芳香，呈钟状，大形，直径 12 ~ 15 cm；花被片 9，矩圆状倒卵形，每 3 排成 1 轮；雄蕊多数，在伸长的花托下部呈螺旋状排列；雌蕊多数，排列在花托上部。聚合果圆筒形，长 8 ~ 12 cm，淡褐色；果柄有毛；蓇葖果先端圆形。

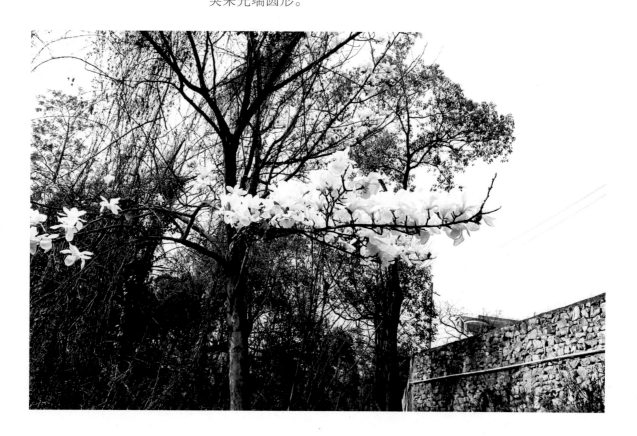

| **生境分布** | 生于海拔 500 ~ 1 000 m 的林中。分布于德兴大茅山、三清山北麓等。

| **资源情况** | 野生资源一般。药材来源于野生。

| **采收加工** | 1 ~ 3 月，自花梗处剪下未开放的花蕾，白天置阳光下曝晒，晚上堆成垛"发汗"，使内外干湿一致。晒至五成干时，堆放 1 ~ 2 天，再晒至全干。如遇雨天，可烘干。

| **药材性状** | 本品呈长卵形，似毛笔头，长 1.5 ~ 3 cm，直径 1 ~ 1.5 cm。基部枝梗较粗壮，皮孔浅棕色。苞片 2 ~ 3 层，每层 2，2 层苞片间有小鳞芽，苞片外表面密被灰白色或灰绿色茸毛。花被片 9，内外轮同型。雄蕊和雌蕊多数，螺旋状排列。体轻，质脆。气芳香，味辛、凉而稍苦。

| **功能主治** | 辛，温。归肺、胃经。散风寒，通鼻窍。用于风寒头痛，鼻塞流涕，鼻衄，鼻渊。

| **用法用量** | 内服煎汤，3 ~ 10 g，包煎；或入丸、散剂；阴虚火旺者慎服。外用适量，研末搐鼻；或以其蒸馏液滴鼻。

| **附　注** | 药材辛夷，为本种的干燥花蕾，《中华人民共和国药典》（1977 年版至 2020 年版）、《新疆维吾尔自治区药品标准·第二册》（1980 年版）等中有收载。

《中华人民共和国药典》规定，辛夷含挥发油不得少于 1.0%（ml/g）；含木兰脂素不得少于 0.40%。

本种为江西省 II 级保护植物，IUCN 评估等级为 NT 级。

本种的花瓣可制作饼、蒸糕等糕点，也可炒肉、煮粥、做蛋羹或凉拌、泡茶。

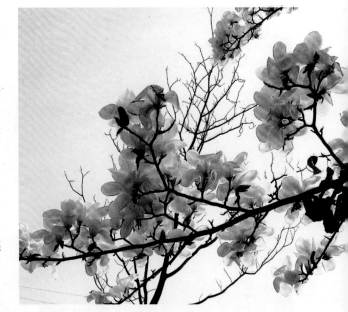

木兰科 Magnoliaceae 木兰属 Magnolia

荷花玉兰 *Magnolia grandiflora* L.

| 药 材 名 | 广玉兰（药用部位：花蕾）。

| 植物别名 | 洋玉兰、白玉兰。

| 形态特征 | 常绿乔木。树皮灰褐色；芽和幼枝生锈色绒毛。叶厚革质，椭圆形
或倒卵状椭圆形，长 16 ~ 20 cm，宽 4 ~ 10 cm，全缘，上面有光泽，
下面有锈色短绒毛；叶柄粗壮，长约 2 cm，初时密被锈色绒毛；托
叶与叶柄分离。花单生枝顶，荷花状，大形，直径 15 ~ 20 cm，白色，
芳香；花被片通常 9（可达 15），倒卵形，质厚，长 7 ~ 8 cm；雄
蕊花丝紫色；心皮多数，密生长绒毛。聚合果圆柱形，长 7 ~ 10 cm，
密生锈色绒毛；蓇葖果卵圆形，先端有外弯的喙。

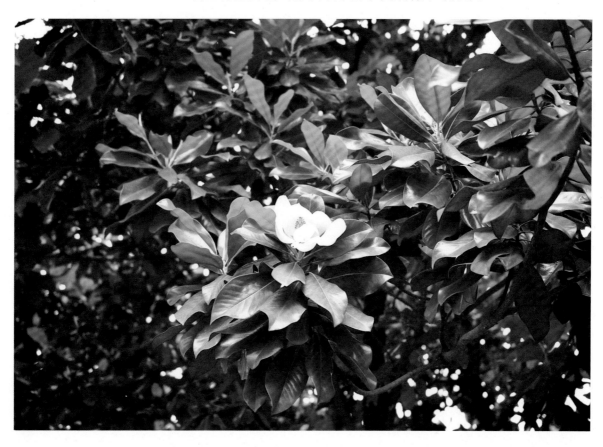

| **生境分布** | 德兴各地均有栽培。

| **资源情况** | 栽培资源丰富。药材来源于栽培。

| **采收加工** | 春季花蕾未开放时采收，白天曝晒，晚上"发汗"，至五成干时，堆放 1 ～ 2 天，再晒至全干。

| **药材性状** | 本品呈圆锥形，长 3.5 ～ 7 cm，基部直径 1.5 ～ 3 cm，淡紫色或紫褐色；花被片 9 ～ 12，宽倒卵形，肉质，较厚，内层呈荷瓣状；雄蕊多数，花丝宽，较长，花药黄棕色，条形；心皮多数，密生长绒毛；花梗长 0.5 ～ 2 cm，节明显。质硬，易折断。气香，味淡。

| **功能主治** | 辛，温。归肺、胃、肝经。祛风散寒，行气止痛。用于外感风寒，头痛鼻塞，脘腹胀痛，呕吐腹泻，高血压，偏头痛。

| **用法用量** | 内服煎汤，3 ～ 10 g。外用适量，捣敷。

| **附　注** | 本种的花瓣焯水后可煲汤或炒肉。
本种原产北美洲东南部，我国引种栽培。

木兰科 Magnoliaceae 木兰属 Magnolia

紫玉兰
Magnolia liliflora Desr.

| **药 材 名** | 辛夷（药用部位：花蕾）、木兰皮（药用部位：树皮）。

| **形态特征** | 落叶灌木，常丛生。小枝紫褐色；芽有细毛。叶倒卵形或椭圆状卵形，长 8 ~ 18 cm，宽 3 ~ 10 cm，全缘，上面疏生柔毛，下面沿脉有柔毛；叶柄粗短。花先叶开放或与叶同时开放，单生枝顶，钟状，大形；花被片 9，每 3 排成 1 轮，最外 1 轮花被片披针形，黄绿色，长 2.3 ~ 3.3 cm，其余花被片矩圆状倒卵形，长 8 ~ 10 cm，外面紫色或紫红色，内面白色；心皮多数，花柱 1，先端尖，微弯。聚合果矩圆形，长 7 ~ 10 cm，淡褐色。

| **生境分布** | 生于海拔 300 ~ 1 600 m 的山坡林缘。德兴各地均有分布，市区有栽培。

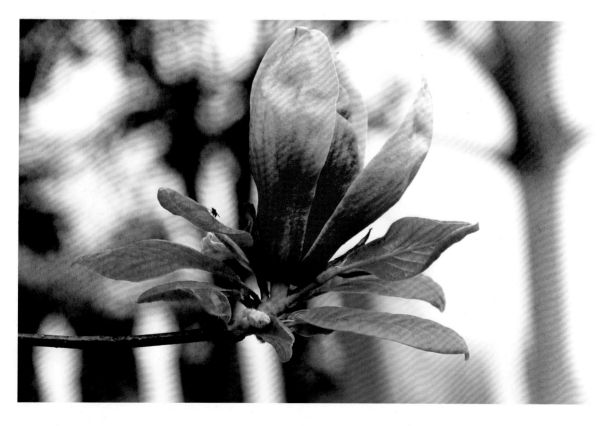

| 资源情况 | 野生资源一般，栽培资源丰富。药材主要来源于栽培。

| 采收加工 | **辛夷**：1 ~ 3 月，自花梗处剪下未开放的花蕾，白天置阳光下曝晒，晚上堆成垛"发汗"，使内外干湿一致。晒至五成干时，堆放 1 ~ 2 天，再晒至全干。如遇雨天，可烘干。

木兰皮：4 ~ 8 月生长盛期采收。根皮和枝皮直接阴干或卷成筒后干燥，称为根朴和枝朴。干皮可环剥或条剥后，卷成筒置沸水中烫软，埋置阴湿处"发汗"，待内侧或横断面都变成紫褐色或棕褐色，并现油润或光泽时，卷成双筒，用竹篾扎紧，削齐两端，曝晒干燥。

| 功能主治 | **辛夷**：辛，温。祛风散寒，通窍。用于鼻塞，头痛，齿痛。

木兰皮：辛，温。温中下气，化湿行滞。用于胸腹胀痛，食积气滞，泄泻，痢疾，气逆喘咳。

| 用法用量 | **辛夷**：内服煎汤，3 ~ 10 g，包煎；或入丸、散剂；气虚、津伤血枯者及孕妇慎服。外用适量，研末搐鼻；或以其蒸馏液滴鼻。

木兰皮：内服煎汤，3 ~ 10 g；或入丸、散剂。

| 附　　注 | 本种异名：*Yulania liliiflora* (Desrousseaux) D. L. Fu、*Magnolia polytepala* Law, R. Z. Zhou et R. J. Zhang、*Yulania japonica* Spach、*Lassonia quinquepeta* Buc'hoz、*Magnolia plena* C. L. Peng & L. H. Yan、*Magnolia quinquepeta* (Buc'hoz) Dandy、*Magnolia liliiflora* Desrousseaux。

药材辛夷，为本种的干燥花蕾，《中华人民共和国药典》（1963 年版、1977 年版）、《新疆维吾尔自治区药品标准·第二册》（1980 年版）等中有收载。

本种的花瓣可加工制作小吃，也可泡茶。

木兰科 Magnoliaceae 木兰属 Magnolia

厚朴

Magnolia officinalis Rehd. et Wils.

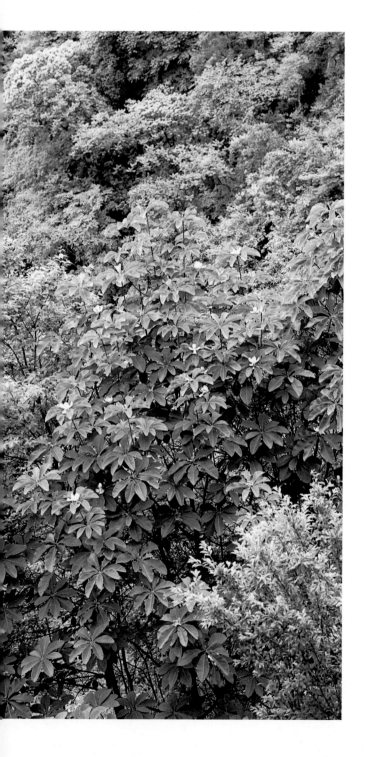

| 药 材 名 |

厚朴（药用部位：干皮、根皮、枝皮）、厚朴花（药用部位：花蕾）、厚朴果（药用部位：果实）。

| 形态特征 |

落叶乔木。树皮厚，紫褐色，油润而带辛辣味；枝粗壮，开展，幼枝淡黄色，有绢状毛；顶芽大，窄卵状圆锥形，长 4 ~ 5 cm。叶革质，倒卵形或倒卵状椭圆形，长 20 ~ 45 cm，宽 10 ~ 24 cm，先端圆形、钝尖或短突尖，全缘或微波状，下面有白色粉状物；叶柄长 2.5 ~ 4.5 cm。花与叶同时开放，单生幼枝先端，白色，有芳香，直径约 15 cm；花被片 9 ~ 12 或更多。聚合果长椭圆状卵形，长约 12 cm；蓇葖果木质。

| 生境分布 |

生于海拔 300 ~ 1 500 m 的山地林间。德兴梧风洞有栽培。

| 资源情况 |

栽培资源丰富。药材来源于栽培。

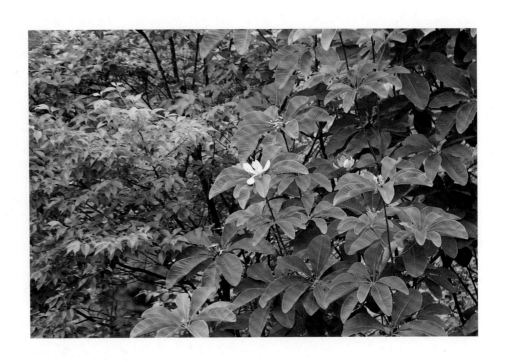

| 采收加工 | 厚朴：4 ～ 6 月剥取，干皮置沸水中微煮后，堆置阴湿处，"发汗"至内表面变紫褐色或棕褐色时，蒸软，取出，卷成筒状，干燥；根皮和枝皮直接阴干。
厚朴花：春季花未开放时采摘，稍蒸后，晒干或低温干燥。
厚朴果：9 ～ 10 月采摘，除去梗，晒干。

| 药材性状 | 厚朴：本品干皮呈卷筒状或双卷筒状，长 30 ～ 35 cm，厚 0.2 ～ 0.7 cm，习称"筒朴"；近根部的干皮一端展开如喇叭口，长 13 ～ 25 cm，厚 0.3 ～ 0.8 cm，习称"靴筒朴"。外表面灰棕色或灰褐色，粗糙，有时呈鳞片状，较易剥落，有明显的椭圆形皮孔和纵皱纹，刮去粗皮者显黄棕色；内表面紫棕色或深紫褐色，较平滑，具细密纵纹，划之显油痕。质坚硬，不易折断，断面颗粒性，外层灰棕色，内层紫褐色或棕色，有油性，有的可见多数小亮星。气香，味辛辣、微苦。根皮呈单筒状或为不规则块片，有的弯曲似鸡肠，习称"鸡肠朴"；质硬，较易折断，断面纤维性。枝皮呈单筒状，长 10 ～ 20 cm，厚 0.1 ～ 0.2 cm；质脆，易折断，断面纤维性。
厚朴花：本品呈长圆锥形，长 4 ～ 7 cm，基部直径 1.5 ～ 2.5 cm，红棕色至棕褐色。花被多为 12，肉质，外层的呈长倒卵形，内层的呈匙形。雄蕊多数，花药条形，淡黄棕色，花丝宽而短。心皮多数，分离，螺旋状排列于圆锥形花托上。花梗长 0.5 ～ 2 cm，密被灰黄色绒毛，偶无毛。质脆，易破碎。气香，味淡。

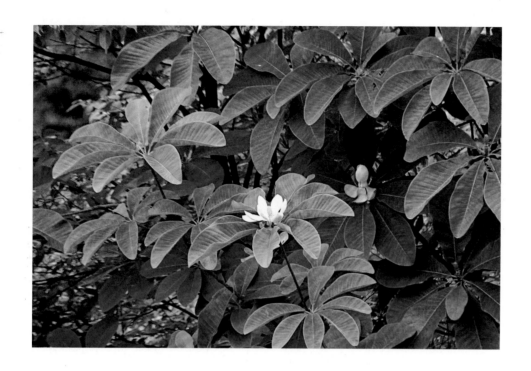

厚朴果：本品呈长椭圆形，长 9 ～ 12 cm，直径 4.5 ～ 6 cm，先端钝圆，基部近圆形，棕色至棕褐色。蓇葖果多数，纵向紧密排列，木质，先端有外弯尖头，内含 1 ～ 2 种子。种子扁卵形或三角状倒卵形，长 9 ～ 11 mm，直径 6 ～ 9 mm，腹部具沟槽，外皮棕红色，内皮棕褐色，背部具纵皱纹。气弱，味微涩。

| 功能主治 | 厚朴：苦、辛，温。归脾、胃、肺、大肠经。燥湿消痰，下气除满。用于湿滞伤中，脘痞吐泻，食积气滞，腹胀便秘，痰饮喘咳。

厚朴花：苦，微温。归脾、胃经。芳香化湿，理气宽中。用于脾胃湿阻气滞，胸脘痞闷胀满，纳谷不香。

厚朴果：甘，温。消食，理气，散结。用于消化不良，胸脘胀闷，鼠瘘。

| 用法用量 | 厚朴：内服煎汤，3 ～ 10 g；或入丸、散剂；气虚、津伤血枯者及孕妇慎服。

厚朴花：内服煎汤，3 ～ 9 g；阴虚津亏者慎服。

厚朴果：内服煎汤，2 ～ 5 g。

| 附　注 | 本种异名：*Houpoea officinalis* (Rehder & E. H. Wilson) N. H. Xia & C. Y. Wu、*Magnolia officinalis* Rehd. et Wils. subsp. *biloba* (Rehd. et Wils.) Law、*Magnolia cathayana* D. L. Fu et T. B. Chao、*Magnolia officinalis* Rehd. et Wils. var. *glabra* D. L. Fu et al.、*Magnolia officinalis* Rehd. et Wils. var. *pubescens* C. Y. Deng、*Magnolia officinalis* Rehd. et Wils. var. *biloba* Rehder et E. H. Wilson。

药材厚朴，为本种的干燥干皮、根皮、枝皮，《中华人民共和国药典》（1963年版至2020年版）、《贵州省中药材标准规格·上集》（1965年版）、《云南省药品标准》（1974年版）、《新疆维吾尔自治区药品标准·第二册》（1980年版）等中有收载。

药材厚朴花，为本种的干燥花蕾，在《中华人民共和国药典》（1963年版至2020年版）、《新疆维吾尔自治区药品标准·第二册》（1980年版）中有收载。《中华人民共和国药典》规定，按干燥品计算，厚朴药材含厚朴酚与和厚朴酚的总量不得少于 2.0%；厚朴饮片含厚朴酚与和厚朴酚的总量不得少于 1.6%；厚朴花药材含厚朴酚与和厚朴酚的总量不得少于 0.20%。

木兰科 Magnoliaceae 木兰属 *Magnolia*

凹叶厚朴

Magnolia officinalis Rehd. et Wils. subsp. *biloba* (Rehd. et Wils.) Law

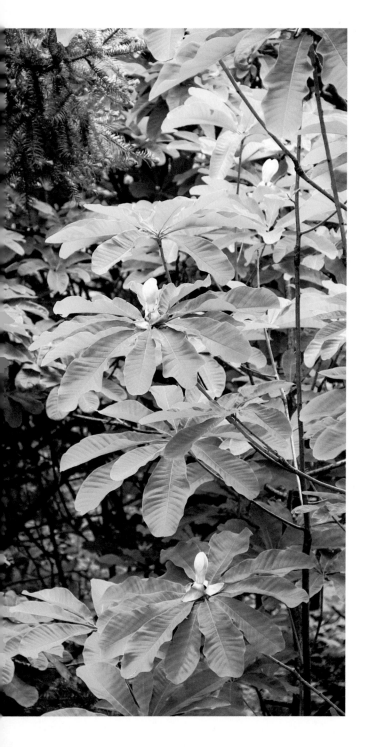

| **植物别名** |

庐山厚朴。

| **药 材 名** |

厚朴（药用部位：干皮、根皮、枝皮）、厚朴花（药用部位：花蕾）。

| **形态特征** |

本亚种和厚朴的不同之处在于叶先端凹缺，成2钝圆的浅裂片，但幼苗的叶先端钝圆，并不凹缺；聚合果基部较窄。

| **生境分布** |

生于海拔300~1400m的林中。德兴各地均有栽培。

| **资源情况** |

栽培资源丰富。药材来源于栽培。

| **采收加工** |

厚朴：4~6月剥取，干皮置沸水中微煮后，堆置阴湿处，"发汗"至内表面变紫褐色或棕褐色时，蒸软，取出，卷成筒状，干燥；根皮和枝皮直接阴干。

厚朴花：春季花未开放时采摘，稍蒸后，晒干或低温干燥。

| 药材性状 | 厚朴：本品干皮呈卷筒状或双卷筒状，长 30 ~ 35 cm，厚 0.2 ~ 0.7 cm，习称"筒朴"；近根部的干皮一端展开如喇叭口，长 13 ~ 25 cm，厚 0.3 ~ 0.8 cm，习称"靴筒朴"。外表面灰棕色或灰褐色，粗糙，有时呈鳞片状，较易剥落，有明显的椭圆形皮孔和纵皱纹，刮去粗皮者显黄棕色；内表面紫棕色或深紫褐色，较平滑，具细密纵纹，划之显油痕。质坚硬，不易折断，断面颗粒性，外层灰棕色，内层紫褐色或棕色，有油性，有的可见多数小亮星。气香，味辛辣、微苦。根皮呈单筒状或为不规则块片，有的弯曲似鸡肠，习称"鸡肠朴"；质硬，较易折断，断面纤维性。枝皮呈单筒状，长 10 ~ 20 cm，厚 0.1 ~ 0.2 cm；质脆，易折断，断面纤维性。

厚朴花：本品呈长圆锥形，长 4 ~ 7 cm，基部直径 1.5 ~ 2.5 cm，红棕色至棕褐色。花被多为 12，肉质，外层的呈长倒卵形，内层的呈匙形。雄蕊多数，花药条形，淡黄棕色，花丝宽而短。心皮多数，分离，螺旋状排列于圆锥形花托上。花梗长 0.5 ~ 2 cm，密被灰黄色绒毛，偶无毛。质脆，易破碎。气香，味淡。

| 功能主治 | 厚朴：苦、辛，温。归脾、胃、肺、大肠经。燥湿消痰，下气除满。用于湿滞伤中，脘痞吐泻，食积气滞，腹胀便秘，痰饮喘咳。

厚朴花：苦，微温。归脾、胃经。芳香化湿，理气宽中。用于脾胃湿阻气滞，胸脘痞闷胀满，纳谷不香。

| 用法用量 | 厚朴：内服煎汤，3 ~ 10 g；或入丸、散剂；气虚、津伤血枯者及孕妇慎服。

厚朴花：内服煎汤，3 ~ 9 g；阴虚津亏者慎服。

| 附　注 | 药材厚朴，为本种的干燥干皮、根皮、枝皮，《中华人民共和国药典》（1963 年版至 2020 年版）、《贵州省中药材标准规格·上集》（1965 年版）、《云南省药品标准》（1974 年版）、《新疆维吾尔自治区药品标准·第二册》（1980 年版）等中有收载。

药材厚朴花，为本种的干燥花蕾，《中华人民共和国药典》（1963 年版至 2020 年版）、《新疆维吾尔自治区药品标准·第二册》（1980 年版）中有收载。

《中华人民共和国药典》规定，按干燥品计算，厚朴药材含厚朴酚与和厚朴酚的总量不得少于 2.0%；厚朴饮片含厚朴酚与和厚朴酚的总量不得少于 1.6%；厚朴花含厚朴酚与和厚朴酚的总量不得少于 0.20%。

木兰科 Magnoliaceae 木兰属 *Magnolia*

天女木兰
Magnolia sieboldii K. Koch

| **药 材 名** | 木兰花（药用部位：花蕾）。

| **形态特征** | 落叶小乔木。小枝及芽生绒毛。叶膜质，宽倒卵形或倒卵状圆形，长 6 ~ 15 cm，宽 4 ~ 10 cm，先端短突尖，全缘，侧脉 6 ~ 8 对，下面有白粉和短柔毛；叶柄长 1 ~ 4 cm。花于叶后开放，单生枝顶，大形，杯状，有芳香，直径 7 ~ 10 cm；花梗长 4 ~ 6.5 cm；花被片 9，外轮 3 花被片淡粉红色，长圆状倒卵形或倒卵形，其余 6 花被片稍窄，白色；雄蕊多数，向内弓曲，花药和花丝长，紫红色，先端钝；心皮少数，披针形。聚合果窄椭圆形，长 5 ~ 7 cm；蓇葖果卵形，先端尖。

| **生境分布** | 生于海拔 1 600 ~ 2 000 m 的山地。分布于德兴三清山北麓等。

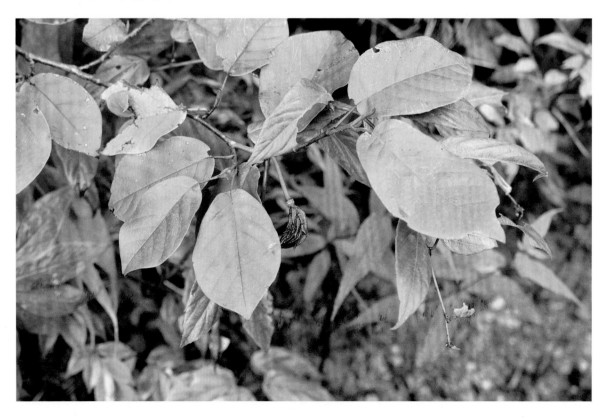

| 资源情况 | 野生资源较少。药材来源于野生。

| 采收加工 | 春季花蕾未开放时采摘，晒干。

| 药材性状 | 本品花被片 9，外轮 3，长圆形，其余 6 倒卵形，外表面紫棕色，有毛茸，内表面黄棕色。雄蕊多数，花丝紫褐色；雌蕊心皮少数，离生，紫黑色。气清香，味淡。

| 功能主治 | 苦，寒。利尿消肿，润肺止咳。用于肺虚咳嗽，痰中带血，酒疸，重舌，痈肿。

| 用法用量 | 内服煎汤，15 ～ 30 g。

| 附　　注 | 本 种 异 名：*Oyama sieboldii* (K. Koch) N. H. Xia & C. Y. Wu、*Magnolia oyama* Millais、*Magnolia verecunda* Koidzumi。

木兰科 Magnoliaceae 木莲属 Manglietia

乳源木莲 *Manglietia yuyuanensis* Law

| 药 材 名 | 乳源木莲果（药用部位：已成熟而未开裂的果实）。

| 形态特征 | 乔木，除芽鳞被金黄色平伏柔毛外其余无毛。叶革质，倒披针形、窄倒卵状长圆形或窄长圆形，长 8 ～ 14 cm，先端尾尖稍弯或渐尖，边缘稍背卷，侧脉 8 ～ 12 对；叶柄长 1 ～ 3 cm，托叶痕长 3 ～ 4 mm。花梗长 1.5 ～ 2 cm，具环状苞片痕；花被片 9，外轮 3 花被片带绿色，薄革质，倒卵状长圆形，长约 4 cm，中轮及内轮花被片肉质，白色，较短小，中轮花被片倒卵形，内轮花被片窄倒卵形；雄蕊长 4 ～ 7 mm，花药长 3 ～ 5 mm；雌蕊群椭圆状卵圆形，长 1.3 ～ 1.8 cm，下部心皮窄椭圆形，长 7 ～ 8 mm，具 3 ～ 5 纵棱。聚合果卵圆形，长 3 ～ 6 cm，直径 3 ～ 4 cm。

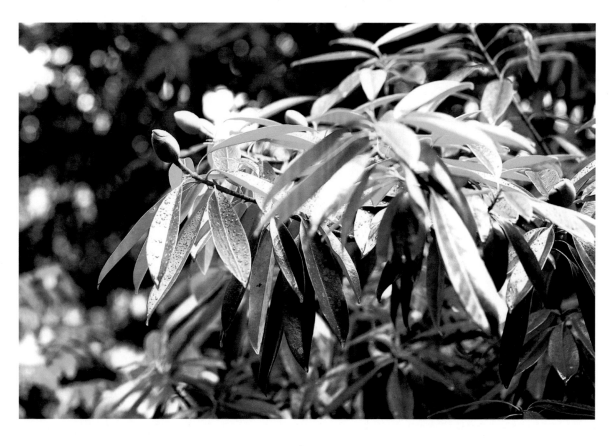

| **生境分布** | 生于海拔 700 ～ 1 200 m 的林中。分布于德兴三清山北麓、大茅山等。

| **资源情况** | 野生资源一般。药材来源于野生。

| **采收加工** | 秋后摘取，晒干。

| **药材性状** | 本品类圆形或钝圆锥形，似松球果。木质，坚硬，不易剥开，长 3 ～ 6 cm，直径 3 ～ 4 cm。表面棕褐色，有瘤点状突起，基部通常具棕红色短梗，直径约 5 mm，梗上密布雄蕊脱落后的黄色圆点状痕迹。果实大部分已开裂，内表面棕色，未开裂的蓇葖果背面有 1 纵棱隆起，侧面黄棕色，具 4 ～ 6 棱。剥去果皮，内具 1 ～ 4 种子。气芳香，味辛辣。

| **功能主治** | 淡，平。疏肝理气，通便止咳。用于肝胃气痛，胁肋胀痛，老年便秘，咳嗽。

| **用法用量** | 内服煎汤，9 ～ 15 g。

| **附　注** | 本种异名：*Manglietia fordiana* Oliv.、*Magnolia yuyuanensis* (Y. W. Law) V. S. Kumar、*Paramanglietia microcarpa* Chang、*Manglietia globosa* Chang、*Magnolia fordiana* (Oliv.) Hu。
本种为江西省 Ⅲ 级保护植物。

木兰科 Magnoliaceae 含笑属 Michelia

含笑花 *Michelia figo* (Lour.) Spreng.

| 药 材 名 | 含笑花（药用部位：花蕾、叶）。

| 形态特征 | 常绿灌木，高 2 ~ 3 m；芽、幼枝、花梗和叶柄均密生黄褐色绒毛。树皮灰褐色；分枝很密。叶革质，狭椭圆形或倒卵状椭圆形，长 4 ~ 10 cm，宽 1.8 ~ 4 cm，先端渐尖或尾状渐尖，全缘，上面有光泽，无毛，下面中脉有黄褐色毛；叶柄长 2 ~ 4 mm；托叶痕长达叶柄先端。花单生叶腋，直径约 12 mm，淡黄色而边缘有时红色或紫色，芳香；花被片 6，长椭圆形，长 12 ~ 20 mm；雄蕊药隔先端急尖；雌蕊柄长约 6 mm。聚合果长 2 ~ 3.5 cm；蓇葖果卵圆形或圆形，先端有短喙。

| 生境分布 | 德兴各地均有栽培，作为观赏植物。

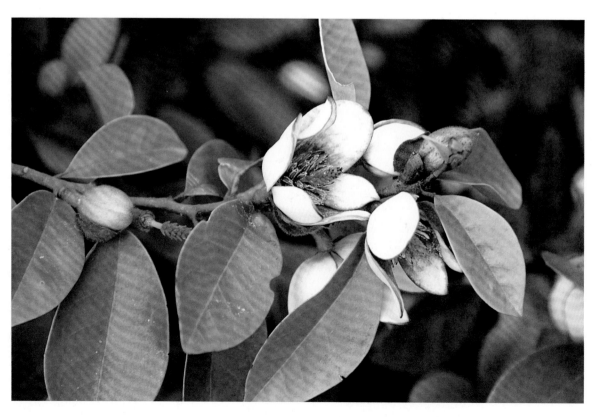

| **资源情况** | 栽培资源丰富。药材来源于栽培。

| **采收加工** | 花蕾期采摘花蕾，夏、秋季采摘叶，晒干。

| **功能主治** | 辛、苦，平。行气通窍，芳香化湿。花蕾，用于气滞腹胀，带下，鼻塞，月经不调。叶，用于跌打损伤。

| **用法用量** | 内服煎汤，6～15 g。

| **附　　注** | 本种为江西省Ⅲ级保护植物，海南省保护植物。
本种的花瓣可制作花茶。

木兰科 Magnoliaceae 含笑属 Michelia

深山含笑 *Michelia maudiae* Dunn

| **药 材 名** | 深山含笑（药用部位：花、根）。

| **形态特征** | 常绿乔木，全株无毛。树皮灰褐色；芽和幼枝稍有白粉。叶互生，
革质，矩圆形或矩圆状椭圆形，长 7 ~ 18 cm，宽 4 ~ 8 cm，全缘，
上面深绿色，有光泽，下面有白粉，中脉隆起，网脉明显；叶柄长
2 ~ 3 cm，无托叶痕。花单生枝梢叶腋，大形，白色，芳香，直径
10 ~ 12 cm；花被片 9，排成 3 轮；雄蕊多数，药室内向开裂；雌
蕊群有柄，心皮多数。聚合果长 7 ~ 15 cm；蓇葖果矩圆形，有短
尖头，背缝开裂；种子红色。

| **生境分布** | 生于海拔 600 ~ 1 500 m 的密林中。分布于德兴三清山北麓、大茅
山等，市区有栽培。

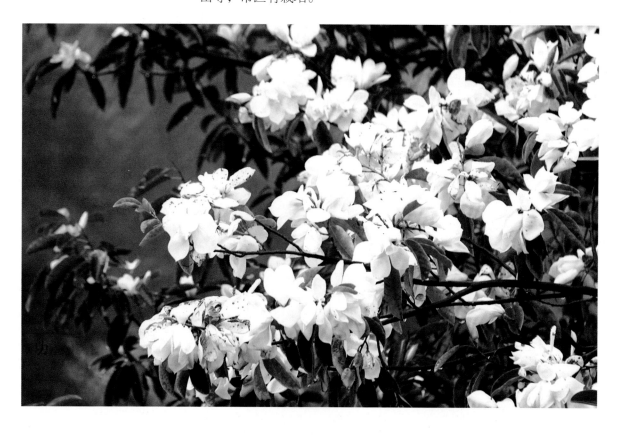

| 资源情况 | 野生资源一般，栽培资源丰富。药材主要来源于栽培。

| 采收加工 | 花蕾期采收花，全年均可采挖根，晒干。

| 功能主治 | 辛，温。花，散风寒，通鼻窍，行气止痛。根，清热解毒，行气化浊，止咳。

| 用法用量 | 内服煎汤，花 6 ~ 15 g，根 3 ~ 6 g。

| 附　　注 | 本种异名：*Michelia chingii* W. C. Cheng、*Magnolia maudiae* (Dunn) Figlar。

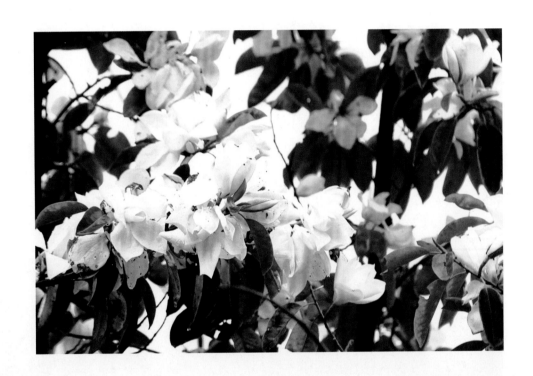

木兰科 Magnoliaceae 八角属 *Illicium*

红茴香
Illicium henryi Diels

| **植物别名** | 红毒茴、披针叶茴香、莽草。

| **药 材 名** | 红茴香根（药用部位：根或根皮）。

| **形态特征** | 灌木或小乔木。树皮灰褐色至灰白色；芽近卵形。叶互生或 2 ~ 5
簇生，革质，倒披针形、长披针形或倒卵状椭圆形，长 6 ~ 18 cm，
先端长渐尖；中脉在上面下凹，在下面凸起，侧脉不明显；叶柄长
7 ~ 20 mm，上部有不明显的狭翅。花粉红色至深红色、暗红色，
腋生或近顶生，单生或 2 ~ 3 簇生；花梗细长，长 15 ~ 50 mm；
花被片 10 ~ 15，最大的花被片长圆状椭圆形或宽椭圆形，长
7 ~ 10 mm；雄蕊 11 ~ 14，长 2.2 ~ 3.5 mm；心皮通常 7 ~ 9，有

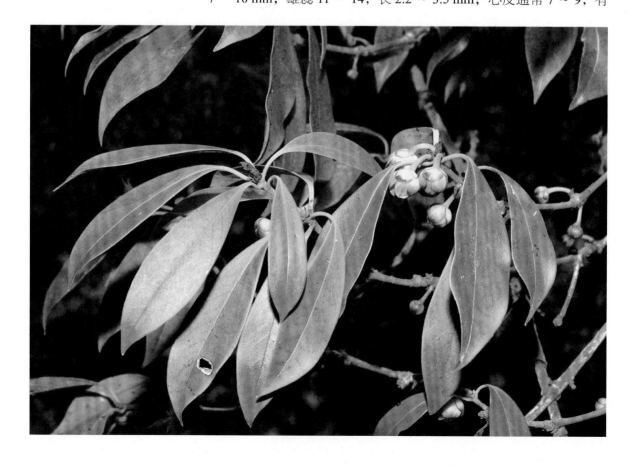

时可达 12。果柄长 15 ~ 55 mm；蓇葖果 7 ~ 9，长 12 ~ 20 mm。

| 生境分布 | 生于海拔 300 m 以上的山地、丘陵、盆地的密林、疏林、灌丛、山谷、溪边或峡谷的悬崖峭壁上。分布于德兴三清山北麓、大茅山等。

| 资源情况 | 野生资源一般。药材来源于野生。

| 采收加工 | 全年均可采挖根，洗净，晒干；或切成小段，晒至半干，剖开皮部，除去木部，取根皮，晒干。

| 药材性状 | 本品根呈圆柱形，常不规则弯曲，直径 2 ~ 3 cm；表面粗糙，棕褐色，具明显的横向裂纹和因干缩所致的纵皱，少数栓皮易剥落现出棕色皮部；质坚硬，不易折断，断面淡棕色，外圈红棕色，木部占根的大部分，并可见同心环（年轮）；气香，味辛、涩。根皮为不规则的块片，略卷曲，厚 1 ~ 2 mm；外表棕褐色，具纵皱及少数横向裂纹，内表面红棕色，光滑，有纵向纹理；质坚脆，断面略整齐；气香，味辛、涩。

| 功能主治 | 辛、甘，温；有毒。归肝经。活血止痛，祛风除湿。用于跌打损伤，风寒湿痹，腰腿痛。

| 用法用量 | 内服煎汤，根 3 ~ 6 g，根皮 1.5 ~ 4.5 g；或研末，0.6 ~ 0.9 g；孕妇禁服，阴虚无瘀滞者慎服。不可过量服用，以防中毒，鲜品毒性更大，不宜服用。外用适量，研末调敷。

| 附 注 | 本种异名：*Illicium pseudosimonsii* Qi Lin、*Illicium silvestrii* Pavol.、*Illicium henryi* Diels var. *multistamineum* A. C. Sm.。
药材红茴香根，为本种的干燥根或根皮，《湖南省中药材标准》（2009 年版）中有收载。

木兰科 Magnoliaceae 八角属 Illicium

红毒茴
Illicium lanceolatum A. C. Smith

| 植物别名 | 披针叶茴香、莽草、窄叶红茴香。

| 药 材 名 | 莽草（药用部位：叶）、莽草根（药用部位：根或根皮）、红茴香（药用部位：茎枝）。

| 形态特征 | 灌木或小乔木。枝条纤细；树皮浅灰色至灰褐色。叶互生或稀疏地簇生小枝近先端或排成假轮生，革质，披针形、倒披针形或倒卵状椭圆形，长 5 ～ 15 cm，先端尾尖或渐尖，基部窄楔形；叶柄纤细，长 7 ～ 15 mm。花腋生或近顶生，单生或 2 ～ 3，红色、深红色；花梗纤细，长 15 ～ 50 mm；花被片 10 ～ 15，肉质，最大的花被片椭圆形或长圆状倒卵形，长 8 ～ 12.5 mm；雄蕊 6 ～ 11，长 2.8 ～ 3.9 mm；心皮 10 ～ 14，长 3.9 ～ 5.3 mm。果柄长可达

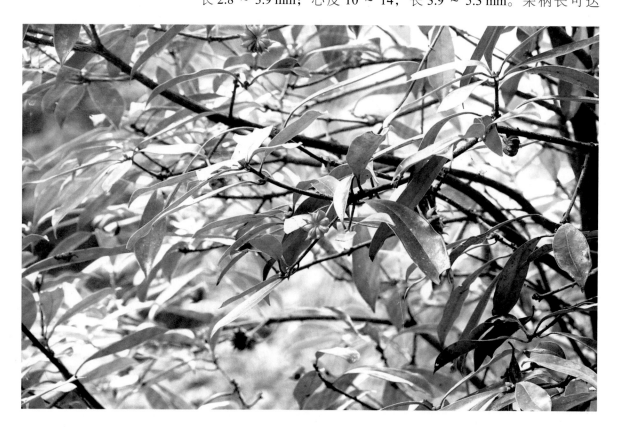

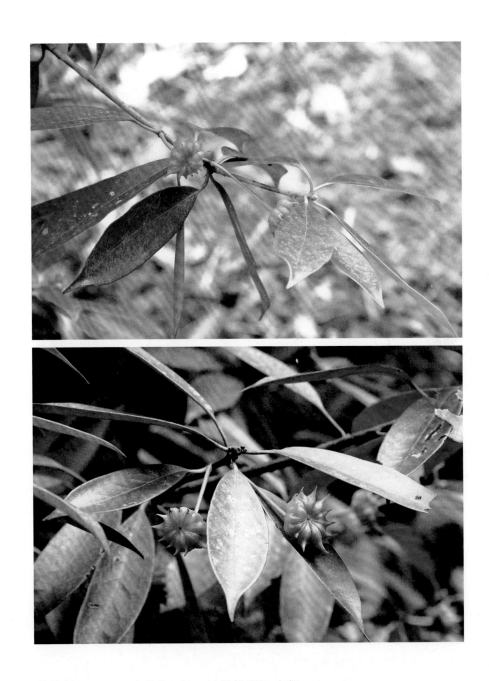

6 cm；蓇葖果 10 ～ 14（少有 9），轮状排列，直径 3.4 ～ 4 cm。

| **生境分布** | 生于海拔 300 ～ 1 500 m 的阴湿峡谷和溪流沿岸的混交林、疏林、灌丛中。分布于德兴大茅山及畈大等。

| **资源情况** | 野生资源一般。药材来源于野生。

| **采收加工** | 莽草：春、夏季采摘，鲜用或晒干。
莽草根：全年均可采挖根，除去泥土、杂质，切片，晒干；或切成小段，晒至半干，用小刀割开皮部，除去木部，取根皮。

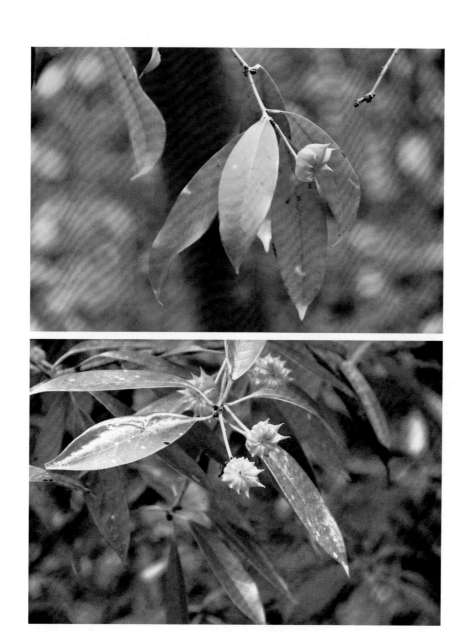

红茴香：全年均可采收，晒干。

| **药材性状** | **莽草：**本品干品多皱缩或破碎，完整者展平后呈披针形、倒披针形或椭圆形，长6～15 cm，宽1.5～4.5 cm，基部窄楔形，边缘微反卷。两面绿色，下面色稍淡；叶柄长7～15 mm。气香烈，味辛。

莽草根：本品根呈圆柱形，常不规则弯曲，直径2～3 cm；表面粗糙，棕褐色，具明显的横裂纹和纵皱纹，有的栓皮易剥落现出红棕色皮部；质坚硬，不易折断，断面淡棕色，木部占根的大部分，并可见年轮；气香，味辛、涩。根皮为不规则块片，略卷曲，厚1～2 mm，外表棕褐色，具纵皱纹及少数横裂纹，内表面红棕色，光滑，有纵纹理；质坚脆，断面略整齐；气香，味辛、涩。

红茴香：本品呈圆柱形，少有分枝，长 10 ～ 60 cm，直径 0.5 ～ 15 cm。表面褐色或棕褐色，有细密的不规则纵裂纹及多数横向点状皮孔，节部稍膨大。体重，质硬，不易折断。断面不平坦，皮部窄，棕红色，木部宽广，呈浅黄色或黄白色，髓部细小，浅棕色。纵切片大小不一，厚 2 ～ 4 mm，切面呈黄白色或棕黄色，有的残留棕红色的皮部。气清香，味辛、涩，微苦。

| 功能主治 | 莽草：辛，温；有毒。祛风止痛，消肿散结，杀虫止痒。用于头风，皮肤麻痹，痈肿，乳痈，瘰疬，喉痹，疝瘕，疥癣，白秃疮，风虫牙痛，狐臭。

莽草根：苦、辛，温；有毒。祛风除湿，散瘀止痛。用于风湿痹痛，关节肌肉疼痛，腰肌劳损，跌打损伤，痈疽肿毒。

红茴香：辛、苦，温；有毒。归肝经。祛风通络，散瘀止痛。用于跌打损伤，风湿痹痛，痈疽肿毒。

| 用法用量 | 莽草：外用适量，捣敷；或研末调敷；或煎汤熏洗、含漱；禁内服，不可入目。
莽草根：内服煎汤，3 ～ 6 g；或研末，0.3 ～ 0.9 g；孕妇禁服，阴虚无瘀滞者慎服。外用适量，捣敷；或浸酒搽。

红茴香：内服煎汤，6 ～ 12 g。

| 附 注 | 药材莽草根，为本种的根或根皮，《中华人民共和国药典·附录》（2010 年版）、《湖北省中药材质量标准》（2009 年版）以"红茴香根"之名收载之。
药材红茴香，为本种的干燥根皮或茎枝，《中华人民共和国卫生部药品标准·中药成方制剂·第四册·附录》（1991 年版）、《江西省中药材标准》（1996 年版、2014 年版）中有收载。

木兰科 Magnoliaceae 南五味子属 Kadsura

黑老虎
Kadsura coccinea (Lem.) A. C. Smith

| **植物别名** | 过山龙藤、臭饭团、冷饭团。

| **药 材 名** | 黑老虎（药用部位：根、藤茎）、血藤果（药用部位：成熟果实）。

| **形态特征** | 常绿木质藤本。叶互生，革质，长椭圆形至卵状披针形，长 8 ～ 17 cm，宽 3 ～ 8 cm，先端急尖或短渐尖，全缘，干时暗褐色，近无毛，侧脉 6 ～ 7 对；叶柄长 1 ～ 2 cm。花单性，雌雄同株，单生叶腋，红色或红黄色；花被片 10 ～ 16；雄蕊 14 ～ 48，2 ～ 5 轮排列，雄蕊柱圆球状，先端有多数长 3 ～ 8 mm 的线状钻形附属物；雌蕊群卵形至近球形，心皮 50 ～ 80，5 ～ 7 轮排列。聚合果近球形，成熟时红色或黑紫色，直径 6 ～ 12 cm；浆果 50 ～ 60。

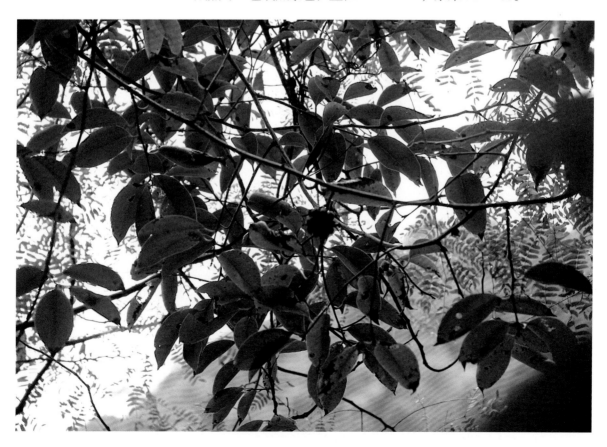

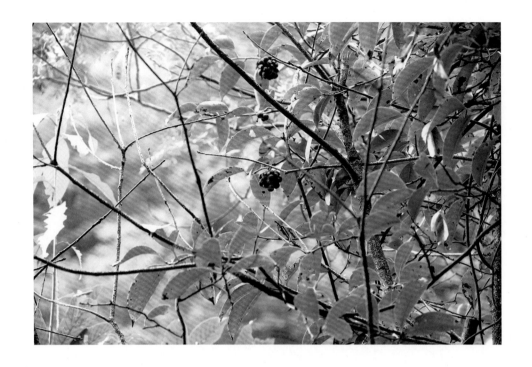

| 生境分布 | 生于海拔 1 500 ～ 2 000 m 的林中。分布于德兴三清山北麓、大茅山等。 |

| 资源情况 | 野生资源一般。药材来源于野生。 |

| 采收加工 | 黑老虎：全年均可采收，根洗净泥沙，切成小段；老藤茎刮去栓皮，切段，晒干。 |
| | 血藤果：秋末冬初果实成熟后采收，干燥或鲜用。 |

| 药材性状 | 黑老虎：本品根呈圆柱形，略扭曲，直径 1 ～ 4 cm；表面深棕色至灰黑色，有多数纵皱纹及横裂纹，弯曲处裂成横沟；质坚韧，不易折断，断面粗纤维性，栓皮深棕黑色，皮部宽厚，棕色，易剥离，嚼之有生番石榴味，渣滓很少，木部浅棕色，质硬，密布导管小孔；气微香，味微甘，后微辛。藤茎断面中央有深棕色髓部；气味较根淡。 |
| | 血藤果：本品为聚合果，由 50 ～ 60 小浆果聚合而成，呈类圆球形，直径 6 ～ 12 cm，表面皱缩，紫黑色，夹有灰棕色云彩斑纹；有的残存果柄，长 2 ～ 3 cm。小浆果易剥落，类圆锥形，长 1 ～ 3 cm，直径 0.5 ～ 1.2 cm；外侧果肉较厚，内侧果肉膜质，黄棕色；种子 1 ～ 3，心形或卵状心形，种皮淡黄色，质硬而脆，种仁棕褐色。气香，味微酸、甘。 |

| 功能主治 | 黑老虎：辛、微苦，温。行气止痛，散瘀通络。用于胃、十二指肠溃疡，慢性胃炎，急性胃肠炎，风湿痹痛，跌打损伤，骨折，痛经，产后瘀血腹痛，疝气痛。 |

血藤果：甘，温。祛风活络，调经止痛，益肾固精，补血养颜。用于月经不调，妇女围绝经期综合征，产后出血，女性不孕。

| 用法用量 | 黑老虎：内服煎汤，藤茎 9 ～ 15 g；或研末，0.9 ～ 1.5 g；或浸酒；孕妇慎服。外用适量，研末撒敷；或捣敷；或煎汤洗。

血藤果：内服煎汤，10 ～ 30 g，鲜用适量。

| 附　　方 | 治产后恶露不净、腹痛、痛经：黑老虎根 30 g，山鸡椒 15 g。煎汤服。[《草药手册》（江西）]

| 附　　注 | 本种异名：*Kadsura ananosma* Kerr、*Kadsura coccinea* (Lem.) A. C. Smith var. *sichuanensis* Law、*Schisandra hanceana* Baillon、*Kadsura chinensis* Turcz.、*Kadsura hainanensis* Merr.、*Kadsura cavaleriei* H. Lév.、*Cosbaea coccinea* Lem.。

本种入药在《湖南省中药材标准》（2009 年版）中以"血藤果"之名被收载，药用部位为干燥成熟果实。

药材黑老虎，为本种的干燥根，《广东省中药材标准》（2004 年版）、《北京市中药材标准》（1998 年版）中有收载，《湖南省中药材标准》（1993 年版、2009 年版）、《中华人民共和国药典》（1977 年版、2005 年版附录、2010 年版附录）以"黑老虎根"之名收载之。

本种的成熟果实可当水果食用。

木兰科 Magnoliaceae　南五味子属 *Kadsura*

南五味子　*Kadsura longipedunculata* Finet et Gagnep.

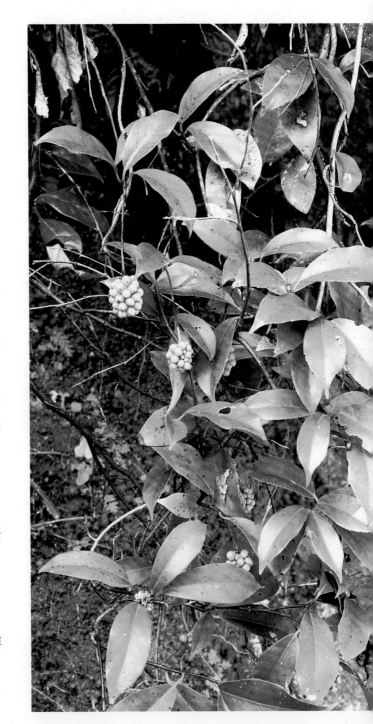

| 药 材 名 |

红木香（药用部位：茎、根或根皮。别名：紫金皮、中活血）。

| 形态特征 |

常绿木质藤本，全株无毛。小枝圆柱形，褐色或紫褐色，表皮有时剥裂。叶互生，革质或近纸质，椭圆形或椭圆状披针形，长 5 ~ 10 cm，宽 2 ~ 5 cm，先端渐尖，基部楔形，边缘有疏锯齿，有光泽；叶柄长 1.5 ~ 3 cm。花单性，雌雄异株，单生叶腋，黄色，有芳香；花梗细长，花后下垂；花被片 8 ~ 17；雄蕊柱近球形，雄蕊 30 ~ 70；雌蕊群椭圆形，心皮 40 ~ 60。聚合果近球形，直径 2.5 ~ 3.5 cm；浆果深红色至暗蓝色，卵形，肉质。

| 生境分布 |

生于海拔 1 000 m 以下的山坡、林中。德兴各地均有分布，大茅山有栽培。

| 资源情况 |

野生资源较丰富，栽培资源较少。药材主要来源于野生。

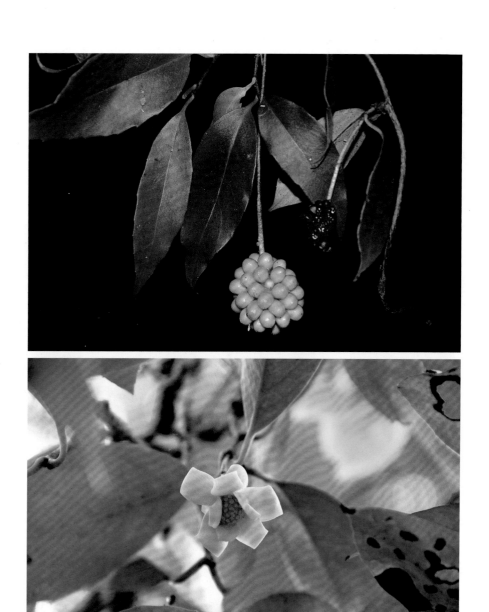

| **采收加工** | 立冬前后采挖根，除去残茎、细根及泥土，晒干；或剥取根皮，晒干。

| **药材性状** | 本品茎呈圆柱形，直径 1.5 ~ 4.5 cm；外皮灰黄色或灰紫褐色，有纵沟及皮孔；质坚硬，断面皮部为木部直径的 1/4 ~ 1/3，皮部赤褐色，木部黄白色或淡棕色，可见细小导管孔，髓部明显，与皮部色相同；气香，味微苦。根呈圆柱形，常不规则弯曲，长 10 ~ 50 cm 或更长，直径 1 ~ 2.5 cm；表面灰棕色至棕紫色，略粗糙，有细纵皱纹及横裂沟，并有残断支根和支根痕；质坚硬，不易折断，断面粗纤维性，皮部与木部易分离，皮部宽厚，棕色，木部浅棕色，密布导管小孔；气微香而特异，味苦、辛。根皮呈卷筒状或为

不规则的块片，厚 1 ～ 4 mm；外表面栓皮大部分脱落而露出紫色内皮，内表面暗棕色至灰棕色；质坚而脆。

| **功能主治** | 辛、苦，温。归脾、胃、肝经。理气止痛，祛风通络，活血消肿。用于胃痛，腹痛，风湿痹痛，痛经，月经不调，产后腹痛，咽喉肿痛，痔疮，无名肿毒，跌打损伤。

| **用法用量** | 内服煎汤，9 ～ 15 g；或研末，1 ～ 1.5 g。外用适量，煎汤洗；或研末调敷。

| **附　　方** | 治无名肿毒：红木香根皮，研成极细末。阴证或半阴半阳证，用带皮的生姜煎浓汁，调敷；阳证，用薄荷叶泡水，调敷。（《江西民间草药验方》）

| **附　　注** | 本种异名：*Kadsura omeiensis* S. F. Lan、*Kadsura discigera* Finet et Gagnep.、*Kadsura peltigera* Rehder et E. H. Wilson。

药材红木香，为本种的干燥茎、根或根皮，《湖南省中药材标准》（2009 年版）、《福建省中药材标准》（2006 年版）、《上海市中药材标准》（1994 年版）中有收载，《北京市中药材标准》（1998 年版）以"川槿皮"之名收载之。《贵州省中药材质量标准》（1988 年版）、《贵州省中药材、民族药材质量标准》（2003 年版）、《云南省中药材标准·第四册·彝族药（Ⅱ）》（2005 年版）以"五香血藤"之名收载之，《江西省中药材标准》（1996 年版、2014 年版）以"内风消"之名收载之，《中华人民共和国药典》（1977 年版）以"南五味子根"之名收载之，《新疆维吾尔自治区药品标准·第二册》（1980 年版）、《内蒙古中药材标准》（1988 年版）、《中华人民共和国卫生部药品标准·中药成方制剂·第五册·附录》（1992 年版）、《黑龙江省中药材标准》（2001 年版）、《山东省中药材标准》（1995 年版、2002 年版）以"紫荆皮"之名收载之，《广西壮族自治区壮药质量标准·第二卷》（2011 年版）以"小钻"之名收载之。

本种的成熟果实可当水果。

木兰科 Magnoliaceae 南五味子属 *Kadsura*

日本南五味子 *Kadsura japonica* (Linn.) Dunal

| 药 材 名 | 日本南五味子（药用部位：根、茎）。

| 形态特征 | 藤本。叶坚纸质，倒卵状椭圆形或长圆状椭圆形，长 5 ~ 13 cm，先端钝或短渐尖，全缘或疏生锯齿。花单生叶腋，雌雄异株；花被片 8 ~ 13，淡黄色，具腺点，中轮最大 1 花被片椭圆形或倒卵形，长 1.2 cm；雄花花梗长 0.6 ~ 1.5 cm，花托椭圆形，雄蕊群近球形或卵球形，直径 5 ~ 7 mm，雄蕊 34 ~ 55；雌花花梗长 2 ~ 4 cm，雌蕊群近球形，直径约 5 mm，单雌蕊 40 ~ 50。聚合果直径不及 3 cm；小浆果近球形，直径约 5 mm，有 1 ~ 3 种子；种子深褐色，肾形或椭圆形。

| 生境分布 | 生于海拔 500 ~ 2 000 m 的山坡林中。分布于德兴大目源等。

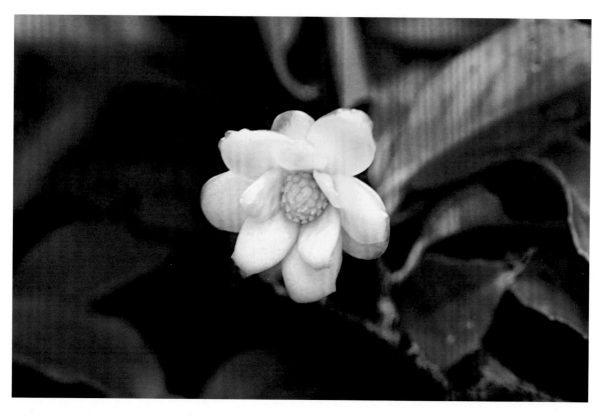

| 资源情况 | 野生资源较少。药材来源于野生。

| 采收加工 | 立冬前后采挖根和割取茎，除去细枝、细根及泥土，晒干。

| 功能主治 | 止渴，解热，镇痛。用于热渴烦闷；外用于蛇咬伤。

| 用法用量 | 内服煎汤，6 ~ 9 g。外用适量，捣敷。

| 附　注 | 本种异名：*Kadsura matsudae* Hayata、*Uvaria japonica* L.。
本种的成熟果实可当水果。

木兰科 Magnoliaceae 五味子属 Schisandra

二色五味子 *Schisandra bicolor* Cheng

| **植物别名** | 香苏子、龙藤、罗裙子。

| **药 材 名** | 二色内风消（药用部位：根、藤茎）。

| **形态特征** | 落叶木质藤本。当年生枝淡红色，稍具纵棱，二年生枝褐紫色或褐灰色。叶近圆形，稀椭圆形或倒卵形，长 5.5 ~ 9 cm，疏生胼胝质浅尖齿，下延至叶柄成窄翅。花雌雄同株，直径 1 ~ 1.3 cm；花被片 7 ~ 13，弯凹，外轮绿色，圆形或椭圆状长圆形，稀倒卵形，内轮红色，长圆形或长圆状倒卵形；雄花花梗长 1 ~ 1.5 cm，雄蕊群红色，直径约 4 mm，花托扁五角形，雄蕊 5；雌花花梗长 2 ~ 6 cm，雌蕊群宽卵球形，长约 4 mm，单雌蕊 9 ~ 16，斜椭圆形，长约 2 mm，柱头短小。小浆果球形，具白色点；种皮背部具小瘤点。

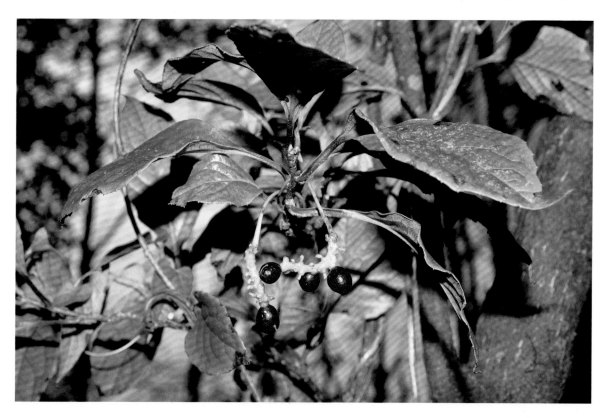

| **生境分布** | 生于海拔 700 ～ 1 500 m 的山坡、森林边缘。分布于德兴三清山北麓、大茅山及畈大等。

| **资源情况** | 野生资源一般。药材来源于野生。

| **采收加工** | 全年均可采收，除去杂质，晒干。

| **功能主治** | 苦、涩，温。归肝、胃经。通经活络，健脾开胃。用于劳伤脱力，四肢酸麻，胸闷，纳呆。

| **用法用量** | 内服煎汤，15 ～ 24 g；忌食辣、芥菜。

| **附　注** | 本种异名：*Schisandra wilsoniana* A. C. Smith、*Schisandra bicolor* Cheng var. *tuberculate* (Law) Law、*Schisandra tuberculata* Y. W. Law。

本种的成熟果实可当水果。

木兰科 Magnoliaceae 五味子属 *Schisandra*

翼梗五味子 *Schisandra henryi* Clarke.

| **药 材 名** | 紫金血藤（药用部位：藤茎、根）、西五味子（药用部位：成熟果实）。

| **形态特征** | 落叶木质藤本。当年生幼枝淡绿色，具 5 棱，棱上有翅膜，无毛，被白粉；老枝紫褐色，方形至圆柱形，有狭翅或无翅。叶互生，近革质，宽卵形或近圆形，长 9 ~ 11 cm，宽 5 ~ 8 cm，先端渐尖或短尾尖，边缘有疏锯齿，两面被白粉；叶柄长 2.5 ~ 5 cm。花单性，雌雄异株，单生叶腋，黄绿色，直径约 1.5 cm；花梗长 4 ~ 5 cm；花被片 6 ~ 10；雄蕊 28 ~ 40；雌蕊群近球形，心皮约 50。聚合果长 4 ~ 14.5 cm；浆果 15 ~ 45，圆球形，红色，长 4 ~ 5 mm。

| **生境分布** | 生于海拔 500 ~ 1 500 m 的沟谷边、山坡林下或灌丛中。分布于德兴大茅山等。

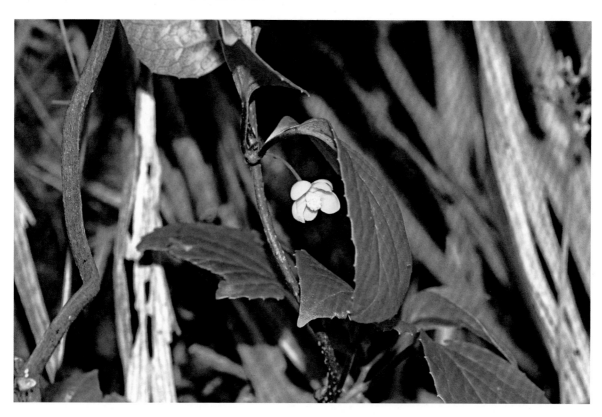

| 资源情况 | 野生资源一般。药材来源于野生。

| 采收加工 | 紫金血藤：秋季采收，切片，晒干。
西五味子：秋季果实成熟时采摘，除去果梗及杂质，晒干或蒸后晒干。

| 药材性状 | 紫金血藤：本品藤茎呈长圆柱形，少分枝，长 30 ~ 50 cm，直径 2 ~ 4 cm；表面棕褐色或黑褐色，具深浅不等的纵沟和黄色点状皮孔，幼枝表面具棱翅；质坚实，皮具韧性，横断面皮部棕褐色，有的易与木心分离，木部淡棕黄色，可见细小导管孔排列成行且呈放射状，中央髓部深棕色，常破裂或成空洞；气微，味微涩、辛、凉。根似藤茎，但较粗壮，皮部强烈纵裂成深沟，形成的棱较绵软，少有支根。
西五味子：本品呈不规则球形或扁椭圆形，直径 4 ~ 5 mm。表面黄棕色或红褐色，皱缩不平，微被白色粉霜。种子 1 ~ 2，肾状球形，直径约 4 mm，表面棕色，全体被瘤状突起，种皮薄而脆。果肉气微，味微酸。种子破碎后微有香气，味微辛、稍苦。

| 功能主治 | 紫金血藤：辛、涩，温。归肝、脾经。祛风除湿，行气止痛，活血止血。用于风湿痹痛，心胃气痛，劳伤吐血，闭经，月经不调，跌打损伤，金疮肿毒。
西五味子：酸、甘，温。归肺、心、肾经。收敛固涩，益气生津，补肾宁心。用于久嗽虚喘，梦遗滑精，遗尿，尿频，久泻不止，自汗，盗汗，津伤口渴，短气脉虚，内热消渴，心悸失眠。

| 用法用量 | 紫金血藤：内服煎汤，15 ~ 30 g；或浸酒；妊娠气血亏虚者禁服。
西五味子：内服煎汤，1.5 ~ 6 g。

| 附　注 | 本种异名：*Schisandra hypoglauca* H. Lév.、*Schisandra elongata* var. *longissima* Dunn。
本种入药在《四川省中药材标准》（1987 年版）中以"五味子"之名被收载，药用部位为干燥成熟果实；在《四川省中草药标准（试行稿）·第三批》（1980 年版）中以"西五味子"之名被收载，药用部位为干燥成熟果实。
本种的成熟果实可当水果。

木兰科 Magnoliaceae 五味子属 Schisandra

华中五味子

Schisandra sphenanthera Rehd. et Wils.

| **药 材 名** | 南五味子（药用部位：果实）、五香血藤（药用部位：茎藤、根）。

| **形态特征** | 落叶木质藤本。枝细长，圆柱形，红褐色，无毛，有皮孔。叶互生，椭圆形、倒卵形或卵状披针形，长 4 ~ 11 cm，宽 2 ~ 6 cm，先端渐尖或短尖，基部楔形或圆形，边缘有疏锯齿；叶柄长 1 ~ 3 cm。花单性，雌雄异株，单生或 1 ~ 2 生于叶腋，橙黄色；花梗细长，长 2 ~ 4.5 cm；花被片 5 ~ 9，排成 2 ~ 3 轮；雄蕊柱倒卵形，雄蕊 10 ~ 15；雌蕊群近球形，心皮 30 ~ 50。聚合果长 6 ~ 9 cm；浆果近球形，长 6 ~ 9 mm，红色，肉质；种子肾形。

| **生境分布** | 生于海拔 600 m 以上的湿润山坡或灌丛中。德兴各地山区均有分布。

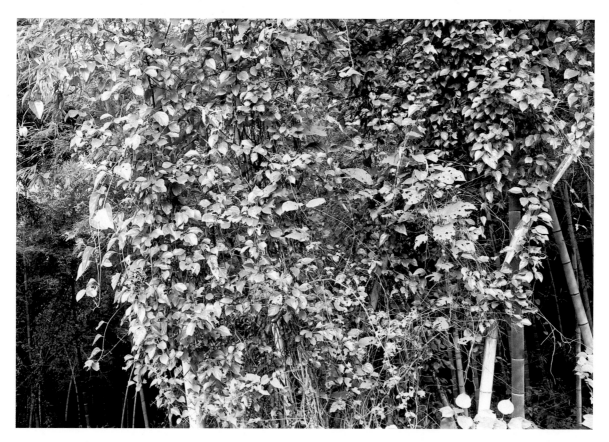

| 资源情况 | 野生资源丰富。药材来源于野生。

| 采收加工 | **南五味子**：秋季果实呈紫红色时，随熟随收，晒干或阴干，遇雨天可用微火炕干。

五香血藤：全年均可采收，鲜用或晒干。

| 药材性状 | **南五味子**：本品呈球形或扁球形，直径 4 ~ 6 mm。表面棕红色至暗棕色，干瘪，皱缩，果肉常紧贴于种子上。种子 1 ~ 2，肾形，表面棕黄色，有光泽，种皮薄而脆。果肉气微，味微酸。

| 功能主治 | **南五味子**：酸、甘，温。归肺、心、肾经。收敛固涩，益气生津，补肾宁心。用于久嗽虚喘，梦遗滑精，遗尿尿频，久泻不止，自汗盗汗，津伤口渴，内热消渴，心悸失眠。

五香血藤：辛、酸，温。归肝、肺、心、胃经。活血祛瘀，理气化痰。用于劳伤吐血，月经不调，跌打损伤，心胃气痛，脚气痿痹，肢节酸疼。

| 用法用量 | **南五味子**：内服煎汤，3 ~ 6 g；或研末，每次 1 ~ 3 g；或熬膏；或入丸、散剂；外有表邪、内有实热或咳嗽初起、麻疹初发者均慎服。外用适量，研末调敷；或煎汤洗。

五香血藤：内服煎汤，15 ~ 30 g。

| 附 注 | 本种异名：*Schisandra flaccidiramosa* C. R. Sun、*Schisandra grandiflora* (Wall.) Hook. f. et Thoms. var. *rubriflora* (Franchet) C. K. Schneider、*Schisandra chinensis* (Turcz.) Baill. var. *rubriflora* Franch.。

药材南五味子，为本种的干燥成熟果实，《中华人民共和国药典》（2000 年版至 2020 年版）有收载，《中华人民共和国药典》（1977 年版至 1995 年版）、《内蒙古蒙药材标准》（1986 年版）、《新疆维吾尔自治区药品标准·第二册》（1980 年版）等以"五味子"之名收载之。

《中华人民共和国药典》规定，南五味子药材按干燥品计算，含五味子酯甲不得少于 0.20%。

本种为江西省Ⅲ级保护植物。

本种的成熟果实可当水果。

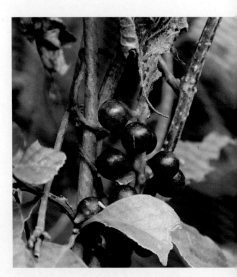

木兰科 Magnoliaceae 五味子属 *Schisandra*

绿叶五味子

Schisandra viridis A. C. Smith

| 药 材 名 | 绿叶五味子（药用部位：藤茎、根）。

| 形态特征 | 落叶木质藤本，全株无毛。当年生枝紫褐色。叶纸质，卵状椭圆形，长 4 ~ 16 cm，中上部具胼胝质粗尖齿或波状疏齿。花被片黄绿色或绿色，6 ~ 8，宽椭圆形、倒卵形或近圆形，长 0.5 ~ 1 cm；雄花花梗长 1.5 ~ 5 cm，雄蕊群倒卵圆形或近球形，直径 4 ~ 6 mm，花托先端具盾状附属物，雄蕊 10 ~ 20，离生，花药内侧向开裂，药室近平行；雌花花梗长 4 ~ 7 cm，雌蕊群近球形，直径 5 ~ 6 mm，单雌蕊 15 ~ 25。聚合果果柄长 3.5 ~ 9.5 cm；小浆果红色，排成 2 行；种子肾形，长 3.5 ~ 4.5 mm，具皱纹或瘤点。

| 生境分布 | 生于海拔 200 ~ 1 500 m 的山沟、溪谷丛林或林间。分布于德兴绕

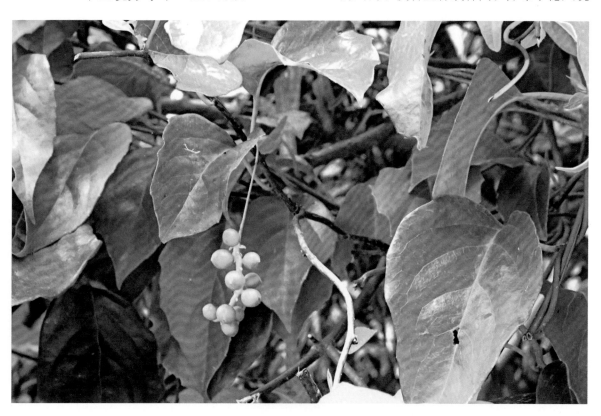

二、李宅等。

| **资源情况** | 野生资源一般。药材来源于野生。

| **采收加工** | 全年均可采收，切片，鲜用或晒干。

| **功能主治** | 辛，温。祛风活血，行气止痛。用于风湿骨痛，胃痛，疝气痛，月经不调，荨麻疹，带状疱疹。

| **用法用量** | 内服煎汤，15 ~ 30 g。外用适量，煎汤洗；或捣敷；或绞汁搽。

| **附　注** | 本种异名：*Schisandra arisanensis* Hayata subsp. *viridis* (A. C. Smith) R. M. K. Saunders。

本种的成熟果实可当水果。

山蜡梅 *Chimonanthus nitens Oliv.*

| **植物别名** | 野蜡梅、亮叶蜡梅、小坝王。

| **药 材 名** | 山蜡梅叶（药用部位：叶。别名：黄金茶、山黄荆、黄荆茶）、铁筷子（药用部位：根）。

| **形态特征** | 常绿灌木。幼枝被毛，老枝无毛。叶纸质至革质，椭圆状披针形或卵状披针形，长 2 ~ 13 cm，宽 1.5 ~ 5.5 cm，先端渐尖或尾尖，基部楔形，上面有光泽，下面被白粉，网脉不明显。花直径 0.7 ~ 1 cm，淡黄色；花被片 20 ~ 24；雄蕊长 2 mm；心皮长 2 mm。果托坛状或钟形，高 2 ~ 5 cm，直径 1 ~ 2.5 cm，先端缢缩，被短绒毛；瘦果长椭圆形，长 1 ~ 1.3 cm，果脐领状隆起，果托网纹微隆起。

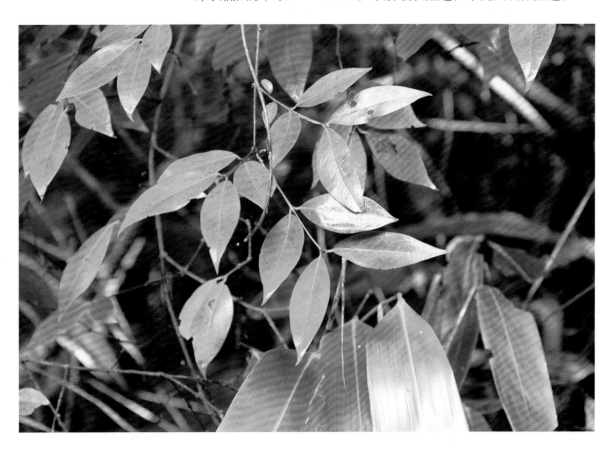

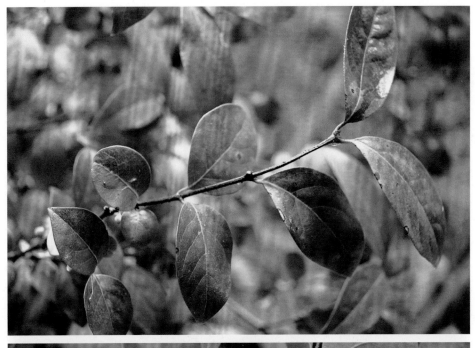

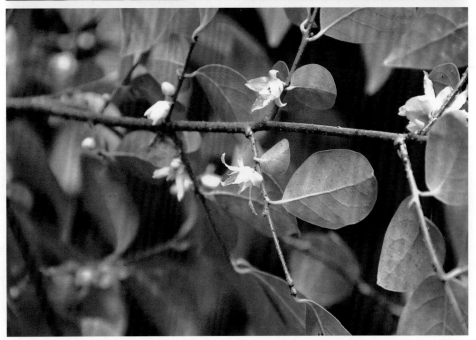

| 生境分布 | 生于山地疏林中或石灰岩山地。德兴各地山区均有分布。 |

| 资源情况 | 野生资源丰富，栽培资源一般。药材主要来源于野生。 |

| 采收加工 | 山蜡梅叶：全年均可采收，以夏、秋季采收为佳，鲜用或晒干。
铁筷子：全年均可采挖，洗去泥土，鲜用或烘干、晒干。 |

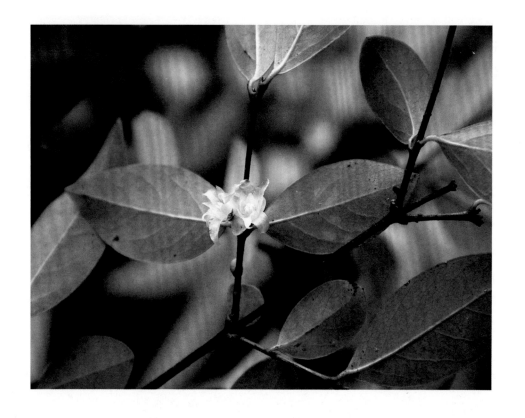

| **药材性状** | **山蜡梅叶**：本品呈椭圆形或狭椭圆形，长 2 ~ 13 cm，宽 1.5 ~ 5.5 cm，先端渐尖，基部楔形，上表面灰绿色或棕绿色，下表面色较浅，两面均较糙，具密布的透明腺点，主脉浅褐色，在下表面明显突出；叶柄长 0.5 ~ 1 cm。薄革质。气清香，味微苦而辛、凉。

铁筷子：本品呈圆柱形或长圆锥形，长短不等，直径 2 ~ 10 mm。表面黑褐色，具纵皱纹，有细须根及须根痕。质坚韧，不易折断，断面皮部棕褐色，木部浅黄白色，有放射状花纹。气芳香，味辛辣、苦。

| **功能主治** | **山蜡梅叶**：辛、微苦，温。归肺、脾经。祛风解表，芳香化湿。用于流行性感冒，中暑，慢性支气管炎，湿困胸闷，蚊蚁叮咬。

铁筷子：辛，温；有毒。归肝、肺经。祛风止痛，理气活血，止咳平喘。用于风湿痹痛，风寒感冒，跌打损伤，脘腹疼痛，哮喘，劳伤咳嗽，疔疮肿毒。

| **用法用量** | **山蜡梅叶**：内服煎汤，6 ~ 18 g，不宜久煎；或沸水冲泡代茶饮。外用适量，鲜品揉擦。

铁筷子：内服煎汤，6 ~ 9 g；或研末，0.5 g；或浸酒；孕妇慎服。外用适量，研末调敷。

| 附　方 | （1）治慢性支气管炎：①石荠苧、石香薷、山蜡梅、牡荆各适量。将上4味药用水蒸气蒸馏，提取挥发油，配成乳剂，每30 ml 乳剂含山蜡梅挥发油150 mg，牡荆挥发油、石荠苧挥发油、石香薷挥发油各50 mg，成人每次内服10 ml，每日3次，连服2天为一疗程。②山蜡梅15 g、陈皮9 g、虎刺20 g、朱砂根2.5 g。煎汤服，每日1剂，1剂2煎，6天为一疗程。

（2）治小儿寒风：五加皮、乌药、兰香草、白茅根、山蜡梅各5 g。煎汤服，每日1剂，1剂2煎。［方（1）～（2）出自《香屯中草药手册》］

| 附　注 | 本种异名：*Meratia nitens* (Oliv.) Rehder et E. H. Wilson、*Calycanthus nitens* (Oliv.) Rehder、*Chimonanthus nitens* Oliv. var. *ovatus* T. B. Chao & Z. Q. Li。

药材山蜡梅叶，为本种的干燥叶，《中华人民共和国药典》（1977年版）中有收载。

药材铁筷子，为本种的干燥细根，《贵州省中药材、民族药材质量标准》（2003年版）中有收载，同属植物蜡梅 *Chimonanthus praecox* (Linn.) Link 也为铁筷子的基原植物，与本种同等药用。

在德兴，本种的叶被加工成茶叶，习称"黄金茶"，为德兴地方特产。

本种为陕西省濒危级保护植物。

蜡梅科 Calycanthaceae 蜡梅属 *Chimonanthus*

蜡梅 *Chimonanthus praecox* (Linn.) Link

| 药 材 名 | 蜡梅花（药用部位：花蕾）、铁筷子（药用部位：根）、蜡梅叶（药用部位：叶）。

| 形态特征 | 落叶小乔木或灌木。鳞芽被短柔毛。叶纸质，卵圆形、椭圆形、宽椭圆形，长5 ~ 29 cm，先端尖或渐尖，稀尾尖，下面脉疏被微毛。花直径2 ~ 4 cm；花被片15 ~ 21，黄色，无毛，内花被片较短，基部具爪；雄蕊5 ~ 7，花丝较花药长或与花药近等长，花药内弯，无毛，药隔先端短尖，退化雄蕊长3 mm；心皮7 ~ 14，基部疏被硬毛，花柱较子房长3倍。果托坛状，近木质，高2 ~ 5 cm，直径1 ~ 2.5 cm，口部缢缩。

| 生境分布 | 德兴银城、花桥等有栽培。

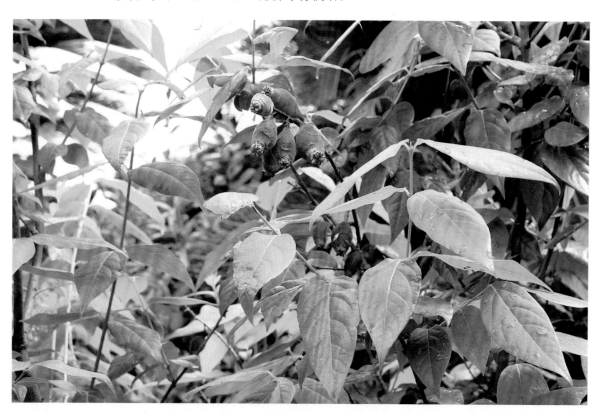

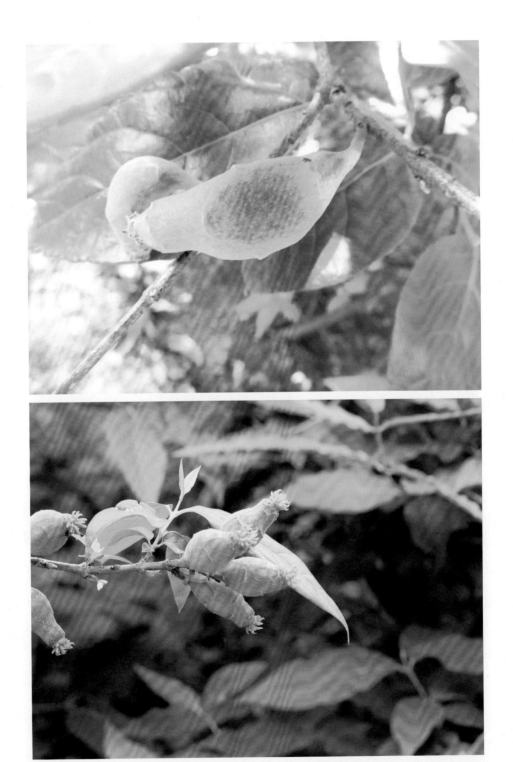

| **资源情况** | 栽培资源一般。药材来源于栽培。

| **采收加工** | 蜡梅花：移栽后 3 ~ 4 年开花。在花刚开放时采收，用无烟微火炕到表面显干燥时取出，等回潮后，再复炕，反复 1 ~ 2 次，炕到金黄色全干。

铁筷子：全年均可采挖，洗去泥土，鲜用或烘干、晒干。

蜡梅叶：夏季枝叶茂盛时采收，晒干。

| **药材性状** | 蜡梅花：本品呈圆形、短圆形或倒卵形，长 1 ~ 1.5 cm，宽 4 ~ 8 mm。花被片叠合，棕黄色，下半部被多数膜质鳞片；鳞片黄褐色，三角形，有微毛。气香，味微甜，后苦，稍有油腻感。

铁筷子：本品呈圆柱形或长圆锥形，长短不等，直径 2 ~ 10 mm。表面黑褐色，具纵皱纹，有细须根及须根痕。质坚韧，不易折断，断面皮部棕褐色，木部浅黄白色，有放射状花纹。气芳香，味辛辣、苦。

蜡梅叶：本品多皱缩，展平后呈卵圆形或宽椭圆形，长 4 ~ 25 cm，宽 2 ~ 9 cm。上表面黄绿色，下表面棕黄色，全缘，粗糙，有倒刺感，先端急尖或渐尖，基部略圆。叶纸质至近革质，叶脉明显下凸；易破碎。气香，味辛、微苦。

| **功能主治** | 蜡梅花：辛、甘、微苦，凉；有小毒。归肺、胃经。解暑清热，理气开郁。用于暑热烦渴，头晕，胸闷脘痞，梅核气，咽喉肿痛，百日咳，小儿麻疹，烫火伤。

铁筷子：辛，温；有毒。归肝、肺经。祛风止痛，理气活血，止咳平喘。用于风湿痹痛，风寒感冒，跌打损伤，脘腹疼痛，哮喘，劳伤咳嗽，疔疮肿毒。

蜡梅叶：辛、微苦，温。理气止痛，散寒解毒。用于风寒感冒，风湿麻木，跌打损伤。

| **用法用量** | 蜡梅花：内服煎汤，3 ~ 9 g；孕妇慎服。外用适量，浸油涂或滴耳。

铁筷子：内服煎汤，6 ~ 9 g；或研末，0.5 g；或浸酒；孕妇慎服。外用适量，研末调敷。

蜡梅叶：内服煎汤，3 ~ 9 g。

| **附 注** | 药材蜡梅花，为本种的干燥花蕾，《中华人民共和国卫生部药品标准·中药材·第一册》（1992 年版）、《江苏省中药材标准》（1989 年版）、《江苏省中药材标准（试行稿）·第二批》（1986 年版）中有收载，《贵州省中药材质量标准》（1988 年版）、《湖南省中药材标准》（2009 年版）、《四

川省中药材标准》（1987 年版）、《四川省中草药标准（试行稿）·第一批》（1977 年版）以"蜡梅花"之名收载之。

药材蜡梅叶，为本种的干燥叶，《上海市中药材标准》（1994 年版）中有收载。

药材铁筷子，为本种的干燥细根，《贵州省中药材、民族药材质量标准》（2003 年版）中有收载。

本种为陕西省濒危级保护植物，浙江省保护植物。

本种的花晾干后可代茶饮用，也可煮粥、做汤或作为腌制品调料。

樟

Cinnamomum camphora (L.) Presl

| **植物别名** | 香樟树、樟树、油樟。

| **药 材 名** | 樟木（药用部位：木材）、香樟根（药用部位：根）、樟树皮（药用部位：树皮）、樟树叶（药用部位：叶）、樟木子（药用部位：成熟果实）、樟梨子（药用部位：病态果实。别名：樟榕子）、樟脑（药材来源：根、干、枝、叶经蒸馏精制而成的颗粒状物）、天然冰片（药材来源：新鲜枝、叶经提取加工制成物）、樟油（药材来源：枝叶经水蒸气蒸馏提取得到的挥发油）、桉油（药材来源：枝叶经水蒸气蒸馏提取得到的挥发油）。

| **形态特征** | 乔木。枝和叶有樟脑味。叶互生，薄革质，卵形，长 6 ～ 12 cm，宽 3 ～ 6 cm，下面灰绿色，两面无毛，有离基三出脉，脉腋有明显

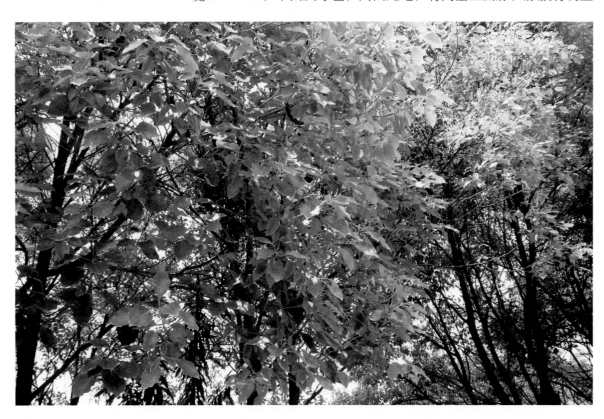

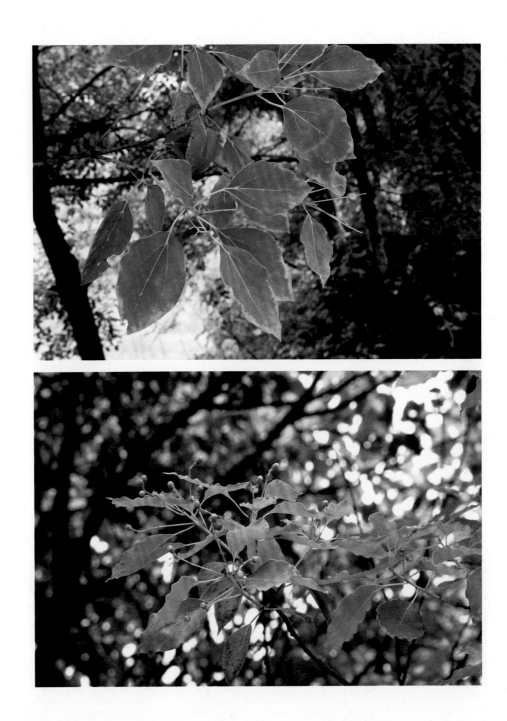

的腺体。圆锥花序腋生，长 5 ~ 7.5 cm；花小，淡黄绿色；花被片 6，椭圆形，长约 2 mm，内面密生短柔毛；能育雄蕊 9，花药 4 室，第 3 轮雄蕊花药外向瓣裂；子房球形，无毛。果实球形，直径 6 ~ 8 mm，紫黑色；果托杯状。

| 生境分布 | 生于山坡或沟谷中，常有栽培。德兴各地均有分布，德兴各地均有栽培。

| 资源情况 | 野生资源丰富，栽培资源丰富。药材主要来源于栽培。

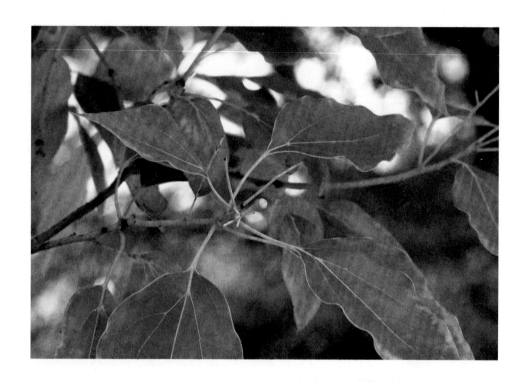

| **采收加工** | **樟木**：定植5～6年后，于冬季砍收树干，锯段，劈成小块，晒干。

香樟根：春、秋季采挖，洗净，切片，晒干。

樟树皮：全年均可采收，切段，鲜用或晒干。

樟树叶：3月下旬之前及5月上旬后含油多时采收，鲜用或晾干。

樟木子：11～12月采摘，晒干。

樟梨子：秋、冬季摘取或拾取自落的果实，除去果柄，晒干。

樟脑：9～12月砍伐老树，取根、干、枝，锯劈成碎片（叶亦可用），置蒸馏器中蒸馏，樟脑及挥发油随水蒸气馏出，冷却后即得粗制樟脑。粗制樟脑再经升华精制，即得精制樟脑粉。将樟脑粉放入模型中压榨，则成透明的樟脑块。

天然冰片：将龙脑樟枝叶放入水蒸气蒸馏装置中，经水蒸气蒸馏得到粗品，再经冷冻、离心、升华、重结晶，即得。

樟油：樟树的嫩枝、叶置水蒸气蒸馏装置中蒸馏提取，即得。

桉油：樟树的嫩枝、叶置水蒸气蒸馏装置中蒸馏提取，即得。

| **药材性状** | **樟木**：本品为形状不规则的段或小块。外表红棕色至暗棕色，纹理顺直。质重而硬，横断面可见年轮。有强烈的樟脑香气，味辛而有清凉感。

香樟根：本品为横切或斜切的圆片，直径4～10 cm，厚2～5 mm，或呈不规则条块状。外表赤棕色或暗棕色，有栓皮或部分栓皮脱落。质坚而重，横断面黄白色或黄棕色，有年轮。有樟脑气，味辛而清凉。

樟树皮：本品表面光滑，黄褐色、灰褐色或褐色，有纵裂沟缝。有樟脑气，味辛、苦。

樟梨子：本品呈不规则圆球形，直径 0.5 ~ 1.4 cm。表面土黄色，有黄色粉末，凹凸不平，基部具果柄痕或残存果柄。质坚硬，砸碎后断面红棕色，无种子及核。有特异芳香气，味辛、微涩。

樟脑：本品为白色的结晶性粉末或无色透明的硬块，粗制品则略带黄色，有光亮，在常温下易挥发，火试能发生有烟的红色火焰而燃烧。若加少量乙醇、乙醚或氯仿则易研成白粉。具穿透性的特异芳香，味初辛辣而后清凉。

天然冰片：本品为白色结晶性粉末或片状结晶。气清香，味辛、凉。具挥发性，点燃时有浓烟，火焰呈黄色。

樟油：本品为无色至淡黄色的澄清液体，有特异的芳香气，微似樟脑，味辛辣而凉。

桉油：本品为无色或微黄色的澄清液体，有特异的芳香气，微似樟脑，味辛、凉。贮存日久，色稍变深。

| **功能主治** | **樟木：**辛，温。归肝、脾经。祛风散寒，温中理气，活血通络。用于风寒感冒，胃寒胀痛，寒湿吐泻，风湿痹痛，脚气，跌打伤痛，疥癣风痒。

香樟根：辛，温。归肝、脾经。祛风湿，利关节，行气活血。用于风湿痹痛，四肢关节酸痛，心腹胀痛，跌打损伤，脚气，疥癣。

樟树皮：辛、苦，温。归脾、胃、肺经。祛风除湿，暖胃和中，杀虫疗疮。用于风湿痹痛，胃脘疼痛，呕吐泄泻，脚气肿痛，跌打损伤，疥癣疮毒，毒虫螫伤。

樟树叶：辛，温。归心、脾、肺经。祛风，除湿，杀虫，解毒。用于风湿痹痛，胃痛，水火烫伤，疮疡肿毒，慢性下肢溃疡，疥癣，皮肤瘙痒，毒虫咬伤。

樟木子：辛，温。归心、脾、胃经。祛风散寒，温胃和中，理气止痛。用于脘腹冷痛，寒湿吐泻，气滞腹胀，脚气。

樟梨子：辛，温。归肝、脾经。散寒化滞，行气止痛。用于胃脘疼痛，吐泻腹痛；外用于瘀血肿痛。

樟脑：辛，热；有小毒。归心、脾经。通关窍，利滞气，辟秽浊，杀虫止痒，消肿止痛。用于热病神昏，中恶猝倒，痧胀吐泻腹痛，寒湿脚气，疥疮顽癣，白秃疮，冻疮，臁疮，水火烫伤，跌打伤痛，牙痛，风火赤眼。

天然冰片：辛、苦，凉。归心、脾、肺经。开窍醒神，清热止痛。用于热病神昏、惊厥，中风痰厥，气郁暴厥，中恶昏迷，胸痹心痛，目赤，口疮，咽喉肿痛，耳道流脓。

樟油：祛风止痛。用于皮肤瘙痒，筋骨疼痛。

桉油：祛风止痛。用于皮肤瘙痒，神经痛。

| 用法用量 | 樟木：内服煎汤，10 ~ 20 g；或研末，3 ~ 6 g；或浸酒；孕妇禁服。外用适量，煎汤洗。

香樟根：内服煎汤，3 ~ 10 g；或研末调服；凡气虚有内热者禁服。外用适量，煎汤洗。

樟树皮：内服煎汤或浸酒，10 ~ 15 g。外用适量，煎汤洗。

樟树叶：内服煎汤，3 ~ 10 g；或捣汁；或研末；孕妇禁服。外用适量，煎汤洗或热敷。

樟木子：内服煎汤，10 ~ 15 g。外用适量，煎汤洗；或研末加水调敷。

樟梨子：内服煎汤，3 ~ 4.5 g。外用适量，磨汁涂。

樟脑：内服入丸、散剂，0.06 ~ 0.15 g，不入煎剂；内服不宜过量，气虚者及孕妇禁服，皮肤过敏者慎用。外用适量，研末；或溶于酒中；或入软膏敷搽。

天然冰片：内服入丸、散剂，0.3 ~ 0.9 g；孕妇慎用。外用适量，研末点敷。

樟油：外用适量，局部涂搽。多供制剂用。

桉油：外用适量，局部涂搽。多供制剂用。

| 附　注 | 药材樟梨子，为本种的得粉实病后的变异果实，《江西省中药材标准》（1996年版、2014年版）以"樟榕子"之名收载之。

药材樟木子，为本种的带肉质果托的果实，《上海市中药材标准》（1994年版）以"樟梨子（樟树子）"之名收载之。

药材樟脑，为本种加工提取制得的结晶，《维吾尔药材标准·上册》（1993年版）、《内蒙古蒙药材标准》（1986年版）、《贵州省中药材质量标准·附录》（1988年版）、《中华人民共和国药典·附录》（1985年版至2010年版）、《内蒙古中药材标准》（1988年版）、《山西省中药材标准·附录》（1987年版）等中有收载，《中华人民共和国药典》（1930年版）以"精制樟脑"之名收载之。在《广东省中药材标准》（2010年版）、《贵州省中药材、民族药材质量标准》（2003年版）中以"樟油"之名被收载，药用部位均为挥发油。

药材樟木，为本种的心材，《贵州省中药材、民族药材质量标准》（2003年版）、《山东省中药材标准》（1995年版、2002年版）中有收载，《上海市中药材标准》（1994年版）以"香樟木"之名收载之。

药材天然冰片，为本种的提取物，《江西省中药材标准》（1996 年版）以"天然冰片（天然右旋龙脑）"之名收载之，《中华人民共和国药典》（2005 年版、2010 年版）以"天然冰片（右旋龙脑）"之名收载之。在《贵州省中药材质量标准》（1988 年版）中以"走马胎"之名被收载，药用部位为干燥根皮。

药材香樟根，为本种的干燥根，《中华人民共和国药典·附录》（2010 年版）、《江西省中药材标准》（1996 年版、2014 年版）以"樟树根"之名收载之，《四川省中草药标准（试行稿）·第四批》（1984 年版）以"香通"之名收载之，《中华人民共和国药典·附录》（2000 年版至 2010 年版）、《广西中药材标准·第二册》（1996 年版）、《中华人民共和国卫生部药品标准·藏药·第一册·附录》（1995 年版）、《青海省藏药标准·附录》（1992 年版）、《广西壮族自治区壮药质量标准·第一卷》（2008 年版）以"香樟"之名收载之，《贵州省中药材、民族药材质量标准》（2003 年版）以"香樟根（走马胎）"之名收载之。在《中华人民共和国药典》（1977 年版至 2020 年版）中以"桉油"之名被收载，药用部位为挥发油。

本种为国家 II 级保护植物，IUCN 评估等级为 LC 级。

天竺桂
Cinnamomum japonicum Sieb.

| **植物别名** | 山玉桂、土桂、土肉桂。

| **药 材 名** | 桂皮（药用部位：树皮）、桂子（药用部位：果实）。

| **形态特征** | 乔木。小枝带红色或红褐色，无毛。叶卵状长圆形或长圆状披针形，长 7 ~ 10 cm，两面无毛，离基三出脉；叶柄长达 1.5 cm，带红褐色，无毛。圆锥花序腋生，长 3 ~ 4.5（~ 10）cm，花序梗与花序轴均无毛；花梗长 5 ~ 7 mm，无毛；花被片卵形，外面无毛，内面被柔毛；能育雄蕊长约 3 mm，花丝被柔毛。果实长圆形，长 7 mm；果托浅杯状，直径达 5 mm，全缘或具圆齿。

| **生境分布** | 生于海拔 1 000 m 或以下的低山或近海的常绿阔叶林中。分布于德

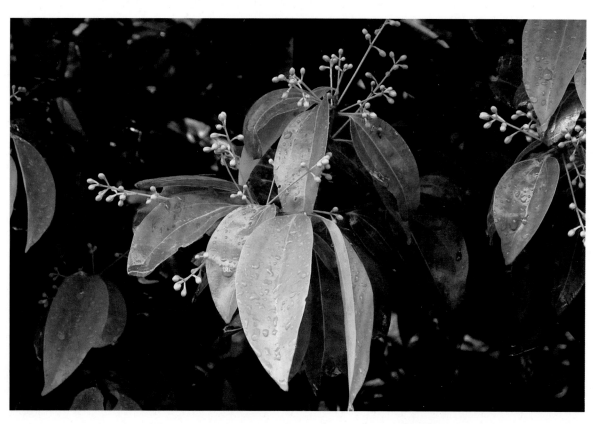

兴大茅山、三清山北麓等。

| **资源情况** | 野生资源一般。药材来源于野生。

| **采收加工** | 桂皮：冬季剥取，阴干。
桂子：7 ~ 9 月果实成熟时采集，晒干。

| **药材性状** | 桂皮：本品呈筒状或为不整齐的块片，大小不等，一般长 30 ~ 60 cm，厚 2 ~ 4 mm。外皮灰褐色，密生不明显的小皮孔或有灰白色花斑；内表面红棕色或灰红色，光滑，有不明显的细纵纹，指甲刻划显油痕。质硬而脆，易折断，断面不整齐。气清香而凉，略似樟脑，味微甜、辛。

| **功能主治** | 桂皮：辛、甘，温。归脾、胃、肝、肾经。温脾胃，暖肝肾，祛寒止痛，散瘀消肿。用于脘腹冷痛，呕吐泄泻，腰膝酸冷，寒疝腹痛，寒湿痹痛，瘀滞痛经，血痢，肠风，跌打肿痛等。
桂子：辛、甘，温。归胃经。温中，和胃。用于胃脘寒痛，哕逆。

| **用法用量** | 桂皮：内服煎汤，6 ~ 12 g。外用适量，研末，用水或酒调敷。
桂子：内服煎汤，3 ~ 6 g。

| **附　　注** | 本种异名：*Cinnamomum chekiangense* Nakai、*Cinnamomum pedunculatum* Nees、*Cinnamomum pseudoloureiroi* Hayata、*Cinnamomum insularimontanum* Hayata、*Cinnamomum chenii* Nakai、*Cinnamomum acuminatifolium* Hayata、*Cinnamomum japonicum* Sieb. var. *chekiangense* (Nakai) M. B. Deng et G. Yao。

樟科 Lauraceae 樟属 Cinnamomum

野黄桂 *Cinnamomum jensenianum Hand.-Mazz.*

| **植物别名** | 稀花樟、三条筋树、桂皮树。

| **药 材 名** | 山玉桂（药用部位：树皮、叶。别名：木桂皮）。

| **形态特征** | 小乔木。树皮灰褐色；小枝无毛。叶披针形或长圆状披针形，长 5 ~ 10（~ 20）cm，先端尾尖，上面无毛，下面初被粉质微柔毛，后无毛，被蜡粉，离基三出脉，叶柄长达 1.5 cm。花序伞房状，长 3 ~ 4 cm，具（1 ~）2 ~ 5 花，花序梗长 1.5 ~ 2.5 cm，与花序轴均近无毛；花梗长 0.5 ~ 1（~ 2）cm，无毛；花被片倒卵形，外面无毛，内面被丝毛，边缘具乳突纤毛；退化雄蕊三角形，长约 1.75 mm，具柄。果实卵球形，长约 1.2 cm，具短尖头，无毛；果托倒锥形，高达 6 mm，先端具齿。

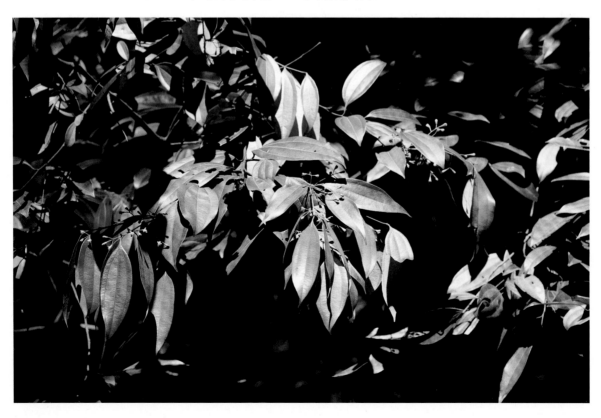

| **生境分布** | 生于海拔 500 ~ 1 600 m 的山坡常绿阔叶林或竹林中。分布于德兴大茅山、三清山北麓等。

| **资源情况** | 野生资源一般。药材来源于野生。

| **采收加工** | 全年均可采收，切碎，晒干。

| **功能主治** | 辛、甘，温。归肝、胃经。行气活血，散寒止痛。用于脘腹冷痛，风寒湿痹，跌打损伤。

| **用法用量** | 内服煎汤，5 ~ 10 g；或研末吞服，1 ~ 1.5 g。外用适量，研末调敷。

樟科 Lauraceae 樟属 *Cinnamomum*

黄樟

Cinnamomum porrectum (Roxb.) Kosterm.

药 材 名	黄樟（药用部位：根、茎基。别名：油樟、大叶樟）。
形态特征	乔木。树皮灰白色或灰褐色；枝条绿褐色，小枝具棱。叶互生，革质，叶形状、大小变异大，常呈椭圆状卵形或矩圆状卵形，长 6 ~ 12 cm，宽 3 ~ 6 cm，两面光滑无毛，具羽状脉，侧脉 6 ~ 8 对，脉腋内有腺点。圆锥花序或聚伞花序，长度变化颇大；花小，绿白色；花被片 6，卵形，长 1.8 mm，内面被短柔毛；能育雄蕊 9，花药 4 室，第 3 轮雄蕊花药外向瓣裂。果实球形，黑色，直径 6 ~ 8 mm；果托倒圆锥状，红色，有纵长条纹。
生境分布	生于海拔 1 500 m 以下的常绿阔叶林或灌丛中。分布于德兴大茅山等。

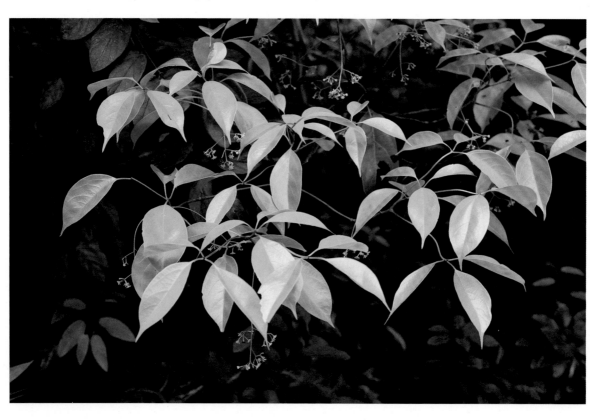

| **资源情况** | 野生资源一般。药材来源于野生。

| **采收加工** | 全年均可采收，除去杂质，鲜用或晒干。

| **药材性状** | 本品根常呈棒状，长短及粗细不一；外表面棕红色，具细纵皱纹和少数横向皮孔。茎基膨大，呈圆柱形；外表面灰褐色或暗褐色，栓皮脱落处灰棕色，具纵裂；断面木部呈浅棕色或浅棕红色，皮部呈暗红色或棕红色，髓部灰棕色或浅棕红色，横断面可见浅色环纹。质硬。有浓郁的香气，味淡、微辛、凉。

| **功能主治** | 辛、微苦，温。归肺、脾、肝经。祛风散寒，温中止痛，行气活血。用于风寒感冒，风湿痹痛，胃寒腹痛，泄泻，痢疾，跌打损伤，月经不调。

| **用法用量** | 内服煎汤，10 ~ 15 g。外用适量，煎汤熏洗；或捣敷。

| **附　　方** | （1）治胃气痛（寒痛）：黄樟 6 g，盘柱南五味子根 9 g，细辛 3 g，乌药 15 g。煎汤服。
（2）治跌打损伤：黄樟根、花桐木根、红茴香根、大叶含笑根（木兰科）各 30 g，加白酒 250 g 同蒸（或浸酒 1 个月）。每服药酒 15 g，药渣加面粉调敷。
［方（1）~（2）出自《草药手册》（江西）］

| **附　　注** | 本种异名：*Cinnamomum parthenoxylon* (Jack) Meisner、*Cinnamomum purpureum* H. G. Ye et F. G. Wang、*Cinnamomum barbatoaxillatum* N. Chao、*Sassafras parthenoxylon* (Jack) Nees.、*Parthenoxylon porrectum* (Roxburgh) Blume、*Laurus parthenoxylon* Jack、*Laurus porrecta* Roxb.。
药材黄樟，为本种的干燥根和根茎或根和茎基。《中华人民共和国药典·附录》（2000 年版至 2010 年版）、《广西中药材标准·第二册》（1996 年版）、《广西壮族自治区壮药质量标准·第一卷》（2008 年版）以"香樟"之名收载之。

樟科 Lauraceae 樟属 Cinnamomum

香桂 *Cinnamomum subavenium* Miq.

| 植物别名 | 细叶香桂、土肉桂、香槁树。

| 药材名 | 香桂皮（药用部位：树皮。别名：桂皮）。

| 形态特征 | 乔木。树皮灰色，平滑；小枝密被黄色平伏绢状柔毛。叶椭圆形、卵状椭圆形或披针形，长 4 ~ 13.5 cm，上面初被黄色平伏绢状柔毛，后脱落至无毛，下面初密被黄色绢状柔毛，后毛渐稀，三出脉或近离基三出脉；叶柄长 0.5 ~ 1.5 cm，密被黄色平伏柔毛。花梗长 2 ~ 3 mm，密被黄色平伏绢状柔毛；花被片两面密被柔毛，外轮长圆状披针形或披针形，内轮卵状长圆形；能育雄蕊长 2.4 ~ 2.7 mm，花丝及花药背面被柔毛。果实椭圆形，长约 7 mm，蓝黑色；果托杯状，全缘，直径约 5 mm。

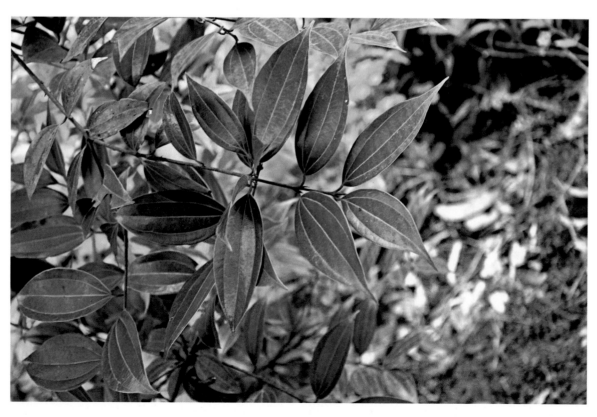

| **生境分布** | 生于海拔 400 ~ 1 100 m 山坡或山谷的常绿阔叶林中。分布于德兴大茅山等。 |

| **采收加工** | 立夏前后，在近树根处及树干分枝处，上下各横截半周，割取半周树皮，保留半周，让其继续生长。将割下来的树皮洗净，晒至七八成干，层叠成圆筒状，再晒干，捆扎成件。 |

| **药材性状** | 本品树皮呈不规则板片状，边缘常翘起，长短、宽窄不一，厚 1 ~ 4 mm。外表面灰棕色，散有大小不等的灰白色地衣斑及不明显的皮孔；内表面红棕色，光滑，具细纵纹。质坚硬，较易折断，断面较平坦，可见细纵纹。有特异芳香气，味辛而微苦。 |

| **功能主治** | 辛，温。归胃、脾、肝经。温中散寒，理气止痛，活血通脉。用于胃寒疼痛，胸满腹痛，呕吐泄泻，疝气疼痛，跌打损伤，风湿痹痛，血痢肠风。 |

| **用法用量** | 内服煎汤，5 ~ 10 g；或入丸、散剂。外用适量，研烂或研末敷。 |

| **附　注** | 本种异名：*Cinnamomum longicarpum* Kaneh.、*Cinnamomum lioui* C. K. Allen、*Cinnamomum randaiense* Hayata、*Cinnamomum bartheifolium* Hayata、*Cinnamomum chingii* Metcalf、*Cinnamomum validinerve* Hance var. *poilanei* H. Liou。
药材香桂皮，为本种的干燥树皮，《北京市中药材标准》（1998 年版）以"桂皮"之名收载之。 |

樟科 Lauraceae 山胡椒属 *Lindera*

乌药
Lindera aggregata (Sims) Kosterm

| **植物别名** | 香叶子、白叶子树、细叶樟。

| **药 材 名** | 乌药（药用部位：根。别名：旁皮卵、台乌）、乌药叶（药用部位：叶）、乌药子（药用部位：果实）。

| **形态特征** | 常绿灌木或小乔木。树皮灰绿色；小枝细，幼时密生锈色毛，后几无毛。叶互生，革质，椭圆形、卵形或近圆形，长 3 ~ 7.5 cm，宽 1.5 ~ 4 cm，先端长渐尖或短尾尖，上面有光泽，下面密生灰白色柔毛，有三出脉；叶柄长 5 ~ 10 mm。雌雄异株；伞形花序腋生，总花梗极短或无；花被片 6，淡绿色；能育雄蕊 9，花药 2 室，均内向瓣裂。果实椭圆形，长 9 mm，直径 6 mm，成熟时黑色。

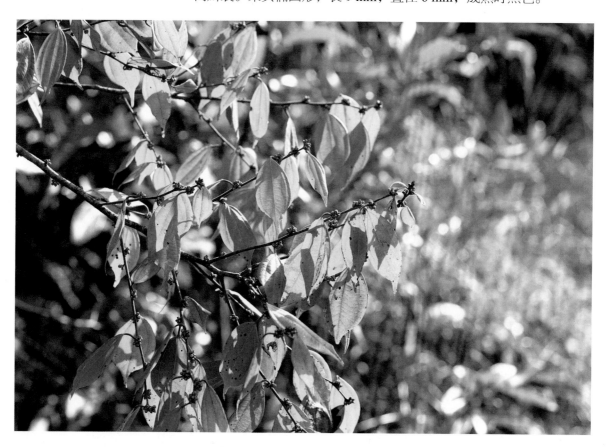

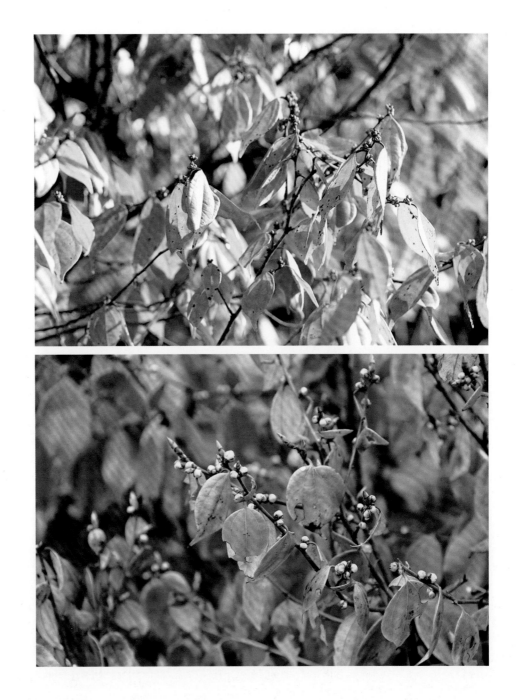

| **生境分布** | 生于海拔 200 ～ 1 000 m 的向阳坡地、山谷或疏林灌丛中。德兴各地均有分布。 |

| **资源情况** | 野生资源丰富。药材来源于野生。 |

| **采收加工** | **乌药**：冬、春季采挖，除去细根，洗净晒干，称"乌药个"；或趁鲜刮去棕色外皮，切片干燥，称"乌药片"。 |

乌药叶：全年均可采收，洗净，鲜用或晒干。

乌药子：10 月采收，除去杂质，晒干。

| **药材性状** | 乌药：本品多呈纺锤状，略弯曲，有的中部收缩成连珠状，长 6 ～ 15 cm，直径 1 ～ 3 cm。表面黄棕色或黄褐色，有纵皱纹及稀疏的细根痕。质坚硬。切片厚 0.2 ～ 2 mm，切面黄白色或淡黄棕色，射线放射状，可见年轮环纹，中心色较深。气香，味微苦、辛，有清凉感。

| **功能主治** | 乌药：辛，温。归肺、脾、肾、膀胱经。行气止痛，温肾散寒。用于寒凝气滞，胸腹胀痛，气逆喘急，膀胱虚冷，遗尿尿频，疝气疼痛，经寒腹痛。

乌药叶：辛，温。归脾、肾经。温中理气，消肿止痛。用于脘腹冷痛，小便频数，风湿痹痛，跌打伤痛，烫伤。

乌药子：辛，温。归脾、肾经。散寒回阳，温中和胃。用于阴毒伤寒，寒性吐泻，疝气腹痛。

| **用法用量** | 乌药：内服煎汤，5 ～ 10 g；或入丸、散剂；气虚及内热之证禁服，孕妇及体虚者慎服。外用适量，研末调敷。

乌药叶：内服煎汤，3 ～ 10 g。外用适量，鲜品捣敷。

乌药子：内服煎汤，3 ～ 10 g。

| **附 方** | （1）治腹痛：乌药切片，煎汤内服；或乌药子蒸熟，内服。

（2）治消化不良：乌药切片，煎汤内服，或磨汁内服。

（3）治烫火伤：乌药皮烧灰存性，麻油调涂。

（4）治疝气痛：乌药煎汤内服。

（5）治腹泻：乌药、雄黄、大蒜，煎汤服。

（6）治痛经：乌药、栀子、石菖蒲、华荠宁，糖水煎服。

（7）治跌打损伤（背部伤尤宜）：鲜乌药 50 g，威灵仙茎叶 25 g。煎汤服。

（8）治胃疼：乌药 15 g，盘柱南五味子 50 g。研末，每日 2 ～ 3 次，冲服。

（9）治闭痧腹疼：乌药、木防己、辣蓼草、樟木各 15 g，煎汤服。［方（1）～（9）出自《草药手册》（江西）］

| **附 注** | 本种异名：*Lindera strychnifolia* (Siebold et Zucc.) Fern.-Vill.、*Lindera eberhardtii* Lecomte、*Laurus aggregata* Sims、*Daphnidium strychnifolium* Siebold et Zucc.、*Benzoin strychnifolium* (Siebold et Zucc.) Kuntze。

药材乌药，为本种的干燥块根，《中华人民共和国药典》（1963 年版至 2020 年版）、《新疆维吾尔自治区药品标准·第二册》（1980 年版）等中有收载。

《中华人民共和国药典》规定，乌药药材按干燥品计算，含乌药醚内酯不得少于 0.030%，含去甲异波尔定不得少于 0.40%。

樟科 Lauraceae 山胡椒属 *Lindera*

狭叶山胡椒 *Lindera angustifolia* Cheng

| **植物别名** | 小鸡条、鸡婆子。

| **药 材 名** | 见风消（药用部位：根、枝叶）。

| **形态特征** | 落叶灌木或小乔木。小枝黄绿色，无毛。叶互生，近革质，椭圆状披针形或椭圆形，长 8 ~ 14 cm，宽 2.5 ~ 3.7 cm，上面绿色，无毛，下面苍白色，脉上有短柔毛，具羽状脉。雌雄异株；2 ~ 7 花组成具短梗或无梗的伞形花序；花梗长 3 ~ 5 mm，有灰色毛；花被片 6，倒卵状矩圆形，长 4 mm，无毛；能育雄蕊 9，花药 2 室，皆内向瓣裂；雌花有 9 退化雄蕊，子房卵形，无毛。果实球形，直径约 8 mm，黑色，无毛。

| **生境分布** | 生于山坡灌丛或疏林中。德兴各地山区均有分布。

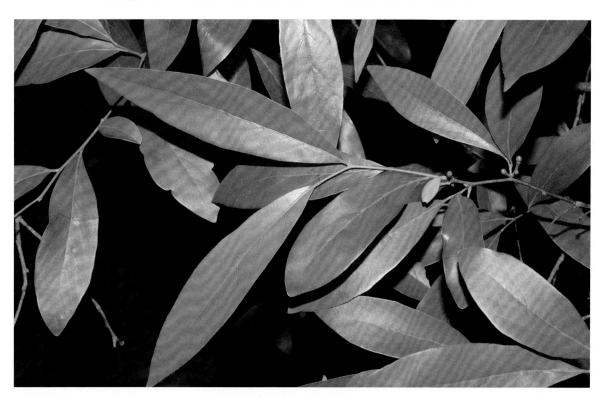

| 资源情况 | 野生资源丰富。药材来源于野生。

| 采收加工 | 秋季采收，晒干。

| 功能主治 | 辛，温。祛风，除湿，行气散寒，解毒消肿。用于风寒感冒，头痛，风湿痹痛，四肢麻木，痢疾，肠炎，跌打损伤，疮疡肿毒，荨麻疹，淋巴结结核。

| 用法用量 | 内服煎汤，10 ～ 15 g。外用适量，根研末调敷，鲜叶捣敷。

| 附　　方 | （1）治腹痛：茎、叶 50 g，煎汤服。

（2）治荨麻疹：茎、叶 50 g，煎汤服。

（3）治手足痛：茎、叶 100 g，煎汤服。

（4）治瘰疬：根 50 g，煮鸡蛋食。

（5）治颈背痈肿：根烧存性，研末，茶油调敷。

（6）治脓肿：叶捣敷或煎汤服。［方（1）～（6）出自《草药手册》（江西）］

| 附　　注 | 本种异名：*Benzoin angustifolium* (W. C. Cheng) Nakai。

樟科 Lauraceae 山胡椒属 Lindera

香叶树 *Lindera communis* Hemsl.

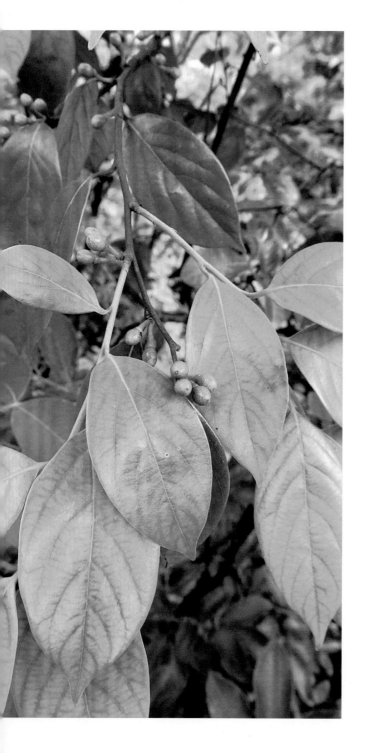

| 植物别名 |

大香叶、香叶子、野木姜子。

| 药 材 名 |

香叶树（药用部位：枝叶、茎皮）、香果脂（药材来源：固体脂肪或种子油）。

| 形态特征 |

灌木或小乔木。叶互生，厚革质，具短柄，通常椭圆形，有时卵形或宽卵形，长 5 ~ 8 cm，宽 3 ~ 5 cm，先端渐尖或短尾尖，上面无毛，有光泽，下面有疏柔毛，具羽状脉，侧脉 6 ~ 8 对，弯曲上行，在上面凹下，在下面隆起。雌雄异株；伞形花序腋生，单生或 2 花序同生，有 5 ~ 8 花，具短梗；苞片早落，有毛；花被片 6，卵形，长 2.5 mm；能育雄蕊 9，花药 2 室，皆内向瓣裂。果实卵形，长约 1 cm，基部具杯状果托。

| 生境分布 |

生于丘陵和山地的疏林中。分布于德兴三清山北麓等。

| 资源情况 |

野生资源较少。药材来源于野生。

| **采收加工** | 香叶树：全年均可采收，叶晒干，茎皮刮去粗皮，晒干。
香果脂：成熟种仁压榨提取得到的固体脂肪，或成熟种子压榨提取的油脂经氢化后精制而成。

| **药材性状** | 香果脂：本品为白色结晶性粉末或淡黄白色块状物。质轻。气微，味淡。

| **功能主治** | 香叶树：涩、微辛，微寒。解毒消肿，散瘀止痛。用于跌打肿痛，外伤出血，疮痈疖肿。
香果脂：用作栓剂基质。

| **用法用量** | 香叶树：内服煎汤；或沸水泡服，3 ~ 9 g。外用适量，鲜叶捣敷；或干叶研末撒布。
香果脂：外用适量。

| **附　注** | 本种异名：*Lindera formosana* Hayata、*Lindera paxiana* H. Winkl.、*Lindera yunnanensis* H. Lév.、*Lindera esquirolii* H. Lév.、*Lindera sterrophylla* C. K. Allen、*Lindera bodinieri* H. Lév.。
本种的种仁可食用或作可可豆脂代用品。

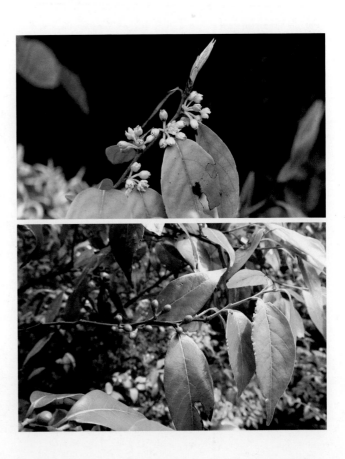

樟科 Lauraceae 山胡椒属 Lindera

红果山胡椒

Lindera erythrocarpa Makino

| **植物别名** | 詹糖香、红果钓樟。

| **药 材 名** | 钓樟根皮（药用部位：根皮）、钓樟枝叶（药用部位：枝叶）、詹糖香（药材来源：枝叶经煎熬而成的加工品）。

| **形态特征** | 落叶小乔木。树皮黄白色；枝灰棕色。叶互生，纸质，披针状倒卵形，长 7.5 ~ 14.5 cm，宽 2.5 ~ 4 cm，基部长下延，上面有稀疏贴伏短柔毛或近无毛，下面带绿苍白色，疏有贴伏短柔毛，叶脉上毛较密；叶柄短，长约 1 cm，红色。雌雄异株；伞形花序腋生；总苞片早落，具总花梗，长 3 ~ 8 mm；花梗长 12 mm，疏生短柔毛；花被片 6，椭圆形，长约 2 mm，淡黄色；能育雄蕊 9，花药 2 室，

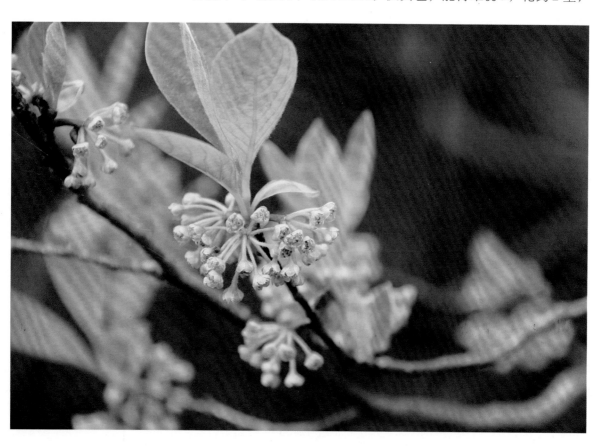

皆内向瓣裂，第 3 轮雄蕊基部具 2 腺体。果实球形，直径 7 ~ 8 mm，成熟时红色；果柄长 1.5 ~ 1.8 cm。

| 生境分布 | 生于海拔 1 000 m 以下的山坡、山谷、溪边、林下等处。德兴各地均有分布。

| 资源情况 | 野生资源较丰富。药材来源于野生。

| 采收加工 | 钓樟根皮：全年均可采收，洗净，晒干。

钓樟枝叶：春、夏、秋季采收，洗净，切碎，鲜用或晒干。

詹糖香：枝叶采收后，洗净，切碎，加水慢火煎熬。

| 功能主治 | 钓樟根皮：辛，温。归脾、胃经。暖胃温中，行气止痛，祛风除湿。用于胃寒吐泻，腹痛腹胀，水肿脚气，风湿痹痛，疥癣湿疮，跌打损伤。

钓樟枝叶：辛，温。祛风杀虫，敛疮止血。用于疥癣痒疮，外伤出血，手足皲裂。

詹糖香：辛，微温。祛风除湿，解毒杀虫。用于风水，恶疮，疥癣。

| 用法用量 | 钓樟根皮：内服煎汤，3 ~ 10 g。外用适量，煎汤洗浴。

钓樟枝叶：内服煎汤，6 ~ 15 g。外用适量，捣敷；或煎汤洗；或研末掺。

詹糖香：外用适量，捣敷。

| 附　注 | 本种异名：*Lindera funiushanensis* C. S. Zhu、*Lindera thunbergii* (Siebold et Zucc.) Makino、*Lindera henanensis* H. P. Tsui、*Lindera erythrocarpa* Makino var. *longipes* S. B. Liang、*Benzoin erythrocarpum* (Makino) Rehder。

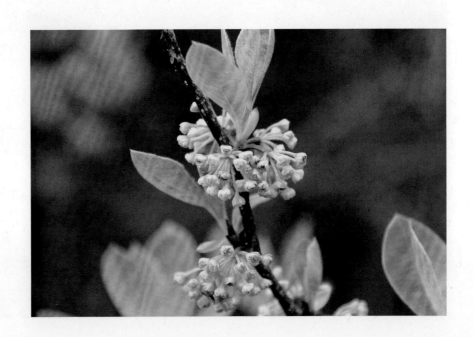

樟科 Lauraceae 山胡椒属 Lindera

绿叶甘橿
Lindera fruticosa Hemsl.

| 药 材 名 | 绿叶甘橿（药用部位：果实）。

| 形态特征 | 落叶小乔木。小枝青绿色，有黑色斑迹。叶互生，纸质，宽卵形，长 5 ~ 14 cm，宽 2.5 ~ 8 cm，上面深绿色，下面带绿苍白色，初时密生细柔毛，后毛渐脱落，具离基三出脉；叶柄纤细，长 10 ~ 12 mm。雌雄异株；伞形花序腋生，具短梗；花被片 6；能育雄蕊 9，花药 2 室，皆内向瓣裂。果实球形，直径约 6 mm，先端具不明显的短尖；果柄长 4 ~ 7 mm，成熟时暗红色。

| 生境分布 | 生于山坡、路旁、林下及林缘。分布于德兴三清山北麓等。

| 资源情况 | 野生资源较少。药材来源于野生。

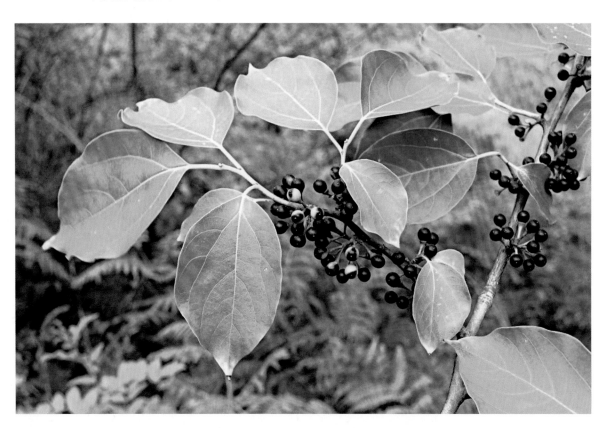

| 采收加工 | 果实成熟时采收，晒干。

| 功能主治 | 温中散寒，行气止痛。用于胃寒痛，胸腹胀满，肋下气痛。

| 用法用量 | 内服煎汤，3 ~ 15 g。

| 附　　注 | 本种异名：*Lindera neesiana* (Wallich ex Nees) Kurz、*Lindera fruticosa* Hemsl. var. *pomiensis* H. P. Tsui、*Lindera pomiensis* (H. P. Tsui) H. P. Tsui、*Litsea fruticosa* (Hemsley) Gamble、*Aperula neesiana* (Wallich ex Nees) Blume、*Benzoin neesianum* Wallich ex Nees。

山胡椒 *Lindera glauca* (Sieb. et Zucc.) Bl.

| **植物别名** | 诈死枫、死不落叶、冬不落叶。

| **药 材 名** | 山胡椒（药用部位：果实）、山胡椒根（药用部位：根）、山胡椒叶（药用部位：叶）。

| **形态特征** | 落叶灌木或小乔木。树皮平滑，灰白色；冬芽外部鳞片红色，嫩枝初有褐色毛，后变无毛。叶互生或近对生，近革质，宽椭圆形或倒卵形，长 4 ~ 9 cm，宽 2 ~ 4 cm，上面暗绿色，下面苍白色，生灰色柔毛，具羽状脉；叶柄长约 2 mm。雌雄异株；伞形花序腋生，总梗短或不明显，有 3 ~ 8 花；花梗长 1.5 cm；花被片 6，黄色，花药 2 室，均内向瓣裂。果实球形，直径约 7 mm，有香气。

| **生境分布** | 生于海拔 900 m 以下的山坡、林缘、路旁。德兴各地均有分布。

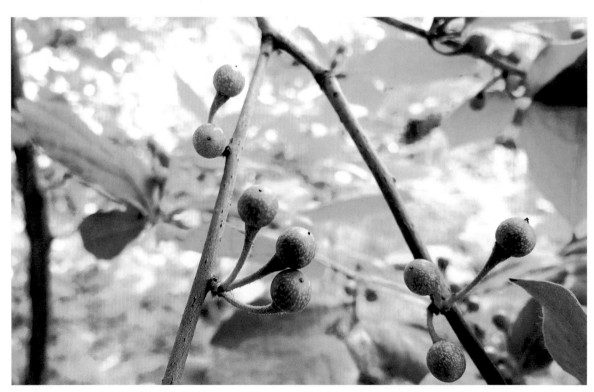

| 资源情况 | 野生资源丰富。药材来源于野生。

| 采收加工 | 山胡椒：秋季果实成熟时采收，晒干。
山胡椒根：秋季采收，鲜用或晒干。
山胡椒叶：秋季采收，鲜用或晒干。

| 功能主治 | 山胡椒：辛，温。归肺、胃经。温中散寒，行气止痛，平喘。用于脘腹冷痛，胸满痞闷，哮喘。

山胡椒根：辛、苦，温。归肝、胃经。祛风通络，理气活血，利湿消肿，化痰止咳。用于风湿痹痛，跌打损伤，胃脘疼痛，脱力劳伤，支气管炎，水肿；外用于疮疡肿痛，水火烫伤。

山胡椒叶：苦、辛，微寒。归膀胱、肝经。解毒消疮，祛风止痛，止痒，止血。用于疮疡肿毒，风湿痹痛，跌打损伤，外伤出血，皮肤瘙痒，蛇虫咬伤。

| 用法用量 | 山胡椒：内服煎汤，3 ～ 15 g。
山胡椒根：内服煎汤，15 ～ 30 g；或浸酒。外用适量，煎汤洗；或鲜品磨汁涂擦。
山胡椒叶：内服煎汤，10 ～ 15 g；或浸酒。外用适量，捣烂或研末调敷。

| 附　　方 | （1）治恶疮肿毒：山胡椒叶、芙蓉花叶、马甲子叶共嚼烂，外敷。
（2）治劳伤过度、水湿浮肿、四肢酸麻、胃口不好：鲜山胡椒根约 100 g，煎汤，冲红糖、黄酒，早晚空腹各服 1 次。忌食酸、辣、芥菜。
（3）治气喘：山胡椒子 100 g，猪肺 1 副（最好用白的肺）。加黄酒，淡味或略加糖炖服，1 ～ 2 次吃完。
（4）治刀伤：山胡椒叶捣敷或以麻油调敷。
（5）治关节痛：鲜山胡椒根 100 g，枫荷梨 100 g，茜草 50 g，钻石枫（青风藤科青风藤属植物）50 g，绵毛旋复花 100 g，朱砂根 50 g，牛尾菜根 50 g，五加根皮 100 g，土牛膝根 25 g，土三七根 15 g。煎汤，猪脚汤兑服。
（6）治感冒头痛发热：山胡椒嫩枝桠 50 g，白马骨 40 g。煎汤服。
（7）治烫火伤：山胡椒根适量，加水磨浓汁擦涂，干后再涂。
（8）治溃疡蔓延：山胡椒根 250 g，煎汤，先熏后淋洗。［方（1）～（8）出自《草药手册》（江西）］

| 附　　注 | 本种异名：*Benzoin glaucum* Siebold et Zucc.、*Benzoin glaucum* Siebold et Zucc. var. *kawakami* (Hayata) Sasaki、*Benzoin glaucum* Siebold et Zucc. var. *kawakamii* (Hayata) Sasaki、*Lindera glauca* (Sieb. et Zucc.) Bl. var. *kawakamii* Hayata。

樟科 Lauraceae 山胡椒属 Lindera

黑壳楠 *Lindera megaphylla* Hemsl.

| **药 材 名** | 黑壳楠（药用部位：根、枝、树皮）。

| **形态特征** | 常绿乔木。叶互生，革质，倒披针状矩圆形至倒卵状矩圆形，长 15 ～ 23 cm，宽 5 ～ 7.5 cm，上面深绿色，有光泽，下面带绿苍白色，具羽状脉，侧脉 15 ～ 21 对；叶柄长 1.5 ～ 3 cm。雌雄异株；伞形花序腋生，2 花序生于一短梗上，每花序有 9 ～ 16 花，花梗和花被管密生白色或黄褐色绒毛；苞片 4，早落；花被片 6，匙形至条状披针形；能育雄蕊 9，花药 2 室，皆内向瓣裂；子房卵形，花柱较长，柱头头状。果实椭圆形至卵形，长约 1.8 cm，直径约 1.3 cm；种子椭圆状卵形。

| **生境分布** | 生于海拔 1 600 m 以上的山坡、谷地湿润常绿阔叶林或灌丛中。分

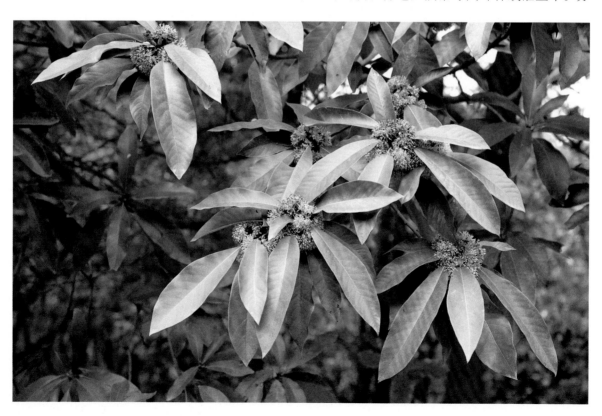

布于德兴三清山北麓、大茅山等。

| 资源情况 | 野生资源较少。药材来源于野生。

| 采收加工 | 全年均可采收，鲜用或晒干。

| 药材性状 | 本品枝呈长圆柱形，有分枝，直径 2 ~ 10 mm；表面灰棕色或黑色，有纵皱纹和疏点状凸起的皮孔；质硬而脆，易折断，断面皮部薄，棕褐色，木部黄白色或灰黄色，髓部小；气微香，味略辛。树皮呈槽状、卷筒状或片块状，长达 40 cm，厚 2 ~ 8 mm；外表面灰褐色或灰黑色，较粗糙，嫩皮具纵皱纹，有凸起的椭圆形皮孔，偶有圆形枝痕；内表面棕红色或淡黄棕色，较平滑；质硬而脆，易折断，断面平坦，黄白色；气微香，味略辛。

| 功能主治 | 辛、微苦，温。归肝、胃经。祛风除湿，温中行气，消肿止痛。用于风湿痹痛，肢体麻木疼痛，脘腹冷痛，疝气疼痛；外用于咽喉肿痛，癣疮瘙痒。

| 用法用量 | 内服煎汤，3 ~ 9 g。外用适量，炒热敷；或煎汤洗。

樟科 Lauraceae 山胡椒属 *Lindera*

毛黑壳楠 *Lindera megaphylla* Hemsl. f. *touyunensis* (Lévl.) Rehd.

| 药 材 名 | 黑壳楠（药用部位：根、枝、树皮）。

| 形态特征 | 本变型与黑壳楠的不同在于幼枝、叶柄及叶片下面或疏或密被毛，后毛渐脱落，但至少在叶脉上或多或少残存。

| 生境分布 | 生于海拔 1 600 m 以上的山坡、谷地湿润常绿阔叶林或灌丛中。分布于德兴三清山北麓等。

| 资源情况 | 野生资源较少。药材来源于野生。

| 采收加工 | 全年均可采收，鲜用或晒干。

| 药材性状 | 本品枝呈长圆柱形，有分枝，直径 2 ~ 10 mm；表面灰棕色或黑色，

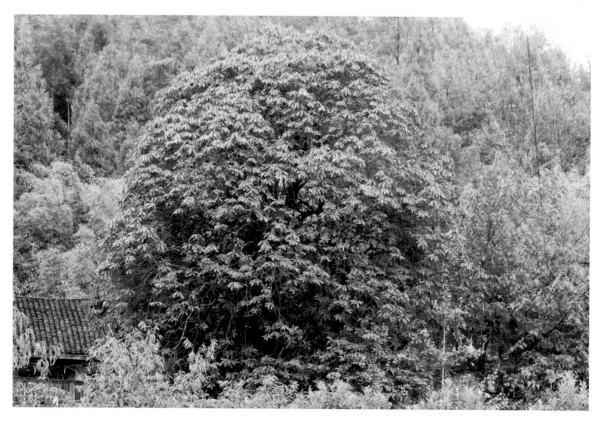

有纵皱纹和疏点状凸起的皮孔；质硬而脆，易折断，断面皮部薄，棕褐色，木部黄白色或灰黄色，髓部小；气微香，味略辛。树皮呈槽状、卷筒状或片块状，长达 40 cm，厚 2 ~ 8 mm；外表面灰褐色或灰黑色，较粗糙，嫩皮具纵皱纹，有凸起的椭圆形皮孔，偶有圆形枝痕；内表面棕红色或淡黄棕色，较平滑；质硬而脆，易折断，断面平坦，黄白色；气微香，味略辛。

| **功能主治** | 辛、微苦，温。归肝、胃经。祛风除湿，消肿止痛。用于风湿麻木疼痛，咽喉肿痛。

| **用法用量** | 内服煎汤，3 ~ 9 g。外用适量，炒热敷；或煎汤洗。

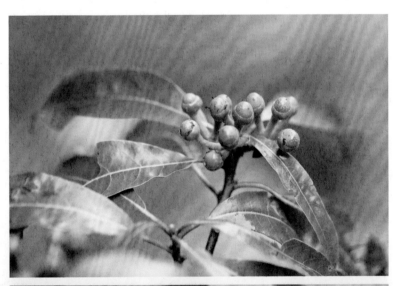

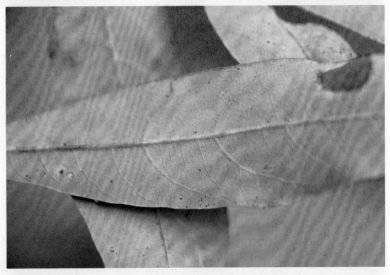

樟科 Lauraceae 山胡椒属 Lindera

三桠乌药 *Lindera obtusiloba* Bl.

| **植物别名** | 大山胡椒、三角枫、甘橿。

| **药材名** | 三钻风（药用部位：树皮）。

| **形态特征** | 落叶灌木或小乔木。叶互生，纸质，卵形或宽卵形，长 6.5 ~ 12 cm，宽 5.5 ~ 10 cm，全缘或上部 3 裂，上面绿色，有光泽，下面带绿苍白色，密生棕黄色绢毛，有三出脉；叶柄长 1.2 ~ 2.5 cm。雌雄异株；伞形花序腋生，总花梗极短；苞片花后脱落；花黄色，先叶开放；花被片 6；能育雄蕊 9，花药 2 室，皆内向瓣裂；花梗长 3 ~ 4 mm，有绢毛。果实球形，直径 7 ~ 8 mm，鲜时红色，干时灰褐色。

| **生境分布** | 生于山谷、密林灌丛中。德兴各地山区均有分布。

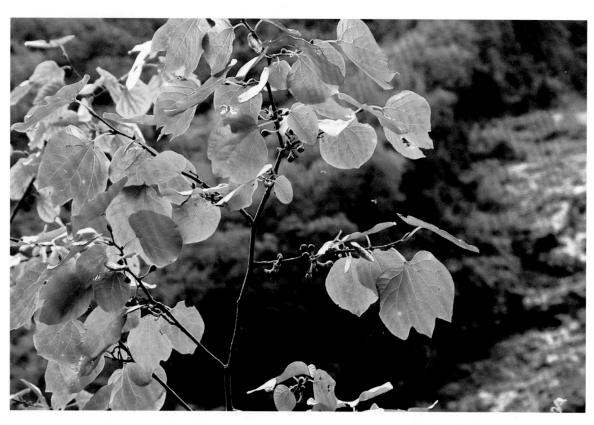

| 资源情况 | 野生资源丰富。药材来源于野生。

| 采收加工 | 全年均可采收，鲜用或晒干。

| 药材性状 | 本品呈细卷筒状，长 16 ~ 25 cm，宽 2 cm，厚 1.5 ~ 2 mm。外表面灰褐色，粗糙，具不规则细纵纹和斑块状纹理，有凸起的类圆形小皮孔，栓皮脱落或刮去后较平滑，棕黄色至红棕色；内表面红棕色，平坦，可见细纵纹，划之略显油痕。质硬脆，折断面较平坦，外层棕黄色，内层红棕色而略带油质。气微香，味淡、微辛。

| 功能主治 | 辛，温。归胃、肝经。温中行气，活血散瘀。用于心腹疼痛，跌打损伤，瘀血肿痛，疮毒。

| 用法用量 | 内服煎汤，5 ~ 10 g。外用适量，捣敷。

| 附　　注 | 本种异名：*Lindera cercidifolia* Hemsl.、*Lindera mollis* Oliv.、*Lindera praetermissa* Grierson et D. G. Long、*Benzoin cercidifolium* (Hemsl.) Rehder、*Benzoin obtusilobum* (Blume) Kuntze、*Lindera obtusiloba* Bl. var. *praetermissa* (Grierson et D. G. Long) H. P. Tsui。

樟科 Lauraceae 山胡椒属 Lindera

山橿 *Lindera reflexa* Hemsl.

| **药 材 名** | 山橿根（药用部位：根或根皮）。

| **形态特征** | 落叶乔木或灌木，幼时有绢状短柔毛。叶互生，纸质，圆卵形、倒卵状椭圆形，有时略呈心形，长 6.5 ~ 15 cm，宽 4 ~ 6.5 cm，上面无毛，下面带苍绿白色，有柔毛，脉羽状，侧脉 6 对；叶柄长 6 ~ 13 mm，无毛。雌雄异株；伞形花序有短梗，约有 5 花；总苞早落；花先叶开放；花梗长 7 ~ 9 mm；花被片 6，黄色，宽倒卵状矩圆形或匙形，长约 4 mm，有柔毛和透明腺点；能育雄蕊 6，花药 2 室，有腺点，内向瓣裂。果实球形，直径约 7 mm；果柄细，长 1.5 cm，有疏柔毛。

| **生境分布** | 生于海拔 1 000 m 以下的山谷、山坡林下或灌丛中。德兴各地山区

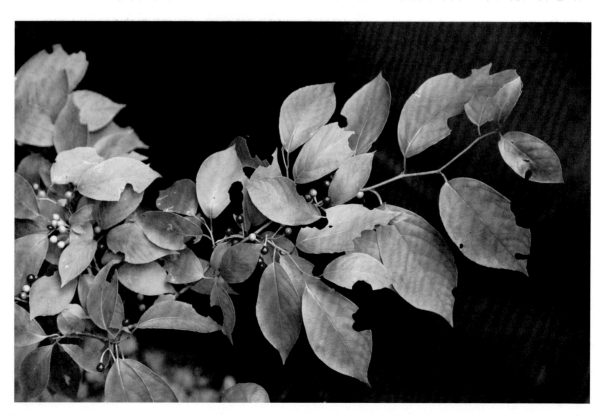

均有分布。

| **资源情况** | 野生资源较丰富。药材来源于野生。

| **采收加工** | 全年均可采收，鲜用或晒干。

| **药材性状** | 本品根呈圆柱形或上粗下细，直径 1 ～ 10 cm，有多数侧根及须状根；表面棕褐色或棕色，有细皱纹及根痕，皮薄，易与木部分离；质坚硬，难折断，断面皮部棕褐色，木部淡黄色，可见细密的放射状纹理；气香，味辛、酸、苦。根皮呈不规则块状，大小、厚薄不等，长 3 ～ 10 cm，宽 2 ～ 5 cm，厚 0.5 ～ 2 cm；表面残存栓皮红棕色，除去栓皮为淡黄色，具少量支根及支根痕，劈开面呈淡黄色。纵向撕裂纹理纤维状；质坚硬，不易折断；气香，味辛。

| **功能主治** | 辛，温。归胃、肝、肺经。止血，消肿，行气止痛。用于刀伤出血，胃痛，风疹瘙痒，疥癣。

| **用法用量** | 内服煎汤，6 ～ 15 g。外用适量，鲜根皮捣敷；或煎汤熏洗。

| **附　　注** | 本 种 异 名： *Benzoin reflexum* (Hemsl.) Rehder、*Lindera umbellatum* Thunb. var. *latifolium* Cheng、*Benzoin umbellatum* (Thunb.) O. Kuntze var. *latifolium* Cheng、*Lindera umbellatum* Thunb. var. *latifolia* Gamble。

药材山橿根，为本种的干燥根，《江西省中药材标准》（1996 年版、2014 年版）中有收载，《中华人民共和国卫生部药品标准·中药成方制剂·第十册·附录》（1995 年版）、《河南省中药材标准》（1993 年版）以"山橿"之名收载之。

毛豹皮樟

Litsea coreana Lévl. var. *lanuginosa* (Migo) Yang et. P. H. Huang

| 药 材 名 | 老鹰茶（药用部位：嫩叶）。

| 形态特征 | 常绿小乔木。幼枝密被灰黄色长柔毛。叶片倒卵状披针形、椭圆形或卵状椭圆形，长 6 ~ 9 cm，幼叶两面全部被灰黄色柔毛，下部尤密，老叶下面仍有疏毛；叶柄长 1 ~ 2.2 cm，全部有灰黄色长柔毛。花序无梗，数个簇生叶腋，总苞外有短毛，有 3 ~ 4 花；雄花花被裂片矩圆形，长 2 mm，外面有毛；雌花花被裂片三角状披针形，长 2 mm，外面有毛。果实近球形，直径约 6 mm；果柄粗壮，长约 5 mm。

| 生境分布 | 生于海拔 300 m 以上的山谷杂木林中。分布于德兴梧风洞等。

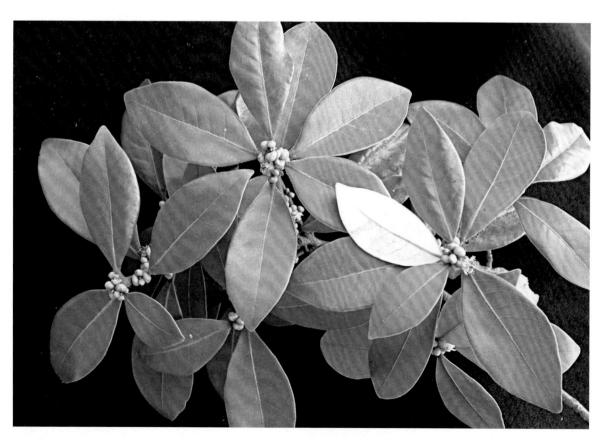

| **资源情况** | 野生资源一般。药材来源于野生。 |

| **采收加工** | 全年均可采收，鲜用或晒干。 |

| **功能主治** | 清热解毒。用于泄泻，痢疾。 |

| **用法用量** | 内服煎汤，3 ~ 6 g。 |

| **附　注** | 本种异名：*Iozoste hirtipes* Migo var. *lanuginosa* Migo。
本种的嫩枝、嫩叶晒干后，可当茶叶泡饮。 |

樟科 Lauraceae 木姜子属 Litsea

豹皮樟
Litsea coreana Lévl. var. *sinensis* (Allen) Yang et P. H. Huang

| **药 材 名** | 豹皮樟（药用部位：根、茎皮）。

| **形态特征** | 常绿乔木。树皮灰白色至灰褐色，呈不规则片状剥落。叶互生，革质，长圆形至披针形，长 5 ~ 10 cm，宽 1.5 ~ 3.5 cm，除幼时中脉基部有毛外，其余无毛；叶柄长 0.5 ~ 1.5 cm。伞形花序腋生；无总梗或总梗极短；总苞片 4，淡褐色，近圆形；每花序具 3 ~ 4 花；花梗粗短，密被长柔毛；花被片 6，卵形至椭圆形，长约 2 mm，外面被长柔毛。果实近球形，直径 6 ~ 8 mm，成熟时紫黑色；果柄长约 5 mm。

| **生境分布** | 生于海拔 900 m 以下的山地杂木林中。分布于德兴大茅山等。

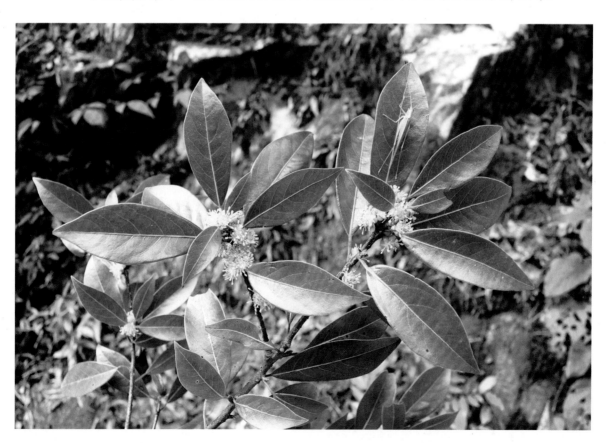

资源情况	野生资源一般。药材来源于野生。
采收加工	全年均可采收，洗净，晒干。
功能主治	辛、苦，温。归脾、胃经。温中止痛，理气行水。用于胃脘胀痛，水肿。
用法用量	内服煎汤，9 ～ 30 g。
附 注	本种异名：*Iozoste hirtipes* Migo、*Actinodaphne lancifolia* (Siebold et Zucc.) Meisn. var. *sinensis* C. K. Allen。

本种的嫩叶可制茶。

樟科 Lauraceae 木姜子属 *Litsea*

山鸡椒 *Litsea cubeba* (Lour.) Pers.

| 药 材 名 | 荜澄茄（药用部位：成熟果实。别名：山苍子）、豆豉姜（药用部位：根及根茎）、山苍子叶（药用部位：叶）。

| 形态特征 | 落叶灌木或小乔木。树皮幼时黄绿色，光滑，老时灰褐色；小枝细瘦，无毛。叶互生，纸质，有香气，矩圆形或披针形，长 5 ~ 12 cm，宽 1.5 ~ 4 cm，上面深绿色，下面带绿苍白色，两面无毛；叶柄长 6 ~ 12 mm。雌雄异株；伞形花序先叶而出，总花梗纤细，有 4 ~ 6 花；花小；花被片 6，椭圆形，长约 2 mm；能育雄蕊 9，花药 4 室，皆内向瓣裂。果实近球形，直径 4 ~ 5 mm，无毛，成熟时黑色；果柄长约 4 mm。

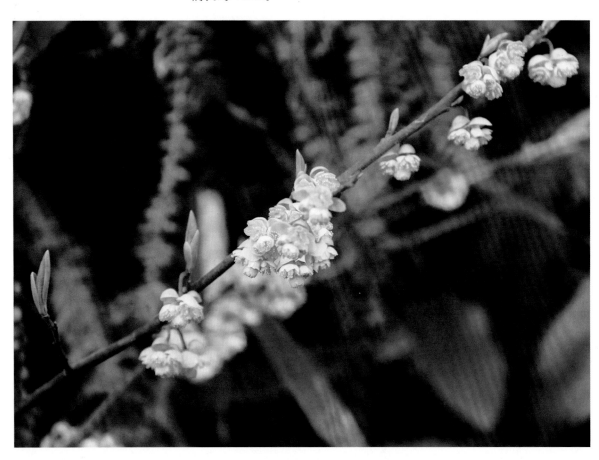

| 生境分布 | 生于海拔 500 m 以上的向阳山地、灌丛、疏林或林中路旁、水边。德兴各地山区均有分布。 |

| 资源情况 | 野生资源丰富，栽培资源一般。药材主要来源于野生。 |

| 采收加工 | **荜澄茄**：7 月中下旬至 8 月中旬果实青色布有白色斑点，用手捻碎有强烈生姜味时，连果枝摘取，除去枝叶，晒干。

豆豉姜：9 ～ 10 月采挖，抖净泥土，鲜用或晒干。

山苍子叶：夏、秋季采收，除去杂质，鲜用或晒干。 |

| 药材性状 | **荜澄茄**：本品呈类球形，直径 4 ～ 6 mm。表面棕褐色至黑褐色，有网状皱纹；基部偶有宿萼和细果柄。除去外皮可见硬脆的果核；种子 1，子叶 2，黄棕色，富油性。气芳香，味稍辣而微苦。

豆豉姜：本品根茎较膨大，常有分枝。根圆锥形，有的弯曲，直径 0.5 ～ 5 cm。表面灰棕色至暗红棕色，有皱纹及颗粒状突起，皮薄而脆。质轻泡，易折断，断面灰褐色，横切面有小孔（导管）。气香而特异，味辛辣。

山苍子叶：本品披针形或长椭圆形，易破碎。表面棕色或棕绿色，长 5 ～ 12 cm，宽 1.5 ～ 4 cm，先端渐尖，基部楔形，全缘，羽状网脉明显，在下表面稍凸起。质较脆。气芳香，味辛、凉。 |

| 功能主治 | **荜澄茄**：辛，温。归脾、胃、肾、膀胱经。温中散寒，行气止痛。用于胃寒呕逆，脘腹冷痛，寒疝腹痛，小便浑浊。

豆豉姜：辛、微苦，温。归脾、胃、肝经。祛风散寒除湿，温中理气止痛。用于感冒头痛，心胃冷痛，腹痛吐泻，脚气，孕妇水肿，风湿痹痛，跌打损伤。

山苍子叶：辛、微苦，温。理气散结，解毒消肿，止血。用于痈疽肿痛，乳痈，蛇虫咬伤，外伤出血，脚肿。 |

| 用法用量 | **荜澄茄**：内服煎汤，3 ～ 10 g；或研末，1 ～ 3 g；实热及阴虚火旺者忌用。外用适量，研末撒或调敷。

豆豉姜：内服煎汤，15 ～ 30 g，鲜品 15 ～ 60 g；或炖服；或浸酒。外用适量，煎汤洗。

山苍子叶：外用适量，鲜品捣敷；或煎汤温洗全身。 |

| 附　方 | （1）治风寒感冒：山苍子根 15 ～ 30 g。煎汤服，红糖为引。 |

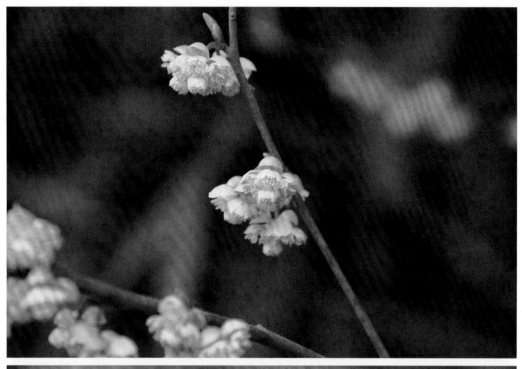

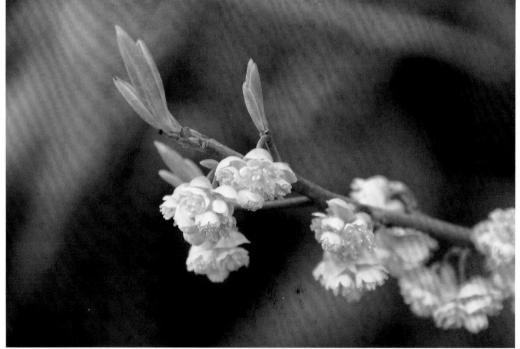

（2）治痈肿、外伤出血：山苍子叶（鲜）适量，捣敷。〔方（1）～（2）出自《江西草药》〕

| 附　注 | 本种异名：*Lindera dielsii* H. Léveillé、*Litsea dielsii* (H. Léveillé) H. Léveillé、*Laurus cubeba* Lour.、*Benzoin cubeba* (Lour.) Hatus.、*Litsea mollis* Hemsl. var. *glabrata* Diels.。

药材豆豉姜，为本种的干燥根，《中华人民共和国药典·附录》（2000 年版、2005 年版）、《广西中药材标准·第二册》（1996 年版）、《广西壮族自治区壮药质量标准·第一卷》（2008 年版）、《广东省中药材标准》（2004 年版）、《中华人民共和国卫生部药品标准·中药成方制剂·第十七册·附录》（1998 年版）中有收载，《福建省中药材标准》（2006 年版）以"山鸡椒根"之名收载之。

药材荜澄茄，为本种的干燥成熟果实，《中华人民共和国药典》（1963 年版至 2020 年版）、《新疆维吾尔自治区药品标准·第二册》（1980 年版）中有收载，《贵州省中药材质量标准》（1988 年版）以"毕澄茄（木姜子）"之名收载之。

樟科 Lauraceae 木姜子属 Litsea

黄丹木姜子

Litsea elongata (Wall. ex Nees) Benth. et Hook. f.

| 药 材 名 | 黄丹木姜子（药用部位：根）。

| 形态特征 | 常绿小乔木。树皮灰黄色或褐色；幼枝、叶柄和花序密生锈色绒毛。叶互生，革质，叶形变异大，一般呈椭圆状披针形，稀呈倒卵形或倒披针形，长 10 ~ 20 cm，宽 2 ~ 5 cm，上面无毛，下面中脉及侧脉上有长柔毛，小脉上有短柔毛；叶柄长 0.8 ~ 2.5 cm。雌雄异株；伞形花序单生，稀簇生，总花梗长 5 ~ 20 mm，有 4 ~ 5 花；苞片革质，不相等；花被片 6，有丝状长柔毛；雄蕊 8 ~ 12，花丝有长柔毛，花药 4 室，内向瓣裂。果实矩圆形，长 13 mm，成熟时黑紫色；果托浅杯状，直径 5 mm，深约 2 mm；果柄长约 3 mm。

| 生境分布 | 生于海拔 500 m 以上的山坡路旁、溪旁、杂木林下。分布于德兴三

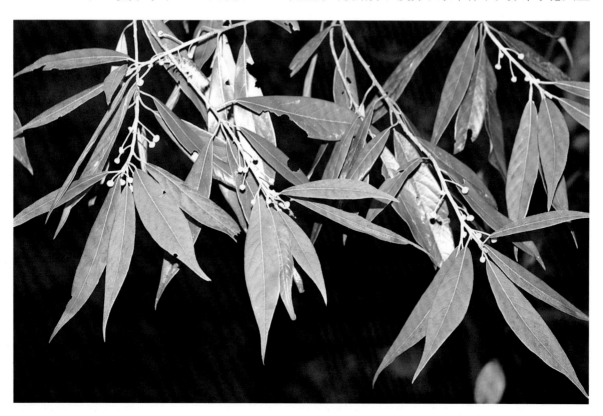

清山北麓、大茅山及龙头山等。

| **资源情况** | 野生资源较少。药材来源于野生。

| **采收加工** | 全年均可采挖，鲜用或晒干。

| **功能主治** | 祛风除湿。用于风湿关节痛。

| **用法用量** | 内服煎汤，3 ~ 10 g；热证禁用。

| **附　注** | 本种异名：*Daphnidium elongatum* Nees。

樟科 Lauraceae 木姜子属 *Litsea*

木姜子 *Litsea pungens* Hemsl.

| 药 材 名 | 木姜子（药用部位：果实）、木姜子根（药用部位：根）、木姜子茎（药用部位：茎）、木姜子叶（药用部位：叶）。

| 形态特征 | 落叶小乔木。叶簇生枝端，纸质，长卵形至披针形或倒长卵形至倒披针形，长 5 ~ 10 cm，幼叶有绢毛，后渐变无毛；叶柄纤细，长 1.3 cm。雌雄异株；伞形花序具 8 ~ 12 花，总花梗长 6 ~ 9 mm；花梗长 5 ~ 6 mm；花先叶开放；花被片 6，黄色，倒卵形，具 3 ~ 4 纵脉，长 2.5 mm，背面有稀疏柔毛；花药 4 室，皆内向瓣裂。果实球形，直径 7 ~ 10 mm，蓝黑色；果柄上部稍增粗。

| 生境分布 | 生于海拔 800 m 以上的溪旁和山地阳坡杂木林中或林缘。分布于德兴三清山北麓等。

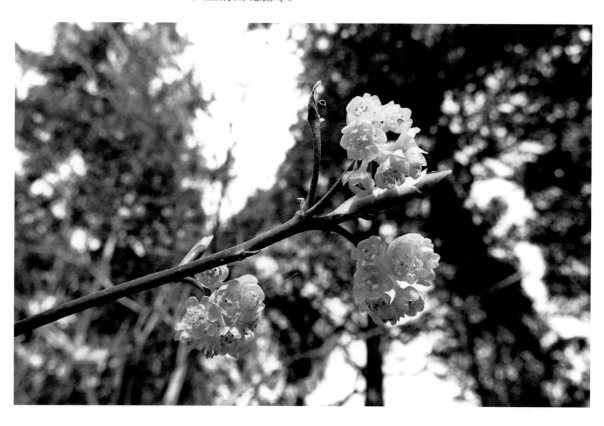

| 资源情况 | 野生资源较少。药材来源于野生。

| 采收加工 | **木姜子**：秋末采摘，阴干。

木姜子根：春、夏季采挖，洗净，晒干。

木姜子茎：春、夏季采集，洗净，鲜用或晒干。

木姜子叶：春、夏季采收，鲜用或晒干。

| 药材性状 | **木姜子**：本品呈类圆球形，直径 4 ～ 5 mm。外表面黑褐色或棕褐色，有网状皱纹，先端钝圆，基部可见果柄脱落的圆形疤痕，少数残留宿萼及折断的果柄。除去果皮可见硬脆的果核，表面暗棕褐色。质坚脆，有光泽，外有一隆起的纵横纹。破开后，内含 1 种子，胚具 2 子叶，黄色，富油性。气芳香，味辛辣、微苦而麻。

木姜子叶：本品呈长卵形至倒长卵形，长 5 ～ 10 cm；先端急尖，基部楔形，全缘；羽状脉，侧脉约 5 对。气芳香，味辛、凉。

| 功能主治 | **木姜子**：辛、苦，温。归脾、胃经。温中行气止痛，燥湿健脾消食，解毒消肿。用于胃寒腹痛，暑湿吐泻，食滞饱胀，痛经，疝痛，疟疾，疮疡肿痛。

木姜子根：辛，温。归胃、肝经。温中理气，散寒止痛。用于胃脘冷痛，风湿关节酸痛，疟疾，痛经。

木姜子茎：辛，温。归胃经。散寒止痛，行气消食，透疹。用于胃寒腹痛，食积腹胀，麻疹透发不畅。

木姜子叶：苦、辛，温。归脾经。祛风行气，健脾利湿；外用解毒。用于腹痛腹胀，暑湿吐泻，关节疼痛，水肿，无名肿毒。

| 用法用量 | **木姜子**：内服煎汤，3 ～ 10 g；或研末，每次 1 ～ 1.5 g；热证忌服。外用适量，捣敷；或研末调敷。

木姜子根：内服煎汤或浸酒，3 ～ 10 g；或研末，每次 0.2 ～ 0.5 g；热证禁用。

木姜子茎：内服煎汤，3 ～ 10 g。外用适量，煎汤熏洗。

木姜子叶：内服煎汤，10 ～ 15 g。外用适量，煎汤洗；或捣敷。

| 附　注 | 本种异名：*Litsea kangdingensis* H. S. Kung。

药材木姜子，为本种的新鲜或干燥成熟果实，《贵州省中药材、民族药材质量标准》（2003 年版）中有收载。

樟科 Lauraceae 润楠属 Machilus

黄绒润楠 *Machilus grijsii* Hance

| 药 材 名 | 香槁树（药用部位：枝叶、树皮）。

| 形态特征 | 乔木。芽、小枝、叶柄、叶下面有黄褐色短绒毛。叶革质，倒卵状长圆形，长 7.5 ~ 16 cm，宽 3.7 ~ 7 cm，上面无毛，中脉和侧脉在上面凹下，在下面隆起；叶柄稍粗壮，长 7 ~ 18 mm。花序短，丛生小枝枝梢，长约 3 cm，密被黄褐色短绒毛；总花梗长 1 ~ 2.5 cm；花梗长约 5 mm；花被裂片薄，长椭圆形，近相等，长约 3.5 mm，两面均被绒毛，外轮的较狭。果实球形，直径约 10 mm。

| 生境分布 | 生于灌丛或密林中。德兴各地山区均有分布。

| 资源情况 | 野生资源丰富。药材来源于野生。

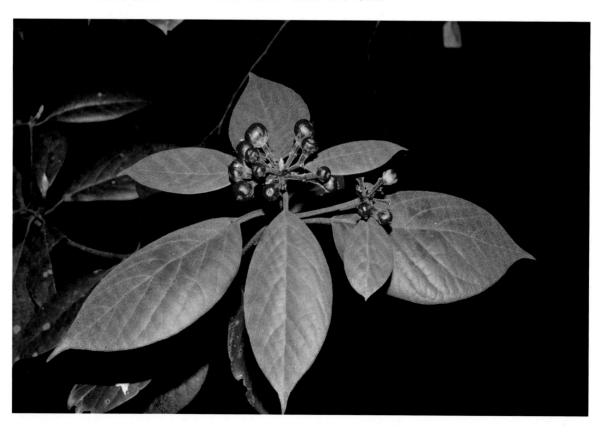

| **采收加工** | 全年均可采收，鲜用或晒干。 |

| **功能主治** | 甘、微苦，凉。散瘀，止痛，消炎。用于跌打损伤，瘀肿疼痛，口腔炎，扁桃体炎。 |

| **用法用量** | 内服煎汤，15 ~ 30 g。外用适量，捣敷。孕妇慎用。 |

| **附　注** | 本种异名：*Persea grijsii* (Hance) Kosterm.。 |

樟科 Lauraceae 润楠属 Machilus

宜昌润楠 *Machilus ichangensis* Rehd. et Wils.

| **药 材 名** | 宜昌润楠（药用部位：树皮）。

| **形态特征** | 乔木。枝细长，暗红色，具皮孔，无毛。叶互生，纸质，矩圆状披针形或披针形，长 10 ~ 24 cm，宽 2 ~ 7.5 cm，上面黄绿色，下面苍白色，无毛或被丝状毛，具羽状脉，侧脉 12 ~ 17 对；叶柄细，长约 1.5 cm。圆锥花序；总苞早落；总花梗细，红色，长 3.5 ~ 5 cm；花白色；花被片 6，长 5 ~ 6 mm，外面有丝毛；能育雄蕊 9，花药 4 室，第 3 轮雄蕊花药外向瓣裂。果实球形，直径 1.1 cm，先端有突起，基部具宿存外曲的花被片。

| **生境分布** | 生于海拔 500 ~ 1 400 m 的山坡或山谷的疏林内。分布于德兴三清山北麓等。

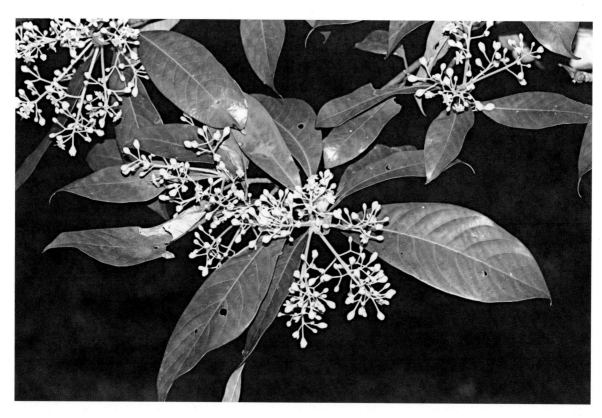

| **资源情况** | 野生资源一般。药材来源于野生。 |

| **采收加工** | 冬季采剥，鲜用或阴干。 |

| **功能主治** | 舒经络，止呕吐。用于跌打损伤，细菌性痢疾。 |

| **用法用量** | 内服煎汤，3～9g；孕妇慎用。外用适量，研末调敷。 |

| **附　注** | 本种异名：*Persea ichangensis* (Rehder et Wilson) Kosterm.。 |

薄叶润楠 *Machilus leptophylla* Hand.-Mazz.

| **药 材 名** | 茱卷皮（药用部位：树皮）、大叶楠根（药用部位：根）。

| **形态特征** | 小乔木。枝粗壮，暗褐色，无毛。叶互生或于当年枝轮生，坚纸质，倒卵状矩圆形，长 12 ～ 30 cm，宽 3.5 ～ 8 cm，上面深绿色，下面苍白色，初有疏银白色绢毛，在叶脉较密，后渐脱落；叶柄长 1 ～ 3 cm，无毛。圆锥花序腋生，花被片 6；能育雄蕊 9，花药 4 室，2 上 2 下排列，第 3 轮雄蕊花药外向瓣裂。果实球形，直径约 1 cm；果柄长 5 ～ 10 mm；宿存花被片外曲。

| **生境分布** | 生于海拔 400 ～ 1 200 m 的阴坡山谷混交林中。分布于德兴大茅山、三清山北麓等。

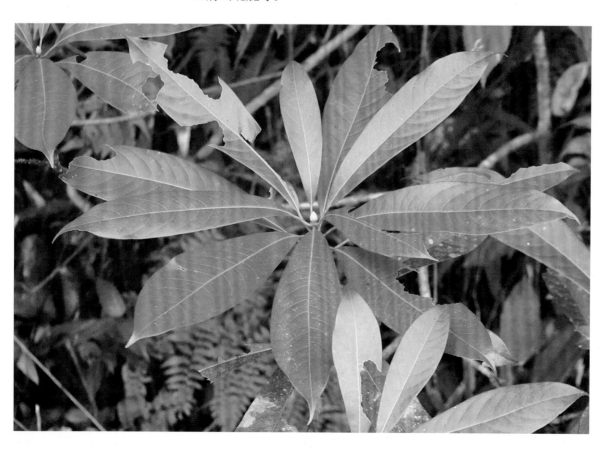

| 资源情况 | 野生资源一般。药材来源于野生。

| 采收加工 | **茱卷皮**：4 月中下旬剥取，用刀逐渐挖剥，至能用手插入时，其皮自落，切成长约 30 cm 的段，阴干或晒干。

大叶楠根：全年均可采挖，除去泥土、须根，刮去栓皮，切段，晒干。

| 药材性状 | **茱卷皮**：本品呈卷筒状或槽状，长 30 cm，厚约 0.3 cm，也有的呈片块状。栓皮灰黄色至灰褐色，具细纵皱纹及长圆形或圆形皮孔，栓皮脱落处呈棕色，幼枝栓皮粗糙，呈鳞片状剥落；内表面淡棕色，有细密纵纹和小形泡状突起。质硬脆，易折断，断面纤维性，黄白色。有樟木香气。

| 功能主治 | **茱卷皮**：辛、苦，微温；有小毒。活血，散瘀，止痢。用于跌打损伤，细菌性痢疾。

大叶楠根：辛、苦，微温。归肺、心经。消肿解毒。用于跌打，疮疖，痢疾。

| 用法用量 | **茱卷皮**：内服煎汤，3 ~ 9 g；孕妇慎用。外用适量，研末调敷。

大叶楠根：外用适量，酒调敷；或鲜品捣敷；或用根磨汁涂敷。

| 附　　注 | 本种异名：*Persea leptophylla* (Hand.-Mazz.) Kosterm.。

樟科 Lauraceae 润楠属 Machilus

刨花润楠 *Machilus pauhoi* Kanehira

| **药 材 名** | 白楠木（药用部位：茎）。

| **形态特征** | 乔木；除芽和花序外，其余均无毛。叶互生，丛聚于枝端，硬革质，披针形或矩圆状披针形，长 7.5 ~ 10 cm，宽 2 ~ 3 cm，上面深绿色，下面带绿苍白色；叶柄长 1.2 ~ 2.5 cm。花序总状，与叶近等长，有 8 ~ 10 花；花梗细，长 8 ~ 13 mm；花被片 6，卵状披针形或狭披针形；能育雄蕊 9，花药 4 室，第 3 轮雄蕊花药外向瓣裂。果实球形，直径 1 ~ 1.3 cm，黑色，基部具宿存外曲花被片。

| **生境分布** | 生于土壤湿润肥沃的山坡灌丛或山谷疏林中。分布于德兴三清山北麓等。

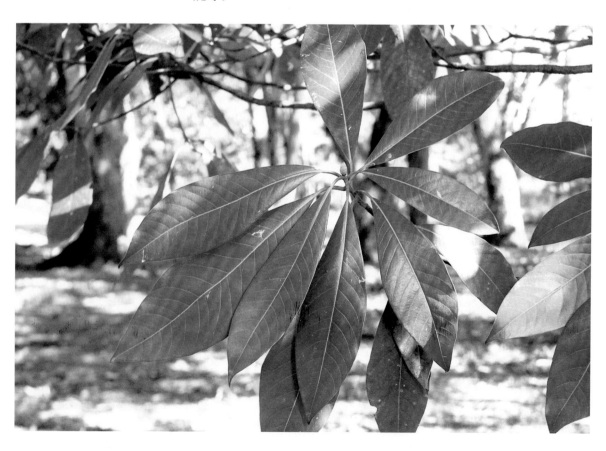

| **资源情况** | 野生资源一般。药材来源于野生。

| **采收加工** | 全年均可采收，用宽刨刀刨成宽约 4 cm 的薄片，晒干。

| **功能主治** | 甘、微辛，凉。清热解毒，润燥通便。用于烫火伤，大便秘结。

| **用法用量** | 外用适量，冷开水浸泡，取液涂；或用浸液灌肠。

| **附　　注** | 本种异名：*Persea pauhoi* (Kaneh.) Kosterm.、*Machilus polyneura* H. T. Chang。

樟科 Lauraceae 润楠属 Machilus

红楠 *Machilus thunbergii* Sieb. et Zucc.

| **药 材 名** | 红楠皮（药用部位：根皮、树皮）。

| **形态特征** | 乔木。树皮初时灰白色而平滑，后渐变为淡黄灰色；枝条粗壮，小枝无毛。叶互生，革质，倒卵形或椭圆形，长 6 ~ 10 cm，宽 2 ~ 5 cm，上面深绿色，有光泽，下面带绿苍白色，无毛；叶柄长 1 ~ 2.5 cm。圆锥花序腋生，具长总花梗；花被片 6，狭矩圆形，长 5 ~ 7 mm；能育雄蕊 9，花药 4 室，第 3 轮雄蕊花药外向瓣裂。果实球形，直径约 10 mm，成熟时蓝黑色，基部具宿存外曲花被片。

| **生境分布** | 生于海拔 800 m 以下的山地阔叶混交林中。分布于德兴大茅山等。

| **资源情况** | 野生资源一般。药材来源于野生。

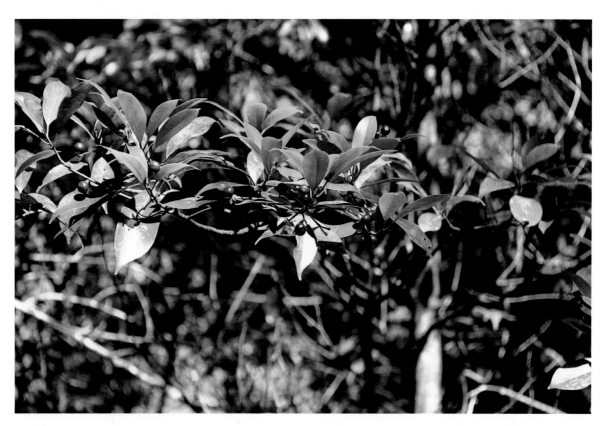

| 采收加工 | 全年均可采剥，刮去栓皮，阴干。

| 功能主治 | 辛、苦，温。归肝、脾、胃经。温中顺气，舒筋活血，消肿止痛。用于呕吐腹泻，小儿吐乳，胃呆食少，挫扭伤，脚肿。

| 用法用量 | 内服煎汤，10 ~ 15 g；孕妇禁服。外用适量，捣敷；或煎汤熏洗。

| 附　　注 | 本种异名：*Machilus taiwanensis* Kamikoti、*Persea arisanensis* (Hayata) Kosterm.、*Persea thunbergii* (Siebold et Zucc.) Kosterm.、*Machilus kwashotensis* Hayata、*Machilus arisanensis* (Hayata) Hayata、*Machilus nanshoensis* Kaneh.。
本种为江西省Ⅲ级保护植物。

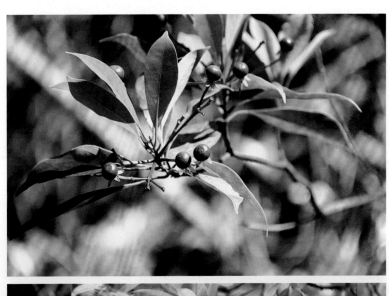

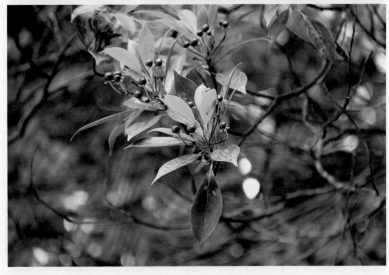

樟科 Lauraceae 润楠属 Machilus

绒毛润楠 *Machilus velutina* Champ. ex Benth.

| 药 材 名 | 绒毛桢楠（药用部位：根、叶。别名：野枇杷）。

| 形态特征 | 乔木；枝、芽、叶下面和花序均有锈色密绒毛。叶互生，革质，矩圆形、卵状矩圆形或倒卵形，长 7.5 ~ 13 cm，宽 2.2 ~ 4.5 cm；叶柄长 1 ~ 1.2 cm。圆锥花序短，长 2 ~ 3 cm，密集在小枝先端，近无总花梗；花黄绿色，有香味；花被片 6，宿存，反曲，有锈色绒毛，内轮花被片卵形，长约 6 mm，宽约 3 mm，外轮花被片较小而狭；能育雄蕊 9；子房淡红色。果实球形，直径 4 mm，紫红色。

| 生境分布 | 生于低海拔的山坡或谷地疏林中。德兴各地山区均有分布。

| 资源情况 | 野生资源较丰富。药材来源于野生。

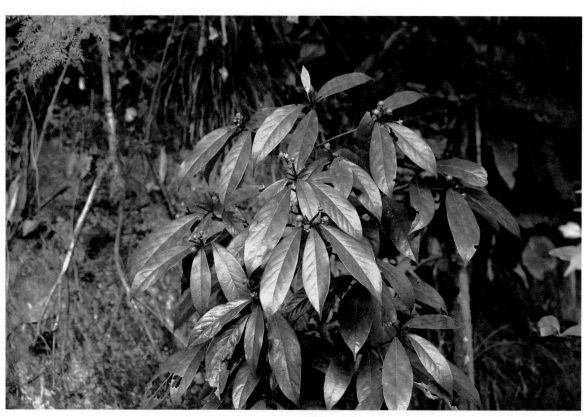

| **采收加工** | 全年均可采收，鲜用或晒干。

| **功能主治** | 苦、辛，凉。归肺、肝、胃经。化痰止咳，消肿止痛，止血。用于咳嗽痰多，痈疽疮肿，骨折，烫火伤，外伤出血。

| **用法用量** | 内服煎汤，根 9 ~ 12 g，叶 6 ~ 9 g。外用适量，研末调搽；或煎汤洗。

| **附　　方** | （1）治支气管炎：绒毛桢楠叶（去毛）、桑叶、野菊花叶各 9 g。煎汤服，每日 1 剂。
（2）治烫火伤：绒毛桢楠根或叶适量，研末，麻油调搽或煎汤洗。[方（1）~（2）出自《江西草药》]

| **附　　注** | 本种异名：*Persea velutina* (Champ. ex Benth.) Kosterm.、*Actinodaphne magniflora* C. K. Allen。

新木姜子 *Neolitsea aurata* (Hay.) Koidz.

| 药 材 名 | 新木姜子（药用部位：根、树皮）。

| 形态特征 | 乔木。幼枝黄褐色或红褐色，有锈色短柔毛；顶芽圆锥形，鳞片外面被丝状短柔毛，边缘有锈色睫毛。叶互生或聚生枝顶呈轮生状，长圆形、椭圆形至长圆状披针形或长圆状倒卵形，长 8 ~ 14 cm，下面密被金黄色绢毛，离基三出脉，叶柄长 8 ~ 12 mm，被锈色短柔毛。伞形花序 3 ~ 5 簇生枝顶或节间；总梗短，长约 1 mm；苞片圆形，外面被锈色丝状短柔毛，内面无毛；每花序有 5 花；花梗长 2 mm，有锈色柔毛；花被裂片 4，椭圆形，长约 3 mm，外面中肋有锈色柔毛，内面无毛；能育雄蕊 6。果实椭圆形，长 8 mm；果托浅盘状，直径 3 ~ 4 mm；果柄长 5 ~ 7 mm。

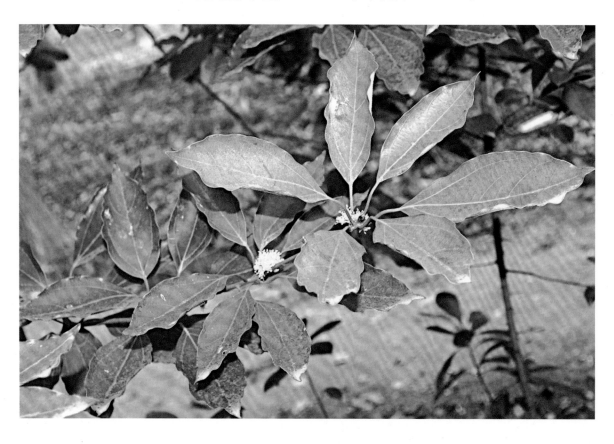

| 生境分布 | 生于海拔 500 ~ 1 700 m 的山坡林缘或杂木林中。德兴各地山区均有分布。

| 资源情况 | 野生资源一般。药材来源于野生。

| 采收加工 | 全年均可采收，洗净，鲜用或切段晒干。

| 功能主治 | 辛，温。归肝、脾经。行气止痛，利水消肿。用于脘腹胀痛，水肿。

| 用法用量 | 内服煎汤，根 9 ~ 30 g，树皮 9 ~ 12 g；或研末冲服。

| 附　　注 | 本种异名：*Tetradenia aurata* (Hayata) Hayata、*Neolitsea kwangtungensis* H. T. Chang、*Litsea aurata* Hayata、*Neolitsea sericea* (Bl.) Koidz. var. *aurata* (Hayata) Hatus.、*Neolitsea aurata* (Hay.) Koidz. f. *glabrescens* H. Liou。

樟科 Lauraceae 新木姜子属 *Neolitsea*

浙江新木姜子

Neolitsea aurata (Hay.) Koidz. var. *chekiangensis* (Nakai) Yang et P. H. Huang

| **药材名** | 新木姜子（药用部位：根、树皮）。

| **形态特征** | 本变种与新木姜子的不同在于叶片披针形或倒披针形，较狭窄，宽 0.9 ~ 2.4 cm，下面薄被棕黄色丝状毛，毛易脱落至近无毛，具白粉。

| **生境分布** | 生于海拔 500 ~ 1 300 m 的山地杂木林中。分布于德兴大茅山及畈大、绕二等。

| **资源情况** | 野生资源一般。药材来源于野生。

| **采收加工** | 全年均可采收，洗净，鲜用或切段晒干。

| **功能主治** | 辛，温。归肝、脾经。行气止痛，利水消肿。用于脘腹胀痛，水肿。

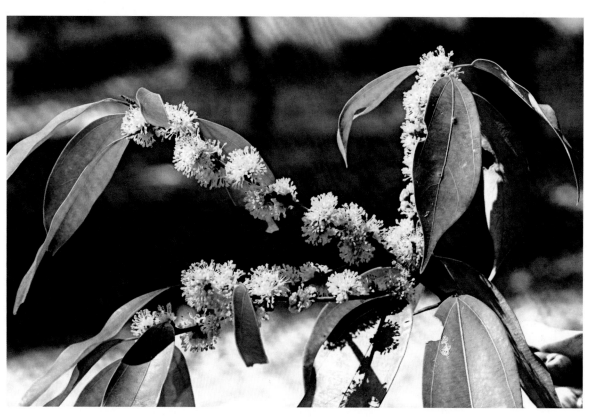

| 用法用量 | 　　内服煎汤，根 9 ~ 30 g，树皮 9 ~ 12 g；或研末冲服。

| 附　　注 | 　　本种异名：*Neolitsea chekiangensis* Nakai。

樟科 Lauraceae 新木姜子属 Neolitsea

云和新木姜子

Neolitsea aurata (Hay.) Koidz. var. *paraciculata* (Nakai) Yang et P. H. Huang

| 药 材 名 | 云和新木姜子（药用部位：根）。

| 形态特征 | 本变种与新木姜子的不同在于幼枝、叶柄均无毛，叶片通常较窄，下面疏生黄色丝状毛，易脱落至近无毛，具白粉。

| 生境分布 | 生于海拔 500 ~ 1 900 m 的山地杂木林中。分布于德兴大茅山及贩大、绕二等。

| 资源情况 | 野生资源一般。药材来源于野生。

| 采收加工 | 全年均可采挖，阴干。

| 功能主治 | 行气止痛，利水消肿。用于胃脘胀痛，水肿。

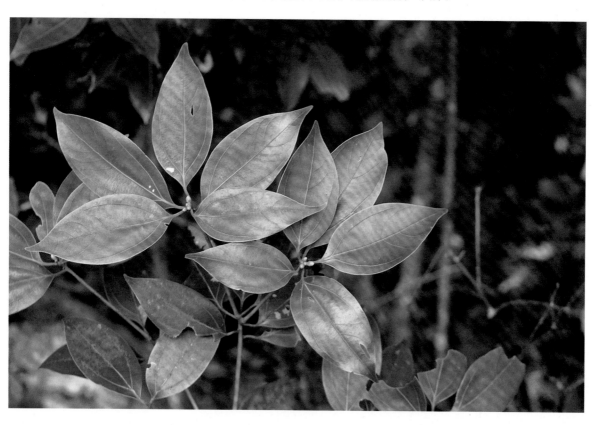

| 用法用量 | 内服煎汤，9 ~ 30 g。

| 附　　注 | 本种异名：*Neolitsea paraciculata* Nakai。

樟科 Lauraceae 楠属 Phoebe

湘楠

Phoebe hunanensis Hand.-Mazz.

| **药 材 名** | 湘楠（药用部位：根、叶）。

| **形态特征** | 小乔木或灌木。小枝干红褐色或红黑色，无毛。叶倒宽披针形，稀倒卵状披针形，长 8 ~ 23 cm，先端短渐尖，有时尖头呈镰状，幼叶下面被平伏银白色绢状毛，老叶两面无毛或下面稍被平伏柔毛，苍白色或被白粉；叶柄长 0.7 ~ 2 cm，被毛。花序长 8 ~ 14 cm，近总状或上部分枝，无毛；花被片外面无毛或上部疏被柔毛，内面被毛，具缘毛。果实卵圆形，长 1 ~ 1.2 cm；果柄稍粗；宿存花被片松散，纵脉明显，常有缘毛。

| **生境分布** | 生于沟谷或水边。分布于德兴大茅山、三清山北麓及占才、十八亩段等。

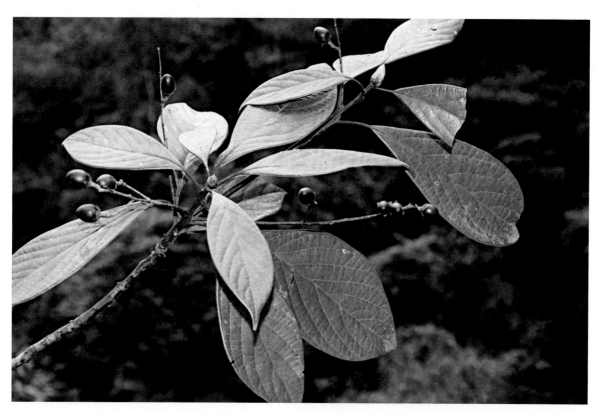

| **资源情况** | 野生资源一般。药材来源于野生。 |

| **采收加工** | 全年均可采收，阴干。 |

| **功能主治** | 顺气，祛湿。用于风湿痛。 |

| **用法用量** | 内服煎汤，9～15 g；孕妇慎服。外用适量，煎汤熏洗。 |

樟科 Lauraceae 楠属 Phoebe

紫楠 *Phoebe sheareri* (Hemsl.) Gamble

| 药 材 名 | 紫楠叶（药用部位：叶）、紫楠根（药用部位：根）。

| 形态特征 | 乔木。幼枝和幼叶密被锈色绒毛，后毛渐脱落。叶互生，革质，倒卵形至倒披针形，长 8 ~ 22 cm，宽 4 ~ 8 cm，仅两面中脉上有稀疏锈色绒毛。腋生圆锥花序密被锈色绒毛；花被片 6，相等，卵形，长约 3 mm，两面有毛；能育雄蕊 9，第 3 轮雄蕊外向瓣裂。果实肉质，卵形，长约 9 mm，基部包围带宿存直立裂片的杯状花被管；果柄有绒毛。

| 生境分布 | 生于海拔 1 000 m 以下的山地阔叶林中。德兴各地山区均有分布。

| 资源情况 | 野生资源较丰富。药材来源于野生。

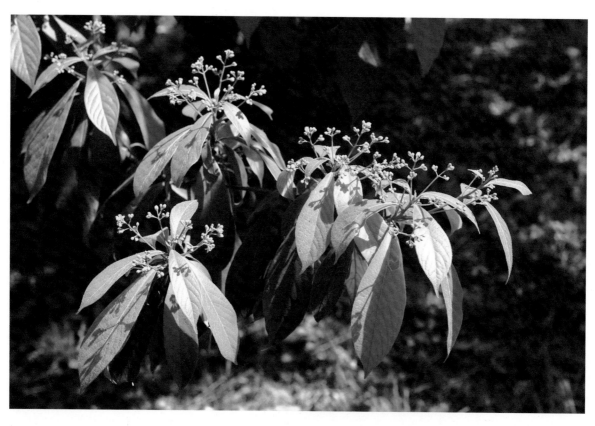

| 采收加工 | 紫楠叶：全年均可采收，晒干。
紫楠根：全年均可采挖，鲜用或晒干。

| 功能主治 | 紫楠叶：辛，微温。归肝经。顺气，暖胃，祛湿，散瘀。用于气滞脘腹胀痛，脚气浮肿，转筋。
紫楠根：辛，温。归肝经。活血祛瘀，行气消肿，催产。用于跌打损伤，水肿腹胀，孕妇过月不产。

| 用法用量 | 紫楠叶：内服煎汤，15 ~ 30 g；孕妇慎服。外用适量，煎汤熏洗。
紫楠根：内服煎汤，10 ~ 15 g，鲜品 30 ~ 60 g；孕妇忌服。

| 附 方 | （1）治跌打损伤：鲜紫楠根 60 g。捣烂煎汤，米酒为引服。
（2）催产：鲜紫楠根 30 g。煎汤服。［方（1）~（2）出自《草药手册》（江西）］

| 附 注 | 本种异名：*Machilus sheareri* Hemsl.。

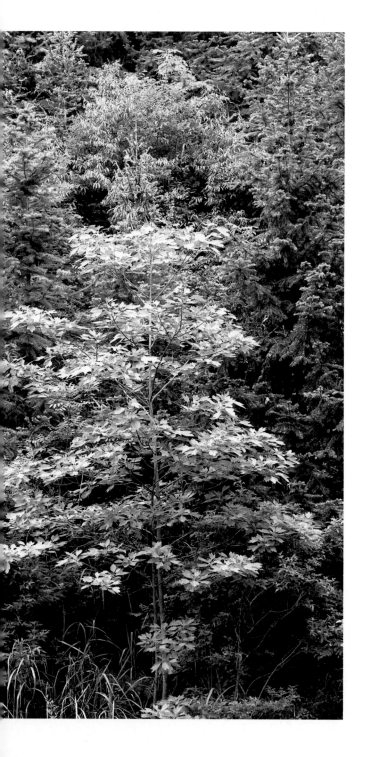

樟科 Lauraceae 檫木属 Sassafras

檫木
Sassafras tzumu (Hemsl.) Hemsl.

| 药 材 名 |

檫树（药用部位：根、茎、叶）。

| 形 态 特 征 |

落叶乔木。树皮黄绿色，有光泽，老后变为灰色，有纵裂。叶于枝端互生，卵形或倒卵形，长 10 ~ 20 cm，宽 5 ~ 12 cm，全缘或 1 ~ 3 浅裂。短圆锥花序顶生，先叶发出；花两性，或功能上雌雄异株；花被片 6，披针形，长 3.5 mm；能育雄蕊 9，不育雄蕊 3；子房卵形，花柱长。果实近球形，直径约 5 mm，蓝黑色而带白色蜡状粉末，生于杯状果托上；果柄长，上端渐增粗，果托和果柄红色。

| 生 境 分 布 |

生于海拔 150 ~ 1 900 m 的疏林或密林中。德兴各地山区均有分布，常栽培于房前屋后。

| 资 源 情 况 |

野生资源丰富，栽培资源丰富。药材来源于栽培。

| 采 收 加 工 |

秋、冬季采挖根，洗净泥沙，切段，晒干；

秋季采集茎、叶，切段，晒干。

| **功能主治** | 辛、甘，温。祛风除湿，活血散瘀，止血。用于风湿痹痛，跌打损伤，腰肌劳损，半身不遂，外伤出血。

| **用法用量** | 内服煎汤或浸酒，15～30 g；孕妇禁服。外用适量，捣敷。

| **附　注** | 本种异名：*Pseudosassafras laxiflora* (Hemsl.) Nakai、*Pseudosassafras tzumu* (Hemsl.) Lecomte、*Litsea laxiflora* Hemsl.、*Lindera tzumu* Hemsl.、*Lindera camphorata* H. Lév.、*Pseudosassafras laxiflorum* (Hemsley) Nakai。
本种为陕西省濒危级保护植物。

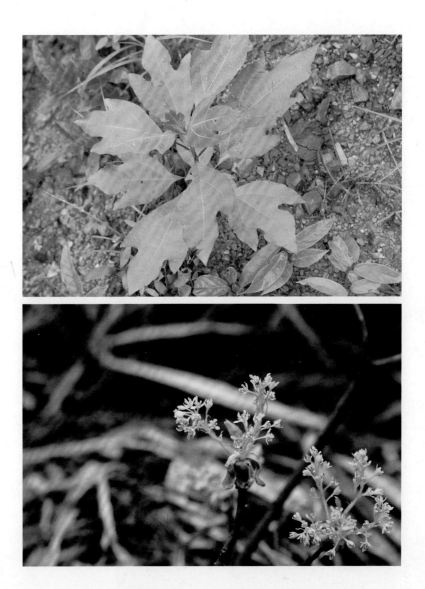

毛茛科 Ranunculaceae 乌头属 Aconitum

赣皖乌头 *Aconitum finetianum* Hand.-Mazz.

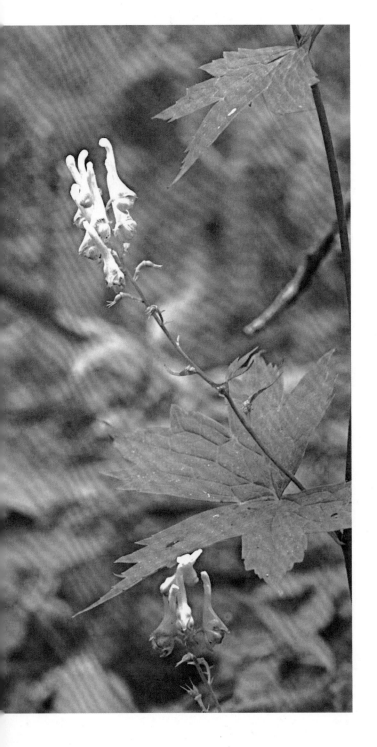

药材名

破叶莲（药用部位：块根。别名：乌头、草乌子）。

形态特征

多年生草本。根圆柱形。茎缠绕，长约 1 m，疏被反曲短柔毛，中部以下几无毛。茎下部叶具长柄，叶片五角状肾形，长 6 ～ 10 cm，宽 10 ～ 18 cm，两面疏被紧贴的短毛，叶柄长达 30 cm；茎上部叶渐变小。总状花序具 4 ～ 9 花；轴和花梗均密被淡黄色反曲贴伏的短柔毛；花梗长 3.5 ～ 8 mm；小苞片小，线形；萼片白色带淡紫色，被紧贴的短柔毛，上萼片圆筒形，高 1.3 ～ 1.5 cm，中部直径 2.5 ～ 3（～ 5）mm，侧萼片倒卵形，下萼片窄椭圆形；花瓣与上萼片等长，无毛，距与唇近等长或比唇稍长；心皮 3，子房疏被紧贴的淡黄色短柔毛。蓇葖果长 0.8 ～ 1.1 cm；种子倒圆锥状三棱形，长约 1.5 mm，生横窄翅。

生境分布

生于海拔 850 ～ 1 600 m 的山地阴湿处。分布于德兴大茅山等。

| **资源情况** | 野生资源一般。药材来源于野生。 |

| **采收加工** | 春、秋季采挖，除去残茎及须根，洗净，晒干或炕干。 |

| **药材性状** | 本品呈长倒圆锥形，下部偶有分枝，长 5 ~ 20 cm，直径 2 ~ 4 cm。表面棕褐色至棕黑色，粗糙，有时因后生皮层脱落而露出中柱，扭裂成辫子状。质轻而松脆。 |

| **功能主治** | 辛、苦，大热；有毒。归肝、脾、大肠经。祛风止痛，和血败毒。用于风湿痹痛，跌打损伤，肠炎，细菌性痢疾。 |

| **用法用量** | 内服煎汤，6 ~ 9 g。外用适量，捣敷。本种有毒，外敷时间不宜过长。 |

| **附　注** | 本种异名：*Aconitum sioseanum* Migo。 |

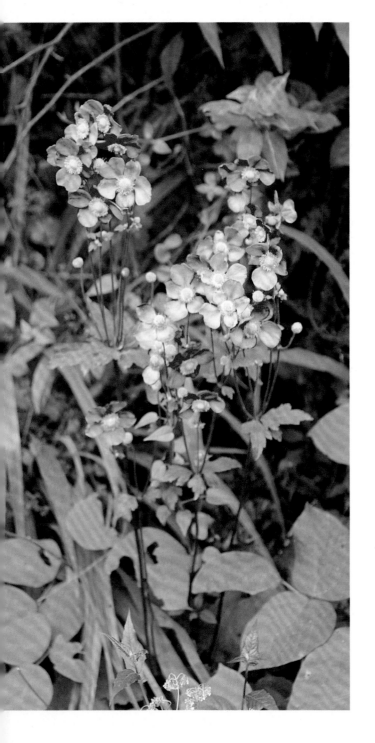

毛茛科 Ranunculaceae 银莲花属 Anemone

打破碗花花 *Anemone hupehensis* Lem.

| 植物别名 |

山棉花、野棉花。

| 药 材 名 |

打破碗花花（药用部位：全草或根）。

| 形态特征 |

多年生草本。基生叶 3 ~ 5，长 12 ~ 40 cm，具长柄，为三出复叶或少数为单叶；小叶卵形，长 4 ~ 12 cm，宽 2.5 ~ 12 cm，不分裂或不明显 3 或 5 浅裂，边缘具牙齿，下面疏生短毛。花葶高 20 ~ 80 cm，疏生短柔毛；聚伞花序 2 ~ 3 回分枝；总苞片（2 ~ ）3，具柄，叶状；萼片 5，红紫色，长 2 ~ 3 cm，外面密生柔毛；无花瓣；雄蕊多数；心皮多数。聚合果球形；瘦果长约 3.5 mm，密生绵毛。

| 生境分布 |

生于海拔 400 ~ 1 800 m 的低山或丘陵的草坡或沟边。分布于德兴畈大、绕二等。

| 资源情况 |

野生资源一般。药材来源于野生。

采收加工	6 ~ 8 月花开放前采挖根，除去茎叶、须根及泥土，晒干；夏、秋季茎叶茂盛时采挖全草，除去泥沙，晒干。

采收加工　6 ~ 8 月花开放前采挖根，除去茎叶、须根及泥土，晒干；夏、秋季茎叶茂盛时采挖全草，除去泥沙，晒干。

药材性状　本品全草长可达 1 m。根呈长圆柱形，平直或弯曲，直径 0.5 ~ 2 cm，长 5 ~ 15 cm，根头部有 1 至数个茎基；表面灰棕色；质坚硬，不易折断。茎纤细，长 40 ~ 80 cm，下部较粗，直径约 4 mm；表面密生短柔毛。基生叶为三出复叶或单叶，长 10 ~ 40 cm；小叶卵形或狭卵形，长 4 ~ 12 cm，宽 2.5 ~ 12 cm。茎生叶多为单叶；少有三出复叶，长 4 ~ 8 cm，宽 1 ~ 8 cm，上表面深绿色，下表面灰绿色，均被细毛茸，边缘有锯齿。聚伞花序顶生，2 ~ 3 回分枝或成单花。气微，味微苦、涩。

功能主治　苦、辛，平；有小毒。归脾、胃、大肠经。清热利湿，解毒杀虫，消肿散瘀。用于痢疾，泄泻，疟疾，蛔虫病，疮疖痈肿，瘰疬，跌打损伤，急性黄疸性肝炎。

用法用量　内服煎汤，3 ~ 9 g；或研末；或浸酒；孕妇慎服，肾炎及肾功能不全者禁服。外用适量，煎汤洗；或捣敷；或鲜叶捣烂取汁涂。

附　注　本种异名：*Anemone japonica* Houtt. var. *hupehensis* Lemoine。

药材打破碗花花，为本种的干燥或新鲜全草或根，《中华人民共和国药典》（1977 年版）、《广西壮族自治区壮药质量标准·第二卷》（2011 年版）中有收载，《水飞蓟等二十二种甘肃省中药材质量标准（试行）》（1992 年版）以"甘肃白头翁"之名收载之，本种同属植物大火草 *Anemone tomentosa* (Maxim.) Péi 也为甘肃白头翁的基原植物，与本种同等药用，该标准使用植物中文异名"野棉花"。

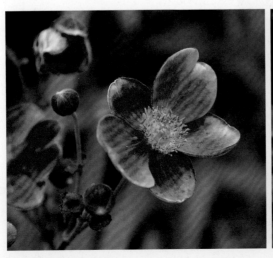 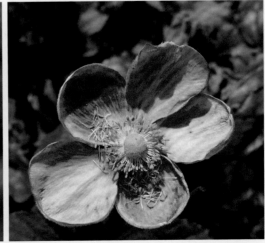

毛茛科 Ranunculaceae 银莲花属 *Anemone*

秋牡丹

Anemone hupehensis Lem. var. *japonica* (Thunb.) Bowles et Stearn

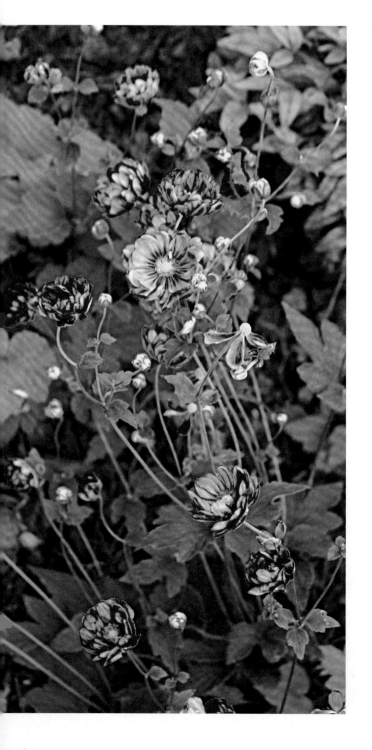

| 药 材 名 |

秋牡丹根（药用部位：根）。

| 形态特征 |

本变种与打破碗花花的区别为花重瓣，萼片约20，紫色或紫红色；基生叶为三出复叶。

| 生境分布 |

栽培，有时逸生于村旁、路边、荒地、溪沟边等。德兴香屯有栽培并逸为野生。

| 资源情况 |

野生资源一般，栽培资源丰富。药材主要来源于栽培。

| 采收加工 |

夏、秋季采挖，洗净，鲜用或晒干。

| 药材性状 |

本品呈长圆柱形，稍扭曲，长 10 ~ 16 cm，直径 1 ~ 1.8 cm。表面灰棕色或棕褐色，粗糙，有纵纹。根头部有分枝，其上有白色绒毛及未去净的叶基。质脆，易折断，断面平坦，中间可见白心。无臭，味苦、微涩。

| **功能主治** | 苦，寒；有毒。杀虫，清热解毒。用于蛔虫病，蛲虫病，体癣，股癣，中暑发热。 |

| **用法用量** | 内服煎汤，3 ~ 9 g；或研末，0.6 ~ 1.5 g，温开水送服；孕妇禁服。外用适量，捣汁涂；或研末外搽。 |

| **附　注** | 本种异名：*Atragene japonica* Thunb.、*Anemone japonica* Houtt.、*Anemone scabiosa* H. Lév. et Vaniot、*Anemone hupehensis* Lem. var. *simplicifolia* W. T. Wang、*Anemone hupehensis* Lem. f. *alba* W. T. Wang。 |

毛茛科 Ranunculaceae 铁线莲属 Clematis

女萎
Clematis apiifolia DC.

药 材 名	女萎（药用部位：地上部分。别名：山木通）。
形态特征	藤本。小枝和花序密生紧贴的微柔毛。叶对生，为三出复叶，长 5 ～ 13 cm；小叶卵形，长达 6 cm，宽达 4.6 cm，不明显 3 浅裂或 不分裂，边缘有粗锯齿，上面近无毛，下面疏生短柔毛；叶柄长 1.5 ～ 6 cm。圆锥花序具多数花；花直径约 1 cm；萼片 4，白色， 狭倒卵形，长约 7 mm，外面密生短柔毛；无花瓣；雄蕊多数，长 4 ～ 6 mm，无毛。瘦果长约 2 mm，有短毛，宿存花柱长约 1.2 cm。
生境分布	生于海拔 170 ～ 1 000 m 的山野林边。德兴各地均有分布。
资源情况	野生资源一般。药材来源于野生。

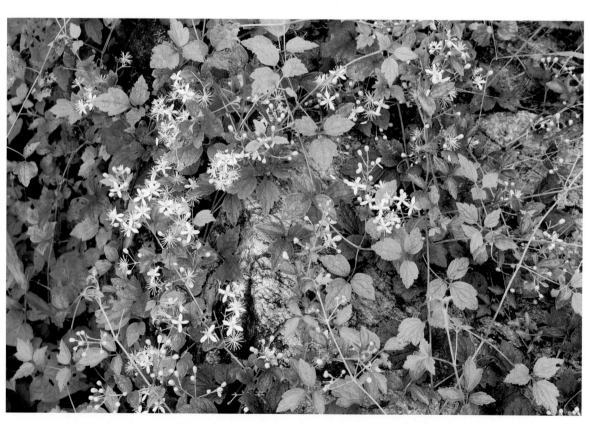

| 采收加工 | 夏、秋季采割，除去杂质，扎成小捆，晒干。

| 药材性状 | 本品藤茎呈类方形，长可达数米，缠绕或成段，直径 1 ~ 5 mm；表面灰绿色或棕绿色，通常有 6 较明显的纵棱，被白色柔毛；质脆，易断，断面不平坦，木部黄白色，可见多数细导管孔，髓部疏松。叶对生，三出复叶，叶片多皱缩破碎，完整叶片卵形或宽卵形，顶生小叶片较两侧小叶片大，常不明显 3 浅裂，边缘有缺刻状粗锯齿或牙齿，暗绿色，两面有短柔毛；总叶柄长 2 ~ 9 cm，常扭曲。有的带有花果。气微，味微苦、涩。

| 功能主治 | 辛，温；有小毒。归肝、脾、大肠经。祛风除湿，温中理气，利尿，消食。用于风湿痹证，吐泻，痢疾，腹痛肠鸣，小便不利，水肿。

| 用法用量 | 内服煎汤，15 ~ 30 g。外用适量，鲜品捣敷；或煎汤熏洗。内服剂量不可过大，否则会引起胃部不适、呕吐、腹泻、食欲大减、头痛、胸闷、四肢无力或面部浮肿。

| 附　注 | 本种异名：*Clematis apiifolia* DC. subsp. *niponensis* Kuntze、*Clematis apiifolia* DC. subsp. *franchetii* Kuntze。
药材女萎，为本种的干燥地上部分，《江苏省中药材标准》（1989 年版）中有收载。

毛茛科 Ranunculaceae 铁线莲属 Clematis

钝齿铁线莲
Clematis apiifolia DC. var. *obtusidentata* Rehd. et Wils.

| 药 材 名 | 棉花藤（药用部位：藤茎）、鱼屋利（药用部位：地上部分）。

| 形态特征 | 本变种与女萎的区别在于小叶片较大，长5 ~ 13 cm，宽3 ~ 9 cm，通常下面密生短柔毛，边缘有少数钝牙齿。

| 生境分布 | 生于400 ~ 1 200 m的山坡林中或沟边。分布于德兴大茅山等。

| 资源情况 | 野生资源一般。药材来源于野生。

| 采收加工 | **棉花藤：** 秋季采集，刮去外皮，晒干。
鱼屋利： 秋季采收，除去杂质，干燥。

| 药材性状 | **棉花藤：** 本品呈细长圆柱形，略扭曲，直径1 ~ 4 mm；表面黄绿色

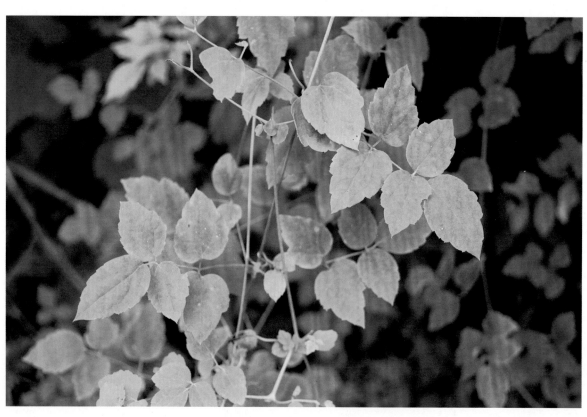

或绿褐色，有纵棱及节，质脆，易折断。叶对生，为三出复叶，具长柄；小叶片黄绿色或灰绿色，密被柔毛，边缘有疏锯齿。气微，味微苦。

鱼屋利：本品茎呈长圆柱形，略扭曲，长短不一，直径 0.2～3.5 cm，表面浅黄棕色至黄褐色。外皮易纵向撕裂，有纵棱和纵槽，节处多膨大，有叶痕及侧枝痕。质硬，不易折断，断面木质部占大部分，呈放射状，浅黄棕色或黄色，有众多的针状小孔。叶为三出复叶，对生，卵状披针形，长 5～13 cm，宽 0.5～2.5 cm，先端尖，边缘疏锯齿或微呈波状，上表面绿色，下表面灰绿色。无臭，味淡。

| **功能主治** | **棉花藤**：苦，凉；有小毒。归脾、肝、膀胱经。消食止痢，利尿消肿，通经下乳。用于食滞腹胀，泄泻痢疾，湿热淋证，水肿，妇女闭经、乳汁不通。

鱼屋利：苦，寒。归肝、肾、膀胱经。清热利尿，行气通淋。用于膀胱湿热，尿急尿痛，淋漓不尽，牙龈肿痛。

| **用法用量** | **棉花藤**：内服煎汤，6～15 g；孕妇慎服。

鱼屋利：内服煎汤，10～20 g。外用适量，捣敷。

| **附　　注** | 本种异名：*Clematis obtusidentata* (Rehder et E. H. Wilson) H. Eichler、*Clematis grata* Wall. var. *argentilucida* (H. Lév. et Van.) Reid。

药材棉花藤，为本种的干燥藤茎，《中华人民共和国卫生部药品标准·中药成方制剂·第一册·附录》、《湖南省中药材标准》（1993 年版、2009 年版）以"山木通"之名收载之，上述 3 个标准分别以钝齿铁线莲 *Clematis obtusidentata* (Rehd.et Wils.) Hj. Eichler、钝齿女萎 *Clematis obtusidentata* (Rehd. et Wils.) H. Eichler、钝齿铁线莲 *Clematis apiifolia* DC. var. *argentilucida* (H. Léveille & Vaniot) W. T. Wang 为名收载本种；《广西中药材标准》（1990 年版）以"川木通"之名收载之，同属植物扬子铁线莲 *Clematis ganpiniana* (Lévl. et Vant.) Taura、南铁线莲 *Clematis meyeniana* Walp. 亦为标准中收载的川木通的基原植物，与本种同等药用。在《云南省中药材标准·第二册·彝族药》（2005 年版）中以"鱼屋利"之名被收载，药用部位为干燥地上部分。

毛茛科 Ranunculaceae 铁线莲属 Clematis

小木通 *Clematis armandii* Franch.

| **药 材 名** | 川木通（药用部位：藤茎）。

| **形态特征** | 常绿藤本，长达 5 m。叶对生，为三出复叶；小叶革质，狭卵形至披针形，长 8 ~ 12 cm，宽达 4.8 cm，基部圆形或浅心形，无毛，脉在上面隆起；叶柄长 5 ~ 7.5 cm。花序圆锥状，顶生或腋生，与叶近等长，腋生花序基部具多数鳞片；总花梗长 3.5 ~ 7 cm；下部苞片矩圆形，常 3 裂，上部苞片小，钻形；花直径 3 ~ 4 cm；萼片 4，白色，矩圆形至矩圆状倒卵形，外面边缘有短绒毛；无花瓣；雄蕊多数，无毛，花药矩圆形；心皮多数。瘦果扁椭圆形，长 3 mm，疏生伸展的柔毛，宿存羽状花柱长达 5 cm。

| **生境分布** | 生于山坡、山谷、路边灌丛中、林边或水沟旁。德兴各地山区均有分布。

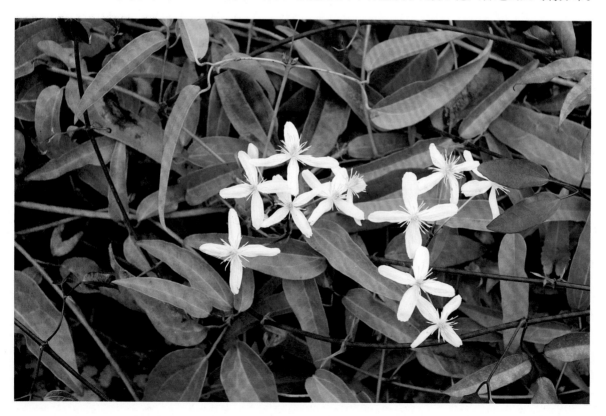

| 资源情况 | 野生资源较丰富。药材来源于野生。

| 采收加工 | 春、秋季采收，除去粗皮，晒干，或趁鲜切薄片，晒干。

| 药材性状 | 本品呈长圆柱形，略扭曲，长 50 ~ 100 cm，直径 2 ~ 3.5 cm。表面黄棕色或黄褐色，有纵向凹沟及棱线；节处多膨大，有叶痕及侧枝痕，残存皮部易撕裂。质坚硬，不易折断。切片厚 2 ~ 4 mm，边缘不整齐，残存皮部黄棕色，木部浅黄棕色或浅黄色，有黄白色放射状纹理及裂隙，其间布满导管孔，髓部较小，类白色或黄棕色，偶有空腔。气微，味淡。

| 功能主治 | 苦，寒。归心、小肠、膀胱经。利尿通淋，清心除烦，通经下乳。用于淋证，水肿，心烦尿赤，口舌生疮，经闭乳少，湿热痹痛。

| 用法用量 | 内服煎汤，3 ~ 6 g；气弱津伤、精滑遗尿、小便过多者及孕妇禁服。

| 附 注 | 本种异名：*Clematis biondiana* Pavol.、*Clematis ornithopus* Ulbr.、*Clematis armandii* Franch. var. *biondiana* (Pavol.) Rehder。
药材川木通，为本种的干燥藤茎，《中华人民共和国药典》（1963 年版至 2020 年版）、《新疆维吾尔自治区药品标准·第二册》（1980 年版）等中有收载；同属植物绣球藤 *Clematis montanan* Buch.-Ham. 亦为上述标准收载的川木通的基原植物，与本种同等药用。

毛茛科 Ranunculaceae 铁线莲属 Clematis

威灵仙 *Clematis chinensis* Osbeck

| 药 材 名 | 威灵仙（药用部位：根及根茎。别名：老虎须、大叶威灵仙）、威灵仙叶（药用部位：叶）、灵仙藤（药用部位：地上部分）。

| 形态特征 | 藤本，干时变黑。茎近无毛。叶对生，长达 20 cm，为一回羽状复叶；小叶 5，狭卵形或三角状卵形，长 1.5 ~ 10 cm，宽 1 ~ 7 cm，先端钝或渐尖，基部圆形或宽楔形，近无毛；叶柄长 4.5 ~ 6.5 cm。花序圆锥状，腋生或顶生，具多数花；花直径约 1.4 cm；萼片 4，白色，矩圆形或狭倒卵形，长约 6.5 mm，外面边缘密生短柔毛；无花瓣；雄蕊多数，无毛，花药条形；心皮多数。瘦果狭卵形，扁，长约 3 mm，疏生紧贴的柔毛，宿存羽状花柱长达 1.8 cm。

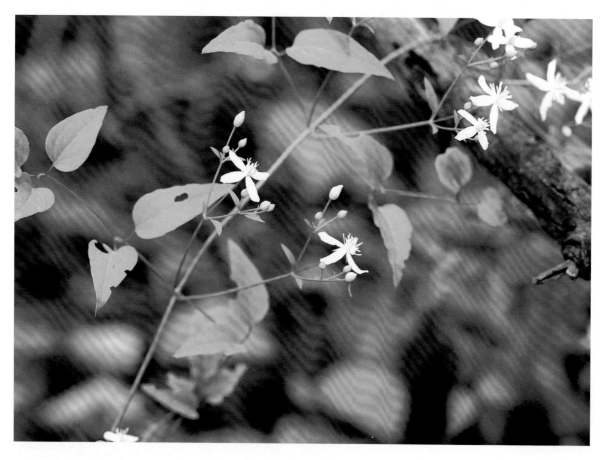

| 生境分布 | 生于山坡、山谷灌丛或沟边、路旁草丛中。德兴各地均有分布。

| 资源情况 | 野生资源较丰富。药材来源于野生。

| 采收加工 | 威灵仙：秋季采挖，除去茎叶，洗净泥土，晒干，或切段晒干。

威灵仙叶：夏、秋季采收，鲜用或晒干。

灵仙藤：夏、秋季采割，除去杂质，干燥。

| 药材性状 | 威灵仙：本品根茎呈柱状，长 1.5 ~ 10 cm，直径 0.3 ~ 1.5 cm；表面淡棕黄色，先端残留茎基，下侧着生多数细根；质较坚韧，断面纤维性。根呈细长圆柱形，稍弯曲，长 7 ~ 15 cm，直径 0.1 ~ 0.3 cm；表面黑褐色，有细纵纹，有的皮部脱落，露出黄白色木部；质硬脆，易折断，断面皮部较广，木部淡黄色，略呈方形，皮部与木部间常有裂隙。气微，味淡。

威灵仙叶：本品鲜时绿色，干后绿褐色，小叶多破碎。完整的叶片呈狭卵形或三角状卵形，长 1.5 ~ 10 cm，宽 1 ~ 7 cm，先端尖，基部圆形或宽楔形，全缘，主脉 3。微革质。气微，味淡。

灵仙藤：本品全体呈黑色。茎呈圆柱形，具棱；质脆，易折断，断面黄白色。叶对生，一回羽状复叶，小叶 3 ~ 7，多为 5，叶卵形、三角状卵形或披针形，长 1.5 ~ 10 cm，宽 1 ~ 7 cm，全缘，叶脉具毛。瘦果扁平，花柱宿存，延长成白色羽毛状。气微，味淡。

| 功能主治 | 威灵仙：辛、咸，温。归膀胱经。祛风湿，通经络。用于风湿痹痛，肢体麻木，筋脉拘挛，关节屈伸不利。

威灵仙叶：辛、苦，平。归胃、肺、胆经。利咽，解毒，活血消肿。用于咽喉肿痛，喉痹，喉蛾，鹤膝风，睑腺炎，结膜炎等。

灵仙藤：辛、咸，温。归肝、膀胱经。祛风除湿，通络止痛，利尿通淋。用于风湿痹痛，关节拘急，四肢麻木，跌打损伤，小便不利，诸骨鲠喉。

| 用法用量 | 威灵仙：内服煎汤，6 ~ 9 g，治骨鲠咽喉可用至 30 g；或入丸、散剂；或浸酒；气血亏虚者及孕妇慎服。外用适量，捣敷；或煎汤熏洗；或作发泡剂。

威灵仙叶：内服煎汤，15 ~ 30 g；或浸酒。外用适量，鲜叶捣敷在一定穴位，约 30 分钟后，局部有轻度辣感时除去药物，约 1 天后局部起小水泡。

灵仙藤：内服煎汤，6 ~ 9 g。

| 附　注 | 本种异名：*Clematis oligocarpa* H. Lév. et Vaniot、*Clematis sinensis* Lour.、*Clematis*

cavaleriei H. Lév. et Porter、*Clematis funebris* H. Lév. et Vaniot、*Clematis minor* Lour.。

药材威灵仙，为本种的干燥根及根茎，《中华人民共和国药典》（1963 年版至 2020 年版）、《新疆维吾尔自治区药品标准·第二册》（1980 年版）、《四川省中药材标准》（1987 年版）、《四川省中草药标准（试行稿）·第一批》（1977 年版）中有收载。

药材灵仙藤，为本种的干燥带叶的藤茎或地上部分，《江西省中药材标准》（1996 年版）、《湖南省中药材标准》（1993 年版、2009 年版）中有收载。

《中华人民共和国药典》规定，威灵仙药材按干燥品计算，含齐墩果酸不得少于 0.30%。

本种同属植物棉团铁线莲 *Clematis hexapetala* Pall. 和辣蓼铁线莲 *Clematis terniflora* DC. var. *mandshurica* (Rupr.) Ohwi 也为威灵仙的基原植物，与本种同等药用。威灵仙同名异物甚多，商品有"威灵仙""铁丝灵仙"和"云灵仙"几类。"威灵仙"又称"铁脚威灵仙"，为毛茛科铁线莲属多种植物的根及根茎，除上述 3 种植物外，同属植物山木通 *Clematis finetiana* Lévl. et Vaniot、柱果铁线莲 *Clematis uncinata* Champ.、圆锥铁线莲 *Clematis terniflora* DC.、毛蕊铁线莲 *Clematis lasiandra* Maxim. 的根及根茎也在不同地区作"威灵仙"使用。"铁丝灵仙"又称"铁丝威灵仙"，为百合科菝葜属多种植物的根及根茎，是我国北方地区习用药，始用于清代，常见的基原植物有：华东菝葜 *Smilax sieboldii* Miq.、短梗菝葜 *Smilax scobinicaulis* C. H. Wright、鞘柄菝葜 *Smilax stans* Maxim. 和黑叶菝葜 *Smilax nigrescens* Wang et Tang ex P. Y. Li 的根及根茎。"云灵仙"又称"草威灵"，为菊科植物显脉旋覆花 *Inula nervosa* Wall. 的根，在云南作"威灵仙"用。"铜脚威灵仙"又称"铜灵仙"，为菊科植物云南兔耳（儿）风 *Ainsliaea yunnanensis* Franch. 的根，在云南作"威灵仙"用；"草灵仙"为玄参科植物轮叶婆婆纳（草本威灵仙）*Veronicastrum sibiricum* (L.) Pennell 的根，历史上该种也是"威灵仙"的来源之一，但目前仅在部分地区作"威灵仙"用；这些种类的"威灵仙"均有一定的使用历史，但和法定品种具有明显的差异，应作为不同药材对待，不宜混用。此外，金粟兰科植物草珊瑚 *Sarcandra glabra* (Thunb.) Nakai 也有混为"威灵仙"使用的情况，属伪品。

毛茛科 Ranunculaceae 铁线莲属 *Clematis*

山木通
Clematis finetiana Lévl. et Vaniot

| **药 材 名** | 山木通（药用部位：茎、叶）、山木通根（药用部位：根及根茎）。

| **形态特征** | 藤本。茎长达 4 m，无毛。叶对生，为三出复叶，无毛；小叶薄革质，狭卵形或披针形，长 3 ~ 13 cm，宽 1.5 ~ 5.5 cm，脉在两面隆起，网脉明显；叶柄长 5 ~ 6 cm。聚伞花序腋生或顶生，具 1 ~ 3（~ 5）花；总花梗长 3 ~ 7 cm；苞片小，钻形；花梗长 2.5 ~ 5 cm；萼片 4，白色，矩圆形或披针形，长 1.4 ~ 1.8 cm，外面边缘有短绒毛；无花瓣；雄蕊多数，长约 1 cm，无毛，花药狭矩圆形。瘦果纺锤形，长约 5 mm，宿存花柱长达 1.5 cm，有黄褐色羽状柔毛。

| **生境分布** | 生于海拔 100 ~ 700 m 的山坡疏林、溪边、路旁灌丛及山谷石缝中。德兴各地均有分布。

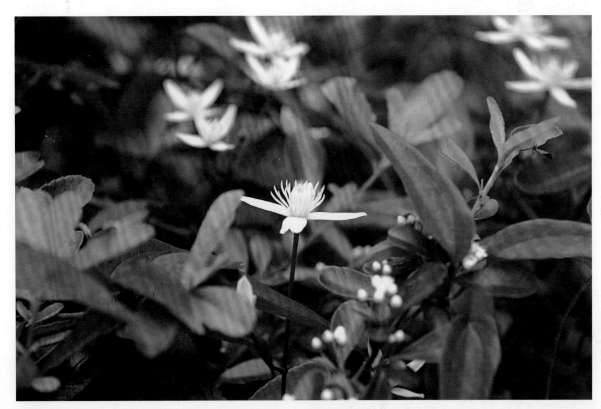

| 资源情况 | 野生资源丰富。药材来源于野生。

| 采收加工 | 山木通：全年均可采收，鲜用或晒干。
山木通根：全年均可采挖，鲜用或晒干。

| 药材性状 | 山木通：本品茎呈圆柱形，红褐色，有纵条纹，稀生短毛或无毛。叶对生，三出复叶，基部有时为单叶；叶柄旋卷；小叶片卵状披针形、狭卵形或卵形，长3～13 cm，宽1.5～5.5 cm，先端锐尖至渐尖，基部圆形、浅心形或斜肾形，全缘，无毛；稍草质，易碎。气微，味苦。
山木通根：本品根茎呈不规则圆柱形，横长，直径约2.5 cm；表面灰棕色至棕褐色，外皮常脱落而呈纤维状，先端可见木质的茎基，两侧及下方着生数条细长圆柱形根。根外表皮黑褐色，粗壮而弯曲，长10～15 cm，直径2～3 mm。质坚硬，断面不甚平坦，木部较大，纤维性，导管小孔明显。气微，味微苦。

| 功能主治 | 山木通：辛、苦，温。归肝、膀胱经。祛风活血，利尿通淋。用于关节肿痛，跌打损伤，小便不利，乳汁不通。
山木通根：辛、苦，温。祛风除湿，活络止痛，解毒。用于风湿痹痛，跌打损伤，骨鲠咽喉，走马牙疳，目生星翳。

| 用法用量 | 山木通：内服煎汤，15～30 g，鲜品可用至60 g。外用适量，鲜品捣敷，发泡。
山木通根：内服煎汤，3～15 g；或研末。外用适量，鲜品捣敷；或捣烂，布包塞鼻。

| 附　　方 | （1）治跌打损伤：鲜山木通叶60 g，茜草根15 g。水酒煎服，每日1剂。
（2）治走马牙疳：鲜山木通根适量，捣烂，捏成蚕豆大，敷前额中央部，每日1次。
（3）治风湿关节痛：山木通根9 g，枫荷梨根30 g，六月雪根30 g，牛膝根9 g，薜荔15 g，八角枫15 g，当归9 g，川芎6 g，大血藤24 g。煎汤服，每日1剂。
（4）治风湿腰痛：山木通根15 g（研末），猪腰子1对，剖开刮去白膜，药末放猪腰子内，菜叶包裹，煨熟服，忌盐。
（5）治各种骨鲠喉：山木通根、砂糖、白酒各30 g。煎汤服。［方（1）～（5）出自《江西草药》］

| 附　　注 | 本种异名：*Clematis pavoliniana* Pamp.、*Clematis meyeniana* Walp. var. *pavoliniana* (Pamp.) Sprague。

药材山木通根，为本种的干燥根及根茎，《湖南省中药材标准》（1993 年版、2009 年版）、《浙江省中药材标准》（2000 年版）以"威灵仙"之名收载之。

药材山木通，为本种的干燥地上部分，《湖南省中药材标准》（1993 年版、2009 年版）、《江西省中药材标准》（1996 年版）以"灵仙藤"之名收载之，湖南的标准使用植物中文异名"铁皮威灵仙"。

单叶铁线莲

Clematis henryi Oliver

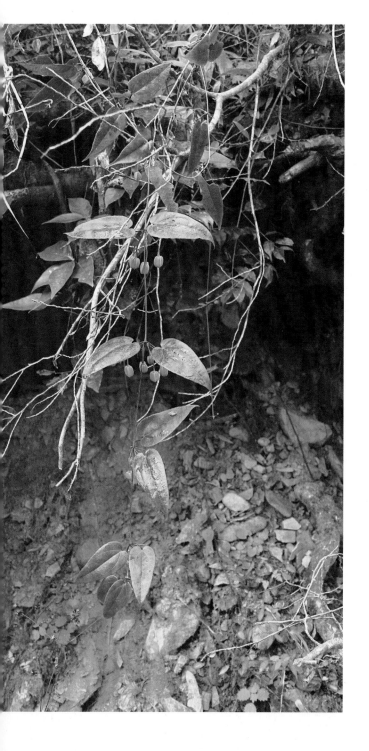

| 药 材 名 |

雪里开（药用部位：根、叶）。

| 形态特征 |

藤本。小枝有短柔毛。单叶对生；叶片狭卵形或近披针形，长 9 ~ 17 cm，宽 2.4 ~ 6.8 cm，基部浅心形，边缘有具短刺头的小锯齿，两面初疏生短伏毛，后变无毛，网脉明显；叶柄长 1.8 ~ 5.7 cm。聚伞花序通常具 1 花，有时具 3 ~ 5 花；花梗细长；花萼钟形，白色或淡黄色，萼片 4，卵形，长 1.4 ~ 2 cm，宽 5 ~ 10 mm，先端急尖，外面上部疏生短毛，边缘有短绒毛；无花瓣；雄蕊多数，长达 1.2 cm，花丝条形，密生长纤毛，花药无毛。瘦果扁，长约 3 mm，生短柔毛，宿存羽状花柱长达 3.5 cm。

| 生境分布 |

生于海拔 400 ~ 1 200 m 的溪边、山谷、阴湿的坡地、林下及灌丛中，缠绕于树上。德兴各地山区均有分布。

| 资源情况 |

野生资源较丰富。药材来源于野生。

| 采收加工 | 秋、冬季采挖根，除去茎叶、须根及杂质，晒干或晾干；夏、秋季采收叶。

| 药材性状 | 本品根呈纺锤形，长 6 ～ 12 cm，直径 0.6 ～ 2 cm，多弯曲不直；表面黄褐色至棕褐色，有纵皱纹；质硬，不易折断，断面白色，粉性，具稀疏的放射状纹理。叶片卵状披针形，长 9 ～ 17 cm，宽 2.4 ～ 6.8 cm，顶端渐尖，基部浅心形，边缘具刺头状的浅齿，两面无毛，表面平坦，背面微隆起，侧脉网状在两面均能见；叶柄长 1.8 ～ 5.7 cm。气微，味微甘。

| 功能主治 | 辛、苦，凉。归心、肺、胃经。清热解毒，祛痰镇咳，行气活血，止痛。用于小儿高热惊风，咳嗽，咽喉肿痛，头痛，胃痛，腹痛，跌打损伤，腮腺炎，疔毒疔疮，蛇咬伤。

| 用法用量 | 内服煎汤，9 ～ 15 g；或研末，每次 1 ～ 3 g。外用适量，磨汁涂；或鲜品捣敷。

| 附 注 | 本种异名：*Clematis hayatae* Kudô et Masam.、*Clematis henryi* Oliv. var. *leptophylla* Hayata。

药材雪里开，为本种的干燥块根，《湖南省中药材标准》（1993 年版、2009 年版）以"地雷"之名收载之。

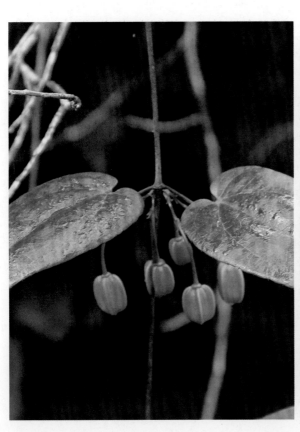
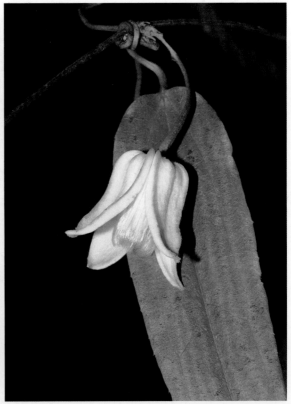

毛茛科 Ranunculaceae 铁线莲属 Clematis

毛柱铁线莲
Clematis meyeniana Walp.

| **药 材 名** | 毛柱铁线莲（药用部位：地上部分）。

| **形态特征** | 藤本。茎和分枝近无毛。叶对生，为三出复叶，长达 15 cm；小叶薄革质，卵形或狭卵形，长 4 ~ 9 cm，宽 4 ~ 5 cm，无毛，两面脉隆起；叶柄长 4 ~ 8 cm。花序圆锥状，具多数花，长于叶；总花梗长 2.8 ~ 11 cm；苞片小，钻形；萼片 4，白色，矩圆形或披针形，长约 10 mm，宽约 3 mm，边缘有短绒毛；无花瓣；雄蕊多数，无毛，花药较花丝长；心皮多数。瘦果纺锤形或狭倒卵形，长约 3 mm，有柔毛，宿存羽状花柱长达 2.5 cm。

| **生境分布** | 生于海拔 600 ~ 1 300 m 的山坡疏林及路旁灌丛中或山谷、溪边。德兴各地山区均有分布。

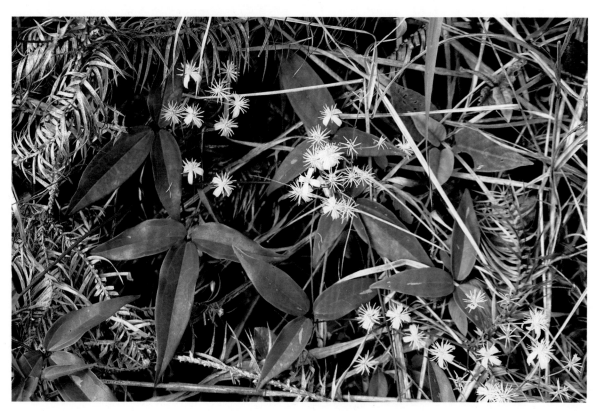

| 资源情况 | 野生资源一般。药材来源于野生。

| 采收加工 | 秋季采割，除去杂质，干燥。

| 药材性状 | 本品茎呈圆柱形，长短不一，直径 0.3 ~ 1 cm；表面灰褐色或棕褐色，有纵棱，皮部易脱落，木部黄色或灰黄色；体轻，质坚韧，不易折断，切面外围呈齿轮状，皮部窄，中心有髓。叶对生，为三出复叶，薄革质，灰绿色或灰褐色；小叶片卵形或狭卵形，无毛，主、侧脉在两面隆起；叶柄长 4 ~ 8 cm。花、果实偶见，花序圆锥状，具多数小花，雄蕊多数，无毛；瘦果有毛，羽状花柱长达 2.5 cm。气微，味淡。

| 功能主治 | 辛、咸，温；有毒。归肝、膀胱经。祛风除湿，活血通络。用于风寒感冒，胃痛，风湿麻木，闭经，跌打瘀肿。

| 用法用量 | 内服煎汤，3 ~ 5 g。

| 附　注 | 本种异名：*Clematis hotae* Kurz.、*Clematis craibiana* Lace、*Clematis oreophila* Hance、*Clematis hedisarifolia* var. *meyeniana* (Walp.) H. Lév.、*Clematis meyeniana* Walp. f. *major* Sprague、*Clematis meyeniana* Walp. f. *retusa* Sprague。

本种入药在《广西中药材标准》（1990 年版）中以"川木通"之名被收载，药用部位为干燥藤茎；标准使用植物中文异名"南铁线莲"。

药材毛柱铁线莲，为本种的干燥地上部分，《湖南省中药材标准》（1993 年版、2009 年版）中有收载。

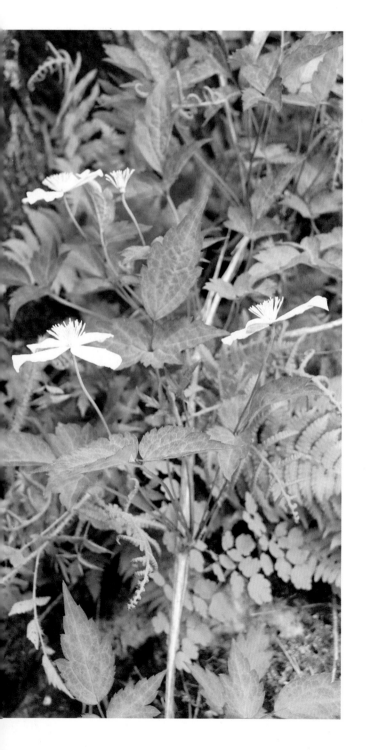

毛茛科 Ranunculaceae 铁线莲属 Clematis

绣球藤 *Clematis montana* Buch.-Ham. ex DC.

| 药 材 名 |

川木通（药用部位：藤茎）。

| 形 态 特 征 |

藤本。茎长达 8 m；芽生于二年生枝的叶痕腋部，与芽同时生出数叶和 2 ~ 5 花。叶为三出复叶；小叶卵形，长 3 ~ 7 cm，先端急尖或渐尖，3 浅裂，边缘有锯齿，两面疏生短柔毛；叶柄长 5 ~ 6 cm。花直径 3.5 ~ 5 cm；花梗长 5 ~ 10 cm，疏生短柔毛；萼片 4，白色，长 1.5 ~ 2.5 cm，外面疏生短柔毛；无花瓣；雄蕊多数，长约 1 cm，无毛，花药椭圆形；心皮多数。瘦果卵形，扁，长约 6 mm，无毛，先端渐尖，宿存羽状花柱长达 2.2 cm。

| 生 境 分 布 |

生于海拔 1 600 ~ 1 800 m 的山坡、山谷灌丛中、林边或沟旁。分布于德兴三清山北麓等。

| 资 源 情 况 |

野生资源一般。药材来源于野生。

| **采收加工** | 春、秋季采收，除去粗皮，晒干，或趁鲜切薄片，晒干。

| **药材性状** | 本品呈长圆柱形，略扭曲，长 50 ～ 100 cm，直径 2 ～ 3.5 cm。表面黄棕色或黄褐色，有纵向凹沟及棱线；节处多膨大，有叶痕及侧枝痕，残存皮部易撕裂。质坚硬，不易折断。切片厚 2 ～ 4 mm，边缘不整齐，残存皮部黄棕色，木部浅黄棕色或浅黄色，有黄白色放射状纹理及裂隙，其间布满导管孔，髓部较小，类白色或黄棕色，偶有空腔。气微，味淡。

| **功能主治** | 苦，寒。归心、小肠、膀胱经。利尿通淋，清心除烦，通经下乳。用于淋证，水肿，心烦尿赤，口舌生疮，经闭乳少，湿热痹痛。

| **用法用量** | 内服煎汤，3 ～ 6 g。气弱津伤、精滑遗尿、小便过多者及孕妇禁服。

| **附　　注** | 本种异名：*Clematis anemoniflora* D. Don、*Clematis insularialpina* Hayata、*Clematis kuntziana* H. Lév. et Vant.、*Clematis montana* Buch.-Ham. ex DC. subsp. *normalis* Kuntze、*Clematis spooneri* Rehder et E. H. Wilson var. *subglabra* S. Y. Hu。
药材川木通，为本种的干燥藤茎，《中华人民共和国药典》（1977 年版至 2020 年版）、《新疆维吾尔自治区药品标准·第二册》（1980 年版）中有收载。在《中华人民共和国卫生部药品标准·藏药·第一册》（1995 年版）、《藏药标准》（1979 年版）中以"藏木通"之名被收载，药用部位为干燥带叶及花果的二年生枝条。

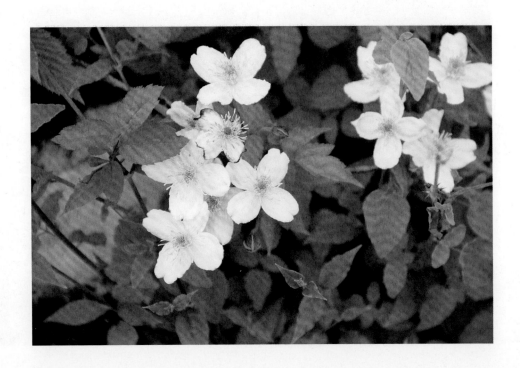

毛果铁线莲

Clematis peterae Hand.-Mazz. var. *trichocarpa* W. T. Wang

| **药 材 名** | 毛果铁线莲（药用部位：藤茎）。

| **形态特征** | 藤本。叶对生，为一回羽状复叶；小叶5，卵形或狭卵形，长2～8 cm，基部圆形或浅心形，全缘或具1～4小牙齿。花序圆锥状，具多数花，总花梗和花梗密生微柔毛；萼片4，白色，矩圆形，长0.7～1.1 cm，先端钝，两面有短柔毛，边缘有短绒毛；无花瓣；雄蕊多数，无毛，花丝狭条形；心皮多数，子房有柔毛。瘦果狭卵形，扁，长2～3 mm，有柔毛，宿存羽状花柱长达2.5 cm。

| **生境分布** | 生于山坡、山谷、溪边灌丛中或山脚路边。分布于德兴三清山北麓、大茅山等。

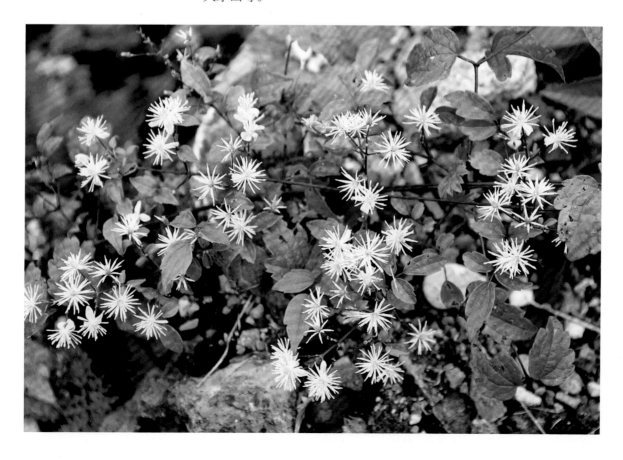

资源情况	野生资源较少。药材来源于野生。
采收加工	春、秋季采收，除去粗皮，晒干，或趁鲜切薄片，晒干。
功能主治	祛风利湿，活血解毒。用于风寒感冒，胃痛，风湿麻木。
用法用量	内服煎汤，3 ~ 6 g。
附　　注	德兴民间常将本种与毛柱铁线莲混用。

毛茛科 Ranunculaceae 铁线莲属 Clematis

柱果铁线莲 *Clematis uncinata* Champ.

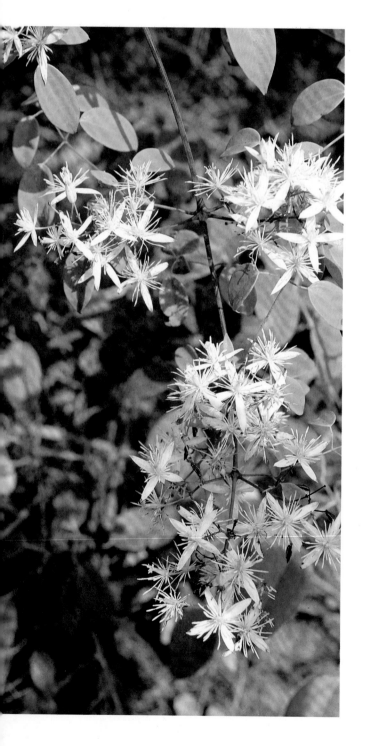

| 药 材 名 |

威灵仙（药用部位：根及根茎）。

| 形态特征 |

藤本。茎和叶均无毛，干时常变黑色。叶对生，为羽状复叶；小叶通常 5，薄革质，卵形或狭卵形，长达 11 cm，宽达 4 cm，下面被白粉，网脉明显；有时为二回复叶，下部羽片具 3 小叶；叶柄长 5 ~ 7.5 cm。花序圆锥状，常长于叶；萼片 4，白色，长约 1.2 cm，先端急尖，仅在外面边缘有短绒毛；无花瓣；雄蕊多数，无毛，花丝狭条形；子房无毛。瘦果近圆柱状钻形，无毛，长约 6 mm，宿存羽状花柱长达 2 cm。

| 生境分布 |

生于山地、山谷、溪边的灌丛中或林边，或石灰岩灌丛中。分布于德兴黄柏、绕二等。

| 资源情况 |

野生资源一般。药材来源于野生。

| 采收加工 |

秋季采挖，除去茎叶，洗净泥土，晒干，或切段晒干。

| **药材性状** | 本品根茎呈柱状，表面淡棕色，纵皱纹明显，先端残留茎基，下侧着生多数细根；质较坚韧，断面角质样。根呈细长圆柱形，稍弯曲；表面黑褐色，有细纵纹，有的皮部脱落，露出黄白色木部；质硬脆，易折断。气微，味淡。

| **功能主治** | 辛、咸、微苦，温；有小毒。归膀胱、肝经。祛风除湿，通络止痛。用于风湿痹痛，肢体麻木，筋脉拘挛，关节屈伸不利，脚气肿痛，疟疾，骨鲠咽喉，痰饮积聚。

| **用法用量** | 内服煎汤，6～9 g，治骨鲠咽喉可用至 30 g；或入丸、散剂；或浸酒；气血亏虚者及孕妇慎服。外用适量，捣敷；或煎汤熏洗；或作发泡剂。

| **附　注** | 本种异名：*Clematis alsomitrifolia* Hay.、*Clematis floribunda* (Hayata) Yamam.、*Clematis drakeana* H. Lév. et Vaniot、*Clematis gagnepainiana* H. Lév. et Vaniot、*Clematis chinensis* Osbeck var. *uncinata* (Champion ex Bentham) Kuntze、*Clematis uncinata* Champ. var. *floribunda* Hayata。

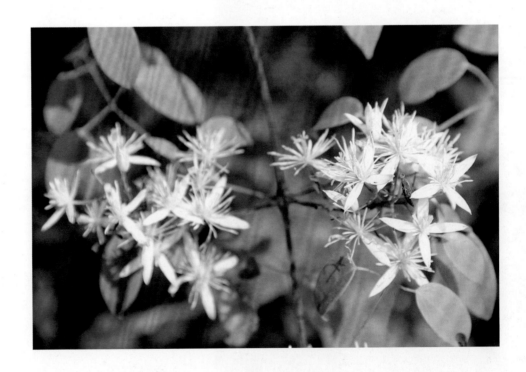

毛茛科 Ranunculaceae 黄连属 Coptis

黄连 *Coptis chinensis* Franch.

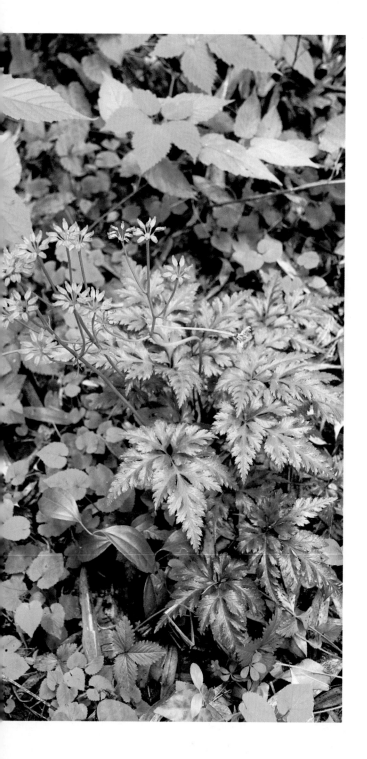

| 药 材 名 |

黄连（药用部位：根茎。别名：鸡爪莲）、黄连须（药用部位：须根）。

| 形态特征 |

多年生草本。根茎黄色，常分枝。叶均基生；叶片坚纸质，长 3 ~ 8 cm，3 全裂，中央裂片具细柄，卵状菱形，羽状深裂，边缘有锐锯齿，侧生裂片不等 2 深裂；叶柄长 5 ~ 12 cm。花葶 1 ~ 2，高 12 ~ 25 cm；花序有 3 ~ 8 花；苞片披针形，羽状深裂；花小；萼片 5，黄绿色，狭卵形，长 9 ~ 12.5 mm；花瓣长 5 ~ 7 mm，中央有蜜槽；雄蕊约 20，长 3 ~ 6 mm；心皮 8 ~ 12。蓇葖果长 6 ~ 8 mm，有细柄。

| 生境分布 |

生于海拔 500 ~ 2 000 m 的山地林中或山谷阴处。分布于德兴三清山北麓、大茅山等，疑为飞播后自然生长。

| 资源情况 |

野生资源较少。药材来源于野生。

| 采收加工 |

黄连： 秋季采挖，除去须根和泥沙，干燥。

黄连须：秋季采挖，除去泥沙，干燥。

| **药材性状** | **黄连**：本品多聚集成簇，常弯曲，形如鸡爪，单枝根茎长 3 ～ 6 cm，直径 0.3 ～ 0.8 cm。表面灰黄色或黄褐色，粗糙，有不规则的结节状隆起、须根及须根残基，有的节间表面平滑如茎秆，习称"过桥"。上部多残留褐色鳞叶，先端常留有残余的茎或叶柄。质硬，断面不整齐，皮部橙红色或暗棕色，木部鲜黄色或橙黄色，呈放射状排列，髓部有的中空。气微，味极苦。

黄连须：本品为多分枝卷曲团状，直径 0.1 ～ 0.2 cm。表面灰黄色或黄褐色，有细纵纹，粗端皮部易与木部分离。横截面类方形，木部棕黄色。气微，味苦。

| **功能主治** | **黄连**：苦，寒。归心、脾、胃、肝、胆、大肠经。清热燥湿，泻火解毒。用于湿热痞满，呕吐吞酸，泻痢，黄疸，高热神昏，心火亢盛，心烦不寐，心悸不宁，血热吐衄，目赤，牙痛，消渴，痈肿疔疮；外用于湿疹，湿疮，耳道流脓。

黄连须：苦、寒。归心、脾、胃、肝、胆、大肠经。清热燥湿，泻火解毒。用于湿热痞满，呕吐吞酸，泻痢，黄疸，高热神昏，心火亢盛，心烦不寐，心悸不宁，血热吐衄，目赤，牙痛，消渴，痈肿疔疮；外用于湿疹，湿疮，耳道流脓。

| **用法用量** | **黄连**：内服煎汤，2 ～ 5 g；或研末，每次 0.3 ～ 0.6 g；或入丸、散剂；胃虚呕恶、脾虚泄泻、五更肾泻者均慎服。外用适量，研末调敷；或煎汤洗；或熬膏涂；或浸汁用。

黄连须：内服煎汤，10 ～ 25 g。外用适量，煎汤洗。

| **附　　注** | 本种异名：*Coptis teeta* Wall. var. *chinensis* (Franch.) Finet et Gagnep.、*Coptis teeta* Wall. var. *chinensis* (Franch.) Finet et Gagnep. subvar. *rhizomata* H. Lév.。

药材黄连，为本种的干燥根茎，《中华人民共和国药典》（1953 年版至 2020 年版）等中有收载。《中华人民共和国药典·附录》（2010 年版）、《广东省中药材标准》（2010 年版）中以"黄连须"之名被收载，药用部位均为干燥须根。《中华人民共和国药典》规定，黄连药材按干燥品计算，以盐酸小檗碱计，含小檗碱不得少于 5.5%，表小檗碱不得少于 0.80%，黄连碱不得少于 1.6%，巴马汀不得少于 1.5%；黄连饮片含小檗碱不得少于 5.0%，表小檗碱、黄连碱、巴马汀的总量不得少于 3.3%。

本种为国家 Ⅱ 级保护植物（第二批），IUCN 评估等级为 VU 级，被《中国生物多样性红色名录——高等植物卷》列为易危种，为中国特有植物。本种为陕西省濒危级保护植物。

毛茛科 Ranunculaceae 黄连属 Coptis

短萼黄连 *Coptis chinensis* Franch. var. *brevisepala* W. T. Wang et Hsiao

| **药 材 名** | 土黄连（药用部位：根茎）。

| **形态特征** | 本变种与黄连的区别在于萼片较短，长约 6.5 mm，仅比花瓣长 1/5 ～ 1/3。

| **生境分布** | 生于海拔 600 ～ 1 600 m 的山地沟边林下或山谷阴湿处。分布于德兴大茅山脚庵庙等。

| **资源情况** | 野生资源较少。药材来源于野生。

| **采收加工** | 秋季采挖，除去须根和泥沙，干燥。

| **药材性状** | 本品多为单枝或有分枝，略呈圆柱形，微弯曲，长 1.5 ～ 4.5 cm，

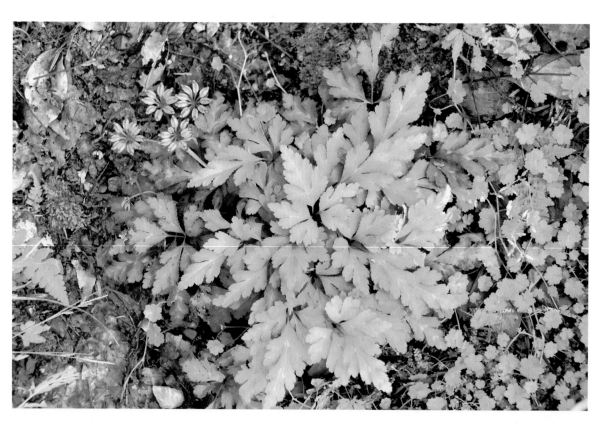

直径 0.3 ~ 0.5 cm。表面黄褐色或灰黄色，结节紧密排列成连珠状，有须根及须根残基。上部残留黑色鳞叶，先端留有残余的茎或叶柄。质硬，断面不整齐，皮部橙红色或暗棕色，木部鲜黄色或橙黄色，呈放射状排列，髓部红黄色，偶见中空。气微，味极苦，嚼之唾液可染成红黄色。

| 功能主治 | 苦，寒。归心、肝、胃、大肠经。清热燥湿，泻火解毒。用于胃肠湿热，脘腹痞满，呕吐，泻痢，黄疸，高热神昏，口舌生疮，心烦不寐，血热吐衄，目赤肿痛，牙痛，消渴，痈肿疔疮；外用于湿疹，湿疮，耳道流脓。

| 用法用量 | 内服煎汤，2 ~ 5 g；或研末，每次 0.3 ~ 0.6 g；或入丸、散剂；胃虚呕恶、脾虚泄泻、五更肾泻者均慎服。外用适量，研末调敷；或煎汤洗；或熬膏涂；或浸汁用。

| 附　注 | 药材土黄连，为本种的干燥根茎，《江西省中药材标准》（1996 年版）中有收载。本种为国家 II 级保护植物（第二批），IUCN 评估等级为 EN 级，被《中国生物多样性红色名录——高等植物卷》列为濒危种，被《中国植物红皮书》列为濒危级，为中国特有植物。本种为江西省 II 级保护植物，浙江省、广西壮族自治区保护植物。

毛茛科 Ranunculaceae 翠雀属 Delphinium

还亮草
Delphinium anthriscifolium Hance

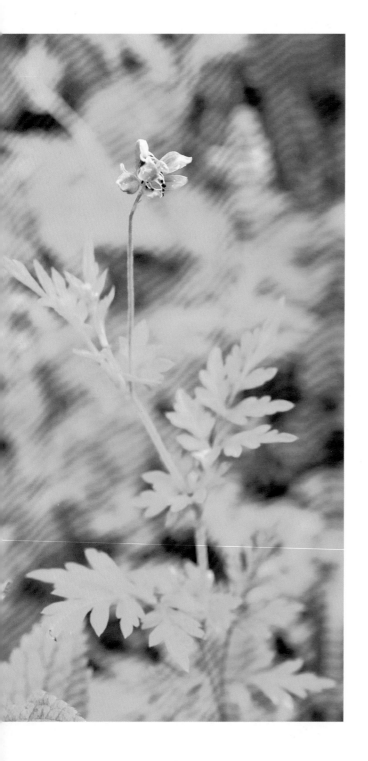

植物别名

车子野芫荽、鱼灯苏。

药 材 名

还亮草（药用部位：全草）。

形态特征

一年生草本。茎高 12 ～ 75 cm，无毛或上部疏生微柔毛，分枝。叶片菱状卵形或三角状卵形，长 5 ～ 11 cm，宽 4.5 ～ 8 cm，2 ～ 3 回羽状全裂，一回裂片斜卵形，长渐尖，二回裂片羽状浅裂或不分裂而呈狭卵形或披针形，宽 2 ～ 4 mm。总状花序具 2 ～ 15 花，花序轴和花梗有反曲的微柔毛；小苞片生于花梗中部，条形；萼片 5，堇色，椭圆形或矩圆形，长达 8 mm，距钻形，长达 1.2 cm；花瓣 2，瓣片不等 3 裂；退化雄蕊 2，无毛，瓣片斧形，2 深裂；心皮 3。蓇葖果长 1.1 ～ 1.6 cm。

生境分布

生于海拔 200 ～ 1 200 m 的丘陵或低山的山坡草丛或溪边草地。德兴各地均有分布。

| **资源情况** | 野生资源丰富。药材来源于野生。

| **采收加工** | 夏、秋季采收，洗净，切段，鲜用或晒干。

| **功能主治** | 辛、苦，温；有毒。祛风除湿，通络止痛，化食，解毒。用于风湿痹痛，半身不遂，食积腹胀，荨麻疹，痈疮癣癞。

| **用法用量** | 内服煎汤，3 ~ 6 g。外用适量，捣敷；或煎汤洗。

| **附　　注** | 本种异名：*Delphinium cavaleriense* H. Lév. et Vaniot、*Delphinium cerefolium* H. Lév. et Vaniot、*Delphinium calleryi* Franch.、*Delphinium anthriscifolium* Hance f. *latilobulatum* W. T. Wang。

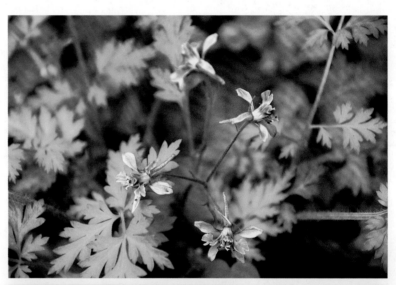

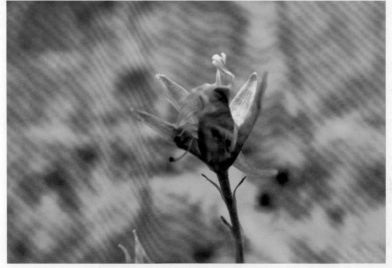

毛茛科 Ranunculaceae 芍药属 Paeonia

芍药

Paeonia lactiflora Pall.

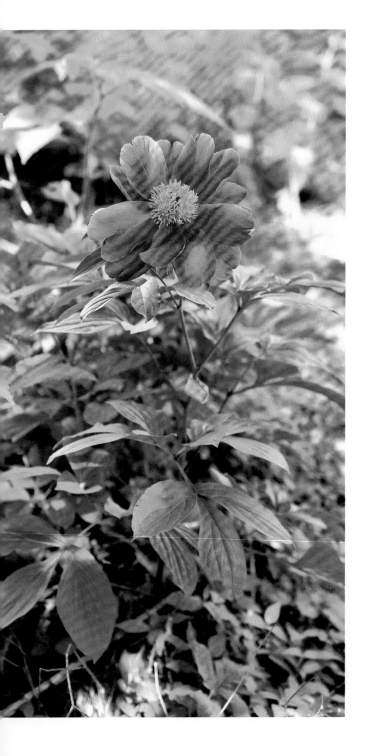

| 药 材 名 |

白芍（药用部位：除去根皮的根）、赤芍（药用部位：根）、芍药花（药用部位：花蕾）。

| 形态特征 |

多年生草本。茎高 60 ~ 80 cm，无毛。茎下部叶为二回三出复叶；小叶狭卵形、披针形或椭圆形，长 7.5 ~ 12 cm，边缘密生骨质的白色小齿，下面沿脉疏生短柔毛；叶柄长 6 ~ 10 cm。花顶生并腋生，直径 5.5 ~ 10 cm；苞片 4 ~ 5，披针形，长 3 ~ 6.5 cm；萼片 4，长 1.5 ~ 2 cm；花瓣白色或粉红色，9 ~ 13，倒卵形，长 3 ~ 5 cm，宽 1 ~ 2.5 cm；雄蕊多数；心皮 4 ~ 5，无毛。

| 生境分布 |

生于山地灌丛中，多系栽培。德兴栽培作观赏植物用。

| 资源情况 |

栽培资源一般。药材来源于栽培。

| 采收加工 |

白芍：夏、秋季采挖根，洗净，除去头、尾和细根，置沸水中煮后除去外皮或去皮后再煮，晒干。

赤芍：春、秋季采挖，除去根茎、须根及泥沙，晒干。

芍药花：夏季花含苞待放时采摘，除去叶，用纸将花朵包好，阴干。

| 药材性状 | 白芍：本品呈圆柱形，平直或稍弯曲，两端平截，长 5 ~ 18 cm，直径 1 ~ 2.5 cm。表面类白色或淡棕红色，光滑或有纵皱纹及细根痕，偶有残存的棕褐色外皮。质坚实，不易折断，断面较平坦，类白色或微带棕红色，形成层环明显，射线放射状。气微，味微苦、酸。

赤芍：本品呈圆柱形，稍弯曲，长 5 ~ 40 cm，直径 0.5 ~ 3 cm。表面棕褐色，粗糙，有纵沟和皱纹，并有须根痕和横长皮孔样突起，有的外皮易脱落。质硬而脆，易折断，断面粉白色或粉红色，皮部窄，木部放射状纹理明显，有的有裂隙。气微香，味微苦、酸、涩。

芍药花：本品呈圆球形，具柄。外表黄白色，内呈橙黄色。萼片 3 ~ 4，叶状，淡绿色；花瓣 6 ~ 10 或更多，呈倒卵形。气微香，味微苦、涩。

| 功能主治 | 白芍：苦、酸，微寒。归肝、脾经。养血调经，敛阴止汗，柔肝止痛，平抑肝阳。用于血虚萎黄，月经不调，自汗，盗汗，胁痛，腹痛，四肢挛痛，头痛眩晕。

赤芍：苦，微寒。归肝经。清热凉血，散瘀止痛。用于热入营血，温毒发斑，吐血，衄血，目赤肿痛，肝郁胁痛，经闭痛经，癥瘕腹痛，跌打损伤，痈肿疮疡。

芍药花：苦，凉。归肝经。通经活血。用于妇女经闭，十血痨症，赤白带下。

| 用法用量 | 白芍：内服煎汤，6 ~ 15 g，大剂量可用 15 ~ 30 g；或入丸、散剂。

赤芍：内服煎汤，6 ~ 12 g；或入丸、散剂；血虚无瘀及痈疽已溃者慎服。

芍药花：内服煎汤，3 ~ 6 g。

| 附　　方 | （1）治月经不调、经来腹痛：鲜根约 50 g，煎汤，冲黄酒、红糖，早晚饭前各服 1 次。

（2）治胃气痛：白芍 15 g，研末，沸水冲服。［方（1）~（2）出自《草药手册》（江西）］

| 附　　注 | 药材白芍，为本种的干燥根，《中华人民共和国药典》（1963 年版至 2020 年版）、《新疆维吾尔自治区药品标准·第二册》（1980 年版）、《贵州省中药材标准规格·上集》（1965 年版）等中有收载。

药材赤芍，为本种的干燥根，《中华人民共和国药典》（1963 年版至 2020 年版）、《新疆维吾尔自治区药品标准·第二册》（1980 年版）、《贵州省中药材标准规格·上集》（1965 年版）等中有收载。《北京市中药材标准·附录》（1998 年版）中以"芍药花"之名被收载，药用部位为干燥花蕾。本种同属植物川赤芍 *Paeonia anomala* L. subsp. *veitchii* (Lynch) D. Y. Hong et K. Y. Pan（*Paeonia veitchii* Lynch）在《中华人民共和国药典》（1977 年版至 2020 年版）中作为"赤芍"的基原植物，与本种同等药用。赤芍与白芍在药材上的区别在于：赤芍为本种及川赤芍的野生种群植物的干燥根，白芍为本种药用栽培种群去皮水煮后的干燥根。据本草考证，《神农本草经》至南北朝时期，芍药没有赤、白之分，本草、方书中所用的芍药应为野生品，即赤芍。南北朝以后，赤芍、白芍在临床应用和生产加工方面逐渐分化，明代以后真正将芍药分解为赤芍和白芍，成为 2 种独立的药物。已有研究表明，赤芍和白芍虽来源于同一物种，但其化学成分和药理作用均有区别。赤芍的地方习用品有：草芍药 *Paeonia obovata* Maxim.，曾为《中华人民共和国药典》（1963 年版、1977 年版）收载的"赤芍"的基原植物，东北地区有混入赤芍药材情况；美丽芍药 *Paeonia mairei* Lévl.，其根在四川、贵州被称为"狗头芍药"，作赤芍使用；野牡丹（滇牡丹）*Paeonia delavayi* Franch.，其根在云南、四川西部地区作赤芍使用；窄叶芍药 *Paeonia anomala* L.，其根在甘肃、新疆使用；块根芍药 *Paeonia intermedia* C. A. Mey.，在新疆地区使用。白芍药材根据产地分为"杭白芍""亳白芍"和"川白芍"；"杭白芍"产于浙江，"亳白芍"产于安徽亳州，产量占市场的 70% 以上，"川白芍"产于四川中江。白芍的地方习用品有："云白芍"来源于同属植物野牡丹 *Paeonia delavayi* Franch.，用其除去粗皮的干燥肥大根；"单花芍药"来源于川赤芍 *Paeonia anomala* L. subsp. *veitchii* (Lynch) D. Y. Hong et K. Y. Pan，药用其经煮烫后除去皮的干燥根，在宁夏作"白芍"使用；"宝鸡白芍"为毛叶草芍药 *Paeonia obovata* Maxim. subsp. *willmottiae* (Stapf) D. Y. Hong et K. Y. Pan 的根，采用白芍的加工方法制成，在陕西部分地区曾作白芍使用。

《中华人民共和国药典》规定，按干燥品计算，白芍药材含芍药苷不得少于 1.6%；白芍饮片、炒白芍、酒白芍含芍药苷不得少于 1.2%；赤芍药材含芍药苷不得少于 1.8%，赤芍饮片含芍药苷不得少于 1.5%。

牡丹
Paeonia suffruticosa Andr.

| 药 材 名 | 牡丹皮（药用部位：根皮）、牡丹花（药用部位：花）、牡丹叶（药用部位：叶）。

| 形态特征 | 落叶半灌木或灌木，高 1 ~ 2 m。树皮黑灰色；分枝短而粗。叶纸质，通常为二回三出复叶，顶生小叶长达 10 cm，3 裂至近中部，裂片上部 3 浅裂或不裂，侧生小叶较小，斜卵形，不等 2 浅裂，上面绿色，无毛，下面有白粉，只在中脉上有疏柔毛或近无毛。花单生枝顶，大，直径 12 ~ 20 cm；萼片 5，绿色；花瓣 5，或为重瓣，白色、红紫色或黄色，倒卵形，先端常 2 浅裂；雄蕊多数，花丝狭条形，花药黄色；花盘杯状，红紫色，包住心皮，在心皮成熟时开裂；心皮 5，密生柔毛。蓇葖果卵形，密生褐黄色毛。

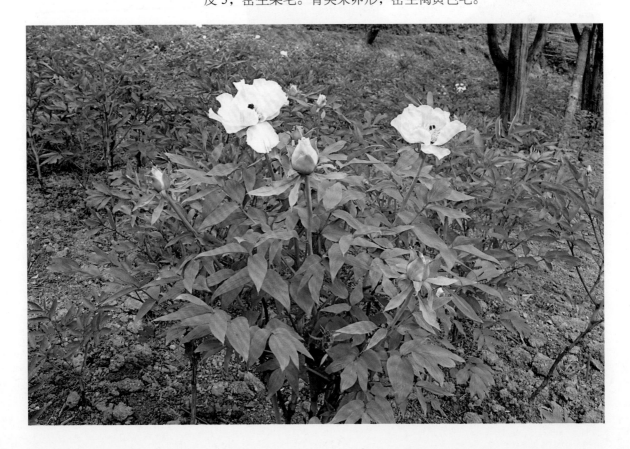

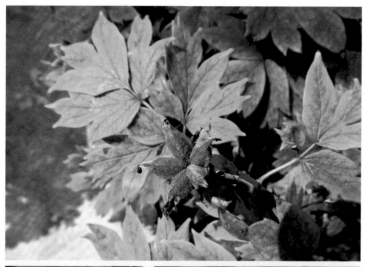

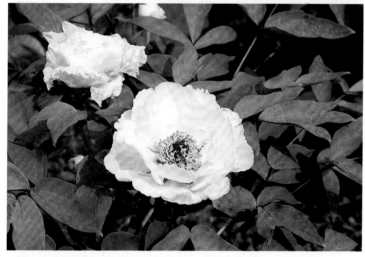

| 生境分布 | 德兴大茅山有栽培，市民常栽培于庭园中。

| 采收加工 | 牡丹皮：种子播种生长 4 ~ 6 年，分株繁殖 3 ~ 4 年后收获，9 月下旬至 10 月
上旬地上部分枯萎时采挖根，除去泥土、须根，趁鲜抽出木心，晒干，称为"连
丹皮"；或刮去粗皮后，除去木心，称为"刮丹皮"。
牡丹花：花盛开时采收，晒干。
牡丹叶：秋季采收，晒干。

| 药材性状 | 牡丹皮：本品连丹皮呈筒状或半筒状，有纵剖开的裂缝，略向内卷曲或张开，
长 5 ~ 20 cm，直径 0.5 ~ 1.2 cm，厚 0.1 ~ 0.4 cm；外表面灰褐色或黄褐色，
有多数横长皮孔样突起和细根痕，栓皮脱落处粉红色；内表面淡灰黄色或浅棕
色，有明显的细纵纹，常见发亮的结晶。质硬而脆，易折断，断面较平坦，淡
粉红色，粉性。气芳香，味微苦而涩。刮丹皮外表面有刮刀削痕，红棕色或淡

灰黄色，有时可见灰褐色斑点状残存外皮。

牡丹叶：本品呈束状，常扎成小把，长 20 ~ 40 cm。二回三出复叶，绿色或粉绿色，柄长 6 ~ 10 cm。叶片多皱缩，卷曲，有的破碎。完整叶片展开后，顶生小叶长达 10 cm，卵形或广卵形，通常 3 裂；侧生叶较小，斜卵形。气清香，味微酸、涩。

| 功能主治 | **牡丹皮**：苦、辛，微寒。归心、肝、肾经。清热凉血，活血化瘀。用于热入营血，温毒发斑，吐血，衄血，夜热早凉，无汗骨蒸，经闭痛经，跌扑伤痛，痈肿疮毒。

牡丹花：苦、淡，平。活血调经。用于妇女月经不调，经行腹痛。

牡丹叶：酸、涩，寒。解毒，止痢。用于细菌性痢疾。

| 用法用量 | **牡丹皮**：内服煎汤，6 ~ 12 g；或入丸、散剂。血虚、虚寒者，孕妇及月经过多者禁服。

牡丹花：内服煎汤，3 ~ 6 g。

牡丹叶：内服煎汤，10 ~ 30 g。

| 附　　方 | 治痛经：丹皮 10 ~ 15 g，加入仙鹤草、白马骨、小槐花、牯岭勾儿茶各 15 ~ 20 g，煎汤，冲黄酒、红糖，经行时早晚空腹服。忌食酸、辣、芥菜。[《草药手册》（江西）]

| 附　　注 | 药材牡丹皮，为本种的干燥根皮，《中华人民共和国药典》（1963 年版至 2020 年版）等中有收载。在《山东省中药材标准》（2002 年版）中以 "牡丹叶" 之名被收载，药用部位为干燥叶。牡丹皮药材中以安徽产的 "凤丹皮" 或 "铜陵丹皮" 最为著名，已有 1000 多年的用药历史。牡丹皮的地方习用品较多，主要有：四 川 牡 丹 *Paeonia decomposita* Hand.-Mazz. subsp. *decomposita* Hand.-Mazz.，其根皮在四川西部地区使用，称为 "川丹皮" "茂丹皮"；紫斑牡丹 *Paeonia suffruticosa* Andr. var. *papaveracea* (Andr.) Kerner，其根皮在陕西秦岭、甘肃天水、湖北伏牛山及神农架地区使用，称为 "西丹皮" "西北丹皮"；野牡丹（滇牡丹）*Paeonia delavayi* Franch.，其根皮在四川、云南使用，称为 "西昌丹皮" 或 "赤丹皮"；矮牡丹 *Paeonia suffruticosa* Andr. var. *spontanea* Rehd.，其根皮在陕西西安被称为 "山牡丹皮"。《中华人民共和国药典》规定，牡丹皮按干燥品计算，含丹皮酚不得少于 1.2%。

毛茛科 Ranunculaceae 毛茛属 Ranunculus

禺毛茛 *Ranunculus cantoniensis* DC.

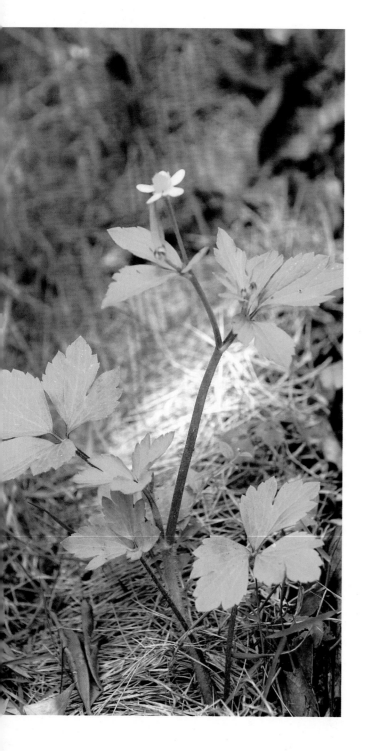

| 药 材 名 |

自扣草（药用部位：全草）。

| 形态特征 |

多年生草本。茎高 25 ～ 80 cm，与叶柄密被伸展的淡黄色糙毛。叶全部或多数为三出复叶，基生叶和茎下部叶具长柄；叶片宽卵形，长、宽均约 5 cm，中央小叶具长柄，椭圆形或菱形，3 裂，边缘具密锯齿，侧生小叶具较短的柄，不等 2 或 3 深裂；叶柄长达 14 cm。花序具疏花；萼片 5，船形，长约 3 mm；花瓣 5，黄色，椭圆形，长约 5.5 mm，宽 3 mm，基部具蜜槽；雄蕊多数；心皮多数，无毛。聚合果球形，直径约 1 cm；瘦果扁，狭倒卵形，长约 4 mm。

| 生境分布 |

生于海拔 500 m 以上的平原或丘陵田边、沟旁湿地。德兴各地均有分布。

| 资源情况 |

野生资源丰富。药材来源于野生。

| 采收加工 |

春末夏初采收，洗净，鲜用或晒干。

| 药材性状 | 本品长 25 ~ 60（~ 80）cm。须根簇生。茎和叶柄密被黄白色糙毛。叶为三出复叶，基生叶及茎下部叶叶柄长达 14 cm；叶片宽卵形，黄绿色，长、宽均约 5 cm，中央小叶椭圆形或菱形，3 裂，边缘具密锯齿，侧生小叶不等 2 或 3 深裂。花序具疏花；萼片 5，船形，长约 3 mm，有糙毛；花瓣 5，椭圆形，棕黄色。聚合果球形，直径约 1 cm；瘦果扁，狭倒卵形，长约 4 mm。气微，味微苦。

| 功能主治 | 微苦、辛，温；有毒。归肝经。清肝明目，祛湿解毒，截疟。用于眼翳，目赤，黄疸，痈肿，风湿性关节炎，疟疾。

| 用法用量 | 外用适量，捣敷，发泡；或塞鼻；或捣汁涂。

| 附　　注 | 本种异名：*Ranunculus brachyrhynchus* S. S. Chien、*Hecatonia pilosa* Loureiro。

毛茛科 Ranunculaceae 毛茛属 Ranunculus

毛茛 *Ranunculus japonicus* Thunb.

| 药 材 名 | 毛茛（药用部位：全草或根。别名：冲倒山、冷水丹）、毛茛实（药用部位：果实）。

| 形态特征 | 多年生草本。茎高 30 ~ 60 cm，与叶柄均有伸展的柔毛。基生叶和茎下部叶有长柄，叶片五角形，长达 6 cm，宽达 7 cm，基部心形，3 深裂，中央裂片宽菱形或倒卵形，3 浅裂，疏生锯齿，侧生裂片不等 2 裂，叶柄长达 15 cm；茎中部叶具短柄；茎上部叶无柄，3 深裂。花序具数花；花直径达 2 cm；萼片 5，淡绿色，船状椭圆形，长 4.5 ~ 6 mm，外被柔毛；花瓣 5，黄色，倒卵形，长 6.5 ~ 11 mm，宽 4.5 ~ 8 mm，基部具蜜槽；雄蕊和心皮均多数。聚合果近球形，直径 4 ~ 5 mm。

| 生境分布 | 生于海拔 200 m 以上的田沟旁和林缘路边的湿草地上。德兴各地均有分布。

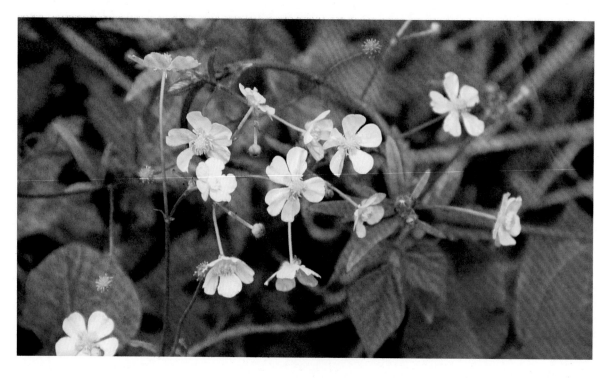

| **资源情况** | 野生资源丰富。药材来源于野生。

| **采收加工** | **毛茛**：夏末秋初采收，洗净，阴干；鲜品随采随用。
毛茛实：夏季采摘，鲜用或阴干。

| **药材性状** | **毛茛**：本品茎与叶柄均有伸展的柔毛。叶片五角形，长达 6 cm，宽达 7 cm，基部心形。萼片 5，船状椭圆形，长 4 ~ 6 mm，有白色柔毛；花瓣 5，倒卵形，长 6 ~ 11 mm。聚合果近球形，直径 4 ~ 5 mm。味辛、微苦。

| **功能主治** | **毛茛**：辛，温；有毒。归肝、胆、心、胃经。退黄，定喘，截疟，镇痛，消翳。用于黄疸，哮喘，疟疾，偏头痛，牙痛，鹤膝风，风湿关节痛，目生翳膜，瘰疬，痈疮肿毒。
毛茛实：辛，温；有毒。祛寒，止血，截疟。用于肚腹冷痛，外伤出血，疟疾。

| **用法用量** | **毛茛**：外用适量，捣敷患处或穴位，使局部发赤起泡时除去；或煎汤洗；皮肤破损及过敏者禁用，孕妇慎用。本品有毒，一般不作内服。
毛茛实：内服煎汤，3 ~ 9 g；或浸酒。外用适量，捣敷。

| **附　　方** | （1）治偏头痛：用毛茛鲜根和食盐少许杵烂，敷于患侧太阳穴。敷法：用铜钱（或用厚纸壳剪成钱形亦可）隔住好肉，然后将药放在钱孔上，外以布条扎护，约敷 1 小时，俟起泡，即除去，不可久敷，以免发生大水泡。
（2）治牙痛：按照外治偏头痛的方法，敷于经渠穴，右边牙痛敷左手，左边牙痛敷右手。亦可以毛茛少许，含牙痛处。
（3）治鹤膝风：鲜毛茛根杵烂，取黄豆大小，敷于膝眼（膝盖下两边有窝陷处），待发生水泡，以消毒针刺破，放出黄水，再以清洁纱布覆之。
（4）治眼生翳膜：①用毛茛鲜根揉碎，纱布包裹，塞鼻孔内，左眼塞右鼻，右眼塞左鼻。②按照外治偏头痛的方法，敷于印堂穴。［方（1）~（4）出自《江西民间草药》］
（5）治疗疮：毛茛（鲜）适量，捣敷。（《江西草药》）

| **附　　注** | 本种异名：*Ranunculus labordei* H. Lév. et Vaniot、*Ranunculus japonicus* Thunb. f. *latissimus* (Kitag.) Kitag.、*Ranunculus japonicus* Thunb. var. *latissimus* Kitag.、*Ranunculus acris* L. var. *japonicus* (Thunberg) Maximowicz、*Ranunculus acris* L. var. *schizophyllus* H. Léveillé。
药材毛茛，为本种的新鲜或干燥的全草或新鲜的根，《山东省中药材标准》（1995 年版、2002 年版）、《上海市中药材标准·附录》（1994 年版）、《贵州省中药材、民族药材质量标准》（2003 年版）中有收载。

毛茛科 Ranunculaceae 毛茛属 Ranunculus

石龙芮 *Ranunculus sceleratus* L.

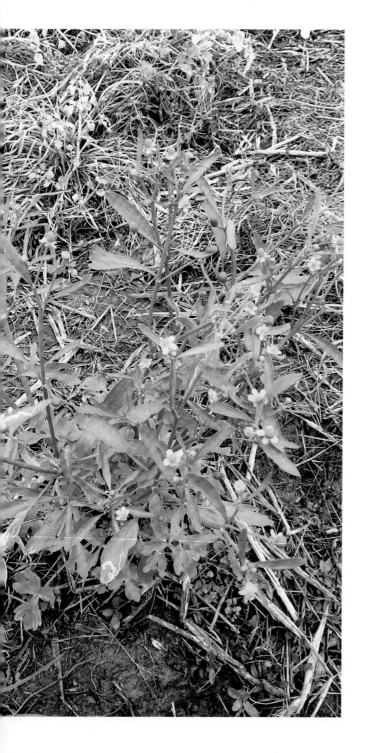

| 药 材 名 |

石龙芮（药用部位：全草。别名：小毛茛）、石龙芮子（药用部位：果实）。

| 形态特征 |

一年生草本。茎高 15 ~ 45 cm，疏生短柔毛或变无毛。基生叶和茎下部叶具长柄，叶片宽卵形，长 0.7 ~ 3 cm，宽 1 ~ 3.5 cm，3 深裂，有时裂达基部，中央裂片菱状倒卵形，3 浅裂，全缘或有疏圆齿，侧生裂片不等 2 或 3 裂；茎上部叶变小，裂片狭倒卵形，3 裂。花序常具较多花；花小；萼片 5，淡绿色，船形，长 2.5 ~ 3.2 mm，外面被短柔毛；花瓣 5，黄色，狭倒卵形，长 1.5 ~ 3 mm，基部蜜槽不具鳞片；雄蕊 10 ~ 20；心皮 70 ~ 130，无毛，花柱短。聚合果矩圆形，长约 7 mm；瘦果宽卵形，扁，长约 1.2 mm。

| 生境分布 |

生于河沟边及平原湿地。德兴各地均有分布。

| 资源情况 |

野生资源丰富。药材来源于野生。

| 采收加工 | 石龙芮：5 月开花末期采收，洗净，鲜用或阴干。
石龙芮子：夏季采收，除去杂质，晒干。

| 药材性状 | 石龙芮：本品长 10 ~ 45 cm，疏生短柔毛或无毛。基生叶及茎下部叶具长柄；叶片肾状圆形，棕绿色，长 0.7 ~ 3 cm，3 深裂，中央裂片 3 浅裂；茎上部叶变小。聚伞花序有多数小花，花托被毛；萼片 5，船形，外面被短柔毛；花瓣 5，狭倒卵形。聚合果矩圆形；瘦果小而极多，倒卵形，稍扁，长约 1.2 mm。气微，味苦、辛。

石龙芮子：本品呈矩圆形，由多数小瘦果聚合而成，小瘦果倒卵形，稍扁，长约 1.2 mm。气微，味苦。

| 功能主治 | 石龙芮：苦、辛，寒；有毒。归心、肺经。清热解毒，消肿散结，止痛，截疟。用于痈疖肿毒，毒蛇咬伤，痰核瘰疬，风湿关节肿痛，牙痛，疟疾。

石龙芮子：苦，平。归心经。和胃，益肾，明目，祛风湿。用于心腹烦满，肾虚遗精，阳痿阴冷，不育无子，风寒湿痹。

| 用法用量 | 石龙芮：内服煎汤，3 ~ 9 g；或炒研为散，每次 1 ~ 1.5 g；本品有毒，内服宜慎。外用适量，捣敷；或煎膏涂患处及穴位。

石龙芮子：内服煎汤，3 ~ 9 g。

| 附　　注 | 本种异名：*Ranunculus holophyllus* Hance、*Ranunculus oryzetorum* Bunge、*Hecatonia palustris* Lour.、*Ranunculus sceleratus* L. var. *sinensis* H. Lév. et Vaniot。

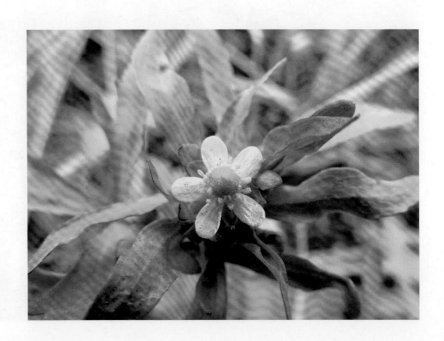

毛茛科 Ranunculaceae 毛茛属 *Ranunculus*

扬子毛茛 *Ranunculus sieboldii* Miq.

| **药 材 名** | 鸭脚板草（药用部位：全草）。

| **形态特征** | 多年生草本。茎常匍匐地上，长达 30 cm，多密生伸展的白色或淡黄色柔毛。叶为三出复叶；叶片宽卵形，长 2 ~ 5 cm，宽 3 ~ 6 cm，下面疏被柔毛，中央小叶具长或短柄，宽卵形或菱状卵形，3 浅裂至深裂，裂片上部边缘疏生锯齿，侧生小叶具短柄，较小，不等 2 裂；叶柄长 2 ~ 5 cm。花对叶单生，具长梗；萼片 5，反曲，狭卵形，长约 4 mm，外面疏被柔毛；花瓣 5，黄色，近椭圆形，长达 7 mm；雄蕊和心皮均多数，无毛。聚合果球形，直径约 1 cm；瘦果扁，长约 3.6 mm。

| **生境分布** | 生于海拔 300 m 以上的山坡林边及平原湿地。德兴各地均有分布。

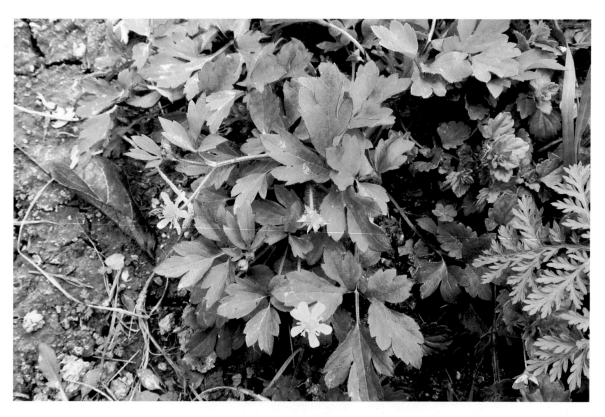

| **资源情况** | 野生资源丰富。药材来源于野生。 |

| **采收加工** | 春、夏季采收，洗净，鲜用或晒干。 |

| **药材性状** | 本品茎下部节常生根；表面密生伸展的白色或淡黄色柔毛。叶片圆肾形至宽卵形，长 2 ~ 5 cm，宽 3 ~ 6 cm，下面密生柔毛；叶柄长 2 ~ 5 cm。花对叶单生，具长梗；萼片 5，反曲；花瓣 5，近椭圆形，长达 7 mm。气微，味辛、微苦。 |

| **功能主治** | 辛、苦，热；有毒。除痰截疟，解毒消肿。用于疟疾，瘰肿，毒疮，跌打损伤。 |

| **用法用量** | 内服煎汤，3 ~ 9 g；内服宜慎。外用适量，捣敷。 |

| **附　注** | 本种异名：*Ranunculus arcuans* S. S. Chien、*Ranunculus pensylvanicus* var. *sieboldii* (Miquel) Ito、*Ranunculus sieboldii* Miq. var. *arcuans* (S. S. Chien) H. Hara、*Ranunculus cantoniensis* DC. var. *sieboldii* (Miquel) Kitamura ex Hatusima、*Ranunculus sardous* Crantz var. *monanthos* Finet & Gagnepain。
药材鸭脚板草，为本种的新鲜或干燥全草，《贵州省中药材、民族药材质量标准》（2003 年版）以"毛茛"之名收载之。 |

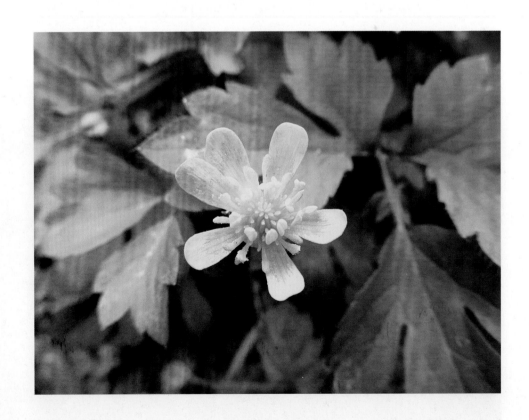

毛茛科 Ranunculaceae 毛茛属 Ranunculus

猫爪草 *Ranunculus ternatus* Thunb.

| **药 材 名** | 猫爪草（药用部位：块根）。

| **形态特征** | 多年生小草本。块根数个，近纺锤形或近球形。茎高 5 ~ 17 cm，无毛或几无毛，分枝。基生叶丛生，具长柄，无毛，或为三出复叶，或为单叶，3 浅裂至 3 深裂；叶片长 0.5 ~ 1.7 cm，宽 0.5 ~ 1.5 cm，小叶或一回裂片浅裂或细裂成条形裂片，叶柄长达 7 cm；茎生叶多无柄，较小，细裂。花序具少数花；萼片 5，绿色，长达 3 mm，外面疏生柔毛；花瓣 5，黄色，倒卵形，长达 8 mm，基部具蜜槽；雄蕊和心皮均多数，无毛。

| **生境分布** | 生于平原湿草地或田边荒地。分布于德兴香屯、黄柏等。

| **资源情况** | 野生资源一般。药材来源于野生。

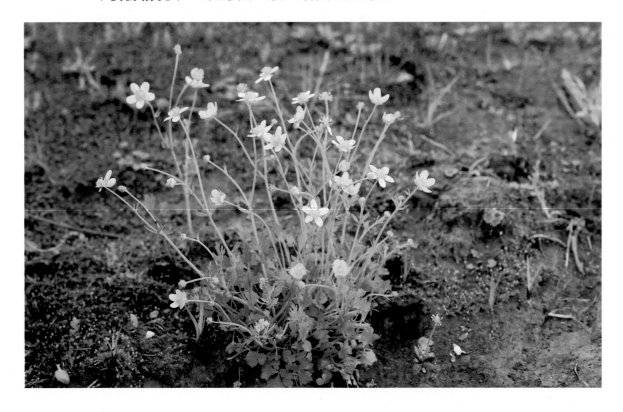

| 采收加工 | 秋末或早春采挖，除去茎叶及须根，洗净，晒干。

| 药材性状 | 本品根由数至数十个纺锤形块根簇生，形似猫爪，长 3 ～ 10 mm，直径 2 ～ 3 mm，先端有黄褐色残茎或茎痕。表面黄褐色或灰黄色，久存色变深，微有纵皱纹，并有点状须根痕和残存须根。质坚实，断面类白色或黄白色，空心或实心，粉性。气微，味微甘。

| 功能主治 | 甘、辛，温；有小毒。归肝、肺经。化痰散结，解毒消肿。用于瘰疬痰核，疗疮肿毒，蛇虫咬伤。

| 用法用量 | 内服煎汤，9 ～ 30 g；单叶可用至 120 g。外用适量，研末调敷。

| 附　方 | （1）治疔疮：鲜猫爪草捣敷。觉痛即取下，稍停，再敷。
（2）治蛇咬伤：鲜猫爪草、鲜过坛龙，捣敷。
（3）治偏头痛：鲜猫爪草根适量，食盐少许，同捣烂，敷于患侧太阳穴。敷法：用铜钱（或用硬壳纸剪成铜钱形亦可）隔住好肉，将药放在钱孔上，外以布条扎护，敷至微感灼痛（1 ～ 2 小时）即取下，敷药处可起小泡，不必挑破，待其自消。
（4）治火眼暴痛生翳：鲜猫爪草叶 1 片，加食盐少许，捣烂，取绿豆大小，敷在耳背对眼角处，左眼敷右耳，右眼敷左耳，在暴痛时敷之。
（5）治牙痛：①用鲜猫爪草适量，加食盐少许，按照外治偏头痛的方法敷经渠穴，左边牙痛敷右手，右边牙痛敷左手。②鲜猫爪草根少许捣烂，敷痛处，流去热涎（药汁不可吞服）。敷至不可忍受时即可取出，停数分钟再敷。［方（1）～（5）出自《草药手册》（江西）］

| 附　注 | 本种异名：*Ranunculus formosanus* Masam.、*Ranunculus zuccarinii* Miq.、*Ranunculus extorris* Hance、*Ranunculus leiocladus* Hayata。
药材猫爪草，为本种的全草或干燥块根，《中华人民共和国药典》（1977 年版、1990 年版至 2020 年版）、《河南省中药材标准》（1991 年版）、《内蒙古中药材标准》（1988 年版）、《山西省中药材标准·附录》（1987 年版）、《新疆维吾尔自治区药品标准·第二册》（1980 年版）中有收载。

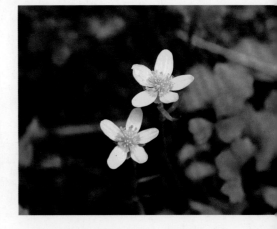

毛茛科 Ranunculaceae 天葵属 Semiaquilegia

天葵 Semiaquilegia adoxoides (DC.) Makino

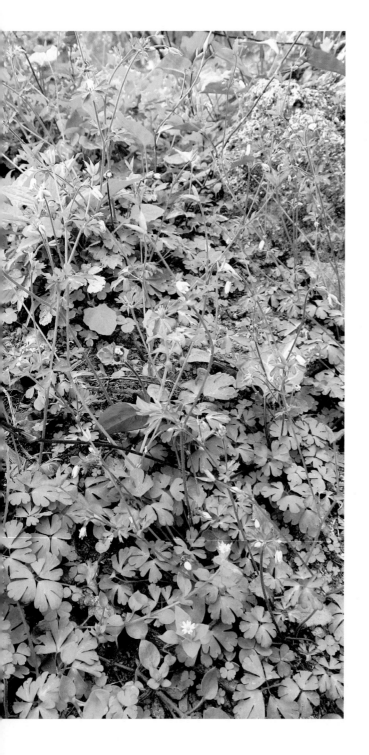

| 植物别名 |

耗子屎、紫背天葵、千年老鼠屎。

| 药 材 名 |

天葵草（药用部位：全草。别名：雷丸草）、天葵子（药用部位：块根）、千年耗子屎种子（药用部位：种子）。

| 形态特征 |

多年生草本。块根长 1 ~ 3 cm，直径 5 ~ 10 mm，外皮棕黑色。茎高 10 ~ 32 cm，疏生短柔毛，分枝。基生叶多数，为一回三出复叶；小叶扇状菱形或倒卵状菱形，长 0.6 ~ 2.5 cm，宽 1 ~ 2.8 cm，3 深裂，裂片疏生粗齿；叶柄长 3 ~ 12 cm。花序有 2 至数朵花；萼片 5，白色，常带淡紫色，狭椭圆形，长 4 ~ 6 mm；花瓣匙形，长 2.5 ~ 3.5 mm，基部囊状；雄蕊 8 ~ 14，花药椭圆形；退化雄蕊约 2，小，狭披针形；心皮 3 ~ 5，花柱短。蓇葖果长 6 ~ 7 mm。

| 生境分布 |

生于海拔 100 ~ 1 050 m 的疏林下、路旁或山谷阴湿处。德兴各地均有分布。

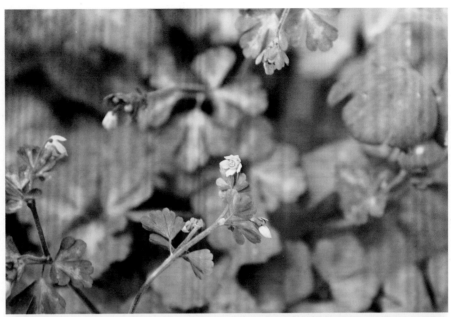

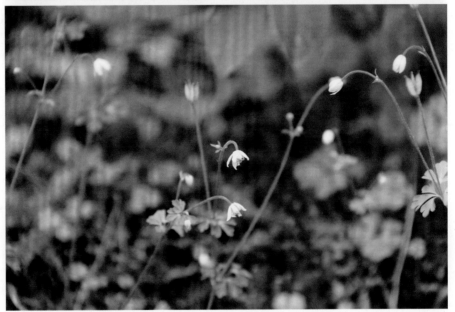

| **资源情况** | 野生资源丰富。药材来源于野生。

| **采收加工** | 天葵草：秋季采集，除去杂质，洗净，晒干。

天葵子：5 月植株未完全枯萎时采挖，较小的块根留作种用，较大的块根除去残叶，晒干后揉搓，除去须根，抖净泥土。

千年耗子屎种子：春末种子成熟时采收，晒干。

| **药材性状** | 天葵草：本品长 15 ~ 30 m。块根肉质，外皮棕黑色，有须状支根。茎纤细，被白色细柔毛。基生叶为三出复叶，具长柄，基部扩大成鞘状；小叶扇状菱形

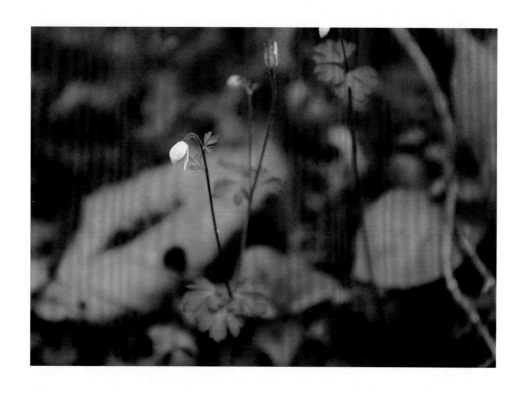

或倒卵状菱形，长 0.6 ~ 2.5 cm，3 深裂，黄绿色，下面常带紫色。茎生叶较细小，互生。单歧或二歧聚伞花序，花小，直径 4 ~ 6 mm；苞片小；花梗纤细，被短柔毛；萼片常带淡紫色；花瓣匙形。蓇葖果卵状长椭圆形，长 6 ~ 7 mm，表面具凸起的横向脉纹。种子椭圆形，褐色，长约 1 mm。气微，味微甘、苦。

天葵子：本品呈不规则短柱状、纺锤状或块状，略弯曲，长 1 ~ 3 cm，直径 0.5 ~ 1 cm。表面暗褐色至灰黑色，具不规则的皱纹及须根或须根痕。先端常有茎叶残基，外被数层黄褐色鞘状鳞片。质较软，易折断，断面皮部类白色，木部黄白色或黄棕色，略呈放射状。气微，味甘、微苦、辛。

千年耗子屎种子：本品呈卵状椭圆形，长约 1 mm，褐色至黑褐色，表面有许多小瘤状突起。气微，味微香。

| 功能主治 |　天葵草：甘，微寒。归心、膀胱经。解毒消肿，利水通淋。用于瘰疬痈肿，蛇虫咬伤，疝气，小便淋痛。

天葵子：甘、苦，寒。归肝、胃经。清热解毒，消肿散结，利水通淋。用于小儿热惊，癫痫，痈肿，疔疮，乳痈，瘰疬，皮肤疮痒，目赤肿痛，咽痛，蛇虫咬伤，热淋，石淋。

千年耗子屎种子：甘，寒。归心、肝经。解毒，散结。用于乳痈肿痛，瘰疬，疮毒，血崩，带下，小儿惊风。

| 用法用量 | 天葵草：内服煎汤，9 ~ 15 g。外用适量，捣敷。

天葵子：内服煎汤，3 ~ 15 g；或研末，1.5 ~ 3 g；或浸酒；脾胃虚寒、小便清利者不宜用。外用适量，捣敷；或捣汁点眼。

千年耗子屎种子：内服煎汤，9 ~ 15 g。外用适量，捣敷。

| 附　注 | 本种异名：*Semiaquilegia dauciformis* D. Q. Wang、*Isopyrum adoxoides* DC.、*Semiaquilegia adoxoides* (DC.) Makino var. *grandis* D. Q. Wang。

药材天葵子，为本种的干燥块根，《中华人民共和国药典》（1977 年版至 2020 年版）、《新疆维吾尔自治区药品标准·第二册》（1980 年版）、《贵州省中药材标准规格·上集》（1965 年版）中有收载。

药材天葵草，为本种的干燥地上部分，《上海市中药材标准》（1994 年版）中有收载。

毛茛科 Ranunculaceae　唐松草属 Thalictrum

尖叶唐松草 *Thalictrum acutifolium* (Hand.-Mazz.) Boivin

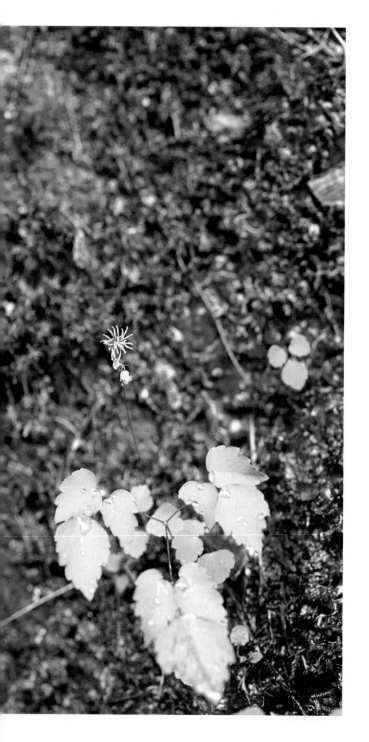

药材名

大叶马尾连（药用部位：根及根茎）。

形态特征

多年生草本。根肉质，胡萝卜形，直径达4 mm。茎高25 ~ 65 cm，无毛。基生叶1 ~ 3，具长柄，为二至三回三出复叶；小叶卵形，长2.3 ~ 5 cm，宽1 ~ 3 cm，不分裂或不明显3浅裂，边缘具疏牙齿，无毛或下面生短柔毛。茎生叶约2，较小。复单歧聚伞花序稍呈伞房状，无毛；花梗长3 ~ 8 mm；花直径6 ~ 7 mm；萼片4，白色或带粉红色，狭卵形；无花瓣；雄蕊多数，长达5 mm，花丝上部倒披针形，下部丝形；心皮6 ~ 12，子房具长柄，柱头几无柄。瘦果扁，狭椭圆形，不计柄长约3 mm，稍不对称。

生境分布

生于海拔1 300 m以下的山谷坡地或林边湿润处。分布于德兴大茅山等。

资源情况

野生资源较少。药材来源于野生。

| 采收加工 | 春季至秋季采收，剪去地上茎叶，鲜用或晒干。

| 药材性状 | 本品根数条，粗大，肉质，胡萝卜形，长 3 ~ 6 cm，直径 2 ~ 4 mm。表面深褐色，有纵横皱纹。质脆，易折断，断面近方形，白色。味微苦。

| 功能主治 | 苦，寒。归大肠、肝经。清热，泻火，解毒。用于痢疾，腹泻，目赤肿痛，湿热黄疸。

| 用法用量 | 内服煎汤，3 ~ 10 g；脾胃虚寒者慎服。外用适量，研末调敷。

| 附　　注 | 本种异名：*Thalictrum declinatum* B. Boivin、*Thalictrum unguiculatum* B. Boivin、*Thalictrum chiaonis* B. Boivin、*Thalictrum clavatum* Hook. var. *cavaleriei* H. Lév.、*Thalictrum clavatum* Hook. var. *acutifolium* Hand.-Mazz.。

毛茛科 Ranunculaceae 唐松草属 Thalictrum

大叶唐松草 *Thalictrum faberi* Ulbr.

| 药 材 名 | 大叶马尾连（药用部位：根及根茎）。

| 形态特征 | 多年生草本，无毛。茎高 35 ~ 110 cm，分枝。茎下部叶为二至三回三出复叶，叶片长达 30 cm；小叶宽卵形或菱状卵形，长 3 ~ 10.5 cm，宽 2 ~ 9 cm，先端急尖，不明显 3 浅裂，边缘在基部以上疏具不等大的粗牙齿，下面脉隆起。花序长 20 ~ 40 cm；花梗长 3 ~ 7 mm；花直径 6 ~ 8 mm；萼片白色，椭圆形；无花瓣；雄蕊多数，花丝上部倒披针形；心皮 3 ~ 5。瘦果狭卵球形，长 5 ~ 6 mm，纵肋 8，宿存花柱拳卷。

| 生境分布 | 生于海拔 600 ~ 1 300 m 的山地林下。分布于德兴梧风洞及阪大、绕二等。

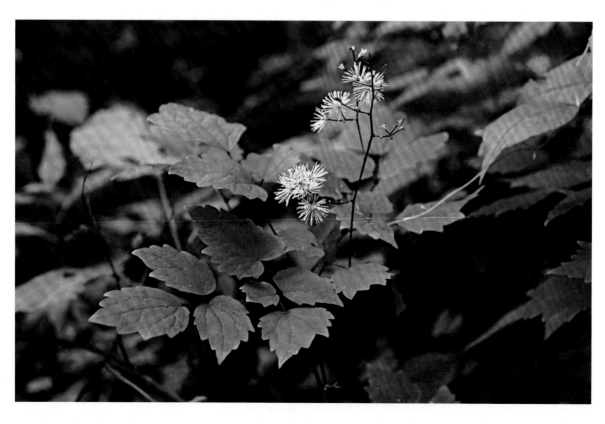

| **资源情况** | 野生资源一般。药材来源于野生。 |

| **采收加工** | 春季至秋季采收，剪去地上茎叶，鲜用或晒干。 |

| **药材性状** | 本品根茎短，下部密生数十条细根。细根长约 10 cm，直径约 1 mm；表面棕褐色，皮部较疏松；质硬而脆，易折断；味苦。 |

| **功能主治** | 苦，寒。归大肠、肝经。清热，泻火，解毒。用于痢疾，腹泻，目赤肿痛，湿热黄疸。 |

| **用法用量** | 内服煎汤，3 ~ 10 g；脾胃虚寒者慎服。外用适量，研末调敷。 |

| **附　　注** | 本种异名：*Thalictrum macrophyllum* Migo。 |

毛茛科 | Ranunculaceae | 唐松草属 | Thalictrum

华东唐松草

Thalictrum fortunei S. Moore

| **药材名** | 大叶马尾连（药用部位：根及根茎）。

| **形态特征** | 多年生草本，全株无毛。须根末端稍粗。茎高达 66 cm。基生叶具长柄，二至三回三出复叶；小叶草质，近圆形或圆菱形，宽 1 ～ 2 cm，基部圆或浅心形，不明显 3 浅裂，疏生钝齿，下面网脉稍隆起；叶柄长约 6 cm。花序近伞房状，花稀疏；萼片 4，白色或淡紫色，倒卵形，长 3 ～ 4.5 mm；花丝上部倒披针形，下部丝状；心皮（3 ～）4 ～ 6。瘦果圆柱状长圆形，长 4 ～ 5 mm，宿存花柱长 1 ～ 1.2 mm，先端常拳卷。

| **生境分布** | 生于海拔 100 ～ 1 500 m 的丘陵或山地林下或较阴湿处。分布于德兴大茅山等。

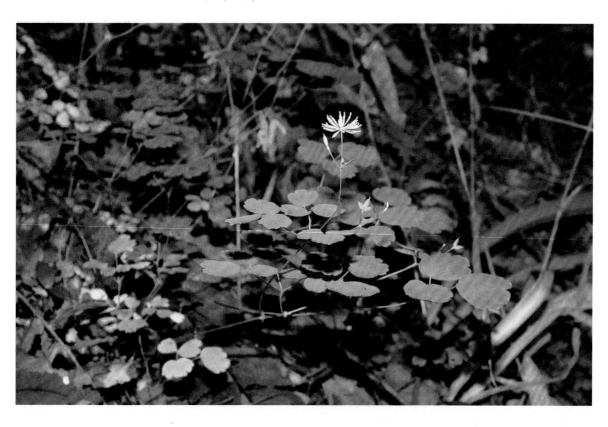

| **资源情况** | 野生资源一般。药材来源于野生。

| **采收加工** | 春季至秋季采收，剪去地上茎叶，鲜用或晒干。

| **功能主治** | 苦，寒。归大肠、肝经。清热，泻火，解毒。用于痢疾，腹泻，目赤肿痛，湿热黄疸。

| **用法用量** | 内服煎汤，3 ~ 10 g；脾胃虚寒者慎服。外用适量，研末调敷。

安徽小檗
Berberis anhweiensis Ahrendt

| **药 材 名** | 安徽刺黄柏（药用部位：茎枝）。

| **形态特征** | 落叶灌木，高 1 ~ 2 m。老枝灰黄色或淡黄色，具条棱，散生黑色小疣点，幼枝暗紫色；茎刺单生或 3 分叉，长 1 ~ 1.5 cm。叶薄纸质，近圆形或宽椭圆形，长 2 ~ 6 cm，宽 1.5 ~ 3 cm，每边具 15 ~ 40 刺齿；叶柄长 5 ~ 15 mm。总状花序具 10 ~ 27 花，长 3 ~ 7.5 cm；花梗长 4 ~ 7 mm；苞片长约 1 mm；花黄色；小苞片卵形，长约 1 mm；萼片 2 轮，外萼片长圆形，长 2.5 ~ 3 mm，内萼片倒卵形，长约 4.5 mm；花瓣椭圆形，长 4.8 ~ 5 mm，基部具 2 分离腺体；雄蕊长约 3 mm；胚珠 2。浆果椭圆形或倒卵形，长约 9 mm，红色。

| **生境分布** | 生于海拔 400 ~ 1 800 m 的山地灌丛中、林中、路旁或山顶。分布

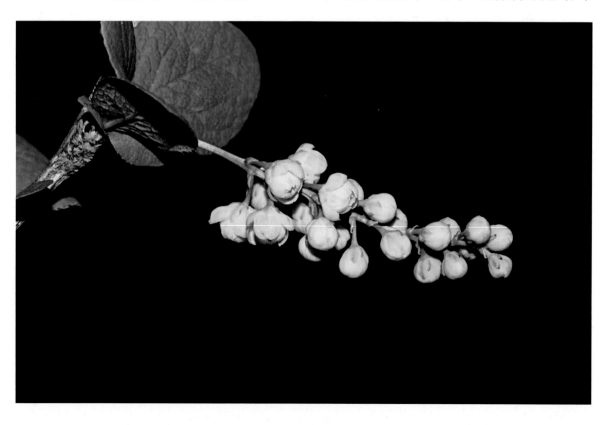

于德兴梧风洞等。

| **资源情况** | 野生资源较少。药材来源于野生。

| **采收加工** | 秋季采收，除去叶，洗净，晒干。

| **药材性状** | 本品呈圆柱形，稍直，多分枝，直径 1 ~ 5 mm，长短不一。表面黑褐色或棕黑色，具纵皱纹，针刺多单一，稀三叉。质硬，易折断，折断面纤维性，横切面皮部淡黄色，木部黄色，有较密的放射状纹理，髓部较小，黄白色。气微，味苦。

| **功能主治** | 苦，寒。归肝、胃、大肠经。清热燥湿，泻火解毒。用于湿热痢疾，泄泻，黄疸，淋浊，带下，疮疡，咽喉肿痛，目赤肿痛。

| **用法用量** | 内服煎汤，10 ~ 15 g。外用适量，煎汤熏洗。

华东小檗

Berberis chingii Cheng

药 材 名	华东小檗（药用部位：根）。

| **形态特征** | 常绿灌木，高约 1 m。枝有棱角，或略呈圆柱形，有疣状突起，老枝灰黄色；刺 3 分叉，粗壮，长 1 ~ 2.5 cm，灰黄色。叶坚硬，矩圆状椭圆形，长 2 ~ 5 cm，宽 0.6 ~ 1 cm，边缘有 2 ~ 8 刺状微细短锯齿，刺长 0.5 ~ 1 mm，齿距 3 ~ 6 mm，稀全缘，有少数显著侧脉，上面略有光泽，下面白色或灰黄色，有白粉。花 4 ~ 14 簇生，花梗长 9 ~ 12 mm；子房有 2 ~ 3 胚珠。浆果椭圆形或倒卵形，长约 7 mm，直径 4 mm，白色，有白粉，花柱宿存。 |

| **生境分布** | 生于海拔 250 m 以上的山沟杂木林下、水沟边、山坡灌丛中、石灰岩山坡。分布于德兴大茅山等。 |

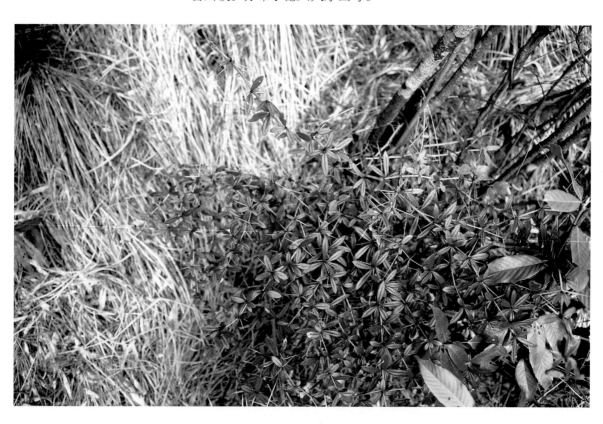

| **资源情况** | 野生资源较少。药材来源于野生。 |

| **采收加工** | 秋季采挖，洗净，切段，晒干。 |

| **功能主治** | 清热解毒，止泻。用于痢疾，泄泻，目赤，跌打损伤，烫火伤。 |

| **用法用量** | 内服煎汤，10 ～ 15 g。外用适量，煎汤熏洗。 |

| **附　　注** | 本种异名：*Berberis chingii* Cheng subsp. *wulingensis* C. M. Hu、*Berberis chingii* Cheng subsp. *subedentata* C. M. Hu、*Berberis cavaleriei* Lévl. var. *pruinosa* Byhouwer。 |

小檗科 Berberidaceae 小檗属 Berberis

日本小檗
Berberis thunbergii DC.

| 药 材 名 | 一颗针（药用部位：根或根皮、枝叶）。

| 形态特征 | 落叶灌木，高达 2 ~ 3 m。幼枝紫红色，老枝灰棕色或紫褐色，有槽；刺细小，单一，很少 3 分叉，长 0.5 ~ 1.8 cm，与枝条同色。叶菱形、倒卵形或矩圆形，长 0.5 ~ 2 cm，宽 0.2 ~ 1.6 cm，先端钝尖或圆形，有时具细小的短尖头，基部急狭成楔形，全缘。花序伞形或近簇生，有 2 ~ 5 （~ 12）花，少有单花，黄白色；总花梗长 2 ~ 5 mm，花梗长 5 ~ 9 mm；小苞片 3，卵形；萼片 6，花瓣状，排列成 2 轮；花瓣 6，倒卵形；雄蕊 6；子房含 2 胚珠。浆果长椭圆形，长约 10 mm，成熟时红色，有宿存花柱。

| 生境分布 | 德兴梧风洞有栽培。

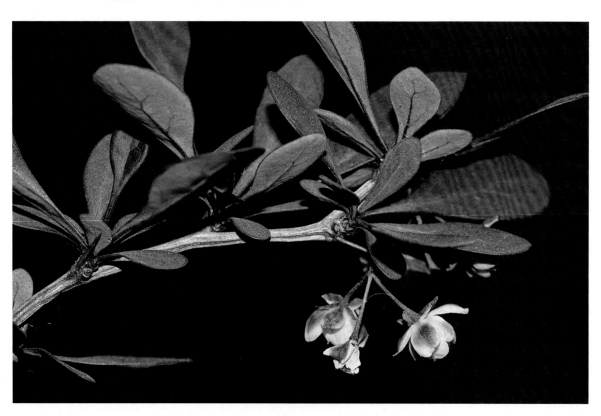

| 资源情况 | 栽培资源一般。药材来源于栽培。

| 采收加工 | 秋季挖根或剥取根皮，夏季采收枝叶，洗净，切段，晒干。

| 药材性状 | 本品根呈圆锥形或圆柱形，稍扭曲，直径 0.2 ~ 1.5 cm，根头部稍粗大，有分枝；表面棕色至灰棕色，粗糙，具纵皱纹，老根外皮部分开裂或剥落；质硬，老根较难折断，折断面纤维性，横切面可见明显年轮环，皮部棕色至黄棕色，木部黄色，中央呈枯朽状；气无，味苦。茎枝呈圆柱形，长短不一；老枝暗红色，嫩枝淡红色带绿色，有纵棱和针刺；针刺单一，长 0.5 ~ 1.8 cm；质脆；气微，味苦。

| 功能主治 | 苦，寒。归心、胃、大肠、肝经。清热燥湿，泻火解毒。用于湿热泄泻，痢疾，胃热疼痛，目赤肿痛，口疮，咽喉肿痛，急性湿疹，烫火伤。

| 用法用量 | 内服煎汤，15 ~ 20 g。外用适量，煎汤洗。

| 附　注 | 本种原产日本，我国引种栽培。

小檗科 Berberidaceae 小檗属 Berberis

庐山小檗 *Berberis virgetorum* Schneid.

| **药 材 名** | 黄疸树（药用部位：茎、根）。

| **形态特征** | 落叶灌木，高约 2 m。枝略有棱角，灰黄色；刺不分叉，有槽，长
1 ~ 2.5 cm。叶矩圆状菱形，长 3.5 ~ 10 cm（连叶柄长 1 ~ 2 cm），
宽 1.5 ~ 3.5 cm，基部渐狭成叶柄，全缘或有时略呈波状，叶背灰
白色，有白粉。花序略呈总状，或近伞形，长 2 ~ 3.5 cm，通常有
5 ~ 10 花；花梗细瘦，长 4 ~ 6 mm；小苞片披针形；萼片排列
成 2 轮，外轮萼片矩圆状卵形，内轮萼片矩圆状倒卵形；花瓣椭圆
状倒卵形，长约 3 mm，宽 1.5 mm，较内轮萼片稍短，全缘。浆果
矩圆状椭圆形，长 9 ~ 12 mm。

| **生境分布** | 生于海拔 250 ~ 1 800 m 的山坡、山地灌丛中、河边、林中或村旁。

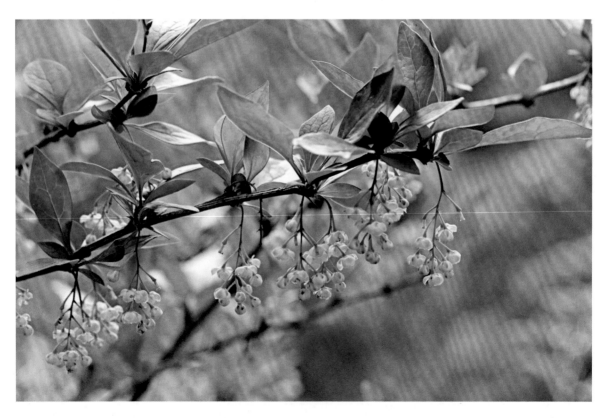

分布于德兴梧风洞及畈大、新岗山等。

| **资源情况** | 野生资源一般。药材来源于野生。

| **采收加工** | 春、秋季采挖，除去枝叶及须根，刮去部分栓皮，晒干。

| **药材性状** | 本品茎呈圆柱形，直径达 5 cm；表面灰棕色，有不整齐略弯曲的沟纹，并见少数小型皮孔；茎上部多分枝，枝直径 3～5 mm，有数条纵棱，针刺较多，单个或 2～3 分叉。主根圆柱形，直径 4～5 cm，侧根及支根扭曲；表面土黄色至灰棕色，栓皮易呈片状脱落而露出棕黄色皮部。质坚硬，断面纤维性强，鲜黄色。气微，味极苦。

| **功能主治** | 苦，寒。归肝、胃、大肠经。清湿热，解毒。用于湿热泻痢，黄疸，胆囊炎，口疮，咽喉肿痛，火眼目赤，湿热淋浊，湿疹，丹毒，疮疡肿毒，烫火伤。

| **用法用量** | 内服煎汤，9～15 g。外用适量，煎汤洗。

| **附　注** | 本种异名：*Berberis chekiangensis* Ahrendt、*Berberis pingjiangensis* Q. L. Chen et B. M. Yang。

小檗科 Berberidaceae 鬼臼属 Dysosma

六角莲
Dysosma pleiantha (Hance) Woodson

| 药 材 名 | 八角莲（药用部位：根及根茎。别名：八角金盘、独脚莲）、八角莲叶（药用部位：叶）。

| 形态特征 | 多年生草本，有粗壮根茎。茎直立，无毛，高 10 ~ 17 cm。茎生叶常为 2，盾状，矩圆形或近圆形，长 16 ~ 22 cm，宽 12 ~ 19 cm，无毛，8 ~ 9 浅裂，裂片宽三角状卵形，边缘有针刺状细齿；叶柄长 10 ~ 15 cm，无毛。花 5 ~ 8 簇生 2 茎生叶柄的交叉处，下垂；花梗长达 2.8 cm；萼片 6，卵状或椭圆状矩圆形；花瓣 6，紫红色，矩圆形；雄蕊 6，长 2.1 ~ 2.3 cm，花丝长 7 ~ 8 mm，花药长 1.4 ~ 1.5 cm；雌蕊 1。浆果近球形。

| 生境分布 | 生于海拔 400 ~ 1 600 m 的林下、山谷溪旁或阴湿溪谷草丛中。分

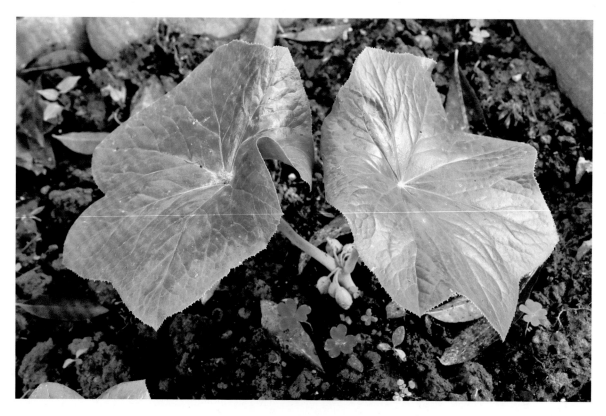

布于德兴大茅山及龙头山等，大目源有栽培。

| **资源情况** | 野生资源较少，栽培资源一般。药材主要来源于栽培。

| **采收加工** | 八角莲：全年均可采收，以秋末为佳。全株挖起，除去茎叶，洗净泥沙，鲜用或晒干或烘干。

八角莲叶：夏、秋季采收，鲜用或晒干。

| **药材性状** | 八角莲：本品根茎结节数较少，结节呈圆球形，直径 0.5 ~ 1 cm。表面黄棕色，上方具凹陷茎痕或凸起的芽痕，周围环节同心圆状排列，有时可见残留鳞叶、芽痕，下方有须根或须根痕。质硬，折断面纤维状，有裂隙，横切面皮部狭窄，黄白色，木部黄色，髓部大，约为直径的 1/2，黄白色。气微，味苦。

| **功能主治** | 八角莲：苦、辛，凉；有毒。归肺、肝经。化痰散结，祛瘀止痛，清热解毒。用于咳嗽，咽喉肿痛，瘰疬，瘿瘤，痈肿，疔疮，毒蛇咬伤，跌打损伤，痹证。

八角莲叶：苦、辛，平。归肺经。清热解毒，止咳平喘。用于痈肿疔疮，喘咳。

| **用法用量** | 八角莲：内服煎汤，3 ~ 12 g；或磨汁；或入丸、散剂；孕妇禁服，体质虚弱者慎服。外用适量，磨汁或浸醋、酒涂搽；或捣敷；或研末调敷。

八角莲叶：内服煎汤，6 ~ 10 g，鲜品 15 ~ 30 g；或捣汁。外用适量，捣敷；或贴敷。

| **附　注** | 本种异名：*Podophyllum hispidum* K. S. Hao、*Podophyllum chengii* Chien、*Podophyllum ontzoi* Hayata、*Podophyllum pleianthum* Hance、*Dysosma hispida* (K. S. Hao) Hiroe、*Dysosma chengii* (S. S. Chien) Hiroe。

药材八角莲，为本种的干燥根及根茎，《江西省中药材标准》（1996 年版、2014 年版）、《江苏省中药材标准》（1989 年版增补本）、《中华人民共和国卫生部药品·标准中药成方制剂·第十五册·附录》（1998 年版）中有收载。本种同属植物八角莲 *Dysosma versipellis* (Hance) M. Cheng ex Ying 亦为八角莲的基原植物，与本种同等药用。

本种 IUCN 评估等级为 NT 级，被《中国生物多样性红色名录——高等植物卷》列为近危种，为中国特有植物。本种为浙江省保护植物。

小檗科 Berberidaceae 鬼臼属 Dysosma

八角莲
Dysosma versipellis (Hance) M. Cheng ex Ying

| 药 材 名 | 八角莲（药用部位：根及根茎。别名：八角金盘）、八角莲叶（药用部位：叶）。

| 形态特征 | 多年生草本。根茎粗壮，横生。茎直立，高 20 ~ 30 cm，不分枝，无毛，淡绿色。茎生叶 2，盾状，圆形，直径达 30 cm，4 ~ 9 浅裂；裂片宽三角状卵圆形或卵状矩圆形，长 2.5 ~ 4 cm，基部宽 5 ~ 7 cm，先端锐尖，上面无毛，下面疏生柔毛，边缘有针刺状细齿；叶柄长 10 ~ 15 cm。花深红色，5 ~ 8 簇生于近叶柄顶部离叶基不远处，下垂；花梗细长，下弯，有毛或无毛；萼片 6，外面有疏长毛；花瓣 6，长 2 cm；雄蕊 6；子房上位，1 室，柱头大，盾状。浆果椭圆形或卵形；种子多数。

| 生境分布 | 生于海拔 300 m 以上的山坡林下、灌丛中、溪旁阴湿处、竹林下或

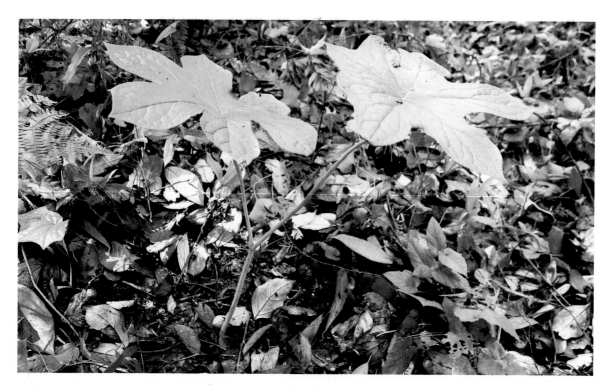

常绿林下。分布于德兴李宅、绕二等，大目源有栽培。

| **资源情况** | 野生资源一般，栽培资源一般。药材主要来源于栽培。

| **采收加工** | **八角莲**：全年均可采收，以秋末为佳。全株挖起，除去茎叶，洗净泥沙，鲜用晒干或烘干。

八角莲叶：夏、秋季采收，鲜用或晒干。

| **药材性状** | **八角莲**：本品根茎呈结节状扁长圆柱形，常弯曲，长 6 ~ 16 cm，直径 1.5 ~ 4.5 cm；表面黄棕色或棕褐色，外皮脱落处显黄白色，密生层状凸起的粗环纹，上面有数个类圆形凹陷茎痕，有的内壁具环状排列的维管束痕；下面凹凸不平，疏生细根或细根痕；质坚实，不易折断，断面不平坦，黄白色或淡黄色，粉性。根呈细圆柱形，长 3 ~ 5 cm，直径 1 ~ 2 mm；表面棕色或棕红色；质韧，不易折断，皮部断后，木部易抽出，气微，味苦。

| **功能主治** | **八角莲**：苦、辛，凉；有毒。归肺、肝经。化痰散结，祛瘀止痛，清热解毒。用于咳嗽，咽喉肿痛，瘰疬，瘿瘤，痈肿，疔疮，毒蛇咬伤，跌打损伤，痹证。

八角莲叶：苦、辛，平。归肺经。清热解毒，止咳平喘。用于痈肿疔疮，喘咳。

| **用法用量** | **八角莲**：内服煎汤，3 ~ 12 g；或磨汁；或入丸、散剂；孕妇禁服，体质虚弱者慎服。外用适量，磨汁或浸醋、酒涂搽；或捣敷；或研末调敷。

八角莲叶：内服煎汤，6 ~ 10 g，鲜品 15 ~ 30 g；或捣汁。外用适量，捣敷；或贴敷。

| **附 注** | 本种异名：*Dysosma versipelle* (Hance) M. Cheng、*Podophyllum versipelle* Hance、*Podophyllum esquirolii* H. Léveillé。

药材八角莲，为本种的干燥根及根茎，《浙江省中药材标准》（2000 年版）、《上海市中药材标准》（1994 年版）、《江西省中药材标准》（1996 年版、2014 年版）、《广西中药材标准》（1990 年版）、《湖北省中药材质量标准》（2009 年版）、《湖南省中药材标准》（2009 年版）、《贵州省中药材、民族药材质量标准》（2003 年版）、《广西壮族自治区壮药质量标准·第一卷》（2008 年版）、《云南省中药材标准》（2005 年版）中有收载；《江西省中药材标准》（1996 年版、2014 年版）还收载同属植物六角莲 *Dysosma pleiantha* (Hance) Woodson，该种与本种同等药用。本种为国家Ⅱ级保护植物（第二批），IUCN 评估等级为 VU 级，被《中国生物多样性红色名录——高等植物卷》列为易危种，被《中国植物红皮书》列为易危种，为中国特有植物。本种为江西省Ⅱ级保护植物，陕西省濒危级保护植物，浙江省、广西壮族自治区保护植物。

小檗科 Berberidaceae 淫羊藿属 Epimedium

三枝九叶草 *Epimedium sagittatum* (Sieb. et Zucc.) Maxim.

| 药 材 名 | 淫羊藿(药用部位:叶。别名:阴阳合、铁箭头、箭叶淫羊藿)、淫羊藿根(药用部位:根)。

| 形态特征 | 多年生草本,高 30 ~ 40 cm。根茎质硬,多须根。基生叶 1 ~ 3,三出复叶;叶柄细长,长约 15 cm;小叶卵状披针形,长 4 ~ 19 cm,宽 3 ~ 8 cm,先端急尖或渐尖,基部心形、箭簇形,两侧小叶基部呈不对称心形浅裂,边缘有细刺毛。圆锥花序或总状花序顶生,长 7.5 cm;花多数,直径 6 mm;萼片 8,排列为 2 轮,外轮较小,外面有紫色斑点,内轮白色,呈花瓣状;花瓣 4,黄色,有短距;雄蕊 4;心皮 1。菁葖果卵圆形,有数粒种子。

| 生境分布 | 生于海拔 200 ~ 1 750 m 的山坡草丛中、林下、灌丛中、水沟边或

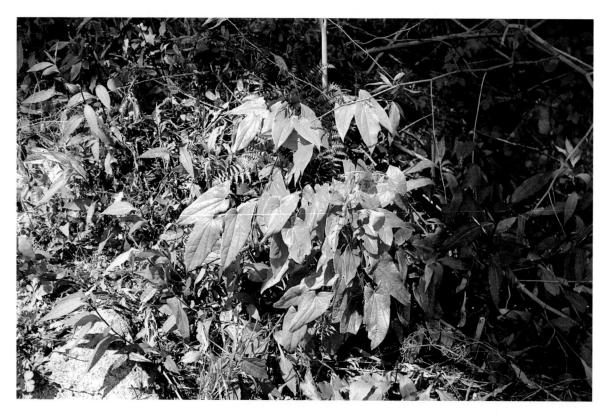

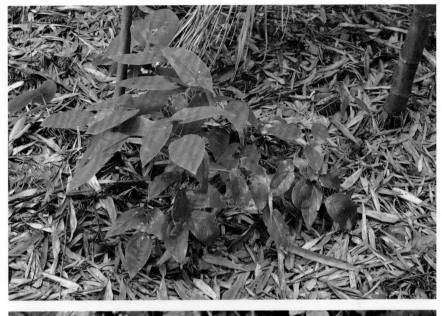

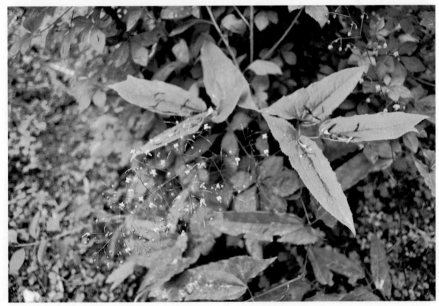

岩石缝中。分布于德兴大茅山及新岗山等。

| 资源情况 | 野生资源一般。药材来源于野生。

| 采收加工 | **淫羊藿**：夏、秋季采收，除去杂质，晒干。

淫羊藿根：夏、秋季采挖，洗净，晒干。

| 药材性状 | **淫羊藿**：本品为一回三出复叶，小叶片长卵形至卵状披针形，长 4 ~ 19 cm，宽 3 ~ 8 cm；先端渐尖，两侧小叶基部明显偏斜，外侧多呈箭形。下表面疏被粗短伏毛或近无毛。叶片革质。气微，味微苦。

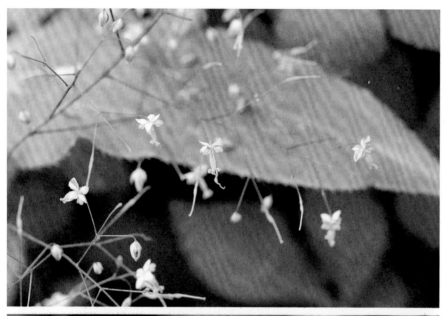

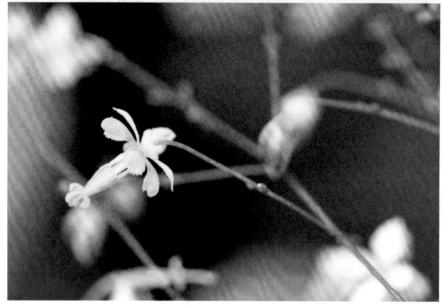

淫羊藿根：本品呈不规则结节块状，大小不一，多具分支，多弯曲成块，须根多少不等，平直或弯曲，瘤状突起较多。长 2 ～ 15 cm，直径 0.3 ～ 1.5 cm。表面棕褐色或黑褐色，有须根、须根痕及残留茎基。质坚硬，不易折断。断面灰白色至黄棕色。气微，味微苦。

| **功能主治** | **淫羊藿：**辛、甘，温。归肾、肝经。补肾阳，强筋骨，祛风湿。用于肾阳衰，阳痿遗精，筋骨痿软，风湿痹痛，麻木拘挛。

淫羊藿根：辛、甘，温。归肝、肾经。补肾壮阳，祛风除湿。用于肾虚阳痿，小便淋沥，咳喘，风湿痹痛。

| 用法用量 | **淫羊藿**：内服煎汤，3 ~ 10 g，大剂量可用至 15 g；或浸酒、熬膏；或入丸、散剂；阴虚而相火易动者禁服。外用适量，煎汤含漱。

淫羊藿根：内服煎汤，9 ~ 15 g；或研末调服。

| 附　注 | 本种异名：*Epimedium sinense* Sieb.、*Aceranthus macrophyllus* Blume et C. Koch、*Aceranthus triphyllus* C. Koch、*Aceranthus sagittatus* Siebold et Zucc.、*Epimedium coactum* H. R. Liang var. *longtouhum* H. R. Ling、*Epimedium sagittatum* (Sieb. et Zucc.) Maxim. var. *oblongifoliolatum* Z. Cheng。

本种入药在《中华人民共和国药典》（1963 年版至 2005 年版）、《新疆维吾尔自治区药品标准·第二册》（1980 年版）等中以"淫羊藿"之名被收载，药用部位均为干燥地上部分。《中华人民共和国药典》（2010 年版至 2020 年版）以"淫羊藿"之名收载，药用部位为干燥叶。本种在《贵州省中药材、民族药材质量标准》（2003 年版）中以"淫羊藿根"之名收载，药用部位为干燥根。《中华人民共和国药典》以植物中文异名"箭叶淫羊藿"收录本种，同属植物淫羊藿 *Epimedium brevicornu* Maxim.、柔毛淫羊藿 *Epimedium pubescens* Maxim.、朝鲜淫羊藿 *Epimedium koreanum* Nakai 也为淫羊藿基原植物，与本种同等药用。

《中华人民共和国药典》规定，按干燥品计算，淫羊藿药材含总黄酮以淫羊藿苷计，不得少于 5.0%，含朝藿定 A、朝藿定 B、朝藿定 C 和淫羊藿苷的总量不得少于 1.5%；淫羊藿饮片含宝藿苷 I 不得少于 0.030%，含朝藿定 A、朝藿定 B、朝藿定 C 和淫羊藿苷的总量不得少于 1.2%。

本种 IUCN 评估等级为 NT 级，被《中国生物多样性红色名录——高等植物卷》列为近危种。本种为浙江省保护植物。

阔叶十大功劳 *Mahonia bealei* (Fort.) Carr.

| 药 材 名 | 功劳木（药用部位：茎或茎皮。别名：土黄柏）、十大功劳根（药用部位：根）、十大功劳叶（药用部位：叶）、功劳子（药用部位：果实）。

| 形态特征 | 常绿灌木，全体无毛。单数羽状复叶，长 25 ~ 40 cm，有叶柄；小叶 7 ~ 15，厚革质，侧生小叶无柄，卵形，大小不一，长 4 ~ 12 cm，宽 2.5 ~ 4.5 cm，顶生小叶较大，有柄，先端渐尖，基部阔楔形或近圆形，每边有 2 ~ 8 刺锯齿，边缘反卷。总状花序直立，长 5 ~ 10 cm，6 ~ 9 簇生；花褐黄色；花梗长 4 ~ 6 mm；小苞片 1，长约 4 mm；萼片 9，排成 3 轮，花瓣状；花瓣 6，较内轮萼片小；雄蕊 6；子房有 4 ~ 5 胚珠。浆果卵形，有白粉，长约 10 mm，直径 6 mm，暗蓝色。

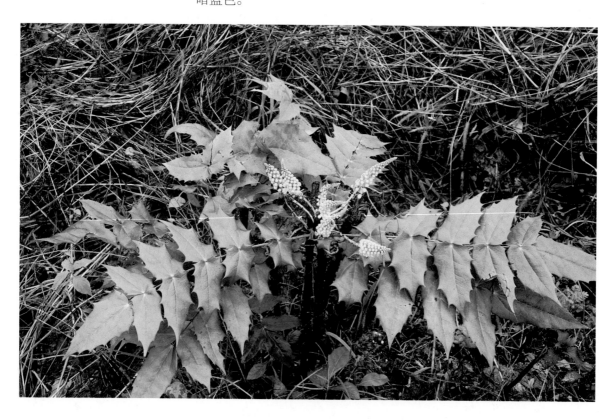

| 生境分布 | 生于海拔 500 m 以上的阔叶林、竹林、杉木林、混交林下、林缘及草坡、溪边、路旁或灌丛中。德兴各地山区均有分布，常栽培作观赏用。

| 资源情况 | 野生资源较丰富，栽培资源丰富。药材主要来源于栽培。

| 采收加工 | **功劳木：**全年均可采收茎，鲜用或晒干；或先将茎外层粗皮刮掉，然后剥取茎皮，鲜用或晒干。

十大功劳根：全年均可采挖，洗净泥土，除去须根，切段，鲜用或晒干。

十大功劳叶：全年均可采摘，晒干。

功劳子：6 月采收，晒干，除去杂质，晒至全干。

| 药材性状 | **功劳木：**本品为不规则的块片，大小不等。外表面灰黄色至棕褐色，有明显的纵沟纹和横向细裂纹，有的外皮较光滑，有光泽，或有叶柄残基。质硬，切面皮部薄，棕褐色，木部黄色，可见数个同心性环纹及排列紧密的放射状纹理，髓部色较深。气微，味苦。

十大功劳根：本品为圆形或类圆形厚片。切面黄白色，角质样，木部类白色。质硬而脆。气微，味苦。

十大功劳叶：本品呈阔卵形，长 4 ~ 12 cm，宽 2.5 ~ 4.5 cm，基部宽楔形或近圆形，不对称，先端渐尖，边缘略反卷，两侧各有 2 ~ 8 刺状锯齿。上表面绿色，具光泽，下表面色浅，黄绿色；厚革质。叶柄短或无。气弱，味苦。

功劳子：本品椭圆形，直径约 0.6 cm。表面暗蓝色至蓝黑色，被蜡状白粉，皱缩，基部有圆形果柄痕。剥去果皮可见 2 褐色种子。气无，味苦。

| 功能主治 | **功劳木：**苦，寒。归肝、胃、大肠经。清热燥湿，泻火解毒。用于湿热泻痢，黄疸尿赤，目赤肿痛，胃火牙痛，疮疖痈肿。

十大功劳根：苦，寒。归脾、肝、大肠经。清热燥湿，解毒消肿。用于湿热泻痢，黄疸，咽喉肿痛，目赤肿痛，湿疹，疮疡肿毒，肺痨咯血。

十大功劳叶：苦，寒。归肺、肝、肾经。清虚热，燥湿，解毒。用于肺痨咯血，骨蒸潮热，头晕耳鸣，腰膝酸软，湿热黄疸，带下，痢疾，风热感冒，目赤肿痛，痈肿疮疡。

功劳子：苦，凉。归肺、肾、脾经。清虚热，补肾，燥湿。用于骨蒸潮热，腰膝酸软，头晕耳鸣，湿热腹泻，带下，淋浊。

| 用法用量 | **功劳木：**内服煎汤，9 ~ 15 g；体质虚寒者忌用。外用适量，煎汤洗；或研末调敷。

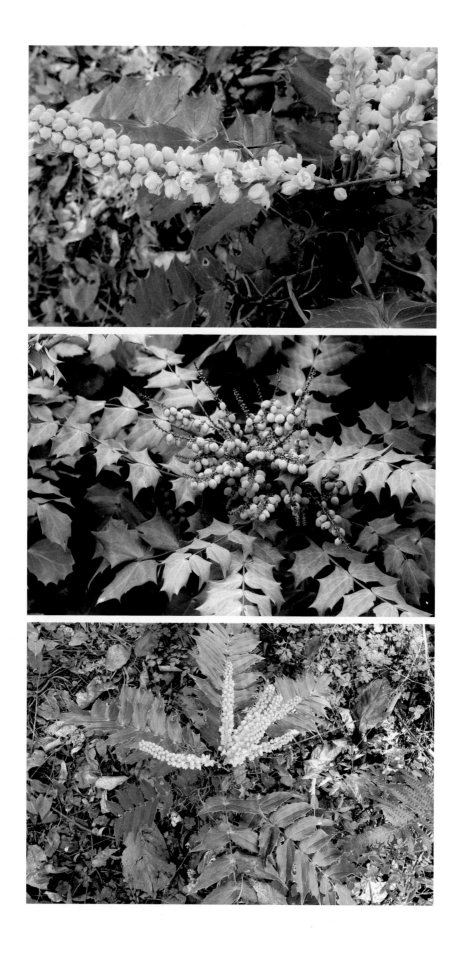

十大功劳根：内服煎汤，10 ~ 15 g，鲜品 30 ~ 60 g；脾胃虚寒者慎服。外用适量，捣烂或研末调敷。

十大功劳叶：内服煎汤，6 ~ 9 g。外用适量，研末调敷。

功劳子：内服煎汤，6 ~ 9 g；或泡茶。

| 附　方 |

（1）治风湿骨痛：鲜十大功劳根 100 g，酒、水各半煎服。

（2）治牙痛：十大功劳茎、叶煎汤含漱，或取根切片贴于牙龈上。

（3）治目赤肿痛：①十大功劳根切片，泡人乳，取乳汁点眼。②十大功劳根或茎 25 g、野菊花 25 g，煎汤服。

（4）治肺结核：十大功劳根每日 10 ~ 15 g，煎汤服。

（5）治肠炎、痢疾：鲜十大功劳根 50 g，陈茶叶 10 g。煎汤服。

（6）治感冒、发热、口渴：鲜十大功劳根 50 g，黄荆叶 25 g。煎汤服。

（7）治肝炎、黄疸：十大功劳根 40 g，三颗针根 40，天胡荽、茵陈蒿各 25 g。煎汤服。

（8）治湿疹、疮毒、烫火伤：鲜十大功劳茎、叶 100 g，苦参 100 g，煎汤洗患处。并将十大功劳茎、叶 100 g 焙干研末，用麻油或凡士林调成 20% 油膏，外搽或摊纱布上敷患处。

（9）治跌打损伤：十大功劳根 25 g，万年青根（生外皮）10 g，杜衡根 5 g。煎汤服，每日 1 剂。[方（1）~（9）出自《草药手册》（江西）]

| 附　注 |

本种异名：*Berberis bealei* Fortune、*Mahonia bealei* (Fort.) Carr. var. *planifloria* (Hook. f.) Ahrendt、*Mahonia japonica* (Thunb.) DC. var. *planifloria* (Hook. f.) H. Lév.、*Mahonia japonica* (Thunb.) DC. var. *bealei* (Fort.) Fedde、*Berberis bealei* Fortune var. *planifolia* Hook. f.。

药材十大功劳叶，为本种的干燥叶，《贵州省中药材、民族药材质量标准》（2003 年版）、《贵州省中药材质量标准》（1988 年版）中有收载；《广西中药材标准·第二册》（1996 年版）以"功劳叶"之名收载之。

药材功劳木，为本种的干燥茎，《中华人民共和国药典》（1977 年版、1990 年版至 2020 年版）、《广西壮族自治区壮药质量标准·第二卷》（2011 年版）中有收载。

本种同属植物十大功劳 *Mahonia fortunei* (Lindl.) Fedde 和台湾十大功劳 *Mahonia japonica* (Thunb.) DC. 也为功劳木、十大功劳叶的基原植物。

小檗科 Berberidaceae 十大功劳属 Mahonia

台湾十大功劳 *Mahonia japonica* (Thunb.) DC.

| 药 材 名 | 十大功劳根（药用部位：根、茎）。

| 形态特征 | 灌木。叶长圆形，长 15 ~ 27 cm，具 4 ~ 6 对无柄小叶；小叶卵形，最下 1 对小叶长 1.8 ~ 2.7 cm，宽 1.2 ~ 2 cm，向上小叶较大，基部偏斜，略呈心形，边缘具牙齿，顶生小叶较大，具小叶柄，长 1 ~ 2 cm。总状花序下垂，5 ~ 10 簇生，长 5 ~ 10 cm；芽鳞卵形至卵状披针形，长 0.8 ~ 1.5 cm；花梗长 6 ~ 7 mm；苞片卵形，长 3.5 ~ 4 mm；花黄色；外萼片卵形，长 2.5 ~ 2.7 mm，中萼片阔倒卵形，长 3.3 ~ 3.5 mm，内萼片倒卵状长圆形，长 6 ~ 6.4 mm；花瓣椭圆形，长 5.5 ~ 6 mm，基部腺体显著；雄蕊长约 3.3 mm；子房长约 3.4 mm，无花柱，胚珠 4 ~ 7。浆果卵形，长约 8 mm，暗紫色，

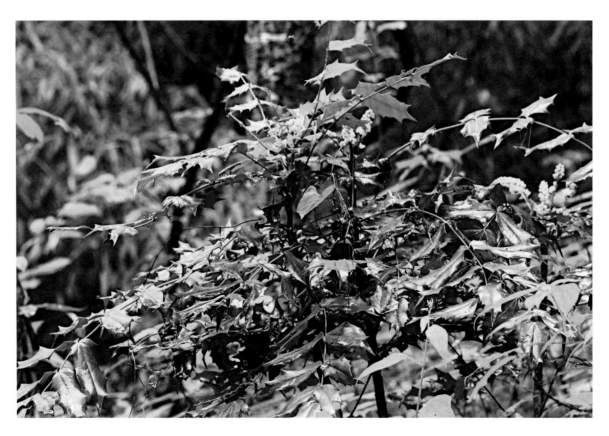

略被白粉。

| **生境分布** | 生于林中或灌丛中。德兴大茅山垦殖场有栽培。

| **资源情况** | 栽培资源一般。药材来源于栽培。

| **采收加工** | 全年均可采挖，洗净泥土，除去须根，切段，鲜用或晒干。

| **药材性状** | 本品为不规则块片，大小不等。茎块片外皮灰黄色至棕褐色，有明显的纵沟纹及横向细裂纹，有的外皮较光滑；切面皮部薄，棕褐色，木部黄色，可见数个同心性环纹及排列紧密的放射状纹理，髓部色较深。根块片外皮灰黄色，有细纵纹和侧根痕；断面中心无髓。质硬。气微，味苦。

| **功能主治** | 苦，寒。归脾、肝、大肠经。清热，燥湿，消肿，解毒。用于湿热痢疾，腹泻，黄疸，肺痨咯血，咽喉痛，目赤肿痛，疮疡，湿疹。

| **用法用量** | 内服煎汤，10 ~ 15 g，鲜品 30 ~ 60 g；脾胃虚寒者慎服。外用适量，捣烂或研末调敷。

| **附　注** | 本种异名：*Ilex japonica* Thunb.、*Berberis japonica* (Thunb.) R. Br.、*Mahonia tikushiensis* Hayata、*Berberis japonica* (Thunb.) R. Br. var. *gracillima* (Fedde) Rehd.、*Mahonia japonica* (Thunb.) DC. var. *gracillima* Fedde、*Berberis tikushiensis* (Hayata) Laferriere。
本种入药在《贵州省中药材质量标准》（1988 年版）中以"十大功劳叶"之名被收载，药用部位为干燥叶。
药材十大功劳根，为本种的干燥根、茎，《湖南省中药材标准》（1993 年版、2009 年版）、《贵州省中药材质量标准》（1988 年版）以"功劳木"之名收载之。

南天竹 *Nandina domestica* Thunb.

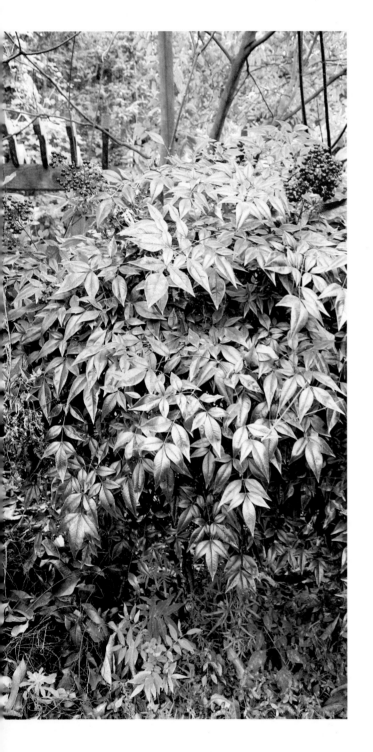

药材名

南天竹子（药用部位：果实）、南天竹根（药用部位：根）、南天竹梗（药用部位：茎枝）、南天竹叶（药用部位：叶。别名：天竹叶）。

形态特征

常绿灌木。茎直立，少分枝，幼枝常为红色。叶对生，为二至三回羽状复叶；小叶革质，椭圆状披针形，长 3～10 cm，全缘，深绿色，冬季常变红色，两面光滑无毛。圆锥花序顶生，长 20～35 cm；花白色；萼片多轮，每轮 3，外轮较小，卵状三角形，内轮较大，卵圆形；雄蕊 6，花瓣状，离生；子房 1 室，有 2 胚珠。浆果球形，鲜红色，偶有黄色，内有 2 种子；种子扁圆形。

生境分布

生于海拔 1 200 m 以下的山地林下沟旁、路边或灌丛中。德兴各地山区均有分布或栽培。

资源情况

野生资源一般，栽培资源丰富。药材主要来源于栽培。

| 采收加工 | 南天竹子：秋季果实成熟时或秋季至翌年春季采收，剪取果枝，摘取果实，晒干。
南天竹根：9 ~ 10 月采挖，除去杂质，鲜用或晒干。
南天竹梗：全年均可采收，除去杂质及叶，洗净，切段，晒干。
南天竹叶：全年均可采收，洗净，除去枝梗、杂质，晒干。

| 药材性状 | 南天竹子：本品球形，直径 6 ~ 9 mm。表面黄红色、暗红色或红紫色，平滑，微具光泽，有的局部下陷，先端具凸起的宿存花柱基，基部具果柄或其断痕。果皮质松脆，易破碎；种子 2，略呈半球形，内面下凹，类白色至黄棕色。气微，味微涩。
南天竹叶：本品为二至三回羽状复叶，最末的小羽片有 3 ~ 5 小叶；小叶椭圆状披针形，长 3 ~ 10 cm，宽 0.5 ~ 1 cm，先端渐尖，基部楔形，全缘，表面深绿色或红色。革质。气弱，味苦。

| 功能主治 | 南天竹子：酸、甘，平；有毒。归肺经。敛肺止咳，平喘。用于久咳，气喘，百日咳。
南天竹根：苦，寒；有小毒。归肺、肝经。清热，止咳，祛湿，解毒。用于肺热咳嗽，湿热黄疸，腹泻，风湿痹痛，疮疡，瘰疬。
南天竹梗：苦，寒。归肺经。清湿热，降逆气。用于湿热黄疸、泻痢，热淋，目赤肿痛，咳嗽，膈食。
南天竹叶：苦，寒。归肺、膀胱经。清热利湿，泻火，解毒。用于肺热咳嗽，百日咳，热淋，尿血，目赤肿痛，疮痈，瘰疬。

| 用法用量 | 南天竹子：内服煎汤，6 ~ 15 g；或研末；外感咳嗽初起者慎服，控制用量。
南天竹根：内服煎汤，9 ~ 15 g，鲜品 30 ~ 60 g；或浸酒。外用适量，煎汤洗或点眼。
南天竹梗：内服煎汤，10 ~ 15 g；孕妇禁服。
南天竹叶：内服煎汤，9 ~ 15 g。外用适量，捣烂涂敷；或煎汤洗。

| 附　方 | （1）治发热口渴：南天竹根 15 g，水竹叶 10 g，水灯芯 10 g。煎汤服。
（2）治黄疸发斑：鲜南天竹根 100 g，黄荆根、檵木根、细叶鼠麹草鲜草各 50 g，银花藤、仙鹤草各 25 ~ 30 g。煎汤冲烧酒，每日早晚空腹各服 1 次。
（3）治气喘咳嗽：南天竹 10 ~ 15 g，枇杷叶 50 g。煎汤服。
（4）治风湿性关节炎：鲜南天竹根 50 ~ 100 g，猪脚 2 只，烧酒 1 茶杯，加水

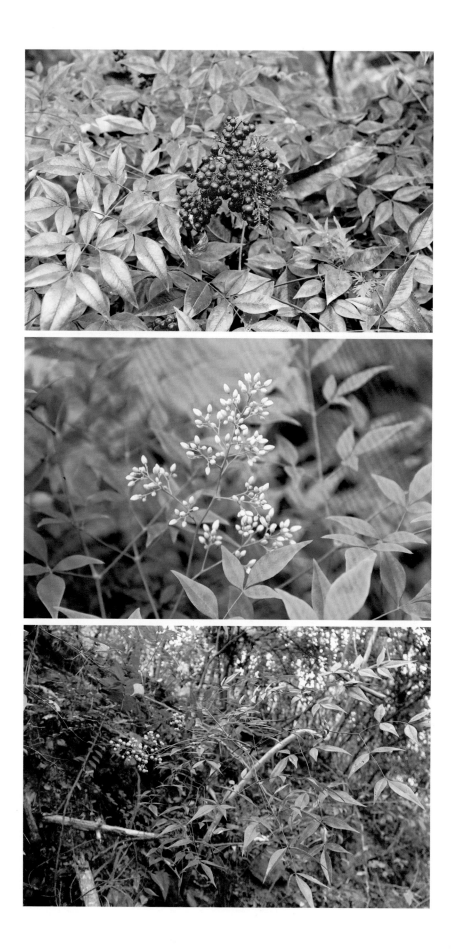

共炖至猪脚烂，吃肉喝汤，2～3次吃完。

（5）治膈食：鲜南天竹梗 50 g，鲜桔梗 50 g，活鲫鱼 1 条，共煮，吃鱼喝汤。

（6）治跌打损伤、气闭晕厥：南天竹 1 节，磨白酒 50 g。兑开水温服。

（7）治目赤：南天竹、六月雪、马兰、冬桑叶各 15 g。煎汤服。

（8）治小儿睡觉磨牙：南天竹茎叶煎汤服，根磨水服。

（9）治疮毒：南天竹全草捣敷，或煎汤洗。［方（1）～（9）出自《草药手册》（江西）］

| 附　注 | 本种异名：*Nandina domestica* Thunb. var. *linearifolia* C. Y. Wu。

药材南天竹子，为本种的干燥成熟果实，《贵州省中药材、民族药材质量标准》（2003 年版）中有收载；《上海市中药材标准》（1994 年版）以"天竹子（南天竹子）"之名收载之，《北京市中药材标准》（1998 年版）、《江苏省中药材标准》（1989 年版）、《江苏省中药材标准（试行稿）·第二批》（1986 年版）以"天竹子"之名收载之。

药材南天竹叶，为本种的干燥叶，《上海市中药材标准·附录》（1994 年版）以"天竹叶"之名收载之。

药材南天竹根，为本种的干燥根，《上海市中药材标准·附录》（1994 年版）以"天竹根"之名收载之。

木通科 Lardizabalaceae 木通属 Akebia

木通

Akebia quinata (Houtt.) Decaisne

| 药 材 名 | 木通（药用部位：藤茎）、木通根（药用部位：根）、八月札（药用部位：成熟果实。别名：八月炸、八月扎、牛卵子）、预知子（药用部位：近成熟果实）。

| 形态特征 | 落叶或半常绿木质藤本。小叶通常5，叶柄长3～14 cm，小叶柄长0.5～2 cm，小叶倒卵形或倒卵状椭圆形，顶生小叶长2～6 cm，侧生小叶较小，全缘或呈浅波状，薄革质。总状花序或伞房状花序腋生，长4～13 cm，每花序具4～11雄花，生于上部，雌花2，生于花序基部或无；雄花萼片3～5，淡紫色，卵形或椭圆形，长4～8 mm，雄蕊6（～7），紫黑色；雌花萼片3或4，紫红色，长0.9～2 cm，卵形或卵圆形，退化雄蕊常与雌蕊同数互生，雌蕊

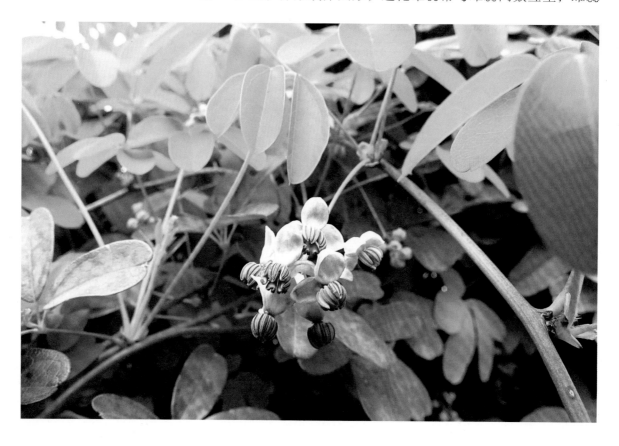

5 ~ 7（~ 9），紫红色。果实淡紫色，长 6 ~ 9 cm；种子多数，长约 6 mm，卵形。

| **生境分布** | 生于海拔 300 ~ 1 500 m 的山地灌丛、林缘和沟谷中。分布于德兴三清山北麓及大目源等。

| **资源情况** | 野生资源一般。药材来源于野生。

| **采收加工** | **木通**：秋、冬季割取部分老藤，晒干或烘干。

木通根：秋、冬季采挖，晒干或烘干。

八月札：8 ~ 9 月果实成熟而未开裂时采摘，用绳穿起晾干，切忌堆放，以免发热霉烂，或用沸水泡透后晒干。

预知子：夏、秋季果实绿黄色时采收，晒干或置沸水中略烫后晒干。

| **药材性状** | **木通**：本品呈圆柱形，常稍扭曲，长 30 ~ 70 cm，直径 0.5 ~ 2 cm。表面灰棕色至灰褐色，外皮粗糙而有许多不规则的裂纹或纵沟纹，具凸起的皮孔。节部膨大或不明显，具侧枝断痕。体轻，质坚实，不易折断，断面不整齐，皮部较厚，黄棕色，可见淡黄色颗粒状小点，木部黄白色，射线呈放射状排列，髓部小或有时中空，黄白色或黄棕色。气微，味微苦而涩。

八月札：本品呈肾形或长椭圆形，稍弯曲，长 3 ~ 9 cm，直径 1.5 ~ 3.5 cm。表面土棕色，有不规则纵皱网纹，先端钝圆，基部有果柄痕。质坚实而重，果瓤白色，粉性。种子多数，略呈三角形，紫红色，表面略平坦。气微香，味苦。

预知子：本品呈肾形或长椭圆形，稍弯曲，长 3 ~ 9 cm，直径 1.5 ~ 3.5 cm。表面黄棕色或黑褐色，有不规则的深皱纹，先端钝圆，基部有果柄痕。质硬，破开后，果瓤淡黄色或黄棕色。种子多数，扁长卵形，黄棕色或紫褐色，具光泽，有条状纹理。气微香，味苦。

| **功能主治** | **木通**：苦，寒。归心、小肠、膀胱经。利尿通淋，清心除烦，通经下乳。用于淋证，水肿，心烦尿赤，口舌生疮，经闭乳少，湿热痹痛。

木通根：苦，平。归膀胱、肝经。祛风除湿，活血行气，利尿，解毒。用于风湿痹痛，跌打损伤，经闭，疝气，睾丸肿痛，脘腹胀闷，小便不利，带下，蛇虫咬伤。

八月札：微苦，平。归肝、胃、膀胱经。疏肝和胃，活血止痛，软坚散结，利小便。用于肝胃气滞，脘腹、胁肋胀痛，饮食不消，下痢便泄，疝气疼痛，腰痛，经闭痛经，瘿瘤瘰疬，恶性肿瘤。

预知子：苦，寒。归肝、胆、胃、膀胱经。疏肝理气，活血止痛，散结，利尿。用于胸胁胀痛，痛经经闭，痰核痞块，小便不利。

| **用法用量** | **木通**：内服煎汤，3 ~ 6 g；或入丸、散剂。内无湿热、津少气弱、精滑溲频者及孕妇忌服。

木通根：内服煎汤，9 ~ 15 g；或磨汁；或浸酒；脾虚泄泻者勿服。外用适量，鲜品捣敷。

八月札：内服煎汤，9 ~ 15 g，大剂量可用至 30 ~ 60 g；或浸酒；孕妇慎服。

预知子：内服煎汤，3 ~ 9 g；或浸酒。

| **附　注** | 本种异名：*Rajania quinata* Houtt.、*Akebia micrantha* Nakai、*Akebia quinata* (Houttuyn) Decaisne f. *viridiflora* Makino、*Akebia quinata* (Houttuyn) Decaisne var. *yiehii* W. C. Cheng、*Akebia quinata* (Houttuyn) Decaisne var. *polyphylla* Nakai。

药材木通，为本种的干燥藤茎，《中华人民共和国药典》（1963 年版、2005 年版至 2020 年版）中有收载。

药材预知子，为本种的干燥近成熟果实，《中华人民共和国药典》（1977 年版至 2020 年版）、《新疆维吾尔自治区药品标准·第二册》（1980 年版）中有收载，同属植物三叶木通 *Akebia trifoliata* (Thunb.) Koidz.、白木通 *Akebia trifoliata* (Thunb.) Koidz. subsp. *australis* (Diels) T. Shimizu 亦为预知子的基原植物，与本种同等药用。

木通药材同名异物品多、基原较复杂，目前木通药材分为"木通""川木通"和"关木通"3 类。木通来源于木通科植物木通 *Akebia quinata* (Houtt.) Decaisne、三叶木通 *Akebia trifoliata* (Thunb.) Koidz. 或白木通 *Akebia trifoliata* (Thunb.) Koidz. subsp. *australis* (Diels) T. Shimizu 的干燥藤茎；川木通来源于毛茛科植物小木通 *Clematis armandii* Franch. 或绣球藤 *Clematis montana* Buch.-Ham. ex DC. 的藤茎；关木通为马兜铃科植物木通马兜铃 *Aristolochia manshuriensis* Kom. 的藤茎。据本草考证，唐代以前本草中记载的通草，即为木通科木通，《药性论》始称"木通"，一直到明代，中药木通均使用木通科植物。川木通在明清时期开始出现，关木通在历代本草文献中未见记载，是现代的新兴品种。《中华人民共和国药典》（1963 年版）同时收载 3 种木通，随后《中华人民共和国药典》（1977 年版至 2000 年版）仅收载毛茛科川木通和马兜铃科关木通。因关木通含马兜铃酸和马兜铃内酰胺，有强烈的肾毒性，国家药品监督管理局已于 2004 年取消关木通药用标准。《中华人民共和国药典》规定，按干燥品计算，木通药材含木通苯乙醇苷 B 不得少于 0.15%；预知子含 α- 常春藤皂苷不得少于 0.20%。

本种的成熟果实可作野果；未成熟果实晾干后可泡茶。

木通科 Lardizabalaceae 木通属 Akebia

三叶木通 Akebia trifoliata (Thunb.) Koidz.

| 药 材 名 | 木通（药用部位：藤茎）、木通根（药用部位：根）、八月札（药用部位：成熟果实。别名：八月炸、八月扎、牛卵子）、预知子（药用部位：近成熟果实）。

| 形态特征 | 落叶木质藤本。茎、枝均无毛。叶为三出复叶；小叶卵圆形、宽卵圆形或长卵形，长宽变化很大，先端钝圆、微凹或具短尖，基部圆形或宽楔形，有时微呈心形，边缘浅裂或呈波状；叶柄细瘦，长6 ~ 8 cm。花序总状，腋生，长约 8 cm；花单性；雄花生于上部，雄蕊 6；雌花花被片紫红色，具 6 退化雄蕊，心皮分离，3 ~ 12。果实肉质，长卵形，成熟后沿腹缝线开裂；种子多数，卵形，黑色。

| 生境分布 | 生于海拔 250 ~ 2 000 m 的山地沟谷边疏林或丘陵灌丛中。德兴各

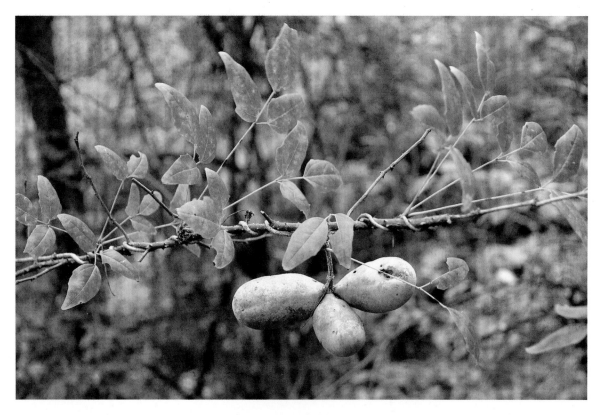

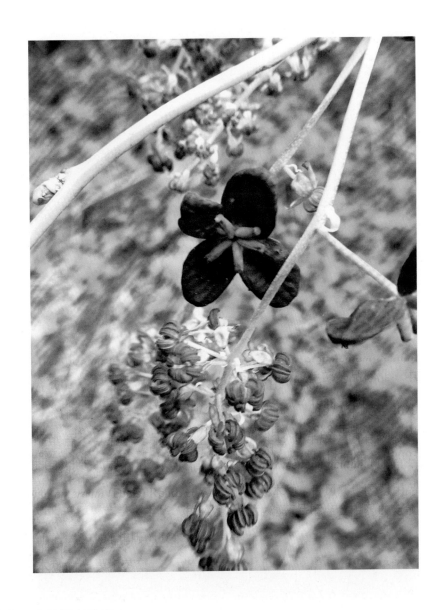

地均有分布，大目源有栽培。

| 资源情况 | 野生资源丰富，栽培资源一般。药材主要来源于野生。

| 采收加工 | **木通**：同"木通"。

木通根：同"木通根"。

八月札：同"八月札"。

预知子：同"预知子"。

| 药材性状 | **木通**：本品呈圆柱形，扭曲，直径 0.2 ～ 1.5 cm。表面灰色、灰棕色或暗棕色，颜色不均匀，极粗糙，有许多不规则的纵裂纹及横裂纹，有时附生灰绿色苔藓，皮孔圆形或横向长圆形，凸起，棕色，不明显，直径 1 ～ 2 mm；有枝痕。皮部

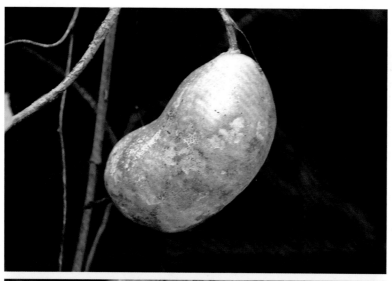

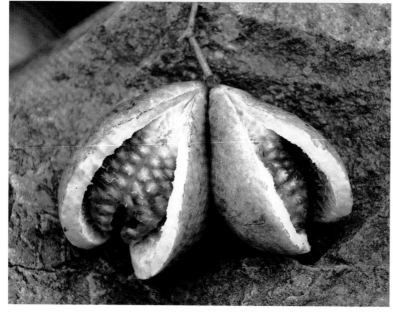

易与木部剥离，去皮处表面棕黄色，射线处有深棕色纵沟。质坚韧，难折断，断面木部黄白色，导管孔细密，排列不规则，射线浅棕色，髓圆形而大。气微，味微苦、涩。

八月札：同"八月札"。

预知子：同"预知子"。

| 功能主治 |　　木通：同"木通"。

木通根：同"木通根"。

八月札：同"八月札"。

预知子：同"预知子"。

| 用法用量 | 　**木通**：同"木通"。

　　　　　　木通根：同"木通根"。

　　　　　　八月札：同"八月札"。

　　　　　　预知子：同"预知子"。

| 附　　注 | 　本种异名：*Akebia clematifolia* Siebold et Zucc.、*Akebia sempervirens* Nakai、*Akebia quercifolia* Siebold et Zucc.、*Clematis trifoliata* Thunb.、*Akebia lobata* Decne.、*Akebia trifoliata* (Thunb.) Koidz. var. *honanensis* T. Shimizu。

药材木通，为本种的干燥藤茎，《中华人民共和国药典》（1963 年版、2005 年版至 2020 年版）中有收载。

药材预知子，为本种的干燥近成熟果实，《中华人民共和国药典》（1977 年版至 2020 年版）、《新疆维吾尔自治区药品标准·第二册》（1980 年版）中有收载，同属植物白木通 *Akebia trifoliata* (Thunb.) Koidz. subsp. *australis* (Diels) T. Shimizu、木通 *Akebia quinata* (Houtt.) Decaisne 亦为预知子的基原植物，与本种同等药用。

《中华人民共和国药典》规定，按干燥品计算，木通药材含木通苯乙醇苷 B 不得少于 0.15%；预知子含 *α*- 常春藤皂苷不得少于 0.20%。

本种的成熟果实可作野果；未成熟果实晾干后可泡茶。

白木通

Akebia trifoliata (Thunb.) Koidz. subsp. *australis* (Diels) T. Shimizu

| **药 材 名** | 木通（药用部位：藤茎）、木通根（药用部位：根）、八月札（药用部位：成熟果实。别名：八月炸、八月扎、牛卵子）、预知子（药用部位：近成熟果实）。 |

| **形态特征** | 本亚种和三叶木通的不同之处在于小叶革质，全缘。 |

| **生境分布** | 生于海拔 300 m 以上的山坡灌丛或沟谷疏林中。德兴各地均有分布，大目源、新岗山等有栽培。 |

| **资源情况** | 野生资源丰富，栽培资源较丰富。药材主要来源于野生。 |

| **采收加工** | 木通：同"木通"。
木通根：同"木通根"。 |

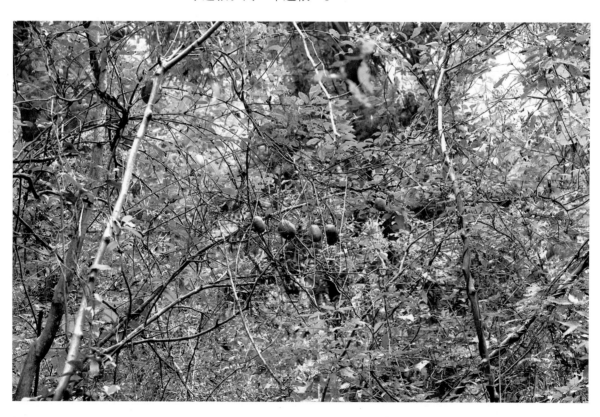

八月札：同"八月札"。

预知子：同"预知子"。

| **药材性状** | **木通**：本品直径 5 ～ 8 mm。表面黄棕色或暗棕色，有不规则纵沟纹；有枝痕。质坚韧，难折断，断面木部淡黄色，导管细密，排列不规则，射线约 13，浅黄色，放射状，髓类圆形。气微，味微苦。

八月札：本品呈卵形或椭圆形，长约 8 cm，直径 3 ～ 3.5 cm；表面微带褐色，光滑或具粗纵皱网纹，多细小龟裂。商品有时切成纵片，果皮略光滑，微向内凹，果瓤土灰色，木质；种子长三角状，紫红色，表面有致密细纵纹。气微香，味苦。

预知子：同"预知子"。

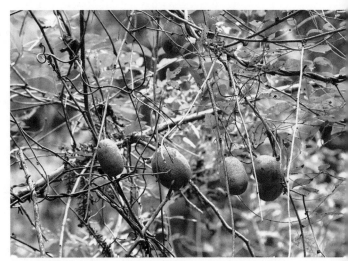

| **功能主治** | **木通**：同"木通"。

木通根：同"木通根"。

八月札：同"八月札"。

预知子：同"预知子"。

| **用法用量** | **木通**：同"木通"。

木通根：同"木通根"。

八月札：同"八月札"。

预知子：同"预知子"。

| **附　注** | 本种异名：*Akebia chaffanjonii* H. Lév.、*Akebia trifoliata* (Thunb.) Koidz. var. *integrifolia* T. Shimizu、*Akebia trifoliata* (Thunb.) Koidz. var. *australis* (Diels) Rehder、*Akebia lobata* Decne. var. *australis* Diels、*Akebia trifoliata* (Thunb.) Koidz. subsp. *australis* (Diels) T. Shimizu var. *honanensis* T. Shimizu。

药材木通，为本种的干燥藤茎，《中华人民共和国药典》（1963 年版、2005 年版至 2020 年版）中有收载。

药材预知子，为本种的干燥近成熟果实，《中华人民共和国药典》（1977 年版至 2020 年版）、《新疆维吾尔自治区药品标准·第二册》（1980 年版）中有收载，同属植物三叶木通 *Akebia trifoliata* (Thunb.) Koidz.、木通 *Akebia quinata* (Houtt.) Decaisne 亦为预知子的基原植物，与本种同等药用。

《中华人民共和国药典》规定，按干燥品计算，木通药材含木通苯乙醇苷 B 不得少于 0.15%；预知子含 α- 常春藤皂苷不得少于 0.20%。

本种的成熟果实可作野果；未成熟果实晾干后可泡茶。

木通科 Lardizabalaceae 猫儿屎属 Decaisnea

猫儿屎 *Decaisnea insignis* (Griff.) Hook. f. et Thoms.

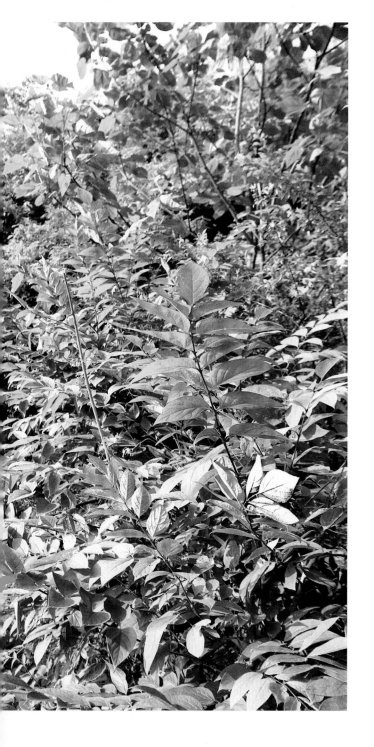

| 药 材 名 |

猫儿屎（药用部位：根、果实）。

| 形态特征 |

落叶灌木。叶为单数羽状复叶，无托叶；小叶 13 ~ 25，对生，卵圆形或矩圆形，长 5 ~ 14.5 cm，先端渐尖，基部宽楔形或近圆形，全缘；叶柄无毛。圆锥花序顶生；花杂性，下垂，钟形；萼片 6；雄花有 6 雄蕊，合成单体，退化心皮残存；雌花具 6 退化雄蕊，心皮 3，花柱倒卵状矩圆形，无柱头。浆果圆柱状，通常微弯弓，长 5 ~ 10 cm，幼嫩时绿色、黄绿色，成熟后变蓝色或蓝紫色，腹缝线开裂；种子扁平，矩圆形，黑色，长约 1 cm。

| 生境分布 |

生于山坡灌丛或沟谷杂木林下阴湿处。分布于德兴海口、香屯、新岗山等。

| 资源情况 |

野生资源一般。药材来源于野生。

| 采收加工 |

全年均可采挖根，洗净，晒干；夏、秋季采

收果实，晒干。

| **功能主治** | 甘、辛，平。归肺、肝经。祛风除湿，清肺止咳。用于风湿痹痛，肛门湿烂，阴痒，肺痨咳嗽。

| **用法用量** | 内服煎汤，15 ~ 30 g；或浸酒。外用适量，煎汤洗；或取浓汁搽。

| **附　注** | 本种异名：*Slackia insignis* Griff.、*Decaisnea fargesii* Franch.。
本种的根或成熟果实在陕西、甘肃、安徽、浙江等地作"猫儿屎"药材使用，茎髓在部分地区混充作"通草"药用，应注意鉴别。
本种的成熟果实可作野果。

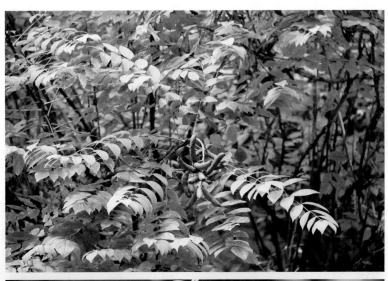

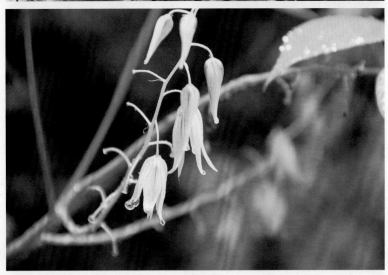

木通科 Lardizabalaceae 八月瓜属 Holboellia

鹰爪枫 *Holboellia coriacea* Diels

| **药 材 名** | 鹰爪枫（药用部位：根）。

| **形态特征** | 常绿木质藤本，长 3 ~ 5 m。幼枝细柔，紫色，无毛。叶为三出复叶；小叶矩圆状倒卵形或卵圆形，厚革质，长 5 ~ 15 cm，宽 2 ~ 6 cm，全缘。花序伞房状；花单性，雌雄同株，长约 1 cm；雄花萼片 6，白色，长椭圆形，先端钝圆，雄蕊 6；雌花紫色。果实矩圆形，肉质，紫色，长 4 ~ 6 cm 或更长；种子多数，黑色，近圆形，扁。

| **生境分布** | 生于海拔 500 ~ 2 000 m 的山地杂木林或路旁灌丛中。德兴各地山区均有分布。

| **资源情况** | 野生资源一般。药材来源于野生。

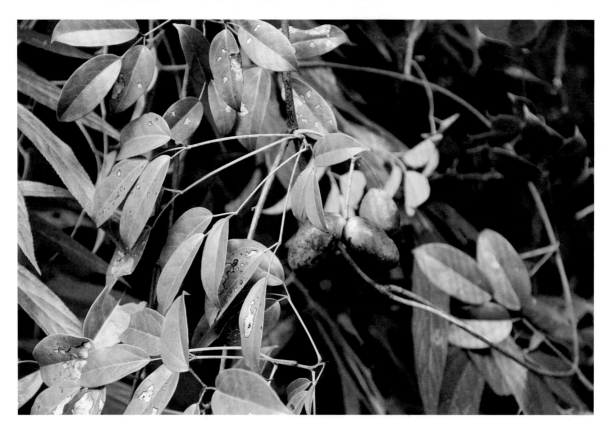

| **采收加工** | 全年均可采挖，除去须根，洗净泥土，切段，晒干。

| **功能主治** | 微苦，寒。归肝经。祛风除湿，活血通络。用于风湿痹痛，跌打损伤。

| **用法用量** | 内服煎汤，15 ~ 30 g；或浸酒；或研末；孕妇慎服。

| **附　注** | 本种异名：*Artabotrys esquirolii* H. Lév.、*Stauntonia brevipes* Hemsl.、*Holboellia brevipes* (Hemsl.) P. C. Kuo、*Holboellia coriacea* Diels var. *angustifolia* Pamp.。
本种的成熟果实可作野果，也可酿酒。

五月瓜藤
Holboellia fargesii Reaub.

| 药 材 名 | 八月瓜（药用部位：果实。别名：哪瓜、黄狗肾、木王瓜）。

| 形态特征 | 常绿木质藤本。掌状复叶具 5 ~ 7 小叶，叶柄长 2 ~ 5 cm；小叶近革质或革质，线状长圆形、长圆状披针形至倒披针形，长 5 ~ 11 cm，小叶柄长 5 ~ 25 mm。花雌雄同株，红色、紫红色、暗紫色、绿白色或淡黄色，数朵组成短的伞房式总状花序，多个簇生叶腋。雄花外轮萼片线状长圆形，长 10 ~ 15 mm，内轮萼片较小；花瓣极小；雄蕊长约 10 mm。雌花紫红色；花梗长 3.5 ~ 5 cm；外轮萼片倒卵状圆形或广卵形，长 14 ~ 16 mm，内轮萼片较小；花瓣极小；退化雄蕊无花丝。果实紫色，长圆形，长 5 ~ 9 cm；种子椭圆形，长 5 ~ 8 mm，褐黑色，有光泽。

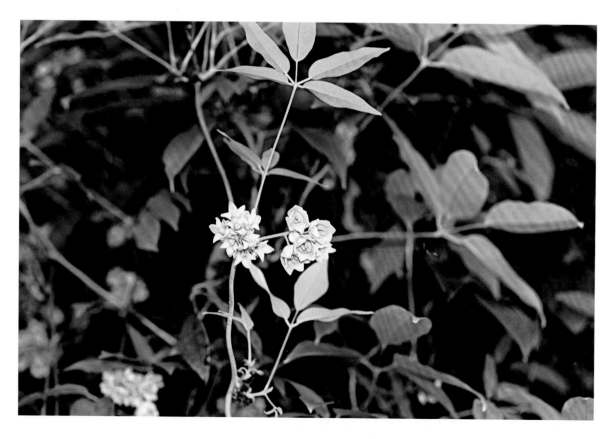

| **生境分布** | 生于海拔 500 m 以上的山坡杂木林及沟谷林中。分布于德兴三清山北麓、大茅山等。 |

| **资源情况** | 野生资源一般。药材来源于野生。 |

| **采收加工** | 秋季果实成熟时采摘，晒干。 |

| **功能主治** | 苦，凉。归膀胱、心、肝经。清热利湿，活血通脉，行气止痛。用于小便短赤，淋浊，水肿，风湿痹痛，跌打损伤，乳汁不通，疝气痛，子宫脱垂，睾丸炎。 |

| **用法用量** | 内服煎汤，3 ~ 9 g。 |

| **附　注** | 本种异名：*Holboellia fargesii* Reaub.、*Holboellia latifolia* Wall. var. *angustifolia* Hook. f. et Thoms.、*Stauntonia longipes* Hemsl.、*Holboellia acuminata* Lindl.、*Holboellia marmorata* Hand.-Mazz.、*Holboellia angustifolia* Wallich var. *angustissima* Diels、*Holboellia latifolia* Wall. var. *acuminata* Gagnep.。
本种的成熟果实可作野果。 |

木通科 Lardizabalaceae 大血藤属 Sargentodoxa

大血藤 *Sargentodoxa cuneata* (Oliv.) Rehd. et Wils.

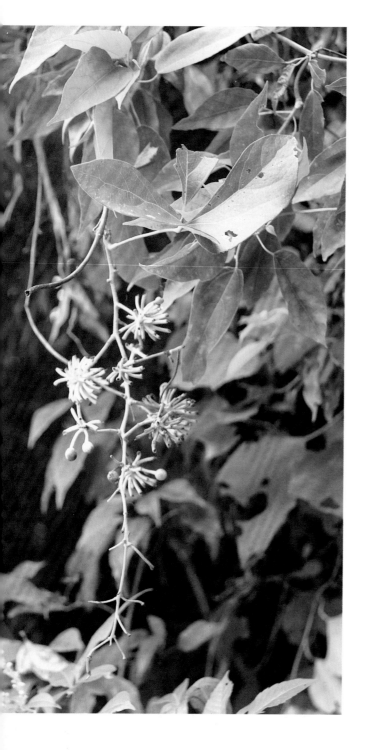

| 药 材 名 |

大血藤（药用部位：藤茎。别名：红藤、扫把藤、享藤）。

| 形态特征 |

落叶木质藤本。叶互生，为三出复叶，无托叶。花序总状，下垂；花单性，雌雄异株；萼片和花瓣均为 6，黄色；雄花有 6 雄蕊，雄蕊与花瓣对生；雌花有 6 退化雄蕊，心皮多数，离生，螺旋状排列，胚珠 1。浆果肉质，球形，直径约 1 cm，成熟时黑蓝色，小果柄长 0.6 ~ 1.2 cm，多数着生于 1 球形花托上；种子卵形。

| 生境分布 |

生于山坡灌丛、疏林和林缘。德兴各地山区均有分布。

| 资源情况 |

野生资源丰富。药材来源于野生。

| 采收加工 |

秋、冬季采收，除去枝叶，洗净，切段，或切片，晒干。

| **药材性状** | 本品呈圆柱形，略弯曲，长 30 ～ 60 cm，直径 1 ～ 3 cm。表面灰棕色，粗糙，外皮常呈鳞片状剥落，剥落处显暗红棕色，有的可见膨大的节和略凹陷的枝痕或叶痕。质硬，断面皮部红棕色，有数处向内嵌入木部，木部黄白色，有多数细孔状导管，射线呈放射状排列。气微，味微涩。 |

| **功能主治** | 苦，平。归大肠、肝经。清热解毒，活血，祛风止痛。用于肠痈腹痛，热毒疮疡，经闭，痛经，跌扑肿痛，风湿痹痛。 |

| **用法用量** | 内服煎汤，9 ～ 15 g；或酒煮、浸酒；孕妇慎服。外用适量，捣敷。 |

| **附　　注** | 本 种 异 名：*Sargentodoxa simplicifolia* S. Z. Qu et C. L. Min、*Holboellia cuneata* Oliv.。 |

药材大血藤，为本种的干燥藤茎，《中华人民共和国药典》（1977 年版至 2020 年版）、《广西壮族自治区壮药质量标准·第一卷》（2008 年版）、《贵州省中药材、民族药材质量标准·副篇》（2003 年版）中有收载；《新疆维吾尔自治区药品标准·第二册》（1980 年版）以"红藤"之名收载之。

《中华人民共和国药典》规定，大血藤按干燥品计算，含总酚以没食子酸计不得少于 6.8%，含红景天苷不得少于 0.040%，含绿原酸不得少于 0.20%。

本种的藤茎在江苏、江西、湖北、贵州、广西、陕西等地被称为"红藤"；在北京、天津曾混作"鸡血藤"使用，黑龙江、吉林、辽宁、河北、陕西、山西、山东、内蒙古、湖南、福建、广东等地也有类似情况。药材"鸡血藤"为豆科植物密花豆 *Spatholobus suberectus* Dunn 的藤茎，其鲜品砍断时能流出红色的汁液，与"大血藤"类似。以上 2 种药材为不同中药，应注意区别使用。大血藤有同名异物情况，四川部分地区将木兰科翼梗五味子 *Schisandra henryi* Clarke. 的茎称为"大血藤"，湖北、四川将华中五味子 *Schisandra sphenanthera* Rehd. et Wils. 的茎作"大血藤"使用，应注意鉴别。

本种为陕西省稀有级保护植物。

黄蜡果
Stauntonia brachyanthera Hand.-Mazz.

| **药 材 名** | 黄果七叶莲（药用部位：藤茎）。

| **形态特征** | 高大木质藤本，全体无毛。掌状复叶有 5 ~ 9 小叶，叶柄长 5 ~
11 cm；小叶纸质，匙形，长 5 ~ 13.5 cm，先端骤然长尾尖，小叶
柄长 1.2 ~ 4 cm。总状花序长 10 ~ 27 cm；花雌雄同株，同序或异
序，白绿色，干时褐色。雄花外轮萼片卵状披针形，长 9 ~ 12 mm，
内轮 3 萼片狭线形较短；雄蕊花丝合生为管，花药内弯，退化心皮小。
雌花萼片与雄花相似但更厚，稍呈肉质；心皮长约 5 mm，柱头马蹄
形。果实椭圆状，长 5 ~ 7.5 cm，成熟时果皮黄色，平滑或稍具小疣。

| **生境分布** | 生于海拔 500 ~ 1 200 m 的山地杂木林中。分布于德兴大茅山等。

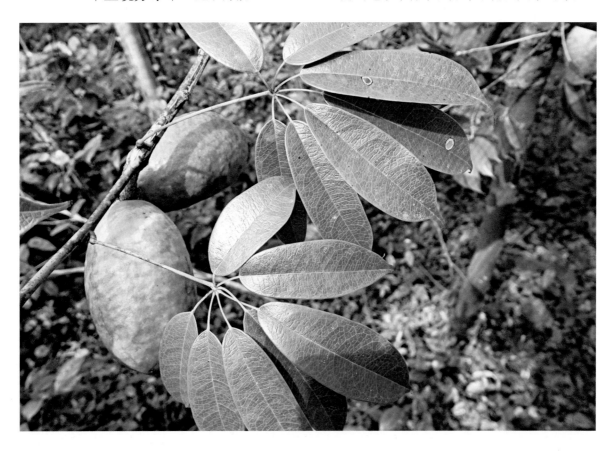

| **资源情况** | 野生资源较少。药材来源于野生。 |

| **采收加工** | 秋季采收，除去细枝，截段，干燥。 |

| **药材性状** | 本品呈圆柱形，略弯曲，长 30 ～ 70 cm，直径 0.5 ～ 3 cm 或更粗。表面灰黄色至灰褐色，具不规则的裂纹或纵沟纹及凸起的皮孔，节部膨大或不明显，具侧枝或侧枝痕。体轻，质坚实，不易折断，断面不整齐，皮部黄棕色或灰黄色，木部黄白色，具黄棕色放射状纹理，导管孔明显，髓部黄棕色。气微，味微苦。 |

| **功能主治** | 甘，温。归肝、膀胱经。祛风散瘀，活血止痛，利尿消肿。用于跌打损伤，风湿痹痛，胃、肠、胆及尿路结石疼痛，各种神经性疼痛，小便不利，水肿。 |

| **用法用量** | 内服煎汤，9 ～ 15 g。 |

| **附　注** | 本种异名：*Stauntonia dielsiana* Y. C. Wu。
药材黄果七叶莲，为本种的干燥藤茎，《湖南省中药材标准》（2009 年版）中有收载；《贵州省中药材、民族药材质量标准》（2003 年版）以"野木瓜藤"之名收载之。贵州的标准中还收载了钝药野木瓜 *Stauntonia leucantha* Diels ex Y. C. Wu、五指那藤 *Stauntonia obovatifoliola* Hayata subsp. *intermedia* (Y. C. Wu) T. Chen，与本种同等药用。
本种的成熟果实可作野果。 |

木通科 Lardizabalaceae 野木瓜属 Stauntonia

野木瓜 Stauntonia chinensis DC.

| 药 材 名 | 野木瓜（药用部位：带叶茎枝。别名：三叶拿藤）、野木瓜果（药用部位：果实）。

| 形态特征 | 常绿木质藤本。茎、枝无毛。叶为掌状复叶；小叶 3 ~ 7，近革质，大小和形状变异很大，先端渐尖，具长 1.5 ~ 3 cm 的小叶柄。复总状花序，每总状花序具 3 ~ 4 花；花雌雄异株，同型，具异臭；萼片 6，长可达 1.6 cm，2 轮，内轮 3 萼片较小，绿色带紫色；雄花雄蕊甚短于萼片，花丝全部合生，无蜜腺；雌花心皮 3，胚珠多数，具 6 蜜腺，退化雄蕊极小。果实浆果状，长圆形，长 6 ~ 11 cm。

| 生境分布 | 生于海拔 500 ~ 1 300 m 的山地密林、山腰灌丛或山谷溪边疏林中。德兴各地均有分布。

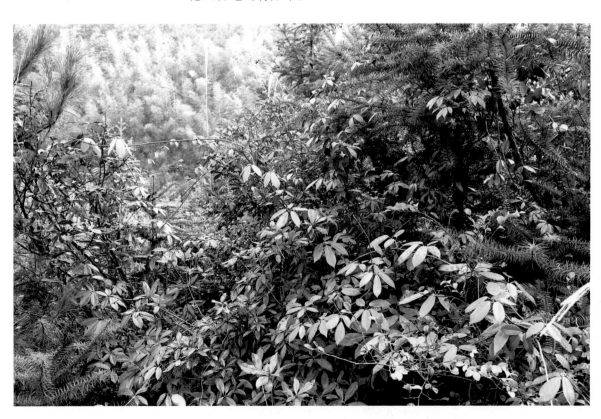

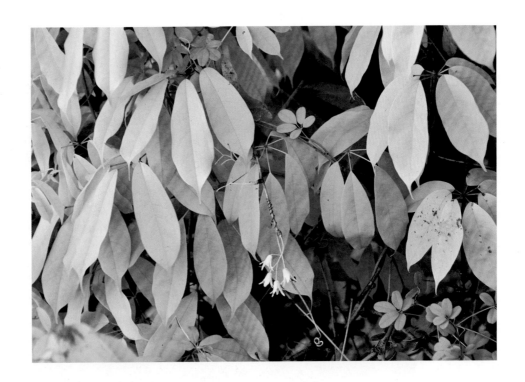

| 资源情况 | 野生资源丰富。药材来源于野生。

| 采收加工 | **野木瓜：**夏、秋季采收，洗净，切段或切片，鲜用或晒干。

野木瓜果：夏、秋季采摘，鲜用或晒干。

| 药材性状 | **野木瓜：**本品茎呈圆柱形，长 3 ~ 5 cm，直径 0.2 ~ 3 cm；粗茎表面灰黄色或灰棕色，有粗纵纹，外皮常呈块状脱落；细茎表面深棕色，具光泽，纵纹明显，可见小枝痕或叶痕；切面皮部狭窄，深棕色，木部宽广，浅棕黄色，有密集的放射状纹理和成行的小孔，髓部明显；质硬或稍韧。掌状复叶互生，小叶片长椭圆形，革质，长 5 ~ 10 cm，宽 2 ~ 4 cm，先端尖，基部近圆形，全缘；上表面深棕绿色，有光泽，下表面浅棕绿色，网脉明显；小叶柄长约 1.5 cm。气微，味微苦、涩。

野木瓜果：本品呈椭圆形或长椭圆形，微弯曲，长 6 ~ 11 cm，直径 3 ~ 6 cm。表面黄棕色或棕褐色，有不规则的皱纹，先端钝圆，花柱残基略突出，基部多残留果柄或呈灰黄色圆形瘢痕，破开后内表面黄白色至棕黄色，显颗粒性。质坚硬，断面果肉灰黄色至棕褐色，果瓤内白色或黄白色。种子多数，略呈三角形，黑色，有光泽。气微，味甜，嚼之有沙粒感。

| 功能主治 | **野木瓜：**微苦，平。归肝、胃经。祛风止痛，舒筋活络。用于风湿痹痛，腰腿疼痛，头痛，牙痛，痛经，跌打损伤。

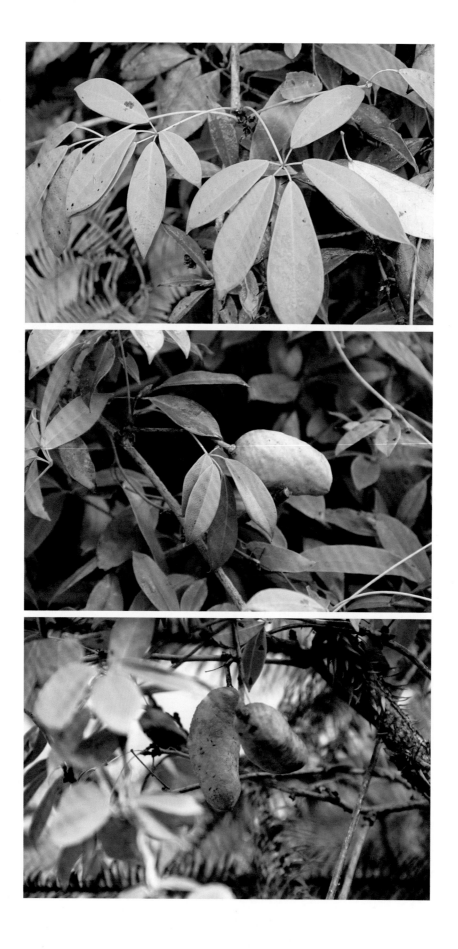

野木瓜果：酸、甘，平。归肝、膀胱经。敛肠益胃。用于急性胃肠炎。

| 用法用量 | 野木瓜：内服煎汤，9 ~ 15 g；或浸酒；孕妇忌服。外用适量，捣敷。
野木瓜果：内服煎汤，12 ~ 30 g。

| 附　　方 | （1）治风湿性关节炎：野木瓜、虎杖、鱼腥草、马鞭草煎汤服并鲜品外敷。
（2）治跌打损伤：野木瓜、酒糟各适量。捣烂，用芭蕉叶包好煨热，敷患处。
［方（1）~（2）出自《草药手册》（江西）］

| 附　　注 | 本种异名：*Stauntonia hainanensis* T. Chen。
药材野木瓜，为本种的干燥带叶茎枝，《中华人民共和国药典》（1977 年版、2010 年版至 2020 年版）、《广东省中药材标准·第一册》（2004 年版）、《湖南省中药材标准》（2009 年版）中有收载。
药材野木瓜果，为本种的成熟果实，《湖南省中药材标准》（2009 年版）以"野木瓜果（预知子）"之名收载之；《湖南省中药材标准》（1993 年版）以"预知子"之名收载之。
《中华人民共和国药典》规定，野木瓜按干燥品计算，含木通苯乙醇苷 B 不得少于 0.040%。
本种的成熟果实可作野果。

木通科 Lardizabalaceae **野木瓜属** *Stauntonia*

尾叶那藤

Stauntonia obovatifoliola Hayata subsp. *urophylla* (Hand.-Mazz.) H. N. Qin

| 药 材 名 | 木通七叶莲（药用部位：带叶藤茎。别名：牛藤）、牛藤果（药用部位：果实）。

| 形态特征 | 木质藤本。茎、枝、叶柄具细线纹。掌状复叶有 5 ~ 7 小叶；叶柄纤细，长 3 ~ 8 cm；小叶革质，倒卵形或阔匙形，长 4 ~ 10 cm，先端骤然收缩为一狭而弯的长尾尖；小叶柄长 1 ~ 3 cm。总状花序数个簇生叶腋，每花序有 3 ~ 5 淡黄绿色花；雄花外轮萼片卵状披针形，长 10 ~ 12 mm，内轮萼片披针形，无花瓣；雄蕊花丝合生为管状。果实长圆形或椭圆形，长 4 ~ 6 cm；种子三角形，长约 1 cm，种皮深褐色，有光泽。

| 生境分布 | 生于海拔 500 ~ 850 m 的山谷溪旁疏林或密林中，攀缘于树上。分

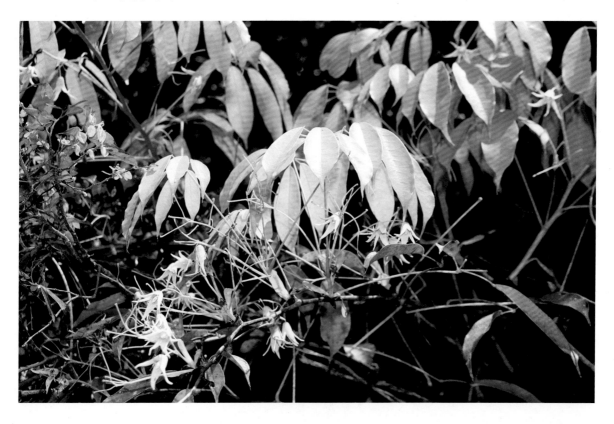

布于德兴畈大等。

| 资源情况 | 野生资源一般。药材来源于野生。

| 采收加工 | **木通七叶莲：**夏、秋季采收，干燥。
牛藤果：秋季果实将成熟尚呈青色时采摘，鲜用或晒干。

| 药材性状 | **木通七叶莲：**本品茎呈长圆柱形，直径 0.5 ~ 1.5 cm；老茎表面灰棕色，粗糙，多纵向裂纹，栓皮常脱落；嫩茎直径较小，绿色，表面具纵纹；断面皮部厚 0.1 ~ 0.2 cm，内侧灰棕色，外侧有 1 类白色环带，木部发达，黄白色，导管孔明显，呈放射状排列，髓部细小，白色。掌状复叶互生，叶柄长 5 ~ 9 cm；小叶 5（~ 7），小叶片倒卵形或长椭圆状倒卵形，长 5 ~ 6 cm，宽 1.8 ~ 2.5 cm，暗绿色，先端尾尖，全缘，下面叶脉隆起，呈网格状，网间隙有白色斑点，小叶柄长 0.7 ~ 2 cm，有凹槽，两端具关节。气微，味微苦、涩。

| 功能主治 | **木通七叶莲：**甘，温。归肝、脾经。散瘀止痛，利尿消肿。用于风湿关节炎，跌打损伤，各种神经性疼痛，水肿，小便不利，月经不调。
牛藤果：苦，寒。解毒消肿，杀虫止痛。用于疮痈，疝气疼痛，蛔虫病，鞭虫病等。

| 用法用量 | **木通七叶莲：**内服煎汤，15 ~ 30 g；孕妇慎用。
牛藤果：内服煎汤，6 ~ 12 g。外用适量，鲜品捣敷。

| 附　注 | 本种异名：*Stauntonia brachybotrya* T. Chen、*Stauntonia brachyanthera* Hand.-Mazz. var. *minor* Diels ex Y. C. Wu、*Stauntonia hexaphylla* (Thunb.) Decne. f. *intermedia* Y. C. Wu、*Stauntonia hexaphylla* (Thunb.) Decne. var. *urophylla* Hand.-Mazz.。
药材木通七叶莲，为本种的干燥（带叶）藤茎，《浙江省中药材标准》（2000 年版）中有收载，该标准收载的本种拉丁学名为 *Stauntonia hexaphylla* (Thunb.) Decne. var. *urophylla* Hand.-Mazz.；《广西壮族自治区壮药质量标准·第二卷》（2011 年版）以"五指那藤"之名收载之。
本种的成熟果实可作野果。

防己科 Menispermaceae 木防己属 Cocculus

木防己 *Cocculus orbiculatus* (L.) DC.

| 药 材 名 | 木防己（药用部位：根。别名：铁木香、黑皮青、土木香）、小青藤（药用部位：茎）、木防己花（药用部位：花）。

| 形态特征 | 缠绕藤本。茎木质化；小枝密生柔毛，有条纹。叶纸质，宽卵形或卵状椭圆形，有时 3 浅裂，长 3 ~ 14 cm，宽 2 ~ 9 cm，先端急尖、圆钝或微缺，有小短尖头，全缘或呈微波状，两面有柔毛；叶柄长 1 ~ 3 cm。花单性，雌雄异株；聚伞状圆锥花序生于叶腋。雄花淡黄色；萼片 6，排列成 2 轮，外轮 3 萼片较小，长 1 ~ 1.5 mm，内轮 3 萼片较大；花瓣 6，卵状披针形，长 1.5 ~ 2.5 mm，先端 2 裂；雄蕊 6，分离。雌花序较短，花数也较少；萼片和花瓣与雄花相似；退化雄蕊 6。核果近球形，直径 6 ~ 8 mm，蓝黑色。

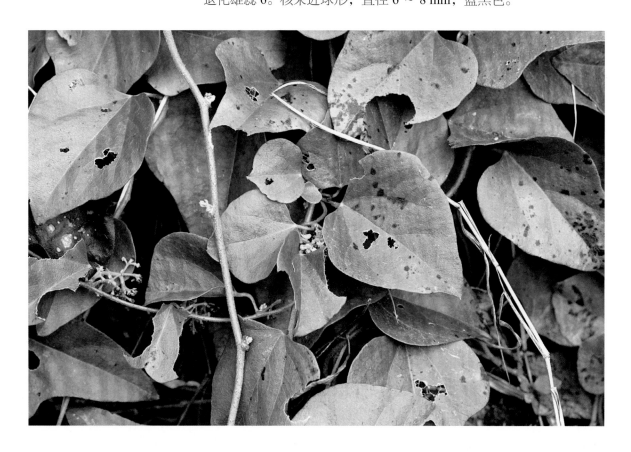

| 生境分布 | 生于灌丛、村边、林缘等。德兴各地均有分布。

| 资源情况 | 野生资源丰富。药材来源于野生。

| 采收加工 | **木防己**：春、秋季采挖，以秋季采者为佳，除去茎、叶、芦头，洗净，晒干。

小青藤：秋、冬季采收，除去杂质，刮去粗皮，洗净，切段，晒干。

木防己花：5 ~ 6 月采摘，鲜用或阴干、晒干。

| 药材性状 | **木防己**：本品呈圆柱形或扭曲，稍呈连珠状凸起，长 10 ~ 20 cm，直径 1 ~ 2.5 cm。表面黑色，有弯曲的纵沟和少数支根痕。质硬，断面黄白色，有放射状纹理和小孔。气微，味微苦。

小青藤：本品呈长圆柱形，稍弯曲，直径约 0.5 cm，表面灰褐色或棕褐色，具纵棱及点状或横长皮孔，断面皮部窄，木部宽广，呈放射状纹理，髓部明显。气微，味微苦。

| 功能主治 | **木防己**：苦、辛，寒。归膀胱、肾、脾经。祛风除湿，通经活络，解毒消肿。用于风湿痹痛，水肿，小便淋痛，闭经，跌打损伤，咽喉肿痛，疮疡肿毒，湿疹，毒蛇咬伤。

小青藤：苦，平。祛风除湿，调气止痛，利水消肿。用于风湿痹痛，跌打损伤，胃痛，腹痛，水肿，淋证。

木防己花：解毒化痰。用于慢性骨髓炎。

| 用法用量 | **木防己**：内服煎汤，5 ~ 10 g；阴虚、无湿热者及孕妇慎服。外用适量，煎汤熏洗；或捣敷；或磨浓汁涂敷。

小青藤：内服煎汤，9 ~ 15 g。外用适量，煎汤洗。

木防己花：内服煎汤，5 ~ 10 g，鲜品加倍；或炖鸡食。

| 附　注 | 本种异名：*Menispermum trilobum* Thunb.、*Nephroia sarmentosa* Lour.、*Menispermum orbiculatus* L.、*Cocculus trilobus* (Thunb.) DC.、*Cocculus thunbergii* DC.、*Cocculus cuneatus* Benth.、*Cocculus sarmentosus* (Lour.) Diels、*Cocculus sarmentosus* (Lour.) Diels var. *stenophyllus* Merr.。

药材木防己，为本种的干燥根，《湖南省中药材标准》（2009 年版）、《贵州省中药材、民族药材质量标准》（2003 年版）以"大风藤"之名收载之。

防己科 Menispermaceae 轮环藤属 *Cyclea*

轮环藤 *Cyclea racemosa* Oliv.

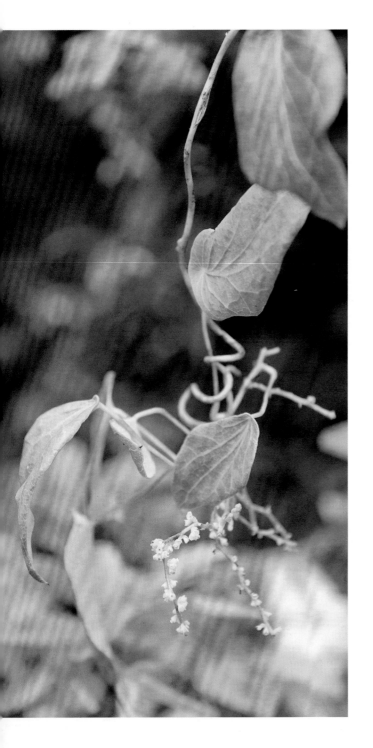

| 药 材 名 |

小青藤香（药用部位：根）。

| 形态特征 |

缠绕藤本。枝初有柔毛，以后无毛。叶膜质，互生，卵状三角形，长 5 ~ 6 cm，宽 3 ~ 5 cm，上面有时具疏柔毛，下面浅灰色，脉部有疏柔毛；叶柄盾状着生，长 4 ~ 5 cm。花单性，雌雄异株；雄花序为短而有少花的聚伞花序及单花再组成的近总状花序，总状花序单生或 2 ~ 3 簇生；苞片及花梗密生长柔毛；花梗长 1.5 ~ 2 mm；雄花花萼坛状钟形，上有 4 ~ 5 裂片，无毛，绿色或浅紫色，直径 3 ~ 4 mm；花瓣长约 0.6 mm；聚药雄蕊合生，柱状，长 2.5 mm。核果扁圆形，长 4 mm，有长糙硬毛。

| 生境分布 |

生于林中或灌丛中。德兴各地均有分布。

| 资源情况 |

野生资源丰富。药材来源于野生。

| **采收加工** | 秋季采挖，除去须根，洗净，切段，鲜用或晒干。

| **药材性状** | 本品呈长条状，略弯曲，直径 0.5 ~ 3 cm。表面淡棕色至棕色，有纵向沟纹及凸起的支根痕，弯曲处有横向裂纹。质坚，断面有放射状纹理。气微，味苦。

| **功能主治** | 辛、苦，微温；有小毒。归心、肺、胃经。理气止痛，除湿解毒。用于胸脘胀痛，腹痛吐泻，风湿疼痛，咽喉肿痛，毒蛇咬伤，狗咬伤，痈疽肿毒，外伤出血。

| **用法用量** | 内服煎汤，6 ~ 15 g；或研末，1.5 ~ 3 g。外用适量，研末调敷。

| **附　　注** | 本种异名：*Cyclea racemosa* Oliv. f. *emeiensis* Lo et S. Y. Zhao。
药材小青藤香，为本种的干燥根，《贵州省中药材、民族药材质量标准》（2003年版）以"轮环藤根（乌皮龙）"之名收载之。

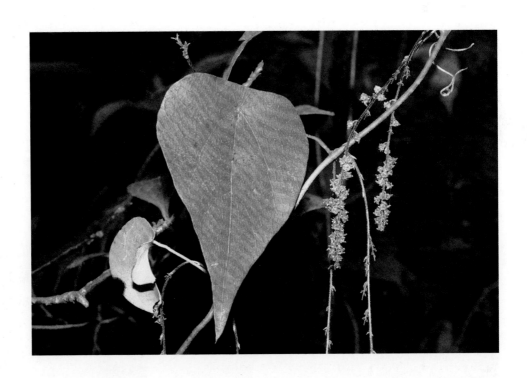

防己科 Menispermaceae 秤钩风属 Diploclisia

秤钩风
Diploclisia affinis (Oliv.) Diels

| **药 材 名** | 秤钩风（药用部位：根及根茎、老茎）。

| **形态特征** | 木质大藤本。当年生枝黄色，具纵纹，无毛；腋芽 2，叠生。叶三角状扁圆形或菱状扁圆形，稀近菱形或宽卵形，长 3.5 ~ 9 cm，先端短钝尖，具小凸尖；叶柄与叶片近等长。聚伞花序腋生，具 3 至多花，花序梗长 2 ~ 4 cm。雄花萼片椭圆形或宽卵圆形，长 2.5 ~ 3 mm，外轮宽约 1.5 mm，内轮宽 2 ~ 2.5 mm；花瓣卵状菱形，长 1.5 ~ 2 mm，基部两侧反折成耳状；雄蕊长 2 ~ 2.5 mm。核果红色，倒卵圆形，长 0.8 ~ 1 cm。

| **生境分布** | 生于林缘或疏林中。分布于德兴三清山北麓等。

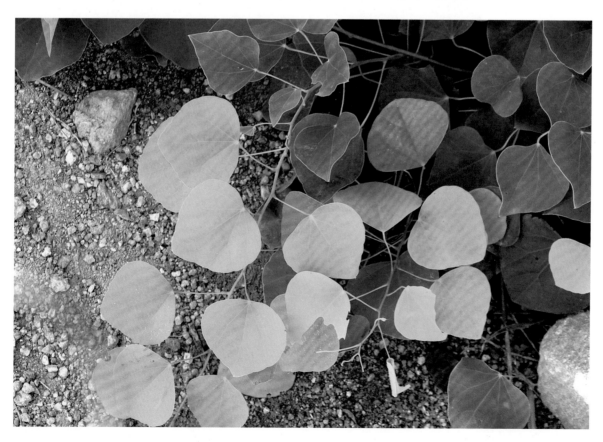

| 资源情况 | 野生资源一般。药材来源于野生。

| 采收加工 | 全年均可采收，以秋季采者为佳。除去泥土，砍成长 10 ~ 30 cm 的小段，鲜用或晒干。

| 药材性状 | 本品略呈不规则圆柱形或集结成疙瘩状。根呈扁圆柱形，略弯，直径 1 ~ 5 cm。表面暗红棕色或灰棕色，粗糙；有不规则的沟纹、裂隙和疤痕。外皮脱落后呈黄白色，具明显纵沟。体重，质坚硬，难折断，折断面皮部纤维性，木部裂片状。切面上具 2 ~ 7 层偏心性同心环纹，导管孔明显。根茎及老茎的断面有髓部。气微，味微苦。

| 功能主治 | 苦，凉。归肝、膀胱经。祛风除湿，活血止痛，利尿解毒。用于风湿痹痛，跌打损伤，小便淋涩，毒蛇咬伤。

| 用法用量 | 内服煎汤，9 ~ 15 g。外用适量，鲜品捣敷。

| 附　注 | 本种异名：*Diploclisia chinensis* Merr.、*Cocculus affinis* Oliv.。
药材秤钩风，为本种的干燥根、根茎，《湖南省中药材标准》（2009 年版）中有收载；《湖南省中药材标准》（1993 年版）以"称钩风"之名收载之。《湖南省中药材标准》（1993 年版）的另一基原植物中华称钩风 *Diploclisia chinensis* Merr. 已并入本种。

防己科 Menispermaceae 蝙蝠葛属 Menispermum

蝙蝠葛
Menispermum dauricum DC.

| **药 材 名** | 北豆根（药用部位：根茎）、蝙蝠藤（药用部位：藤茎）、蝙蝠葛叶（药用部位：叶）。 |

| **形态特征** | 缠绕性落叶木质大藤本。小枝带绿色，有细纵条纹。叶圆肾形或卵圆形，长、宽均为 7 ~ 10 cm，近全缘或 3 ~ 7 浅裂，无毛，下面苍白色；叶柄盾状着生，长 6 ~ 12 cm。花单性，雌雄异株；花序圆锥状，腋生；雄花序总花梗长 3 cm，花梗长约 5 mm；花黄绿色；雄花萼片约 6，覆瓦状排列；花瓣 6 ~ 8，卵形，边缘稍内卷，较萼片小；雄蕊 12 或更多，花药球形。果实核果状，圆肾形，直径 8 ~ 10 mm，成熟时黑紫色。 |

| **生境分布** | 生于路边灌丛或疏林中。分布于德兴大茅山等。 |

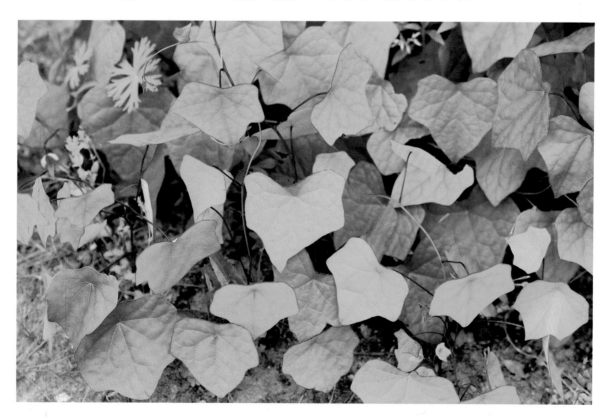

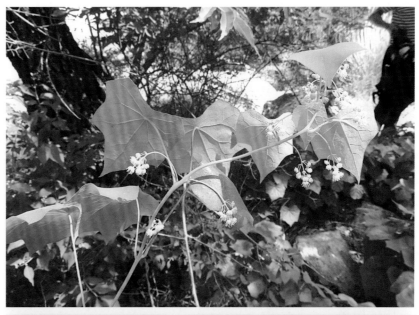

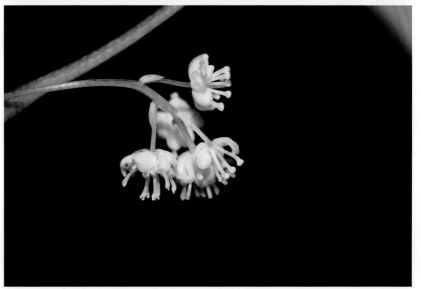

| **资源情况** | 野生资源一般。药材来源于野生。

| **采收加工** | 北豆根：春、秋季采挖，除去泥土，洗净，晒干。
蝙蝠藤：秋季采割，除去枝叶，洗净，切段，晒干。
蝙蝠葛叶：夏、秋季采收，鲜用或晒干。

| **药材性状** | 北豆根：本品呈细长圆柱形，弯曲，有分枝，长可达 50 cm，直径 0.3 ~ 0.8 cm。
表面黄棕色至暗棕色，多有弯曲的细根，并可见凸起的根痕和纵皱纹，外皮易
剥落。质韧，不易折断，断面不整齐，纤维细，木部淡黄色，呈放射状排列，
中心有髓。气微，味苦。

蝙蝠藤：本品呈圆柱形，常数枝盘曲卷成束状，直径 0.2 ~ 1.0 cm，嫩枝表面黄绿色至青棕色；老枝黑棕色，具明显细纵沟，有的可见纵向皮孔。节上有叶痕、侧枝痕或芽痕。质硬而脆，易折断；断面不平坦，灰白色或灰棕色，皮部窄，木部射线呈放射状排列，导管孔洞状，中央有类白色或黄棕色的髓。气微，味微苦。

| 功能主治 | 北豆根：苦，寒；有小毒。归肺、胃、大肠经。清热解毒，祛风止痛。用于咽喉肿痛，热毒泻痢，风湿痹痛。

蝙蝠藤：苦，寒。归肝、肺、大肠经。清热解毒，消肿止痛。用于腰痛，瘰疬，咽喉肿痛，腹泻痢疾，痔疮肿痛。

蝙蝠葛叶：散结消肿，祛风止痛。用于瘰疬，风湿痹痛。

| 用法用量 | 北豆根：内服煎汤，3 ~ 9 g；脾虚便溏者禁服；剂量不宜过大。外用适量，研末调敷；或煎汤泡洗。

蝙蝠藤：内服煎汤，9 ~ 15 g。外用适量，捣敷。

蝙蝠葛叶：外用适量，捣敷；或煎汤加酒熏洗。

| 附　注 | 本种异名：*Menispermum dauricum* DC. var. *pauciflorum* Franch.、*Menispermum miersii* Kundu & S. Guha、*Menispermum chinense* Kundu & S. Guha、*Menispermum dauricum* DC. var. *pilosum* C. K. Schneider。

药材北豆根，为本种的干燥根茎，《中华人民共和国药典》（1977 年版至 2020 年版）中有收载；《内蒙古蒙药材标准》（1986 年版）等以"山豆根"之名收载之。在《中华人民共和国药典》（2010 年版、2015 年版）中以"北豆根提取物"之名被收载，药材来源为干燥根茎经加工制成的提取物。

药材蝙蝠藤，为本种的干燥藤茎，《江苏省中药材标准》（1989 年版）、《江苏省中药材标准（试行稿）·第二批》（1986 年版）以"清风藤"之名收载之。《中华人民共和国药典》规定，按干燥品计算，北豆根药材含蝙蝠葛苏林碱和蝙蝠葛碱的总量不得少于 0.60%，北豆根饮片含蝙蝠葛苏林碱和蝙蝠葛碱的总量不得少于 0.45%。

现山豆根药材主要分为"广豆根""北豆根"。广豆根为豆科槐属植物越南槐 *Sophoraton kinensis* Gagnep. 的干燥根及根茎，产于广东、广西、江西、贵州等地，《中华人民共和国药典》中以"山豆根"之名被收载。北豆根的基原植物即为本种，产于东北、华北等地。山豆根药材地方习用品和混淆品涉及多种植物。江苏、安徽、湖北、陕西、河南等地使用的山豆根为豆科植物

华东木蓝 *Indigofera fortune* Craib、苏木蓝 *Indigo feracarlesii* Craib、宜昌木蓝 *Indigofera decora* Lindl. var. *ichangensis* (Craib) Y. Y. Fang et C. Z. Zheng、甘肃木蓝 *Indigofera potaninii* Craib 等的干燥根及根茎，也称"土山豆根"或"土豆根"，谢宗万认为，木蓝属植物的根混称"山豆根"或"土山豆根"是不对的，应改称为"木蓝根"；云南地区使用的山豆根为毛茛科植物铁破锣 *Beesia calthifolia* (Maxim.) Ulbr. 的干燥根茎，习称"滇豆根"或"云豆根"。"西豆根"为豆科植物野豇豆 *Vigna vexillata* (Linn.) Rich. 的干燥根及根茎，产于新疆、甘肃、内蒙古；此外，福建、浙江、湖南曾以紫金牛科植物朱砂根 *Ardisia crenata* Sims 的根作山豆根使用。

防己科 Menispermaceae 风龙属 Sinomenium

风龙 *Sinomenium acutum* (Thunb.) Rehd. et Wils.

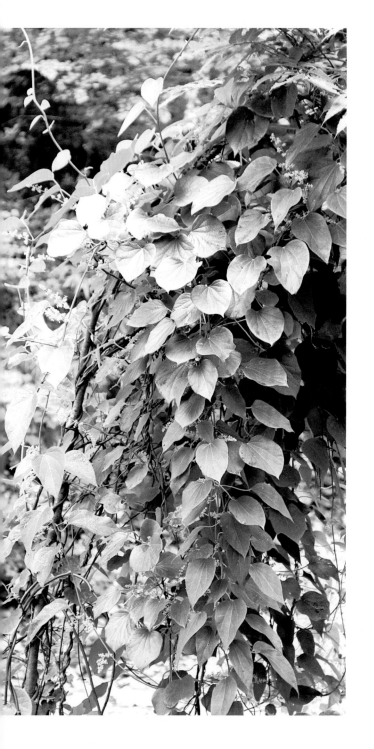

| 药 材 名 |

青风藤（药用部位：藤茎。别名：青藤）。

| 形态特征 |

木质落叶大藤本。枝条灰褐色，无毛，具细沟纹。叶厚纸质或革质，宽卵形，长 7 ~ 12 cm，宽 5 ~ 10 cm，全缘，茎基部叶常 5 ~ 7 裂，茎上部叶偶尔 3 ~ 5 裂，上面浓绿色，下面苍白色，近无毛；叶柄长 6 ~ 10 cm。花单性，雌雄异株；圆锥花序腋生；雄花序长 10 ~ 20 cm，花小，淡绿色；雄花萼片 6，淡黄色，排列成 2 轮，外轮 3，内轮 3，花瓣 6，三角状圆形，雄蕊 8 ~ 12；雌花序长 8 ~ 18 cm，雌花萼片和花瓣与雄花的相似，退化雄蕊 9，心皮 3，离生。核果近球形，压扁，蓝黑色，长 5 ~ 6 mm。

| 生境分布 |

生于林中。分布于德兴三清山北麓等。

| 资源情况 |

野生资源一般。药材来源于野生。

| 采收加工 |

6 ~ 7 月割取，除去细茎枝和叶，晒干；或

用水润透，切段，晒干。

| **药材性状** | 本品呈长圆柱形，常微弯曲，长 20 ～ 70 cm 或更长，直径 0.5 ～ 2 cm。表面绿褐色至棕褐色，有的灰褐色，有细纵纹和皮孔。节部稍膨大，有分枝。体轻，质硬而脆，易折断，断面不平坦，灰黄色或淡灰棕色，皮部窄，木部射线呈放射状排列，髓部淡黄白色或黄棕色。气微，味苦。

| **功能主治** | 苦、辛，平。归肝、脾经。祛风湿，通经络，利小便。用于风湿痹痛，关节肿胀，麻痹瘙痒。

| **用法用量** | 内服煎汤，6 ～ 12 g；或浸酒。外用适量，煎汤洗。

| **附　　注** | 本种异名：*Sinomenium diversifolium* (Miq.) Diels、*Cocculus diversifolius* Miq.、*Menispermum acutum* Thunb.、*Cocculus heterophyllus* Hemsl. et E. H. Wilson、*Menispermum diversifolium* (Miq.) Gagnep. var. *molle* Prantl、*Sinomenium acutum* (Thunb.) Rehd. et Wils. var. *cinereum* (Diels) Rehder et E. H. Wilson。
药材青风藤，为本种的干燥藤茎，《中华人民共和国药典》（1977 年版至 2020 年版）、《新疆维吾尔自治区药品标准·第二册》（1980 年版）中有收载。《中华人民共和国药典》收载的另一基原植物毛青藤 *Sinomenium acutum* (Thunb.) Rehd. et Wils. var. *cinereum* (Diels) Rehd. et Wils. 已并入本种。青风藤地区习用品与混淆品涉及多种植物。陕西、湖北使用同科植物秤钩风 *Diploclisia affinis* (Oliv.) Diels、木防己 *Cocculus orbiculatus* (L.) DC. 的藤茎；广西使用清风藤科植物清风藤 *Sabia japonica* Maxim. 的藤茎；福建使用茜草科植物鸡矢藤 *Paederia scandens* (Lour.) Merr. 的藤茎，应注意区别使用。《中华人民共和国药典》规定，青风藤按干燥品计算，含青藤碱不得少于 0.50%。

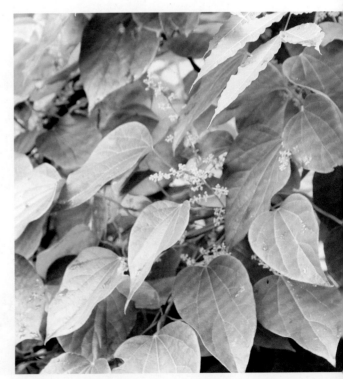

防己科 Menispermaceae 千金藤属 *Stephania*

金线吊乌龟
Stephania cepharantha Hayata

| **药 材 名** | 白药子（药用部位：块根）。

| **形态特征** | 多年生缠绕性落叶藤本，全株平滑无毛。老茎下部木质化，有细沟纹。叶互生，纸质，三角状近圆形，长 5 ~ 9 cm，宽与长近相等或较宽，先端圆钝，具小突尖，全缘或微波状，下面粉白色；叶柄盾状着生，长 5 ~ 11 cm。花单性，雌雄异株；花序腋生；雄花序为头状聚伞花序，扁圆形，由 18 ~ 20 花组成，再呈总状花序式排列；总花梗丝状，长 1 ~ 2 cm；雄花萼片 4 ~ 6，花瓣 3 ~ 5，雄蕊 6，花丝愈合成柱状体，花药合生成圆盘状；雌花萼片 3 ~ 5，花瓣 3 ~ 5。核果球形，成熟后紫红色。

| **生境分布** | 生于村边、旷野、林缘等的土层深厚、肥沃处及石灰岩地区的石缝

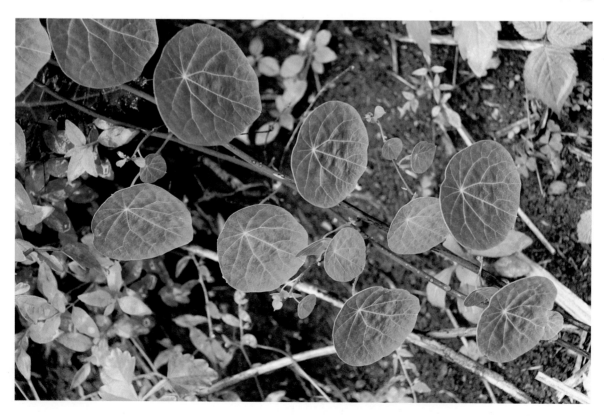

或石砾中。分布于德兴大茅山及香屯等。

| **资源情况** | 野生资源一般。药材来源于野生。

| **采收加工** | 全年均可采挖,除去须根、泥土,洗净,切片,晒干。

| **药材性状** | 本品呈不规则团块状或短圆柱形,直径 2 ~ 9 cm,其下常有几个略呈短圆柱形的根相连,稍弯曲,有缢缩的横沟。远端有时纤细,其后膨大成椭圆形,并常数个相连成念珠状;先端有根茎残基。切片直径 2 ~ 7 cm,厚 0.2 ~ 1.5 cm,表面棕色或暗褐色,有皱纹及须根痕,切面粉性足,类白色或灰白色,可见筋脉纹(三生维管束),呈点状或条纹状排列。质硬脆,易折断,断面粉性。气微,味苦。

| **功能主治** | 苦、辛,凉;有小毒。归肺、胃经。清热解毒,祛风止痛,凉血止血。用于咽喉肿痛,热毒痈肿,风湿痹痛,腹痛,泻痢,吐血,衄血,外伤出血。

| **用法用量** | 内服煎汤,9 ~ 15 g;或入丸、散剂;脾虚及泄泻者禁服。外用适量,捣敷;或研末调敷。

| **附 注** | 本种异名:*Stephania cephalantha* Hayata、*Stephania disciflora* Hand.-Mazz.、*Stephania tetrandra* S. Moore var. glabra Maxim.。

药材白药子,为本种的干燥块根,《中华人民共和国药典》(1977 年版)、《中华人民共和国卫生部药品标准·中药材·第一册》(1992 年版)、《贵州省中药材、民族药材质量标准》(2003 年版)、《贵州省中药材质量标准》(1988 年版)、《内蒙古中药材标准》(1988 年版)、《四川省中药材标准》(1987 年版增补本)、《新疆维吾尔自治区药品标准·第二册》(1980 年版)中有收载。白药子自古有同名异物现象,涉及多种植物。云南使用薯蓣科植物黑珠芽薯蓣 *Dioscorea melanophyma* Prain et Burkill 或毛芋头薯蓣 *Dioscorea kamoonensis* Kunth 的块茎,习称"滇白药子";陕西使用的白药子为蓼科植物翼蓼 *Pteroxygonum giraldii* Damm. et Diels 的块根,又称"荞麦七"。

防己科 Menispermaceae 千金藤属 Stephania

千金藤 *Stephania japonica* (Thunb.) Miers

| **药 材 名** | 千金藤（药用部位：根、茎叶）。

| **形态特征** | 木质藤本，长 4 ~ 5 m，全体无毛。块茎粗壮；小枝有细纵条纹。叶草质或近纸质，互生，宽卵形或卵形，长 4 ~ 8 cm，宽 3 ~ 7.5 cm，全缘，下面通常粉白色，两面无毛；叶柄盾状着生，长 5 ~ 8 cm。花单性，雌雄异株；花序伞状至聚伞状，腋生；总花梗长 2.5 ~ 4 cm，分枝 4 ~ 8，无毛；花小，淡绿色，有花梗；雄花萼片 6 ~ 8，卵形或倒卵形，花瓣 3 ~ 5，雄蕊花丝愈合成柱状体；雌花萼片 3 ~ 5，花瓣与萼片同数，无退化雄蕊，花柱 3 ~ 6 裂，外弯。核果近球形，直径约 6 mm，红色。

| **生境分布** | 生于村边或旷野灌丛中。德兴各地均有分布。

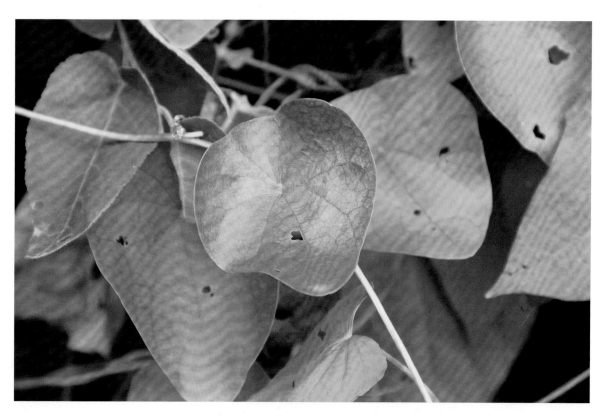

| **资源情况** | 野生资源丰富。药材来源于野生。

| **采收加工** | 9 ~ 10 月采挖根，洗净，晒干；7 ~ 8 月采收茎叶，晒干。

| **药材性状** | 本品块根多呈块片状，直径 4 ~ 6 cm，厚 1.5 ~ 2 cm。表面棕褐色，有皱纹及须根痕，切面粉性足，类白色或灰白色，可见筋脉纹（三生维管束），呈点状或条纹状排列。质坚实。气微，味苦。

| **功能主治** | 苦、辛，寒。归肺、肾、膀胱、肝经。清热解毒，祛风止痛，利水消肿。用于咽喉肿痛，痈肿疮疖，毒蛇咬伤，风湿痹痛，胃痛，脚气水肿。

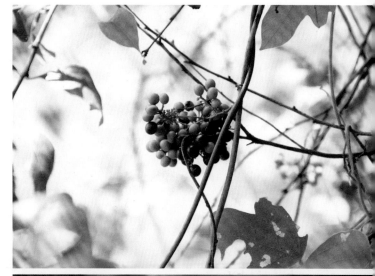

| **用法用量** | 内服煎汤，9 ~ 15 g；或研末，每次 1 ~ 1.5 g，每日 2 ~ 3 次。外用适量，研末撒；或鲜品捣敷。

| **附　注** | 本种异名：*Menispermum japonicum* Thunb.。药材千金藤，为本种的干燥根，《山东省中药材标准·附录》（1995 年版、2002 年版）中有收载。

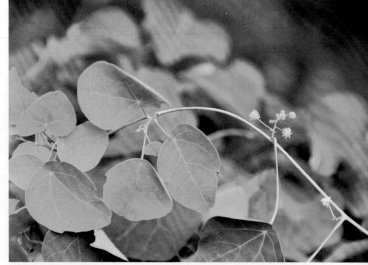

防己科 Menispermaceae 千金藤属 Stephania

粉防己

Stephania tetrandra S. Moore

| 植物别名 | 防己、汉防己。

| 药 材 名 | 防己（药用部位：块根。别名：猪大肠、土木香）。

| 形态特征 | 多年生缠绕性落叶藤本。小枝圆柱形，有纵条纹。叶幼时纸质，老时膜质，互生，宽三角状卵形，长 3.5 ~ 6.5 cm，宽 5 ~ 7 cm，先端钝，具小突尖，全缘，下面灰绿色或粉白色，两面有短柔毛，掌状脉 5；叶柄盾状着生，长 4 ~ 7.5 cm。花单性，雌雄异株。雄花序由许多头状聚伞花序组成，再呈总状花序式排列，总花梗长 4 ~ 10 cm；萼片 3 ~ 5；花瓣 4；雄蕊 4。雌花萼片和花瓣与雄花同数；子房上位，花柱 3。核果球形，成熟时红色，直径 5 ~ 6 mm。

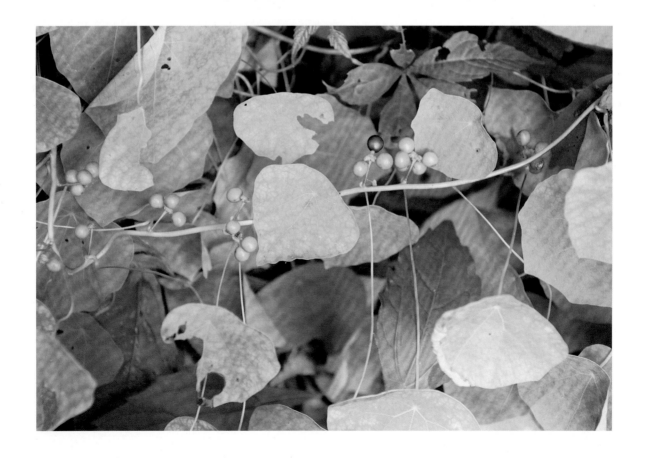

| **生境分布** | 生于村边、旷野、路边等的灌丛中。德兴各地均有分布，花桥、绕二有栽培。

| **资源情况** | 野生资源一般，栽培资源丰富。药材主要来源于栽培。

| **采收加工** | 秋季采挖，除去芦梢，洗净或刮去栓皮，切成长段，粗根剖为 2 ~ 4 瓣，晒干。

| **药材性状** | 本品呈不规则圆柱形、半圆柱形或块状，多弯曲，长 5 ~ 10 cm，直径 1 ~ 5 cm。表面淡灰黄色，在弯曲处常有深陷的横沟而成结节状瘤块样。体重，质坚实，断面平坦，灰白色，富粉性，有排列较稀疏的放射状纹理。气微，味苦。

| **功能主治** | 苦，寒。归膀胱、肺经。祛风止痛，利水消肿。用于风湿痹痛，水肿脚气，小便不利，湿疹疮毒。

| **用法用量** | 内服煎汤，5 ~ 10 g；或入丸、散剂；食欲不振及阴虚无湿热者禁服。

| **附　　方** | （1）治毒蛇咬伤、治腰痛、筋骨痛：鲜防己适量，捣敷，另用根 6 g，煎汤服。
（2）治中暑、腹痛：防己 6 g，嚼碎内服，或磨汁内服。
（3）治无名肿毒：鲜防己适量，捣敷。
（4）治老伤久治不愈：防己 24 g，山木通 30 g，大血藤 30 g，酒 500 g，浸 8 ~ 15 天，每次服酒 15 ~ 30 g。［方（1）~（4）出自《草药手册》（江西）］

| **附　　注** | 药材防己，为本种的干燥根，《中华人民共和国药典》（1963 年版至 2020 年版）、《新疆维吾尔自治区药品标准·第二册》（1980 年版）以"防己"或"防己（粉防己）"之名收载之。
《中华人民共和国药典》规定，防己药材按干燥品计算，含粉防己碱和防己诺林碱的总量不得少于 1.6%。
防己药材品种复杂，《中华人民共和国药典》曾以"防己"和"广防己"之名收载了 2 种。据本草考证，防己自古分汉防己和木防己 2 大类，历史上最早使用的防己是汉中防己，即马兜铃科植物异叶马兜铃 *Aristolochia kaempferi* Willd. f. *heterophylla* (Hemsl.) S. M. Hwang 的根。防己科植物作防己使用的历史可追溯到宋代的《证类本草》，经考证，历史上使用的种类有：青藤 *Sinomenium acutum* (Thunb.) Rehd. et Wils.、木防己 *Cocculus orbiculatus* (L.) DC.、蝙蝠葛 *Menispermum dauricum* DC.。现代汉防己的药材商品主要来源于防己科植物粉防己 *Stephania tetrandra* S. Moore 的干燥根，也称"粉防己"；主产于安徽、浙江、江西、湖北等地。木防己的药材商品主要来源于 3 种植物，即马兜铃科

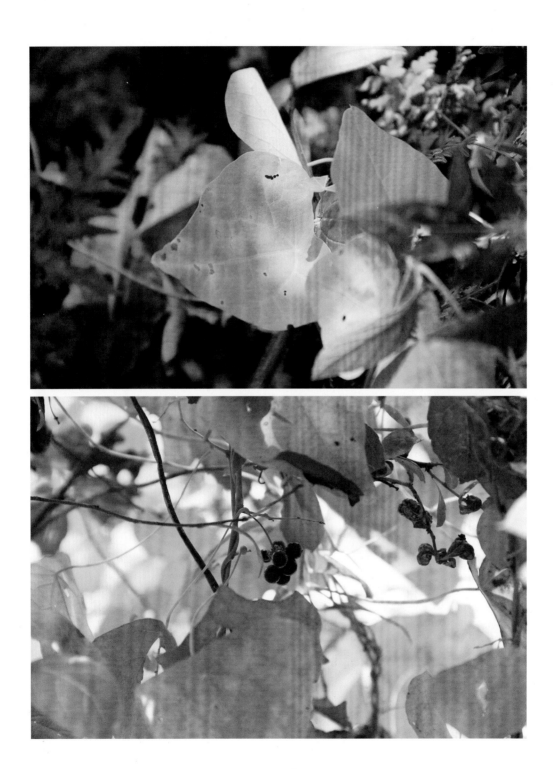

植物广防己 *Aristolochia fangchi* Y. C. Wu ex L. D. Chow et S. M. Hwang，药材又称"广防己"，主产于广东、广西；异叶马兜铃 *Aristolochia kaempferi* Willd. f. *heterophylla* (Hemsl.) S. M. Hwang，药材也称"汉中防己"或"汉防己"，主产于陕西、甘肃、四川、贵州；防己科植物木防己 *Cocculus orbiculatus* (L.) DC. 主产于陕西。

防己科 Menispermaceae 青牛胆属 Tinospora

青牛胆 *Tinospora sagittata* (Oliv.) Gagnep.

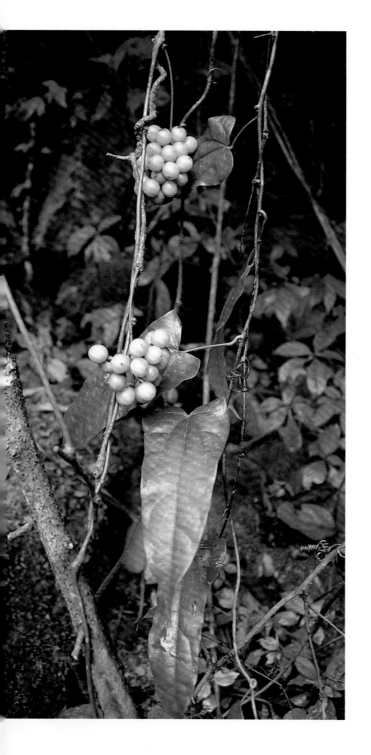

| 药 材 名 |

金果榄（药用部位：块根。别名：青牛胆）。

| 形态特征 |

缠绕藤本，具黄色块根。分枝圆柱形，细长，有槽纹。叶长椭圆状披针形，长 7 ~ 13 cm，宽 3 ~ 8 cm，基部箭形或戟状箭形，全缘，两面被短硬毛。花单性，雌雄异株。雄花组成总状花序，数花序簇生叶腋；萼片排列成2 轮，外轮 3 萼片细小；花瓣 6，倒卵形，较萼片短；雄蕊 6，离生，较花瓣长。雌花4 ~ 10 组成总状花序；萼片形状与雄花的相同；花瓣较小，匙形；退化雄蕊 6；心皮3。核果红色，背部隆起。

| 生境分布 |

生于林下、林缘、竹林及草地上。分布于德兴三清山北麓等。

| 资源情况 |

野生资源较少。药材来源于野生。

| 采收加工 |

9 ~ 11 月采挖，除去茎及须根，洗净，切片，烘干或晒干。

| 药材性状 | 本品呈不规则圆块状，长 5 ~ 10 cm，直径 3 ~ 6 cm。表面棕黄色或淡褐色，粗糙不平，有深皱纹。质坚硬，不易击碎、破开，横断面淡黄白色，导管束略呈放射状排列，色较深。气微，味苦。

| 功能主治 | 苦，寒。归肺、大肠经。清热解毒，利咽，止痛。用于咽喉肿痛，痈疽疔毒，泄泻，痢疾，脘腹疼痛。

| 用法用量 | 内服煎汤，3 ~ 9 g；或研末，每次 1 ~ 2 g；脾胃虚弱及无热毒结滞者慎服。外用适量，研末吹喉或醋磨涂敷。

| 附　方 | （1）治急性扁桃体炎：百两金根 15 g，金果榄 9 g。煎汤服。每日 1 剂。
（2）治急性痢疾：金果榄研细粉。每次服 1 g，每日 3 次，连服 5 ~ 7 天。［方（1）~（2）出自《草药手册》（江西）］

| 附　注 | 本种异名：*Tinospora szechuanensis* S. Y. Hu、*Tinospora capillipes* Gagnep.、*Tinospora imbricata* S. Y. Hu、*Limacia sagittata* Oliv.、*Tinospora sagittata* (Oliv.) Gagnep. var. *leucocarpa* Y. Wan & C. Z. Gao。

药材金果榄，为本种的干燥块根，《中华人民共和国药典》（1963 年版至 2020 年版）、《广西壮族自治区壮药质量标准·第一卷》（2008 年版）、《贵州省中药材、民族药材质量标准·副篇》（2003 年版）、《新疆维吾尔自治区药品标准·第二册》（1980 年版）中有收载；《贵州省中药材标准规格·上集》（1965 年版）以"金果榄（山慈菇）"之名收载之。

《中华人民共和国药典》规定，金果榄按干燥品计算，含古伦宾不得少于 1.0%。

《中华人民共和国药典》收载的另一基原植物金果榄 *Tinospora capillipes* Gagnep. 已并入本种。同属植物峨眉青牛胆 *Tinospora sagittata* (Oliv.) Gagnep. var. *craveniana* (S. Y. Hu) Lo 的根在四川作"金果榄"药用，云南青牛胆 *Tinospora sagittata* (Oliv.) Gagnep. var. *yunnanensis* (S. Y. Hu) Lo. 的块根在产地也作"金果榄"入药。

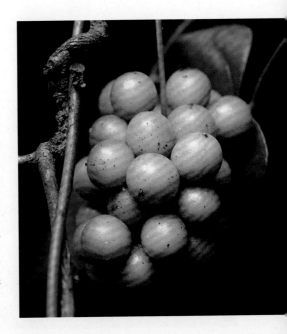

莲
Nelumbo nucifera Gaertn.

药 材 名	莲子（药用部位：成熟种子）、石莲子（药用部位：老熟果实）、莲衣（药用部位：种皮）、莲子心（药用部位：成熟种子中的幼叶及胚根）、莲花（药用部位：花蕾）、荷花瓣（药用部位：花瓣）、莲须（药用部位：雄蕊）、莲房（药用部位：花托）、荷梗（药用部位：叶柄、花梗）、荷叶（药用部位：叶）、荷叶蒂（药用部位：叶基部）、藕（药用部位：根茎）、藕节（药用部位：根茎节部）。
形态特征	多年生水生草本。根茎肥厚，横生地下，节长。叶盾状圆形，伸出水面，直径 25 ~ 90 cm；叶柄长 1 ~ 2 m，中空，常具刺。花单生花葶先端，直径 10 ~ 20 cm；萼片 4 ~ 5，早落；花瓣多数，红色、粉红色或白色，有时变态成雄蕊；雄蕊多数，花丝细长，药隔

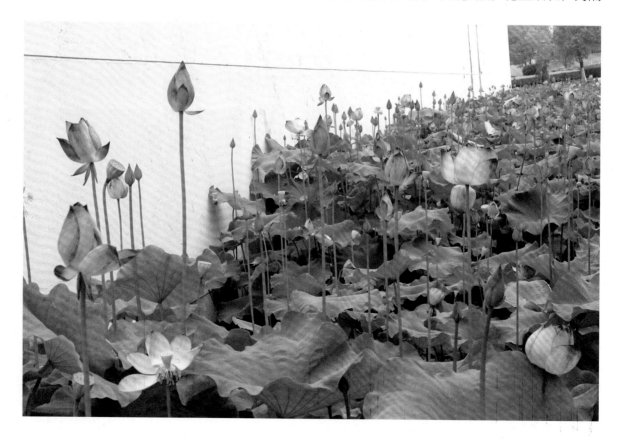

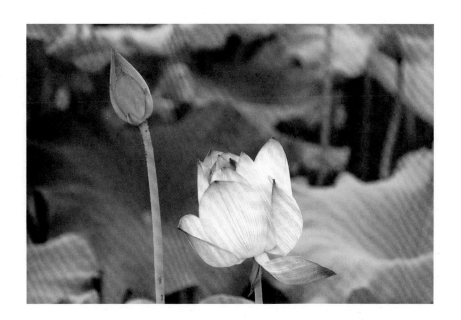

棒状；心皮多数，离生，埋于倒圆锥形花托穴内。坚果椭圆形或卵形，黑褐色，长 1.5 ~ 2.5 cm；种子卵形或椭圆形，长 1.2 ~ 1.8 cm，红色或白色。

| **生境分布** | 自生或栽培在池塘或水田内。德兴各地均有栽培。

| **资源情况** | 栽培资源丰富。药材来源于栽培。

| **采收加工** | 莲子：9 ~ 10 月果实成熟时剪下莲蓬，剥出果实，趁鲜用快刀划开，剥去壳皮，晒干。

石莲子：10 月种子成熟时，割下莲蓬，取出果实晒干，或于修整池塘时拾取落于淤泥中之果实，洗净，晒干。

莲衣：9 ~ 10 月果实成熟时取种子，剥取皮，晒干。

莲子心：将莲子剥开，取出绿色胚（莲心），晒干。

莲花：6 ~ 7 月采收，鲜用或阴干。

荷花瓣：7 月采收开放的花，阴干。

莲须：夏季花盛开时采取，阴干。

莲房：秋季果实成熟时，割下莲蓬，除去果实（莲子）及梗，晒干。

荷梗：夏、秋季采收，除去叶及莲蓬，鲜用或晒干。

荷叶：6 ~ 7 月花未开放时采收，除去叶柄，晒至七八成干，对折成半圆形，晒干；夏季用鲜叶或初生嫩叶（荷钱）。

荷叶蒂：7 ~ 9 月采取荷叶，将叶基部连同叶柄周围的部分叶片剪下，鲜用或晒干。

藕：秋、冬季或春初采挖，多鲜用。

藕节：秋、冬季或春初挖取根茎，洗净泥土，切下节部，除去须根，鲜用或晒干。

| **药材性状** | **莲子**：本品略呈椭圆形或类球形，长 1.2 ～ 1.8 cm，直径 0.8 ～ 1.4 cm。表面红棕色，有细纵纹和较宽的脉纹。一端中心呈乳头状凸起，棕褐色，多有裂口，其周边略下陷。质硬，种皮薄，不易剥离。子叶 2，黄白色，肥厚，中有空隙，具绿色莲子心；或底部有 1 小孔，不具莲子心。气微，味甘、微涩；莲子心味苦。

石莲子：本品呈卵圆状椭圆形，两端略尖，长 1.5 ～ 2 cm，直径 0.8 ～ 1.3 cm。表面灰棕色至黑棕色，平滑，有白色霜粉，先端有圆孔状柱迹或残留柱基，基部有果柄痕。质坚硬，不易破开，破开后内有 1 种子；种子卵形，种皮黄棕色或红棕色，不易剥离，子叶 2，淡黄白色，粉性，中心有 1 暗绿色莲子心。气微，味微甘；胚芽味苦。

莲子心：本品略呈细圆柱形，长 1 ～ 1.4 cm，直径约 0.2 cm。幼叶绿色，1 长 1 短，卷成箭形，先端向下反折，两幼叶间可见细小胚芽。胚根圆柱形，长约 3 mm，黄白色。质脆，易折断，断面有数个小孔。气微，味苦。

莲花：本品呈圆锥形，长 2.5 ～ 5 cm，直径 2 ～ 3 cm。表面灰棕色，花瓣多层。散落的花瓣卵形或椭圆形，皱缩或折摺，表面具多数细脉，光滑柔软。去掉花瓣，中心有幼小的莲蓬，先端平坦，上面有 10 余个小孔，基部渐窄，周围着生多数雄蕊。气香，味微涩。

荷花瓣：本品为离散的花瓣，皱缩或折叠，展开后呈椭圆形或长倒卵形，长 3 ～ 12 cm，宽 1 ～ 5 cm。表面灰黄色或淡黄褐色，基部略厚，灰红褐色，有多数平行细脉纹。质柔软，光滑。气无，味微酸、涩。

莲须：本品呈线形。花药扭转，纵裂，长 1.2 ～ 1.5 cm，直径约 0.1 cm，淡黄色或棕黄色。花丝纤细，稍弯曲，长 1.5 ～ 1.8 cm，淡紫色。气微香，味涩。

莲房：本品呈倒圆锥状或漏斗状，多撕裂，直径 5 ～ 8 cm，高 4.5 ～ 6 cm。表面灰棕色至紫棕色，具细纵纹和皱纹，顶面有多数圆形孔穴，基部有花梗残基。质疏松，破碎面海绵样，棕色。气微，味微涩。

荷梗：本品呈近圆柱形，长 20 ～ 60 cm，直径 8 ～ 15 mm。表面淡棕黄色，具深浅不等的纵沟及多数刺状突起。折断面淡粉白色，可见数个大小不等的孔道。质轻，易折断，折断时有粉尘飞出。气微弱，味淡。

荷叶：本品呈半圆形或折扇形，展开后呈类圆形，全缘或稍呈波状，直径 20 ～ 50 cm。上表面深绿色或黄绿色，较粗糙；下表面淡灰棕色，较光滑，有 21 ～ 22 粗脉，自中心向四周射出；中心有凸起的叶柄残基。质脆，易破碎。 |

稍有清香气，味微苦。

荷叶蒂：本品多呈类圆形或菱形，直径 6 ～ 7 cm。正面紫褐色或绿黄色，微带蜡质样粉霜，叶脉微凹，由中央向外辐射状散出；背面黄褐色，中央有残存的叶柄基部，叶脉凸起。质轻松而脆。味涩。

藕：本品根茎肥厚横生，外皮黄白色，节部缢缩，生有腋芽及不定根，节间膨大，大小不等。质脆。断面白色，有许多大小不等的纵行管道，有白色细丝状物。无臭，味微甘而涩。

藕节：本品呈短圆柱形，中部稍膨大，长 2 ～ 4 cm，直径约 2 cm。表面灰黄色至灰棕色，有残存的须根及须根痕，偶见暗红棕色的鳞叶残基。两端有残留的藕，表面皱缩有纵纹。质硬，断面有多数类圆形孔。气微，味微甘、涩。

| 功能主治 | **莲子：**甘、涩，平。归脾、肾、心经。补脾止泻，止带，益肾涩精，养心安神。用于脾虚泄泻，带下，遗精，心悸失眠。

石莲子：甘、涩、微苦，寒。归脾、胃、心经。清湿热，开胃进食，清心宁神，涩精止泄。用于噤口痢，呕吐不食，心烦失眠，遗精，尿浊，带下。

莲衣：涩、微苦，平。归心、脾经。收涩止血。用于吐血，衄血，下血。

莲子心：苦，寒。归心、肾经。清心安神，交通心肾，涩精止血。用于热入心包，神昏谵语，心肾不交，失眠遗精，血热吐血。

莲花：苦、甘，平。归肝、胃经。散瘀止血，祛湿消风。用于跌伤呕血，血淋，崩漏下血，天泡湿疮，疥疮瘙痒。

荷花瓣：甘，平。清暑定喘，止血。用于暑热，烦渴，咯血。

莲须：甘、涩，平。归心、肾经。固肾涩精。用于遗精滑精，带下，尿频。

莲房：苦、涩，温。归肝经。化瘀止血。用于崩漏，尿血，痔疮出血，产后瘀阻，恶露不尽。

荷梗：苦，平。归脾、胃经。解暑清热，理气化湿。用于暑湿胸闷不舒，泄泻，痢疾，淋证，带下。

荷叶：苦，平。归肝、脾、胃经。清暑化湿，升发清阳，凉血止血。用于暑热烦渴，暑湿泄泻，脾虚泄泻，血热吐衄，便血崩漏。

荷叶蒂：苦、涩，平。归脾、胃、肝经。解暑祛湿，祛瘀止血，安胎。用于暑湿泄泻，血痢，崩漏下血，妊娠胎动不安。

藕：甘，寒。归心、肝、脾、胃经。清热生津，凉血，散瘀，止血。用于热病烦渴，吐衄，下血。

藕节：甘、涩，平。归肝、肺、胃经。收敛止血，化瘀。用于吐血，咯血，衄血，尿血，崩漏。

| **用法用量** | **莲子**：内服煎汤，6～15 g；或入丸、散剂；中满痞胀、大便燥结者禁服。

石莲子：内服煎汤，9～12 g；虚寒久痢者禁服。

莲衣：内服煎汤，1～2 g。

莲子心：内服煎汤，1.5～3 g；或入散剂；脾胃虚寒者禁服。

莲花：内服煎汤，6～9 g；或研末，1～1.5 g；忌地黄、葱、蒜。外用适量，鲜品贴敷。

荷花瓣：内服煎汤，3～6 g。外用适量，揉碎敷贴。

莲须：内服煎汤，3～9 g；或入丸、散剂；忌地黄、葱、蒜，小便不利者勿服。

莲房：内服煎汤，5～10 g；或研末。外用适量，研末擦；或煎汤熏洗。

荷梗：内服煎汤，9～15 g。

荷叶：内服煎汤，3～10 g，鲜品15～30 g；气血虚者慎服。外用适量，捣敷；或煎汤洗。

荷叶蒂：内服煎汤，5～10 g；或研末。

藕：内服生食、捣汁或煮食，适量。外用适量，捣敷。

藕节：内服煎汤，10～30 g；或鲜品捣汁，约60 g取汁冲服；或入散剂。

| **附　注** | 本种异名：*Nelumbium nuciferum* Gaertn.、*Nelumbium speciosum* Willd.、*Nelumbo komarovii* Grossh.、*Nymphaea nelumbo* L.、*Nelumbo nucifera* Gaertn. var. *macrorhizomata* Nakai。

药材莲子，为本种的干燥成熟种子，《中华人民共和国药典》（1963 年版至 2020 年版）、《贵州省中药材标准规格·上集》（1965 年版）、《新疆维吾尔自治区药品标准·第二册》（1980 年版）等中有收载；《内蒙古蒙药材标准》（1986 年版）以"莲子（建莲子）"之名收载之。

药材莲子心，为本种的成熟种子中的幼叶及胚根，《中华人民共和国药典》（1963 年版至 2020 年版）、《贵州省中药材标准规格·上集》（1965 年版）中有收载。

药材莲花，为本种的干燥花蕾或花，《中华人民共和国药典》（1963 年版）、《湖南省中药材标准》（1993 年版、2009 年版）、《北京市中药材标准·附录》（1998 年版）、《新疆维吾尔自治区药品标准·第二册》（1980 年版）、《福建省中药材标准（试行稿·第一批）》（1990 年版）、《福建省中药材标准》（2006 年版）中有收载。

药材莲房，为本种的干燥（成熟）花托，《中华人民共和国药典》（1963 年版至 2020 年版）、在《新疆维吾尔自治区药品标准·第二册》（1980 年版）中有收载。

药材莲须，为本种的干燥（成熟）雄蕊，《中华人民共和国药典》（1977 年版至 2020 年版）、《新疆维吾尔自治区药品标准·第二册》（1980 年版）中有收载。

药材荷叶，为本种的干燥叶，《中华人民共和国药典》（1963 年版至 2020 年版）、《新疆维吾尔自治区药品标准·第二册》（1980 年版）、《贵州省中药材标准规格·上集》（1965 年版）等中有收载。

药材荷花瓣，为本种的干燥花瓣，《山东省中药材标准》（1995 年版、2002 年版）以"荷花"之名收载之，《上海市中药材标准》（1994 年版）以"荷花瓣（白荷花）"之名收载之。

药材荷叶蒂，为本种的连同部分叶柄的叶基部，《上海市中药材标准》（1994 年版）以"荷蒂"之名收载之。

药材荷梗，为本种的干燥叶柄或花梗，《中华人民共和国卫生部药品标准·中药材·第一册》（1992 年版）、《贵州省中药材质量标准》（1988 年版）、《江苏省中药材标准》（1989 年版）、《内蒙古中药材标准》（1988 年版）、《山西省中药材标准》（1987 年版）、《贵州省中药材、民族药材质量标准》（2003 年版）中有收载。

药材藕，为本种的干燥根茎，《中华人民共和国卫生部药品标准·中药成方制剂·第九册·附录》（1994 年版）以"藕片"之名收载之。

药材藕节，为本种的干燥根茎节部，《中华人民共和国药典》（1963 年版至 2020 年版）、《新疆维吾尔自治区药品标准·第二册》（1980 年版）等中有收载。

药材石莲子，为本种的干燥成熟果实，《中华人民共和国药典》（1963 年版）、《四川省中药材标准》（1987 年版增补本）、《贵州省中药材质量标准》（1988 年版）、《贵州省中药材标准规格·上集》（1965 年版）中有收载。

《中华人民共和国药典》规定，按干燥品计算，莲子心含甲基莲心碱不得少于 0.70%；荷叶药材含荷叶碱不得少于 0.10%，荷叶饮片含荷叶碱不得少于 0.070%。

本种的根茎可炝炒、炖汤或煮熟凉拌，也可制作藕粉；叶可煲汤、煮粥；种子可煲汤、煮粥。

■ 睡莲科 ■ Nymphaeaceae ■ 睡莲属 ■ *Nymphaea*

睡莲 *Nymphaea tetragona* Georgi

| **药 材 名** | 睡莲（药用部位：花）。

| **形态特征** | 多年生水生草本。根茎粗短。叶漂浮，薄革质或纸质，心状卵形或卵状椭圆形，长 5 ~ 12 cm，宽 3.5 ~ 9 cm，基部具深弯缺，全缘，上面深绿色，光亮，下面带红色或紫色，两面无毛，具小点；叶柄长达 60 cm。花直径 3 ~ 5 cm；花梗细长；萼片 4，宽披针形或窄卵形，长 2 ~ 3 cm，宿存；花瓣 8 ~ 17，白色，宽披针形、长圆形或倒卵形，长 2 ~ 3 cm；雄蕊约 40；柱头辐射状，裂片 5 ~ 8。浆果球形，直径 2 ~ 2.5 cm，为宿萼包被；种子椭圆形，长 2 ~ 3 mm，黑色。

| **生境分布** | 生于池沼中。德兴各地均有栽培。

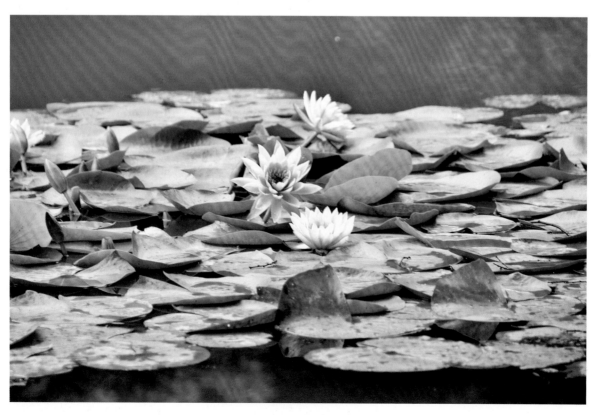

| **资源情况** | 栽培资源丰富。药材来源于栽培。 |

| **采收加工** | 夏季采收，洗净，除去杂质，晒干。 |

| **功能主治** | 甘、苦，平。消暑，解酒，定惊。用于中暑，醉酒烦渴，小儿惊风。 |

| **用法用量** | 内服煎汤，6 ~ 9 g。 |

| **附　注** | 本种的根茎、叶柄可炒食；花可泡茶。 |

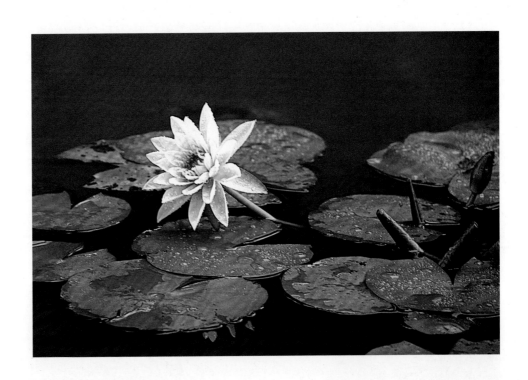

金鱼藻科 Ceratophyllaceae 金鱼藻属 Ceratophyllum

金鱼藻 *Ceratophyllum demersum* L.

| **药 材 名** | 金鱼藻（药用部位：全草）。

| **形态特征** | 多年生沉水草本。茎具分枝。叶 4 ~ 12 轮生，1 ~ 2 回二歧分叉，
裂片条形，长 1.5 ~ 2 cm，宽 0.1 ~ 0.5 mm，先端带白色软骨质，
边缘仅一侧有数细齿。花直径约 2 mm；雄花具 12 先端有 3 齿及带
紫色毛的苞片；雄蕊 10 ~ 16；雌花具 9 ~ 10 苞片；子房卵形，
1 室，花柱钻形。坚果宽椭圆形，长 4 ~ 5 mm，宽约 2 mm，平滑，
边缘无翅，有 3 长刺，顶生刺由宿存花柱变成，长 8 ~ 10 mm，先
端具钩，2 侧生刺生于果实基部，向下斜伸，长 4 ~ 7 mm，先端渐
细成针状。

| **生境分布** | 生于池塘、河沟。分布于德兴各地水塘或河沟。

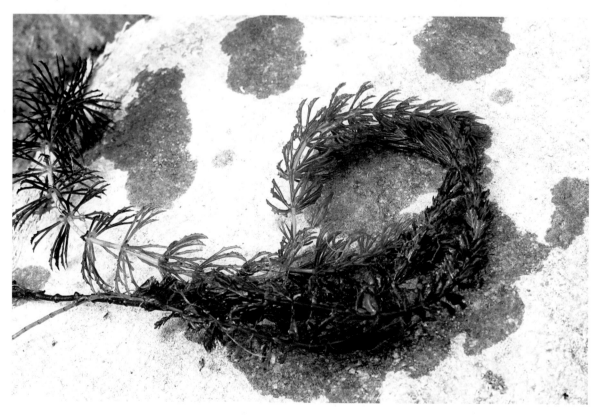

| **资源情况** | 野生资源一般。药材来源于野生。 |

| **采收加工** | 全年均可采收，洗净，晒干。 |

| **药材性状** | 本品呈不规则丝团状，全体绿褐色。茎细柔，长短不一，长达 60 cm，具分枝。叶轮生，每轮 6 ～ 8 叶，叶片常破碎，1 ～ 2 回二歧分叉，裂片线条形，边缘仅一侧具刺状小齿。有时可见暗红色小花，腋生，总苞片钻状。小坚果宽椭圆形，平滑，边缘无翅，有 3 长刺。 |

| **功能主治** | 甘、淡，凉。凉血止血，清热利水。用于血热吐血、咯血，热淋涩痛。 |

| **用法用量** | 内服煎汤，3 ～ 6 g；或入散剂；虚寒性出血及大便溏泄者禁服。 |

三白草科 Saururaceae 蕺菜属 Houttuynia

蕺菜 *Houttuynia cordata* Thunb.

| **药材名** | 鱼腥草（药用部位：全草或地上部分。别名：臭草、臭猪草、白花臭草）、鱼腥草根（药用部位：根茎）。 |

| **形态特征** | 多年生草本，高 15 ～ 50 cm，有腥臭味。茎下部伏地，生根，上部直立，通常无毛。叶互生，心形或宽卵形，长 3 ～ 10 cm，宽 3 ～ 11 cm，有细腺点，两面脉上有柔毛，下面常紫色；叶柄长 1 ～ 3 cm，常有疏毛；托叶膜质，条形，长 1 ～ 2 cm，下部常与叶柄合生成鞘状。穗状花序生于茎上端，与叶对生，长 1 ～ 1.5 cm，基部有 4 白色花瓣状苞片；花小，两性，无花被；雄蕊 3；雌蕊由 3 下部合生的心皮组成，子房上位，花柱分离。 |

| **生境分布** | 生于沟边、溪边或林下湿地。德兴各地均有分布。 |

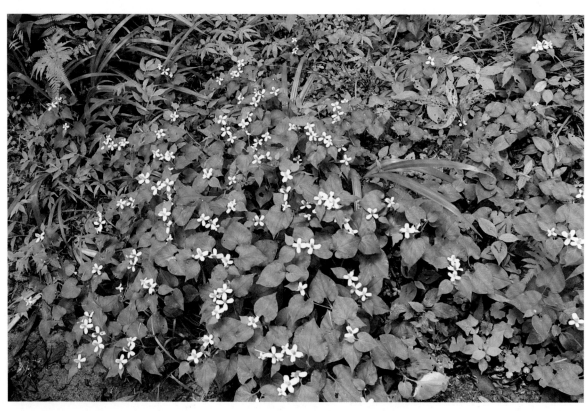

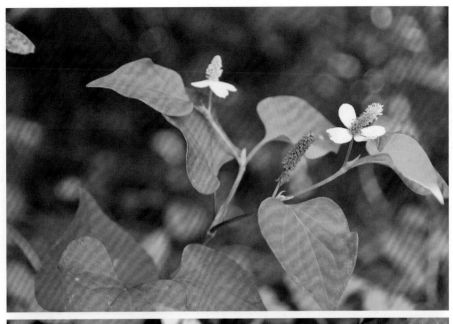

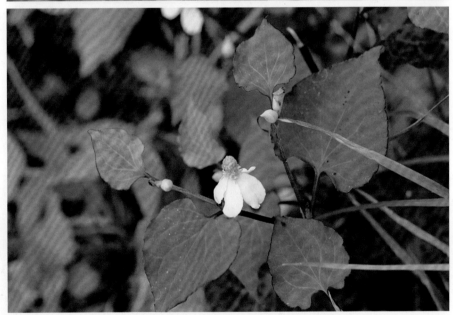

| **资源情况** | 野生资源丰富，栽培资源一般。药材主要来源于野生。 |

| **采收加工** | **鱼腥草：** 全年均可采收全草，鲜用；夏季茎叶茂盛、花穗多时采割地上部分，除去杂质，晒干。 |

鱼腥草根： 全年均可采挖，除去杂质，洗净，干燥。

| **药材性状** | **鱼腥草：** 本品鲜品茎呈圆柱形，长 20 ~ 45 cm，直径 0.25 ~ 0.45 cm；上部绿色或紫红色，下部白色，节明显，下部节上有须根，无毛或被疏毛。叶互生，叶片心形，长 3 ~ 10 cm，宽 3 ~ 11 cm；先端渐尖，全缘；上表面绿色，密生 |

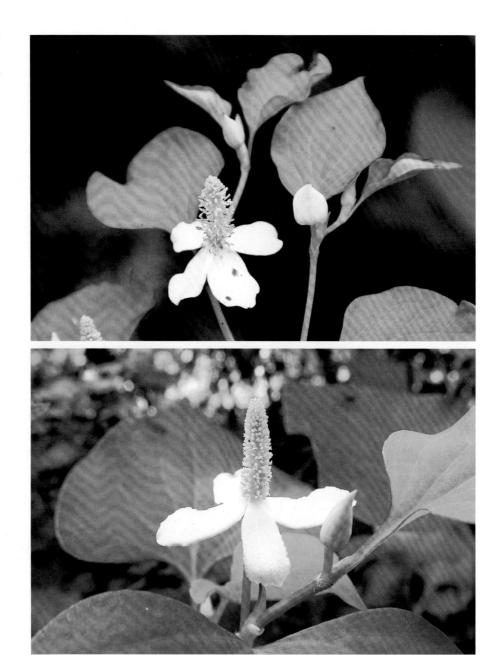

腺点，下表面常紫红色；叶柄细长，基部与托叶合生成鞘状。穗状花序顶生。
具鱼腥气，味涩。干品茎呈扁圆柱形，扭曲，表面黄棕色，具数条纵棱；质脆，
易折断。叶片卷折皱缩，展平后呈心形，上表面暗黄绿色至暗棕色，下表面灰
绿色或灰棕色。穗状花序黄棕色。

鱼腥草根： 本品呈细长圆柱形，略扁，常扭曲，有分枝，长短不一，直径 1 ~
3 mm。表面黄棕色至淡红褐色，有纵皱纹。节明显，节上有残留的膜质鳞叶及
须根，节间长 1 ~ 2 cm。质硬脆，易折断，断面平坦，类白色，可见淡棕色环。
微具鱼腥气，味淡、微甘。

| 功能主治 | **鱼腥草**：辛，微寒。归肺经。清热解毒，消痈排脓，利尿通淋。用于肺痈吐脓，痰热喘咳，热痢，热淋，痈肿疮毒。

鱼腥草根：辛，微寒。归肺、膀胱经。清热解毒，消痈排脓，利尿通淋。用于肺痈吐脓，痰热咳喘，热痢，热淋，痈肿疮毒。

| 用法用量 | **鱼腥草**：内服煎汤，15 ~ 25 g，不宜久煎，鲜品加倍；或鲜品捣汁服；虚寒证者慎服。外用适量，捣敷；或煎汤熏洗。

鱼腥草根：内服煎汤，15 ~ 25 g，不宜久煎。外用适量，捣敷或煎汤熏洗。

| 附　方 | （1）治病毒性肺炎、支气管炎、感冒：鱼腥草、厚朴、连翘各 9 g，研末。桑枝 30 g，煎汤，冲服药末。（《江西草药》）

（2）治痈疽肿毒：鱼腥草晒干，研成细末，蜂蜜调敷。未成脓者能消，已成脓者能溃（阴疽忌用）。

（3）治热淋、白浊、带下：鱼腥草 18 ~ 30 g。煎汤服。［方（2）~（3）出自《江西民间草药》］

| 附　注 | 本种异名：*Polypara cordata* Kuntze、*Polypara cochinchinensis* Lour.。

药材鱼腥草，为本种的新鲜全草或干燥地上部分，《中华人民共和国药典》（1963 年版至 2020 年版）、《新疆维吾尔自治区药品标准·第二册》（1980 年版）、《贵州省中药材标准规格·上集》（1965 年版）等中有收载。在《湖北省中药材质量标准》（2009 年版）中以"鱼腥草根"之名被收载，药用部位为干燥根茎。本种的嫩茎叶可凉拌；根茎可凉拌或与猪肉一同炒食，也可烫火锅。

三白草科 Saururaceae 三白草属 Saururus

三白草 *Saururus chinensis* (Lour.) Baill.

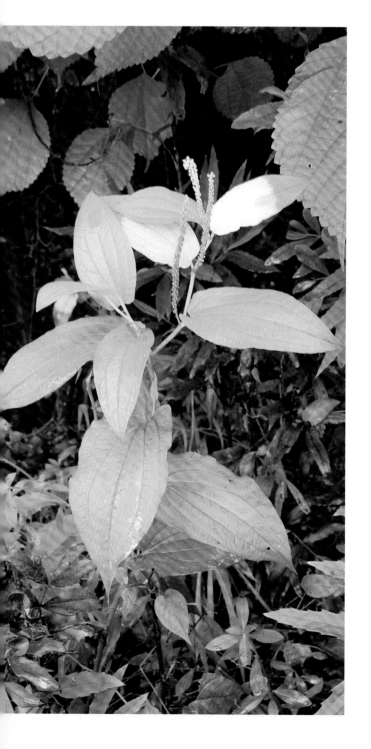

药材名

三白草（药用部位：地上部分）、三白草根（药用部位：根茎。别名：白节藕）。

形态特征

多年生草本，高 30 ~ 80 cm。茎直立或下部伏地，无毛。叶纸质，卵形或披针状卵形，长 4 ~ 15 cm，宽 2 ~ 10 cm，基部心形，基出脉 5，在花序下的 2 ~ 3 叶常为乳白色；叶柄长 1 ~ 3 cm，基部与托叶合生成鞘状，无毛。总状花序生于茎上端，与叶对生，花序轴和花梗有短柔毛；花小，两性，无花被，生于苞片腋内；苞片卵圆形，长约 1 mm，多少有细缘毛；雄蕊 6；雌蕊由 4 近完全合生的心皮组成；子房上位，柱头 4，向外卷曲。果实分裂为 4 分果爿。

生境分布

生于水沟边、池塘边或稻田旁。德兴各地均有分布。

资源情况

野生资源丰富。药材来源于野生。

| 采收加工 | 三白草：全年均可采收，以夏、秋季为宜，洗净，晒干。
三白草根：秋季采挖，除去残茎及须根，洗净，鲜用或晒干。

| 药材性状 | 三白草：本品茎呈圆柱形，有 4 纵沟，1 条较宽广；断面黄棕色至棕褐色，纤维性，中空。单叶互生，叶片卵形或卵状披针形，长 4 ~ 15 cm，宽 2 ~ 10 cm；先端渐尖，基部心形，全缘，基出脉 5；叶柄较长，有纵皱纹。总状花序于枝顶与叶对生，花小，棕褐色。蒴果近球形。气微，味淡。
三白草根：本品根茎呈圆柱形，稍弯曲，有分枝，长短不等。表面灰褐色，粗糙，有纵皱纹及环状节，节上有须根，节间长约 2 cm。质硬而脆，易折断，断面类白色，粉性。气微，味淡。

| 功能主治 | 三白草：甘、辛，寒。归肺、膀胱经。利尿消肿，清热解毒。用于水肿，小便不利，淋沥涩痛，带下；外用于疮疡肿毒，湿疹。
三白草根：甘、辛，寒。归脾、大肠、膀胱经。利水除湿，清热解毒。用于脚气，水肿，淋浊，带下，痈肿，流火，疔疮疥癣，风湿热痹。

| 用法用量 | 三白草：内服煎汤，15 ~ 30 g，鲜品加倍；脾胃虚寒者慎服。外用适量，鲜品捣敷或捣汁涂。
三白草根：内服煎汤，9 ~ 15 g，鲜品 30 ~ 90 g；或捣汁。外用适量，煎汤洗；或研末调敷；或鲜品捣敷。

| 附　注 | 本种异名：*Spathium chinense* Lour.、*Saururopsis cumingii* C. DC.、*Saururopsis chinensis* (Lour.) Turcz.、*Saururus cernuus* Thunb.、*Saururus loureiri* Decne.。
药材三白草，为本种的干燥地上部分，《中华人民共和国药典》（1977 年版、1990 年版至 2020 年版）中有收载。
《中华人民共和国药典》规定，三白草按干燥品计算，含三白草酮（$C_{20}H_{20}O_6$）不得少于 0.10%。

胡椒科 Piperaceae 胡椒属 Piper

山蒟
Piper hancei Maxim.

| **药 材 名** | 山蒟（药用部位：茎藤。别名：南藤）。

| **形态特征** | 木质藤本。茎长达数米，无毛，圆柱形，略有棱，节上常生不定根。叶纸质或近革质，狭椭圆形或卵状披针形，长 4 ~ 12 cm，宽 2 ~ 5 cm，基部有时明显不对称，两面无毛或背面有极稀短柔毛；叶柄长 5 ~ 10 mm。花单性，雌雄异株，无花被，成穗状花序。雄花序长 5 ~ 10 cm；总花梗长 5 ~ 12 mm；苞片盾状，无柄，近圆形；雄蕊 2，花丝短。雌花序长 1.5 ~ 3 cm；柱头 3 ~ 4。浆果球形，黄绿色，直径 2.5 ~ 3 mm。

| **生境分布** | 生于山地溪涧边、密林或疏林中，攀缘于树上或石上。德兴各地山区均有分布。

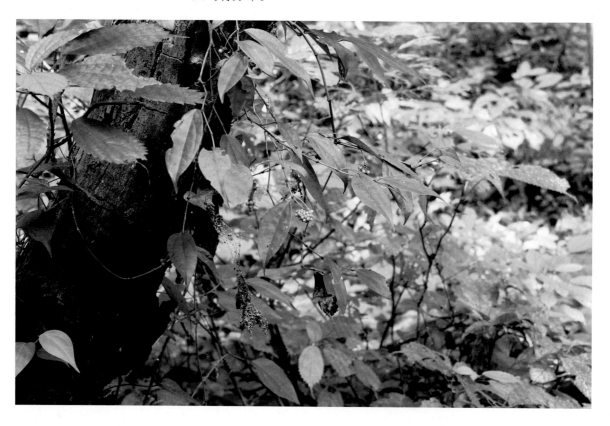

| **资源情况** | 野生资源丰富。药材来源于野生。 |

| **采收加工** | 秋季采收，切段，鲜用或晒干。 |

| **药材性状** | 本品茎呈圆柱形，细长，直径1～3 mm。表面灰褐色，有纵纹，节膨大，有不定根，节间长2～10 cm。质脆，易断，断面皮部灰褐色，较薄，木部灰白色，有许多小孔。气清香，味辛、微涩。 |

| **功能主治** | 辛，温。归肝、脾、小肠经。祛风湿，强腰膝，止痛，止咳。用于风湿痹痛，扭挫伤，腰膝无力，痛经，风寒感冒，咳嗽气喘。 |

| **用法用量** | 内服煎汤，9～15 g，鲜品加倍；或浸酒；孕妇及阴虚火旺者禁服。外用适量，煎汤洗；或鲜品捣敷。 |

| **附　　方** | （1）治关节疼痛、跌打损伤：山蒟、锦鸡儿、枫荷梨各30 g，大活血15 g。以酒为引，煎汤服。
（2）治慢性胃炎：山蒟根、良姜各6 g，野花椒3 g，乌贼骨12 g。共为细末，每服1.5 g，每日3次，饭后服。［方（1）～（2）出自《草药手册》（江西）］ |

| **附　　注** | 本种异名：*Chavica leptostachya* Hance、*Piper matthewii* Dunn。
本种入药在《广西中药材标准·第二册》（1996年版）中以"山蒟"之名被收载，药用部位为干燥藤茎。在《中华人民共和国卫生部药品标准·中药成方制剂·第十四册·附录》（1997年版）中以"南藤"之名被收载，在《江西省中药材标准》（1996年版、2014年版）中以"南藤（山蒟）"之名被收载，上述2部标准中记载的药用部位均为干燥藤茎。石南藤的基原还包括同属植物毛蒟 *Piper hongkongense* C. DC. ［*Piper puberulum* (Benth.) Maxim. ］、石南藤 *Piper wallichii* (Miq.) Hand.-Mazz.。石南藤的地方习用品涉及多种植物，其同属植物假蒟 *Piper sarmentosum* Roxb. 在重庆使用；海南蒟 *Piper hainanense* Hemsl. 在海南使用；河北、江苏、安徽、浙江将蔷薇科植物石楠 *Photinia serratifolia* (Desf.) Kalkman 的干燥带叶茎枝误作石南藤使用；贵州贵阳将胡椒科植物风藤 *Piper kadsura* (Choisy) Ohwi 的藤茎误作石南藤使用。
本种的嫩叶焯水后可凉拌、炒食或泡茶。 |

胡椒科 Piperaceae 胡椒属 Piper

风藤 *Piper kadsura* (Choisy) Ohwi

| **药 材 名** | 海风藤（药用部位：藤茎）。

| **形态特征** | 木质藤本。茎有条纹，生疏柔毛或仅幼枝生疏柔毛，有时全部变无毛。叶互生，革质，卵形或卵状披针形，长 4 ~ 8 cm，宽 2 ~ 6 cm，基部圆形、浅心形或宽楔形，下面有时疏生短柔毛；叶柄长 1 ~ 2 cm。花单性，雌雄异株，无花被，成穗状花序。雄花序长 3 ~ 5.5 cm；总花梗短于花序轴；苞片盾状，近圆形，除外面外均多少有毛；雄蕊通常 3，花丝极短。雌花序长 1 ~ 3 cm；子房卵球形，先端短渐尖，柱头 3。浆果卵球形，长 2 ~ 3 mm，先端多少残存宿存花柱。

| **生境分布** | 生于低海拔的林中，攀缘于树上或石上。德兴各地均有分布。

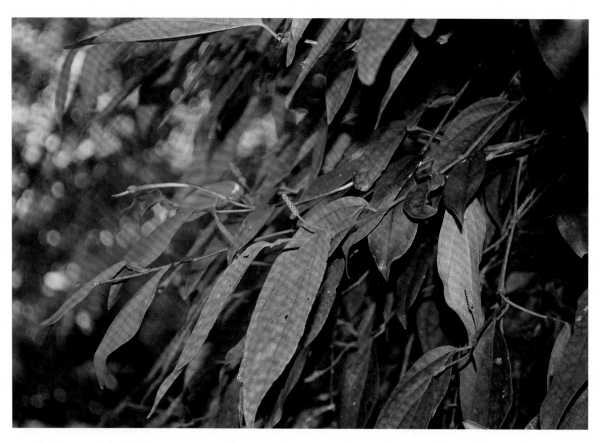

| 资源情况 | 野生资源一般。药材来源于野生。

| 采收加工 | 秋季采割，洗净，晒干。

| 药材性状 | 本品呈扁圆柱形，微弯曲，长 15～60 cm，直径 0.3～2 cm。表面灰褐色或褐色，粗糙，有纵向棱状纹理及明显的节，节间长 3～12 cm，节部膨大，上生不定根。体轻，质脆，易折断，断面不整齐，皮部窄，木部宽广，灰黄色，导管孔多数，射线灰白色，呈放射状排列，皮部与木部交界处常有裂隙，中心有灰褐色髓。气香，味微苦、辛。

| 功能主治 | 辛、苦，微温。归肝经。祛风湿，通经络，止痹痛。用于风寒湿痹，肢节疼痛，筋脉拘挛，关节屈伸不利。

| 用法用量 | 内服煎汤，6～12 g；或浸酒。

| 附　　注 | 本种异名：*Ipomoea kadsura* Choisy、*Piper futokadsura* Sieb.、*Piper subglaucescens* C. DC.。

药材海风藤，为本种的干燥藤茎，《中华人民共和国药典》（1977 年版至 2020 年版）、《新疆维吾尔自治区药品标准·第二册》（1980 年版）中有收载。据调查，本种的资源量较少，市场销售的海风藤主要是同属植物山蒟 *Piper hancei* Maxim. 的藤茎。同属植物毛蒟 *Piper puberulum* (Benth.) Maxim.（*Piper hongkongense* C. DC.）的藤叶在广西、广东、四川、贵州、云南部分地区作海风藤使用。海风藤商品药材来源较复杂，常见的混伪品主要有：木兰科植物异形南五味子 *Kadsura heteroclita* (Roxb.) Craib，在广东、广西、海南作海风藤使用；松萝科植物长松萝 *Usnea longissima* Ach，在四川、云南地区作海风藤；多果松萝 *Usnea florida* (L.) Weber ex F. H. Wigg.，在云南使用；白木通 *Akebia trifoliata* (Thunb.) Koidz. subsp. *australis* (Diels) T. Shimizu，在四川成都使用；豆科植物常春油麻藤 *Mucuna sempervirens* Hemsl.，在浙江使用；木通科植物大血藤 *Sargentodoxa cuneata* (Oliv.) Rehd. et Wils.，在浙江、湖北部分地区使用；防己科植物秤钩风 *Diploclisia affinis* (Oliv.) Diels，在北京使用；买麻藤科植物小叶买麻藤 *Gnetum parvifolium* (Warb.) C. Y. Cheng ex Chun 与买麻藤 *Gnetum montanum* Markgr.，在海南民间混称"海风藤"；萝藦科植物海枫屯 *Marsdenia officinalis* Tsiang et P. T. Li，在浙江部分地区曾作海风藤使用。《中华人民共和国药典》规定，海风藤按照醇溶性浸出物测定法项下的热浸法测定，用稀乙醇作溶剂，浸出物不得少于 10.0%。

金粟兰科 Chloranthaceae 金粟兰属 Chloranthus

宽叶金粟兰

Chloranthus henryi Hemsl.

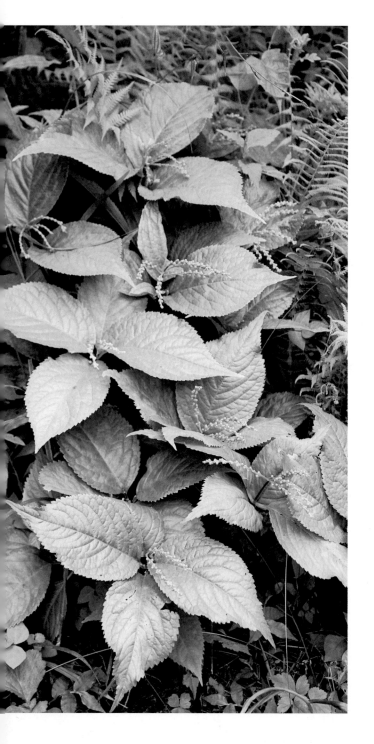

| 药 材 名 |

四块瓦（药用部位：根及根茎）。

| 形 态 特 征 |

多年生草本，高达 65 cm。根茎粗壮，黑褐色。茎单生或数个丛生，下部节上对生 2 鳞叶。常 4 叶生于茎顶，宽椭圆形、卵状椭圆形或倒卵形，长 9 ~ 20 cm，边缘具腺齿，下面中脉及侧脉被鳞毛；叶柄长 0.5 ~ 1.2 cm；鳞叶卵状三角形，膜质，托叶小，钻形。穗状花序顶生，常二歧或总状分枝，长 10 ~ 16 cm，花序梗长 5 ~ 8 cm；苞片宽卵状三角形或近半圆形。花白色；雄蕊 3，药隔长不及 3 mm；无花柱。核果球形，直径约 3 cm。

| 生 境 分 布 |

生于海拔 750 ~ 1 900 m 的山坡林下阴湿地或路边灌丛中。德兴各地山区均有分布。

| 资 源 情 况 |

野生资源丰富。药材来源于野生。

| 采 收 加 工 |

夏、秋季采收，除去泥沙，晒干。

| **药材性状** | 本品根茎粗短，呈不规则短圆柱形，先端有多数圆形凹状茎痕或残留茎基；表面黑褐色，四周密生长而弯曲的细根。根直径约 0.1 cm；表面灰褐色或灰黄色。质脆，易折断，断面可抽出黄白色木心。气微，味微辛。

| **功能主治** | 辛、苦，温；有小毒。归肺、肝经。祛风除湿，活血散瘀。用于风寒咳嗽，风湿麻木、疼痛，月经不调，跌打劳伤。

| **用法用量** | 内服煎汤，3 ~ 10 g；或浸酒；孕妇慎服。外用适量，捣敷。

| **附　注** | 药材四块瓦，为本种的（干燥）根及根茎，《贵州省中药材、民族药材质量标准》（2003 年版）、《贵州省中药材质量标准》（1988 年版）、《江西省中药材标准》（1996 年版、2014 年版）、《湖南省中药材标准》（2009 年版）、《中华人民共和国卫生部药品标准·中药成方制剂·第十册·附录》（1995 年版）中有收载；《湖北省中药材质量标准》（2009 年版）以"白四块瓦"之名收载之。四块瓦的基原植物还包括同属植物多穗金粟兰 *Chloranthus multistachys* Pei、及己 *Chloranthus serratus* (Thunb.) Roem. et Schult.，该 2 种与本种同等药用。此外，《云南省中药材标准》（2005 年版）收载的四块瓦的基原植物为全缘金粟兰 *Chloranthus holostegius* (Hand.-Mazz.) Pei et Shan 和毛脉金粟兰 *Chloranthus holostegius* (Hand.-Mazz.) Pei et Shan var. *trichoneurus* K. F. Wu。

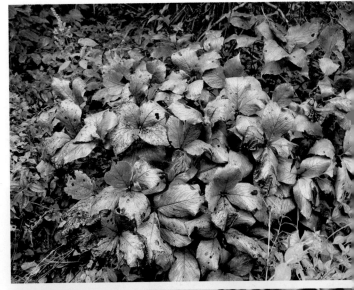

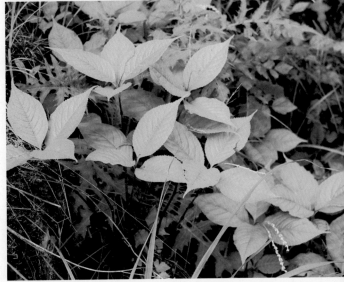

金粟兰科 Chloranthaceae 金粟兰属 Chloranthus

多穗金粟兰 *Chloranthus multistachys* Pei

| 药材名 | 四块瓦（药用部位：根及根茎。别名：四叶细辛）。

| 形态特征 | 多年生草本，高 16 ~ 50 cm。根茎粗壮。茎直立，单生，下部节上生 1 对鳞片叶。叶对生，通常 4，坚纸质，椭圆形至宽椭圆形、卵状椭圆形或宽卵形，长 10 ~ 20 cm，边缘具粗锯齿或圆锯齿，齿端有 1 腺体，背面沿叶脉有鳞屑状毛；叶柄长 8 ~ 20 mm。穗状花序多条，粗壮，顶生和腋生，单一或分枝；苞片宽卵形或近半圆形；花白色，排列稀疏；雄蕊 1 ~ 3，着生于子房上部外侧；药隔与药室等长或较药室稍长，稀短于药室；子房卵形，无花柱，柱头截平。核果球形，长 2.5 ~ 3 mm。

| 生境分布 | 生于海拔 400 ~ 1 650 m 的山坡林下阴湿地和沟谷溪旁草丛中。分

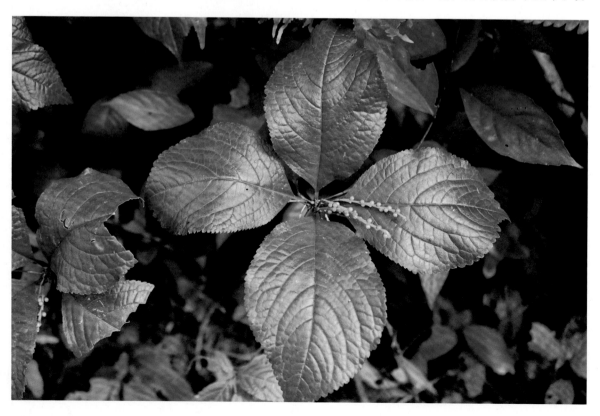

布于德兴李宅、绕二等。

| **资源情况** | 野生资源丰富。药材来源于野生。

| **采收加工** | 春、夏、秋季采挖，晒干。

| **药材性状** | 本品根茎呈圆柱形，多弯曲，带有分枝，直径 2 ~ 5 mm。表面灰褐色或灰黄色，上端残留多数顶端有圆形凹窝状的茎基或茎痕，两侧及下端密生细长而扭曲的圆柱形根，排列呈簇状。根长 4 ~ 15 cm，直径 1 ~ 1.5 mm。表面灰棕色或黄褐色，具细纵皱纹。质硬而脆，易折断，断面较平坦，呈灰棕色或灰黄色，木部细小，与皮部有时分离，并可从根中抽出。气微，味辛、微苦，稍麻舌。

| **功能主治** | 辛，温；有小毒。祛风除湿，活血散瘀。用于风寒咳嗽，风湿麻木、疼痛，月经不调，跌打劳伤。

| **用法用量** | 内服煎汤，6 ~ 10 g；或浸酒；孕妇禁服。外用适量，捣敷；或煎汤熏洗。

| **附　　方** | （1）治骨折：鲜四叶细辛根适量，捣敷，用杉皮或黄柏皮包扎固定。
（2）治蛇咬伤、无名肿毒：鲜四叶细辛根适量，甜酒少许，捣敷。
（3）治皮肤瘙痒：四叶细辛适量，煎浓汁，熏洗患处，每日 1 次。［方（1）~（3）出自《江西草药》］

| **附　　注** | 药材四块瓦，为本种的干燥根及根茎，《贵州省中药材、民族药材质量标准》（2003 年版）、《贵州省中药材质量标准》（1988 年版）、《江西省中药材标准》（1996 年版、2014 年版）、《湖南省中药材标准》（2009 年版）中有收载；《湖北省中药材质量标准》（2009 年版）以"白四块瓦"之名收载之。本种同属植物宽叶金粟兰 *Chloranthus henryi* Hemsl.、及己 *Chloranthus serratus* (Thunb.) Roem. et Schult. 亦为四块瓦的基原植物，与本种同等药用。此外，《云南省中药材标准》（2005 年版）收载的四块瓦的基原植物为全缘金粟兰 *Chloranthus holostegius* (Hand.-Mazz.) Pei et Shan、毛脉金粟兰 *Chloranthus holostegius* (Hand.-Mazz.) Pei et Shan var. *trichoneurus* K. F. Wu。苗族人民亦使用本种的根入药。

金粟兰科 Chloranthaceae 金粟兰属 Chloranthus

及已

Chloranthus serratus (Thunb.) Roem. et Schult.

| 药 材 名 | 及己（药用部位：根及根茎。别名：四大金刚、四块瓦）。

| 形态特征 | 多年生草本，高达 50 cm。根茎粗短。茎单生或数个丛生，具节，下部节上对生 2 鳞叶。叶对生，4 ～ 6 生于茎顶，椭圆形、倒卵形或卵状披针形，长 7 ～ 15 cm，先端渐长尖，边缘具密锐齿，齿尖具腺体，两面无毛；叶柄长 0.8 ～ 2.5 cm；鳞叶三角形，膜质，托叶小。穗状花序顶生，稀腋生，单一或 2 ～ 3 分枝；花序梗长 1 ～ 3.5 cm；苞片三角形或近半圆形，先端齿裂；花白色；雄蕊 3，药隔长 2 ～ 3 mm。核果近球形或梨形。

| 生境分布 | 生于海拔 280 ～ 1 800 m 的山地林下湿润处和山谷溪边草丛中。分布于德兴大茅山及泗洲、花桥、龙头山等。

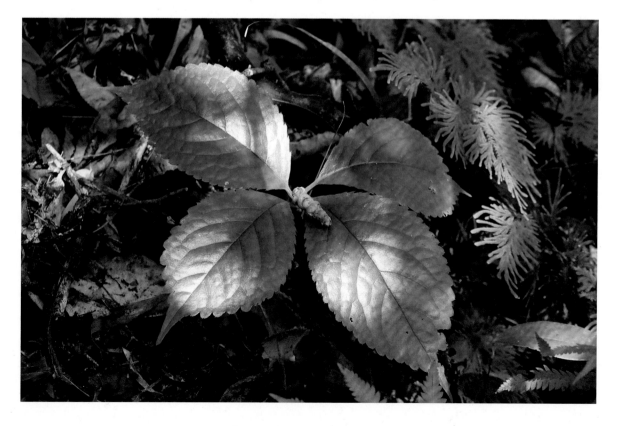

| 资源情况 | 野生资源丰富。药材来源于野生。

| 采收加工 | 春季开花前采挖，除去茎苗、泥沙，阴干。

| 药材性状 | 本品根茎较短，直径约 3 mm；上端有残留茎基，下侧着生多数须状根。根细长圆柱形，长约 10 cm，直径 0.5 ~ 2 mm；表面土灰色，有支根痕。质脆，断面较平整，皮部灰黄色，木部淡黄色。气微，味淡。

| 功能主治 | 苦，平；有毒。归肝经。活血散瘀，祛风止痛，解毒杀虫。用于跌打损伤，骨折，经闭，风湿痹痛，疔疮疖肿，疥癣，皮肤瘙痒，毒蛇咬伤。

| 用法用量 | 内服煎汤，1.5 ~ 3 g；或浸酒；或入丸、散剂；孕妇禁服。外用适量，捣敷；或煎汤熏洗。

| 附 注 | 本种异名：*Nigrina serrata* Thunberg。
药材及已，为本种的干燥根及根茎，《贵州省中药材、民族药材质量标准》（2003年版）、《贵州省中药材质量标准》（1988 年版）以"四块瓦"之名收载之。《上海市中药材标准·附录》（1994 年版）中以"及己"之名被收载，药用部位为干燥全草。本种的茎叶称为"对叶四块瓦"，也可药用。《贵州省中药材、民族药材质量标准》（2003 年版）收载的四块瓦的基原植物还包括同属植物多穗金粟兰 *Chloranthus multistachys* Pei、宽叶金粟兰 *Chloranthus henryi* Hemsl.，该2 种与本种同等药用。此外，本种同属植物全缘金粟兰 *Chloranthus holostegius* (Hand.-Mazz.) Pei et Shan、毛脉金粟兰 *Chloranthus holostegius* (Hand.-Mazz.) Pei et Shan var. *trichoneurus* K. F. Wu 为《云南省中药材标准》（2005 年版）收载的四块瓦的基原植物。
本种药材内服过量会出现呕吐、口渴、头痛、眼花、胸闷、手足抽搐、结膜充血、齿龈发黑、心慌心悸、神志不清等中毒症状，严重者会导致死亡。

金粟兰科 Chloranthaceae 金粟兰属 Chloranthus

金粟兰 *Chloranthus spicatus* (Thunb.) Makino

| **药 材 名** | 珠兰（药用部位：全株或根、叶）。

| **形态特征** | 半灌木，直立或稍伏地，高 30 ~ 60 cm。叶对生，倒卵状椭圆形，长 4 ~ 10 cm，边缘有钝齿，齿尖有 1 腺体；叶柄长 1 ~ 2 cm，基部多少合生；托叶微小。穗状花序通常顶生，少腋生，呈圆锥花序式排列；花小，两性，无花被，黄绿色，极香；苞片近三角形；雄蕊 3，下部合生成一体，中间 1 雄蕊卵形，较大，长约 1 mm，花药 2 室，侧生的 2 雄蕊的花药 1 室；子房倒卵形。

| **生境分布** | 生于海拔 150 ~ 1 000 m 的山坡、沟谷密林下。分布于德兴三清山北麓等，大目源等有栽培。

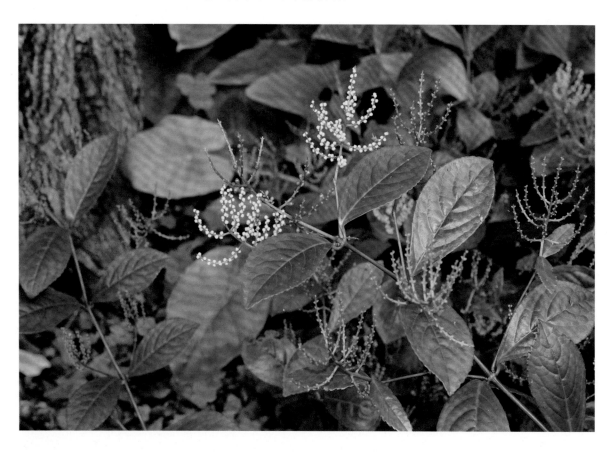

| **资源情况** | 野生资源稀少，栽培资源一般。药材主要来源于栽培。

| **采收加工** | 夏季采集，洗净，切片，晒干。

| **药材性状** | 本品全株长 30 ～ 60 cm。茎圆柱形，表面棕褐色；质脆，易折断，断面淡棕色，纤维性。叶棕黄色，椭圆形或倒卵状椭圆形，长 4 ～ 10 cm，宽 2 ～ 5 cm；先端稍钝，边缘具圆锯齿，齿端有 1 腺体；叶柄长约 1 cm。花穗芳香。气微，味微苦、涩。

| **功能主治** | 辛、甘，温。归肝经。祛风湿，活血止痛，杀虫。用于风湿痹痛，跌打损伤，偏头痛，顽癣。

| **用法用量** | 内服煎汤，15 ～ 30 g；或入丸、散剂；孕妇忌服。外用适量，捣敷；或研末撒。

| **附　注** | 本种异名：*Nigrina spicata* Thunb.、*Chloranthus inconspicuus* Swartz。

金粟兰科 Chloranthaceae 草珊瑚属 Sarcandra

草珊瑚 *Sarcandra glabra* (Thunb.) Nakai

| **药 材 名** | 肿节风（药用部位：全株或根。别名：九节茶、九节香）。

| **形态特征** | 半灌木，高 50 ~ 120 cm。茎与枝条均有膨大的节。叶对生，近革质，卵状披针形至卵状椭圆形，长 5 ~ 15 cm，边缘有粗锯齿，齿尖有 1 腺体；叶柄长约 1 cm，基部合生成鞘状；托叶微小。穗状花序顶生，通常分枝，多少成圆锥花序，长 1 ~ 3 cm；花两性，无花被，黄绿色；雄蕊 1，部分贴生于心皮的远轴一侧，肥厚，棒状或扁棒状；花药 2 室，生于侧上方；雌蕊球形，柱头近头状。核果球形，红色，直径 3 ~ 4 mm。

| **生境分布** | 生于海拔 400 ~ 1 500 m 的山坡、沟谷、林下阴湿处。德兴各地山区均有分布，现多为栽培。

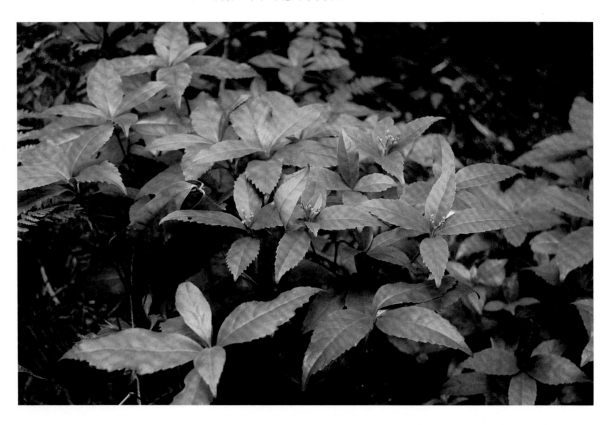

| 资源情况 | 野生资源一般，栽培资源丰富。药材主要来源于栽培。

| 采收加工 | 全年均可采收，鲜用或晒干。

| 药材性状 | 本品全株长 50 ~ 120 cm。根茎较粗大，密生细根。茎圆柱形，多分枝，直径 0.3 ~ 1.3 cm；表面暗绿色至暗褐色，有明显细纵纹，散有纵向皮孔，节膨大；质脆，易折断，断面有髓或中空。叶对生，叶片卵状披针形至卵状椭圆形，长 5 ~ 15 cm，宽 3 ~ 6 cm；表面绿色、绿褐色至棕褐色或棕红色，光滑；边缘有粗锯齿，齿尖腺体黑褐色；叶柄长约 1 cm；近革质。穗状花序顶生，常分枝。气微香，味微辛。

| 功能主治 | 苦、辛，平。归心、肝经。清热凉血，活血消斑，祛风通络。用于血热发斑发疹，风湿痹痛，跌打损伤。

| 用法用量 | 内服煎汤，9 ~ 30 g，先煎或久煎；或浸酒；阴虚火旺者及孕妇禁服。外用适量，捣敷；或研末调敷；或煎汤熏洗。

| 附 注 | 本种异名：*Bladhia glabra* Thunb.、*Ascaria serrata* Blume、*Chloranthus brachystachys* Blume、*Sarcandra chloranthoides* Gardn.、*Chloranthus glaber* (Thunb.) Makino、*Chloranthus esquirolii* Lévl.。

药材肿节风，为本种的干燥全株或全草，《中华人民共和国药典》（1977 年版、2000 年版至 2020 年版）、《广西壮族自治区壮药质量标准·第一卷》（2008 年版）、《山东省中药材标准·附录》（1995 年版、2002 年版）、《北京市中药材标准》（1998 年版）、《河南省中药材标准》（1991 年版）、《上海市中药材标准》（1994 年版）中有收载；《贵州省中药材质量标准》（1988 年版）以"肿节风（九节茶）"之名收载之，《云南省药品标准》（1974 年版、1996 年版）以"鱼子兰"之名收载之。在《中华人民共和国药典》（2010 年版、2015 年版）中以"肿节风浸膏"之名被收载，药材来源为干燥全株经加工制成的浸膏。在《中华人民共和国卫生部药品标准·中药成方制剂·第九册·附录》（1994 年版）、《广东省中药材标准》（2004 年版）中以"九节茶"之名被收载，药用部位均为枝叶或地上部分。

《中华人民共和国药典》规定，肿节风按干燥品计算，含异嗪皮啶（$C_{11}H_{10}O_5$）不得少于 0.020%，含迷迭香酸（$C_{18}H_{16}O_8$）不得少于 0.020%。

本种为江西省 III 级保护植物。

本种在江西民间与制药业应用较广，为中成药"草珊瑚含片""肿节风片""血康口服液"等的主要原料。

马兜铃科 Aristolochiaceae 马兜铃属 Aristolochia

马兜铃

Aristolochia debilis Sieb. et Zucc.

| **药 材 名** | 马兜铃（药用部位：果实）、天仙藤（药用部位：地上部分）、青木香（药用部位：根）。 |

| **形态特征** | 多年生攀缘草本，全株无毛。根长，在土下延伸，到处生苗，初生苗呈暗紫色。叶互生，三角状矩圆形至卵状披针形或卵形，长 3 ~ 8 cm，宽 2 ~ 4 cm，基部心形，两侧具圆耳片；叶柄长 1 ~ 2 cm。花单生叶腋；花被喇叭状，笔直，长 3 ~ 4 cm，基部急剧膨大成球状，上端逐渐扩大成向一面偏的侧片，侧片卵状披针形，带暗紫色，先端渐尖；雄蕊 6，贴生于粗而短的花柱体周围；柱头 6。蒴果近球形，直径约 4 cm，6 瓣裂开。 |

| **生境分布** | 生于海拔 200 ~ 1 500 m 的山谷、沟边、路旁阴湿处及山坡灌丛中。 |

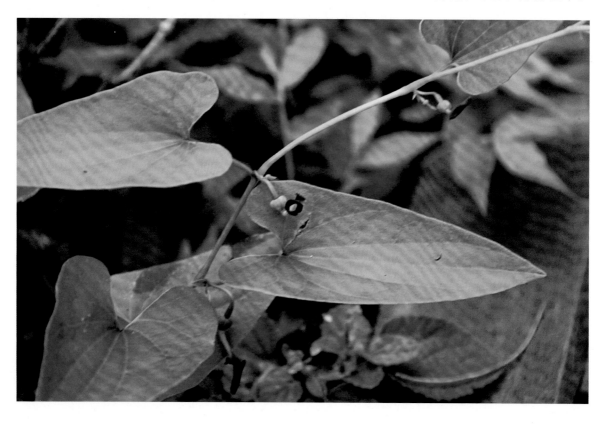

分布于德兴梧风洞等。

| **资源情况** | 野生资源一般。药材来源于野生。

| **采收加工** | 马兜铃：秋季果实由绿色变黄色时采摘，干燥。

天仙藤：秋季采割，除去杂质，晒干。

青木香：10 ~ 11 月茎叶枯萎时采挖，除去须根、泥土，晒干。

| **药材性状** | 马兜铃：本品呈球形或长圆形，基部钝圆，背缝线纵棱较平直。种子宽略大于长，心形。气特殊，味微苦。

天仙藤：本品茎呈细长圆柱形，略扭曲，直径 1 ~ 3 mm；表面黄绿色或淡黄褐色，有纵棱及节，节间不等长；质脆，易折断，断面有数个大小不等的维管束。叶互生，多皱缩、破碎，完整叶片展平后呈三角状狭卵形或角状宽卵形，基部心形，暗绿色或淡黄褐色，基生叶脉明显，叶柄细长。气清香，味淡。

青木香：本品呈圆柱形或扁圆柱形，略弯曲，长 3 ~ 15 cm，直径 0.5 ~ 1.5 cm。表面黄褐色或灰棕色，粗糙不平，有纵皱纹及须根痕。质脆，易折断，断面不平坦，皮部淡黄色，木部宽广，射线类白色，放射状排列，形成层环明显，黄棕色。气香特异，味苦。

| **功能主治** | 马兜铃：苦，微寒；有小毒。归肺、大肠经。清肺降气，止咳平喘，清肠消痔。用于肺热咳喘，痰中带血，肠热痔血，痔疮肿痛。

天仙藤：苦，温；有小毒。归肝、脾、肾经。行气活血，通络止痛。用于脘腹刺痛，风湿痹痛。

青木香：辛、苦，寒；有小毒。归肺、胃、肝经。行气止痛，解毒消肿，平肝，降血压。用于胸胁、脘腹疼痛，疝气痛，肠炎，下痢腹痛，咳嗽痰喘，蛇虫咬伤，痈肿疔疮，湿疹，皮肤瘙痒，高血压。

| **用法用量** | 马兜铃：内服煎汤，3 ~ 9 g；或入丸、散剂。外用适量，本品含马兜铃酸，会引起肾脏损害等不良反应，儿童及老年人慎用，孕妇、婴幼儿及肾功能不全者禁用。

天仙藤：内服煎汤，3 ~ 6 g。外用适量，煎汤洗；或捣敷。本品含马兜铃酸，会引起肾脏损害等不良反应，儿童及老年人慎用，孕妇、婴幼儿及肾功能不全者禁用。

青木香：内服煎汤，3 ~ 9 g；或研末，1.5 ~ 2 g，每日 2 ~ 3 次；脾胃虚寒

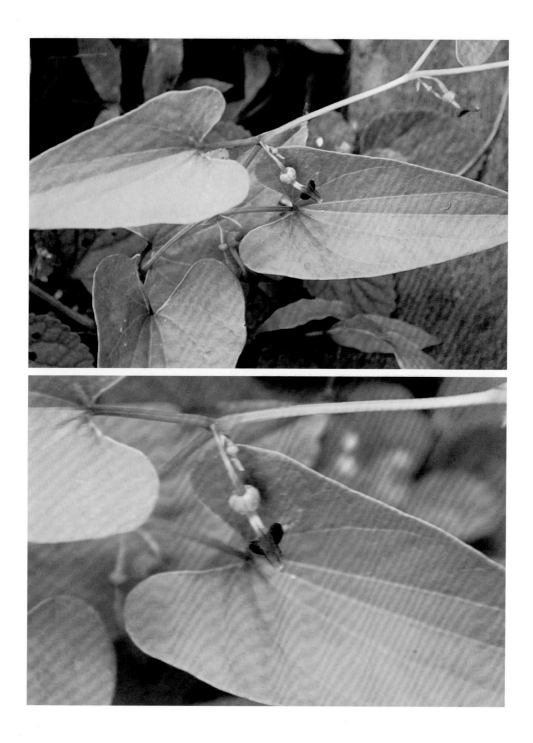

者慎服。外用适量，研末调敷；或磨汁涂。本品服用过量，会引起肠胃反应，如恶心、呕吐、胸闷、腹胀、腹痛、口苦、口干等。

| 附　注 |

本种异名：*Aristolochia recurvilabra* Hance、*Aristolochia sinarum* Lindl.。

药材马兜铃，为本种的干燥成熟果实，《中华人民共和国药典》（1963 年版至 2010 年版）、《贵州省中药材标准规格·上集》（1965 年版）、《新疆维吾尔自治区药品标准·第二册》（1980 年版）等中有收载。

药材天仙藤，为本种的干燥地上部分，在《中华人民共和国药典》（1990 年版至 2015 年版）、《新疆维吾尔自治区药品标准·第二册》（1980 年版）中有收载；《中华人民共和国药典》（1985 年版）以"天仙藤（马兜铃藤）"之名收载之。

药材青木香，为本种的干燥根，《中华人民共和国药典》（1963 年版至 2000 年版）、《贵州省中药材标准规格·上集》（1965 年版）中有收载。本种同属植物北马兜铃 *Aristolochia contorta* Bunge 亦为马兜铃及天仙藤的基原植物，其果实和地上部分与本种同等药用。

本种为禁用药材。美国、英国、德国等国均对马兜铃酸采取限用、禁用措施。我国自 2003 年以来，也已对含马兜铃酸的药材及中成药采取了一系列风险控制措施，包括禁止使用马兜铃酸含量高的关木通、广防己和青木香（青藤香），并明确安全警示，对含马兜铃属药材的口服中成药品种严格按处方药管理。

馬兜铃科 Aristolochiaceae 马兜铃属 Aristolochia

通城虎 Aristolochia fordiana Hemsl.

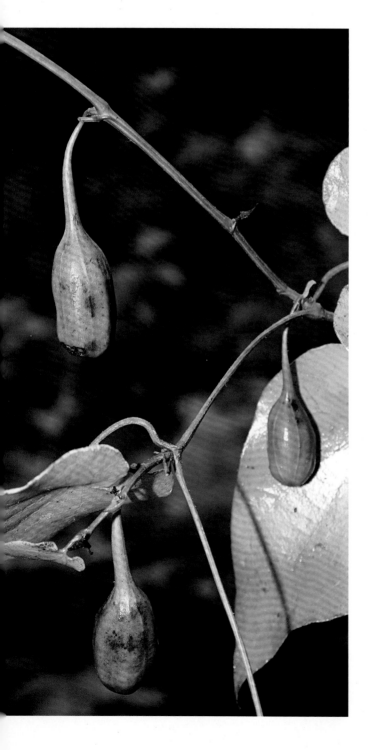

药材名

通城虎（药用部位：全株或根）。

形态特征

草质藤本，有宿存的细长横走木质根茎。叶卵状心形或三角状心形，长 4 ~ 10 cm，宽 3 ~ 8 cm，先端渐窄，基部心形，背面有明显凸出的粗壮格状脉网，脉上密被短毛；叶柄长 2 ~ 5 cm。花带紫色，长约 2.5 cm，管部稍短，弯曲，檐部二唇形，上唇大，长方卵形，下唇不明显。蒴果长圆形，由基部 6 裂。

生境分布

生于山谷林下灌丛中和山地石缝中。分布于德兴梧风洞等。

资源情况

野生资源一般。药材来源于野生。

采收加工

夏、秋季采收，洗净，切片，晒干。

药材性状

本品根呈圆柱形，稍弯曲，直径 0.2 ~ 1 cm，表面灰棕色，有横向环纹及细根，切面较平坦，木部黄色。茎圆柱形，长短不一，直径 0.2 ~ 0.6 cm，光滑，可见纵棱。叶皱缩成团，薄革质，展开后卵状心形或卵状三角形，全缘，上表面绿褐色，下表面灰褐色，基出脉 3 ~ 5，网脉细密明显，叶脉上具灰白色的毛，长 4 ~ 10 cm，宽 3 ~ 8 cm，顶端长渐尖或短渐尖，基部心形，两侧裂片近圆形，叶柄长 2 ~ 5 cm，上面具纵槽，基部膨大。气辛香，味辛。

| 功能主治 | 苦、辛，温；有小毒。归肝、胃经。祛风止痛，解毒消肿。用于风湿骨痛，胃痛，腹痛，咽喉炎，小儿惊风，跌打损伤，毒蛇咬伤。

| 用法用量 | 内服煎汤，3 ~ 9 g；或研末，1.5 ~ 3 g。外用适量，捣敷。

| 附　　注 | 药材通城虎，为本种的干燥全株，《广西中药材标准·附录》（1990 年版）中有收载。

马兜铃科 Aristolochiaceae 马兜铃属 Aristolochia

寻骨风
Aristolochia mollissima Hance

| **药 材 名** | 寻骨风（药用部位：全株或根）。

| **形态特征** | 攀缘半灌木，全株密被黄白色绵毛。叶互生，卵形至椭圆状卵形，长 3 ～ 10 cm，宽 3 ～ 8 cm，基部心形；叶柄长 2 ～ 5 cm。单花腋生；花梗长 2 ～ 4 cm，近中部具 1 卵形苞片；花被长约 5 cm，筒部弯曲，先端 3 裂，带紫色；雄蕊 6，花药贴生于花柱体周围；子房 6 室。蒴果圆柱形，长约 3 cm，直径约 1 cm，沿背缝线具宽翅，黑褐色，6 瓣开裂。

| **生境分布** | 生于海拔 100 ～ 850 m 的山坡、草丛、沟边和路旁等。分布于德兴龙头山等。

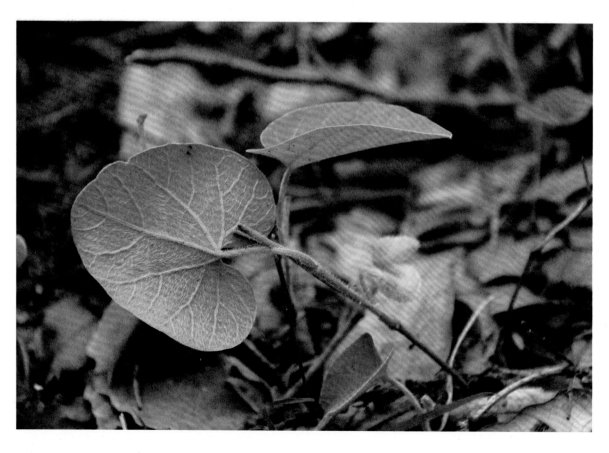

| **资源情况** | 野生资源一般。药材来源于野生。

| **采收加工** | 5 月开花前采收，连根挖出，除去泥土、杂质，洗净，切段，晒干。

| **药材性状** | 本品根茎呈细长圆柱形，多分枝，直径约 2 mm，少数达 5 mm；表面棕黄色，有纵向纹理，节间长 1 ~ 3 cm；质韧而硬，断面黄白色。茎淡绿色，直径 1 ~ 2 mm，密被白色绵毛。叶皱缩卷曲，灰绿色或黄绿色，展平后呈卵状心形，先端钝圆或短尖，两面密被白色绵毛，全缘；质脆，易碎。气微香，味苦、辛。

| **功能主治** | 辛、苦，平；有毒。归肝经。祛风除湿，活血通络，止痛。用于风湿痹痛，肢体麻木，筋骨拘挛，胃腹疼痛，跌打伤痛，外伤出血，乳痈，多种化脓性感染。

| **用法用量** | 内服煎汤，3 ~ 9 g；或浸酒；阴虚内热者及孕妇禁服。外用适量，研末调敷。本品对肾有损害，要严格控制用药量与疗程，出现头晕、小便失常立即停止使用。

| **附　　注** | 药材寻骨风，为本种的干燥全草，《中华人民共和国药典》（1977 年版）、《中华人民共和国卫生部药品标准·中药材·第一册》（1992 年版）、《贵州省中药材、民族药材质量标准》（2003 年版）、《贵州省中药材质量标准》（1988 年版）、《河南省中药材标准》（1991 年版）、《山西省中药材标准》（1987 年版）、《新疆维吾尔自治区药品标准·第二册》（1980 年版）、《四川省中药材标准》（1987 年版）中有收载。《四川省中药材标准》（1987 年版增补本）记载的药用部位为其干燥地上部分。以上标准使用植物中文异名"绵毛马兜铃"。

马兜铃科 Aristolochiaceae 马兜铃属 Aristolochia

管花马兜铃 *Aristolochia tubiflora* Dunn

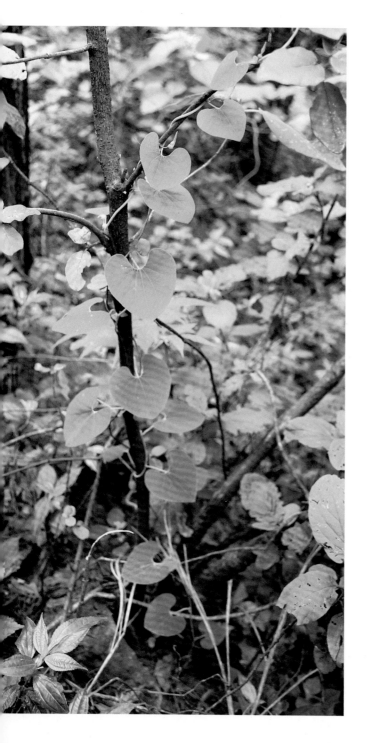

药材名

鼻血雷（药用部位：根）。

形态特征

多年生攀缘草本。茎光滑无毛。叶卵状心形，长 5 ~ 11 cm，宽 4 ~ 8 cm，先端短锐尖，歪斜，基部心形，上面暗绿色，下面灰绿色，被短柔毛；叶柄长 2 ~ 5 cm。单花腋生，花梗长约 1 cm；花被喇叭状，直，长 3 ~ 4 cm，基部急剧膨大成球状，上端逐渐扩大成向一面偏的侧片，侧片狭矩圆形，先端截平或微缺；雄蕊 6。蒴果矩圆形，具 6 棱，长 2.5 cm，直径 1.5 cm，6 瓣开裂。

生境分布

生于海拔 100 ~ 1 700 m 的林下阴湿处。分布于德兴梧风洞等。

资源情况

野生资源一般。药材来源于野生。

采收加工

冬季采挖，洗净，切段，鲜用或晒干。

| **药材性状** | 本品根呈类圆柱形，常弯曲，直径 1 ~ 5 mm，有须根。表面灰色或灰棕色，弯曲处皮部常半裂或环裂而裸露出木部。质硬脆，易折断，断面不整齐，横切面皮部灰白色，木部淡黄色。气香，味苦。 |

| **功能主治** | 辛、苦，寒；有小毒。归心、胃经。清热解毒，行气止痛。用于疮疡疖肿，毒蛇咬伤，胃脘疼痛，肠炎痢疾，腹泻，风湿关节疼痛，痛经，跌打损伤。 |

| **用法用量** | 内服煎汤，3 ~ 6 g；或研末，每次 0.6 ~ 3 g，沸水冲服，每日 2 ~ 3 次；孕妇慎服。外用适量，鲜品捣敷。 |

| **附　注** | 本种异名：*Aristolochia triangulifolia* W. Yu、*Aristolochia longilingua* C. Y. Cheng et W. Yu。 |

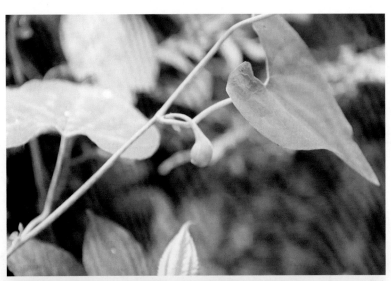

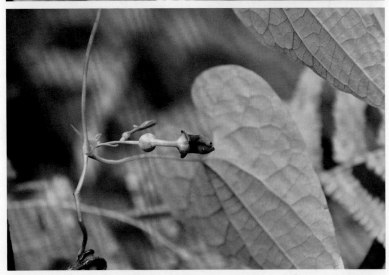

马兜铃科 Aristolochiaceae 细辛属 Asarum

杜衡 *Asarum forbesii* Maxim.

| 药 材 名 | 杜衡（药用部位：根及根茎。别名：土细辛、土里开花土里谢、马蹄香）。

| 形态特征 | 多年生草本。根茎节间短，下端集生多数肉质根；茎端生 1 ~ 2 叶。叶宽心形至肾状心形，长、宽均为 3 ~ 8 cm，先端钝或圆，基部心形，两面略被毛，边缘及脉上密被细柔毛；叶柄长 7 ~ 15 cm。单花顶生，直径 1 ~ 1.2 cm；花被筒钟状，先端 3 裂，裂片宽卵形，暗紫色，脉纹明显；雄蕊 12；花柱 6，柱头 2 裂。蒴果肉质，具多数黑褐色种子。

| 生境分布 | 生于海拔 800 m 以下的林下沟边阴湿地。德兴各地山区均有分布。

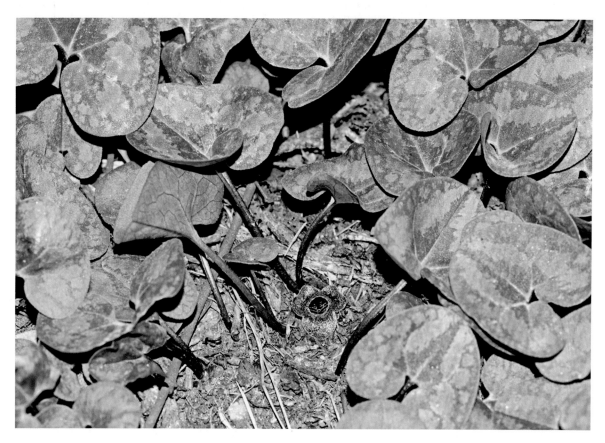

| 资源情况 | 野生资源丰富。药材来源于野生。

| 采收加工 | 4～6月采挖，洗净，晒干。

| 药材性状 | 本品常卷曲成团。根茎圆柱形，长约1cm，直径2～3mm；表面浅棕色或灰黄色，粗糙，节间长1～9mm。根细圆柱形，长7cm，直径1～2mm；表面灰白色或浅棕色，断面黄白色或类白色。气芳香，有浓烈辛辣味，有麻舌感。

| 功能主治 | 辛，温；有小毒。归肺、肾经。祛风散寒，消痰行水，活血止痛，解毒。用于风寒感冒，痰饮喘咳，水肿，风寒湿痹，跌打损伤，头痛，齿痛，胃痛，痧气腹痛，瘰疬，肿毒，蛇咬伤。

| 用法用量 | 内服煎汤，1.5～6g；或研末，0.6～3g；或浸酒；体虚多汗、咳嗽咯血者及孕妇禁服。外用适量，研末吹鼻；或鲜品捣敷。大量服用可引起头痛、呕吐、黄疸、血压升高、烦躁、痉挛等中毒症状，严重者可致呼吸麻痹而死亡。

| 附　　注 | 本种入药在《中华人民共和国药典》（1977年版）、《湖北省中药材质量标准》（2009年版）、《上海市中药材标准》（1994年版）中以"杜衡"之名被收载，药用部位均为干燥全草。

药材杜衡，为本种的干燥根及根茎，《湖南省中药材标准》（1993年版、2009年版）以"湘细辛"之名收载之。《湖南省中药材标准》还收载同属植物五岭细辛 *Asarum wulingense* C. F. Liang 和小叶马蹄香 *Asarum ichangense* C. Y. Cheng et C. S. Yang，与本种同等药用。

本种 IUCN 评估等级为 NT 级，被《中国生物多样性红色名录——高等植物卷》列为近危种，为中国特有植物。

马兜铃科 Aristolochiaceae 细辛属 Asarum

福建细辛

Asarum fukienense C. Y. Cheng et C. S. Yang

| 药 材 名 | 土细辛（药用部位：根及根茎）。

| 形态特征 | 多年生草本。根茎短，节间长仅 4 ~ 5 mm，有多数肉质根。叶通常2；叶片近革质，三角状卵形或长卵形，长 4.5 ~ 10 cm，宽 4 ~ 7 cm，基部耳状，表面偶具白色云斑，仅在脉上散生柔毛，背面密被黄棕色柔毛；叶柄长 7 ~ 17 cm，被黄色钩状柔毛。花梗长 1 ~ 2.5 cm；花被管钟状，长约 1.5 cm，直径 1 cm，裂片阔卵形，开花时两侧反折，中部至基部有 1 半圆形垫状斑块，斑块淡棕色，其余部分紫色；雄蕊花丝极短；子房外有 6 棱，花柱离生，柱头卵形。蒴果卵球形，具宿存花被。

| 生境分布 | 生于海拔 300 ~ 1 000 m 的山谷林下阴湿地。分布于德兴三清山北

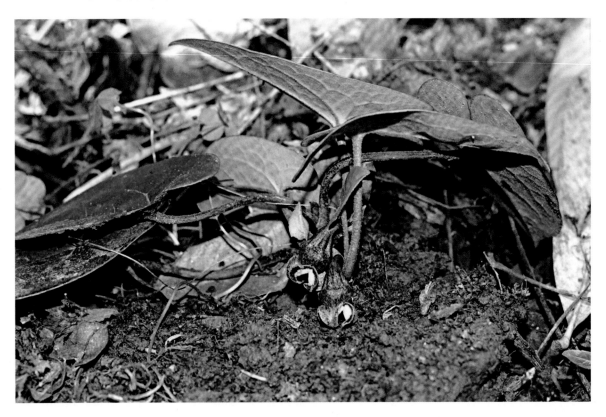

麓等。

| **资源情况** | 野生资源一般。药材来源于野生。

| **采收加工** | 夏、秋季采挖，除去泥土，摊放通风处，阴干。

| **药材性状** | 本品常卷曲成团。根茎短，节间长 0.2 ~ 0.4 cm；表面灰棕色。根粗壮，直径约 3 mm；表面灰黄色。质脆，易折断，断面黄白色。气芳香，味辛辣，略有麻舌感。

| **功能主治** | 辛，温。归心、肺、肾经。祛风散寒，止痛，温肺化饮。用于风寒感冒，头痛，牙痛，风湿痹痛，痰饮喘咳。

| **用法用量** | 内服煎汤，1 ~ 3 g；阴虚阳亢及气虚有汗者禁服。外用适量，研末；或煎汤漱口。

| **附　　注** | 现代文献记载的本种药用部位为全草，参照《中华人民共和国药典》"细辛"项下规定，将本种的药用部位定为根及根茎。

马兜铃科 Aristolochiaceae 细辛属 Asarum

小叶马蹄香

Asarum ichangense C. Y. Cheng et C. S. Yang

| **药 材 名** | 杜衡（药用部位：根及根茎）。

| **形态特征** | 多年生草本。根茎短，节间长仅 3 ~ 5 mm，有多数肉质根。叶 1 ~ 2；叶片心形或卵状心形，稀戟状心形，长 3 ~ 6 cm，宽 3.5 ~ 7.5 cm，基部心形，表面在主脉两旁有白色云斑或无云斑，在脉上和近边缘部分有短毛，背面绿色或幼时紫红色而逐渐消退，无毛；叶柄长 3 ~ 15 cm。花梗长约 1 cm；花被管球状，长约 1 cm，直径约 9 mm，喉部缢缩，裂片三角状卵形，长 1 ~ 1.4 cm，宽 8 ~ 10 mm，近喉部有乳突状折皱区；花柱 6，柱头卵形。

| **生境分布** | 生于海拔 300 ~ 1 400 m 的林下草丛或溪旁阴湿地。分布于德兴新岗山、昄大等。

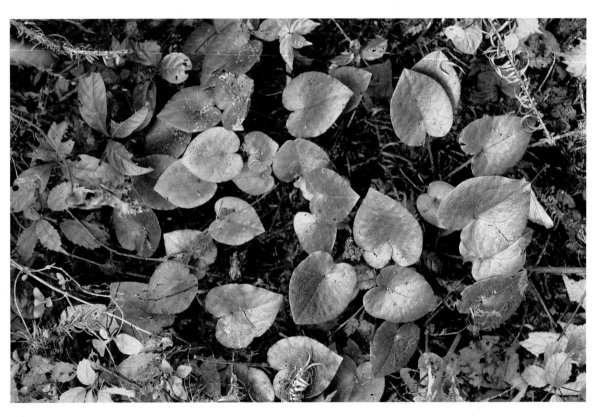

| 资源情况 | 野生资源一般。药材来源于野生。

| 采收加工 | 4 ~ 6 月采挖，洗净，晒干。

| 药材性状 | 本品根茎短，具多数环形的节，节间长 0.2 ~ 0.3 cm；节上密生多数细长的根，根长 6 ~ 16 cm，直径 0.1 ~ 0.3 cm；表面灰棕色；质脆，易断，断面平坦，类白色，中心有浅黄色小木心。气微香，味微辛。

| 功能主治 | 辛，温；有小毒。归肺、肾经。祛风散寒，消痰行水，活血止痛，解毒。用于风寒感冒，痰饮喘咳，水肿，风寒湿痹，跌打损伤，头痛，齿痛，胃痛，痧气腹痛，瘰疬，肿毒，蛇咬伤。

| 用法用量 | 内服煎汤，1.5 ~ 6 g；或研末，0.6 ~ 3 g；或浸酒；体虚多汗、咳嗽咯血者及孕妇禁服。外用适量，研末吹鼻；或鲜品捣敷。大量服用会引起头痛、呕吐、黄疸、血压升高、烦躁、痉挛等中毒症状，严重者会致呼吸麻痹而死亡。

| 附　注 | 药材杜衡，为本种的干燥全草、干燥根及根茎，《湖南省中药材标准》（1993年版、2009 年版）以"湘细辛"之名收载之。在《浙江省中药材标准》（2000年版）中以"杜衡"之名被收载，药用部位为干燥全草。

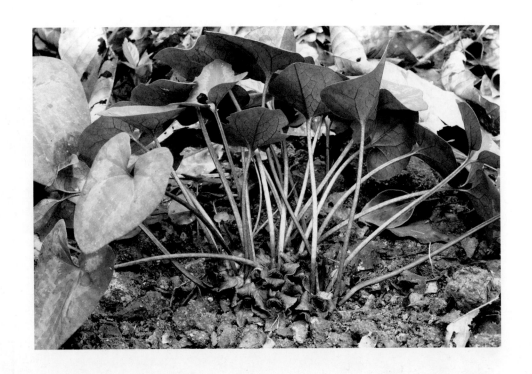

马兜铃科 Aristolochiaceae 细辛属 Asarum

祁阳细辛

Asarum magnificum Tsiang ex C. Y. Cheng et C. S. Yang

| **药 材 名** | 大细辛（药用部位：根及根茎）。

| **形态特征** | 多年生草本。根茎粗短，直径约 5 mm；根肉质，丛生。叶片三角状卵形或卵状椭圆形，长 6 ~ 13 cm，宽 5 ~ 12 cm，基部耳状，表面中脉两旁有白色云斑，偶无云斑，叶脉和叶缘有毛，背面无毛；叶柄长 10 ~ 12 cm，有钩毛。花被管漏斗状管形，长 4 ~ 7 cm，喉部不缢缩，裂片三角状卵形，近喉部有三角形乳突折皱区；花丝极短；花柱 6，离生，先端 2 裂成兽角状。

| **生境分布** | 生于海拔 300 ~ 700 m 的林下阴湿处。分布于德兴畈大等。

| **资源情况** | 野生资源一般。药材来源于野生。

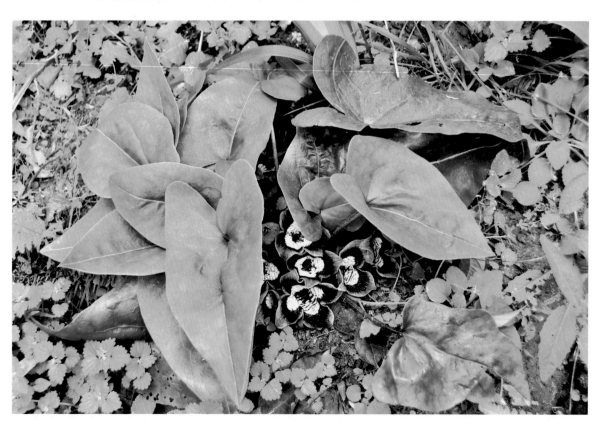

| 采收加工 | 春、夏季采挖，洗净，晒干。

| 药材性状 | 本品根茎极短，节间长 1.5 ～ 7 mm，最长可达 1.5 cm。根丛生，直径 2 ～ 4 mm；表面灰黄色；断面黄白色。气芳香，味辛辣，略麻舌。

| 功能主治 | 辛，温；有小毒。归肺、脾、肝经。祛风散寒，止咳祛痰，活血解毒，止痛。用于风寒感冒，咳喘，牙痛，中暑腹痛，肠炎，痢疾，风湿关节疼痛，跌打损伤，痈疮肿毒，蛇咬伤。

| 用法用量 | 内服煎汤，3 ～ 6 g；或研末，每次 1 g。体虚多汗、咯血者及孕妇禁服。

| 附　注 | 本种异名：*Asarum magnificum* Tsiang、*Heterotropa magnifica* (Tsiang) Maekawa。现代文献记载的本种药用部位为带根全草，参照《中华人民共和国药典》"细辛"项下规定，将本种的药用部位定为根及根茎。

本种 IUCN 评估等级为 VU 级，被《中国生物多样性红色名录——高等植物卷》列为易危种，为中国特有植物。

马兜铃科 Aristolochiaceae 细辛属 Asarum

大叶马蹄香 Asarum maximum Hemsl.

| **药 材 名** | 大细辛（药用部位：根及根茎）。

| **形态特征** | 多年生草本。植株粗壮。根茎长可达 7 cm，有多数肉质根，有 2 ~ 3 叶。叶片长卵形、宽卵形或近戟形，长 6 ~ 13 cm，宽 7 ~ 15 cm，基部心形，表面偶具白色云斑，叶脉和叶缘有毛，背面无毛；叶柄长 10 ~ 23 cm。花梗长 1 ~ 5 cm；花被管钟状，长约 2.5 cm，直径 1.5 ~ 2 cm，在与花柱等高处向外膨胀形成一明显的凸环，喉部不缢缩，内面具纵行脊状折皱，裂片三角卵形，长 2 ~ 4 cm，宽 3 ~ 4 cm，近喉部有白色半圆形垫状折皱，边缘紫色；花丝极短；花柱 6，离生，先端 2 裂。

| **生境分布** | 生于海拔 600 ~ 800 m 的林下腐殖土中。分布于德兴三清山北麓等。

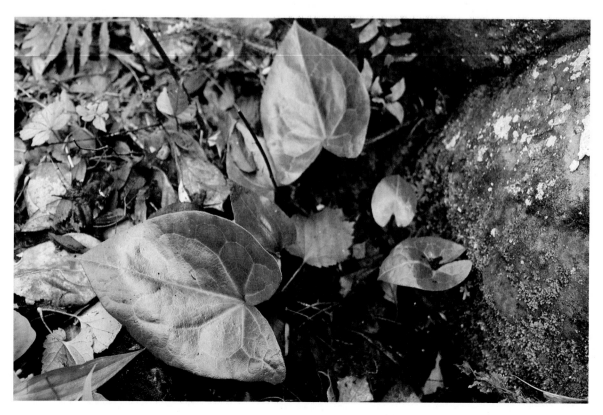

| **资源情况** | 野生资源较少。药材来源于野生。 |

| **采收加工** | 春、夏季采挖，洗净，晒干。 |

| **药材性状** | 本品根茎长约 7 cm，直径 2 ~ 4 mm，有多个碗状叶柄痕。根粗壮，丛生，直径 2 ~ 3 mm。气芳香，味辛辣，略麻舌。 |

| **功能主治** | 辛，温；有小毒。归肺、脾、肝经。祛风散寒，止咳祛痰，活血解毒，止痛。用于风寒感冒，咳喘，牙痛，中暑腹痛，肠炎，痢疾，风湿关节疼痛，跌打损伤，痈疮肿毒，蛇咬伤。 |

| **用法用量** | 内服煎汤，3 ~ 6 g；或研末，每次 1 g。体虚多汗、咯血者及孕妇禁服。 |

| **附　注** | 现代文献记载的本种药用部位为带根全草，参照《中华人民共和国药典》"细辛"项下规定，将本种的药用部位定为根及根茎。 |

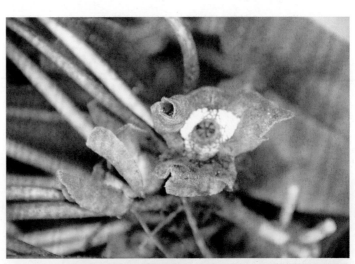

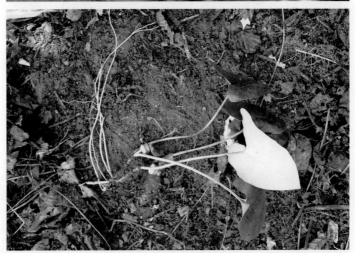

马兜铃科 Aristolochiaceae 细辛属 Asarum

细辛 *Asarum sieboldii* Miq.

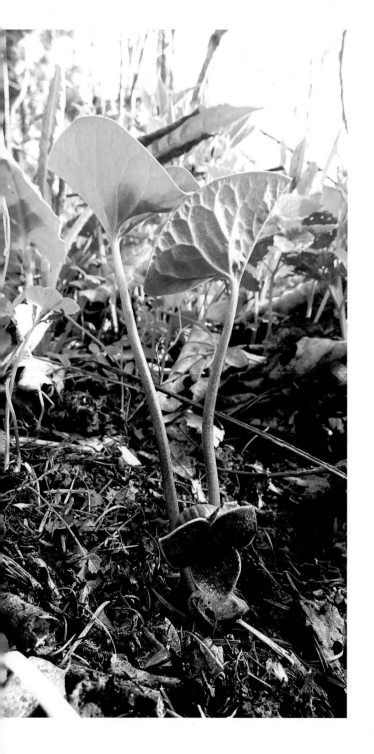

| 药 材 名 |

细辛（药用部位：根及根茎）。

| 形态特征 |

多年生草本。根茎短，具多数肉质根；茎端生 1 ~ 2 叶。叶肾状心形，长 7 ~ 14 cm，宽 6 ~ 11 cm，先端锐尖至长锐尖，基部深心形，两面疏生短柔毛；叶柄长 10 ~ 15 cm。单花顶生，暗紫色，直径 1.5 ~ 2 cm；花梗长 2 ~ 4 cm；花被质厚，筒部扁球形，先端 3 裂，裂片平展，宽卵形，长 5 ~ 6 mm，宽 6 ~ 8 mm；雄蕊 12；花柱 6。蒴果肉质，近球形。

| 生境分布 |

生于海拔 1 200 ~ 2 100 m 的林下阴湿腐殖土中。分布于德兴三清山北麓、大茅山等。

| 资源情况 |

野生资源一般。药材来源于野生。

| 采收加工 |

夏季果熟期或初秋采挖，除去地上部分和泥沙，阴干。

| 药材性状 | 本品常卷曲成团。根茎横生，呈不规则圆柱状，长 5 ~ 20 cm，直径 0.1 ~ 0.2 cm；表面灰棕色，粗糙，有环形的节，节间长 0.2 ~ 1 cm，分枝先端有碗状茎痕。根细长，密生节上，长 10 ~ 20 cm，直径 0.1 cm；表面灰黄色，平滑或具纵皱纹；有须根和须根痕。质脆，易折断，断面平坦，黄白色或白色。气辛香，味辛辣，有麻舌感。

| 功能主治 | 辛，温。归心、肺、肾经。解表散寒，祛风止痛，通窍，温肺化饮。用于风寒感冒，头痛，牙痛，鼻塞流涕，鼻衄，鼻渊，风湿痹痛，痰饮喘咳。

| 用法用量 | 内服煎汤，1 ~ 3 g；或研末，每次 0.5 ~ 1 g；阴虚、血虚、气虚多汗及火升炎上者禁服。外用适量，研末吹鼻、塞耳、敷脐；或煎汤含漱。本品服用剂量过大，可发生面色潮红、头晕、多汗，甚至胸闷、心悸、恶心、呕吐等副反应。

| 附　　方 | （1）治牙痛：将细辛嚼烂含于患处，有止痛的功效。
（2）治跌打损伤：细辛、姜七。捣敷。
（3）治蛇咬伤：细辛捣敷。［方（1）~（3）出自《草药手册》（江西）］

| 附　　注 | 本种异名：*Asarum sieboldii* Miq. f. *seoulense* (Nakai) C. Y. Cheng et C. S. Yang、*Asiasarum sieboldii* (Miq.) F. Maek.、*Asiasarum heterotropoides* (F. Schmidt) F. Maek. var. *seoulense* (Nakai) F. Maek.、*Asarum sieboldii* Miq. var. *seoulense* Nakai。
本种入药在《中华人民共和国药典》（1963 年版至 2000 年版）、《新疆维吾尔自治区药品标准·第二册》（1980 年版）、《内蒙古蒙药材标准》（1986 年版）等中以"细辛"之名被收载，药用部位均为干燥全草；《中华人民共和国药典》（2005 年版至 2020 年版）中以"细辛"之名收载，药用部位为干燥根和根茎。《中华人民共和国药典》规定，细辛含挥发油不得少于 2.0%（ml/g）；按干燥品计算，含细辛脂素不得少于 0.050%。
本种 IUCN 评估等级为 VU 级，被《中国生物多样性红色名录——高等植物卷》列为易危种。

马兜铃科 Aristolochiaceae 细辛属 Asarum

五岭细辛
Asarum wulingense C. F. Liang

| **药 材 名** | 倒插花（药用部位：根及根茎）。

| **形态特征** | 多年生草本。根茎很短，有多数肉质根。叶通常 2；叶片长卵形，长 10 ~ 15 cm，宽 5 ~ 6 cm，基部耳形，表面偶有白色云斑，通常无毛，背面普遍被棕黄色柔毛；叶柄长 7 ~ 18 cm，有短柔毛。花单生，花梗长约 2 cm，被黄色柔毛；花被管筒状，长 2.5 cm，直径约 1.2 cm，喉部稍缢缩，膜环宽约 1 mm，外面被黄色柔毛，裂片三角状宽卵形，长、宽均约 1.5 cm，近喉部有乳突折皱区；花丝极短；花柱 6，离生，先端叉状 2 裂。蒴果卵形。

| **生境分布** | 生于海拔 1 100 m 的林下阴湿处。分布于德兴三清山北麓等。

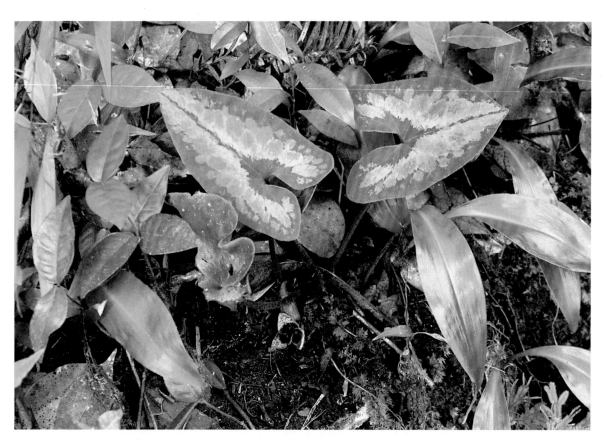

| **资源情况** | 野生资源较少。药材来源于野生。 |

| **采收加工** | 秋季采挖，除去泥土，置通风处，阴干。 |

| **药材性状** | 本品根茎很短，节间长 0.1 ~ 0.5 cm。根直径 0.2 ~ 0.3 cm。味微辛。 |

| **功能主治** | 辛，温。归肺、胃经。温经散寒，止咳化痰，消肿止痛。用于胃痛，咳喘，跌打损伤，烫火伤，蛇咬伤。 |

| **用法用量** | 内服煎汤，1 ~ 3 g；气虚多汗、阴虚肺热咳嗽者慎服，孕妇禁服。外用适量，捣敷；或浸酒搽。 |

| **附　注** | 本种入药在《湖南省中药材标准》（1993 年版）中以"湘细辛"之名被收载，药用部位为干燥全草，在《湖南省中药材标准》（2009 年版）中以"湘细辛"之名被收载，药用部位为干燥根及根茎。本种同属植物杜衡 *Asarum forbesii* Maxim. 和小叶马蹄香 *Asarum ichangense* C. Y. Cheng et C. S. Yang 也为细辛的基原植物，与本种同等药用。
现代文献记载的本种药用部位为全草或根及根茎，参照《中华人民共和国药典》"细辛"项下规定，将药用部位定为根及根茎。 |

猕猴桃科 Actinidiaceae 猕猴桃属 Actinidia

软枣猕猴桃
Actinidia arguta (Sieb. et Zucc.) Planch. ex Miq.

| 药 材 名 | 软枣子（药用部位：果实）、猕猴梨根（药用部位：根。别名：藤梨根）、猕猴梨叶（药用部位：叶）。

| 形态特征 | 大藤本。嫩枝有时有灰白色疏柔毛，老枝光滑；髓褐色，片状。叶片膜质至纸质，卵圆形、椭圆状卵形或矩圆形，长 6 ~ 13 cm，宽 5 ~ 9 cm，先端突尖或短尾尖，边缘有锐锯齿，下面在脉腋有淡棕色或灰白色柔毛，其余无毛，叶柄及叶脉干后常带黑色。腋生聚伞花序，有 3 ~ 6 花；花白色，直径 1.2 ~ 2 cm；花被 5；萼片仅边缘有毛；花梗无毛；雄蕊多数；花柱丝状，多数。浆果球形至矩圆形，光滑。

| 生境分布 | 生于海拔 600 m 以上的山地灌丛或林内。分布于德兴大茅山等。

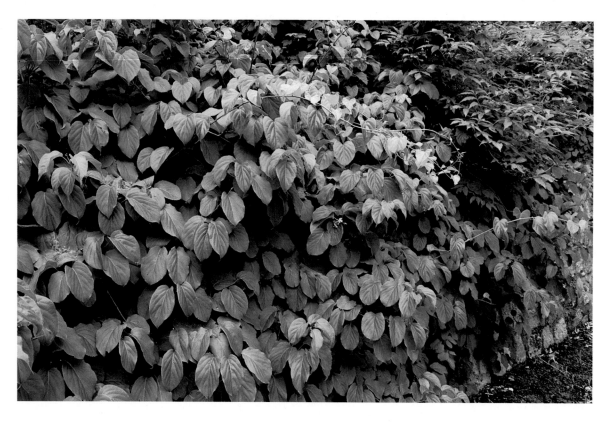

| 资源情况 | 野生资源一般。药材来源于野生。

| 采收加工 | 软枣子：秋季果实成熟时采摘，鲜用或晒干。

软枣猕猴梨根：秋、冬季采挖，洗净，切片，晒干。

软枣猕猴梨叶：夏、秋季采摘，晒干。

| 药材性状 | 软枣子：本品呈圆球形、椭圆形或柱状长圆形，长 2 ~ 3 cm，直径 1.5 ~ 2.5 cm。表面皱缩，暗褐色或红色，光滑或有浅棱，先端有喙，基部果柄长 1 ~ 1.5 cm；果肉淡黄色。种子细小，椭圆形，长 2.5 mm。气微，味酸、甘、微涩。

| 功能主治 | 软枣子：甘、微酸，微寒。归胃经。滋阴清热，除烦止渴，通淋。用于热病津伤或阴血不足，烦渴引饮，砂淋，石淋，维生素 C 缺乏症，牙龈出血，肝炎。

软枣猕猴梨根：淡、微涩，平。清热利湿，祛风除痹，解毒消肿，止血。用于黄疸，消化不良，呕吐，风湿痹痛，消化道恶性肿瘤，痈疡疮疖，跌打损伤，外伤出血，乳汁不下。

软枣猕猴梨叶：甘，平。止血。用于外伤出血。

| 用法用量 | 软枣子：内服煎汤，3 ~ 15 g。脾胃虚寒者慎服，多食易致腹泻。

软枣猕猴梨根：内服煎汤，15 ~ 60 g；或捣汁饮。

软枣猕猴梨叶：外用适量，焙干，研末撒敷。

| 附　注 | 本种异名：*Actinidia arguta* (Sieb. et Zucc.) Planch. ex Miq. var. *purpurea* (Rehd.) C. F. Liang、*Actinidia arguta* (Sieb. et Zucc.) Planch. ex Miq. var. *cordifolia* (Miq.) Bean、*Actinidia purpurea* Rehder、*Actinidia cordifolia* Miq.、*Actinidia platyphylla* A. Gray ex Miq.、*Actinidia chartacea* Hu、*Actinidia megalocarpa* Nakai、*Actinidia callosa* Lindl.var. *arguta* Makino。

本种为国家 II 级保护植物（第二批），IUCN 评估等级为 LC 级。本种为吉林省、北京市 II 级保护植物，山西省、河北省、海南省保护植物。

本种的成熟果实可作水果，也可酿酒或制成蜜饯果脯。

狝猴桃科 Actinidiaceae 狝猴桃属 Actinidia

硬齿狝猴桃 Actinidia callosa Lindl.

| **药 材 名** | 水梨藤（药用部位：根皮）。

| **形态特征** | 藤本。幼枝有绒毛；髓小，淡褐色，实心或呈不规则片状。叶片纸质，倒卵形至卵状椭圆形或卵状披针形，长 5 ~ 17 cm，宽 2.5 ~ 8 cm，先端突尖或短渐尖，两面无毛（有时脉腋有柔毛）；叶柄无毛。花白色或淡黄色，直径约 2 cm；花被 5；花萼及花梗无毛或幼时有疏柔毛；雄蕊多数；花柱丝状，多数。浆果圆卵形，幼时有密绒毛，成熟时无毛，有斑点。

| **生境分布** | 生于海拔 1 000 ~ 1 800 m 的山地林中。分布于德兴三清山北麓、大茅山等。

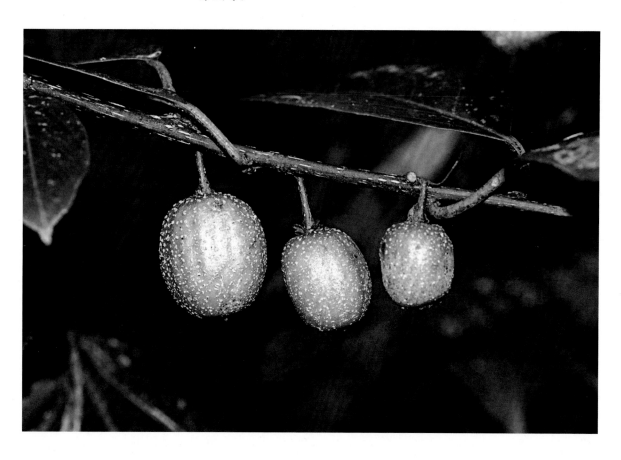

| **资源情况** | 野生资源一般。药材来源于野生。

| **采收加工** | 全年均可采剥，鲜用或晒干。

| **功能主治** | 涩，凉。清热，利湿，消肿，止痛。用于湿热水肿，肠痈，痈肿疮毒。

| **用法用量** | 内服煎汤，30 ~ 60 g。外用适量，捣敷。

| **附　　注** | 本种异名：*Actinidia callosa* Lindl. var. *formosana* Fin. & Gagn.、*Actinidia rankanensis* Hayata、*Actinidia arisanensis* Hayata、*Actinidia formosana* (Finet et Gagnep.) Hayata、*Actinidia remoganensis* Hayata、*Actinidia callosa* Lindl. var. *pubiramula* C. Y. Wu。

本种为国家 II 级保护植物。

本种的成熟果实可作水果，也可酿酒或制成蜜饯果脯。

猕猴桃科 Actinidiaceae 猕猴桃属 Actinidia

异色猕猴桃
Actinidia callosa Lindl. var. *discolor* C. P. Liang

| **药 材 名** | 异色猕猴桃（药用部位：茎、叶、果实）。

| **形态特征** | 本变种与硬齿猕猴桃的区别在于小枝坚硬，干后灰黄色，洁净无毛；叶坚纸质，干后腹面褐黑色，背面灰黄色，椭圆形、矩状椭圆形至倒卵形，长 6 ~ 12 cm，宽 3.5 ~ 6 cm，边缘有粗钝或波状锯齿，通常上端的锯齿更粗大，两面洁净无毛，中脉和侧脉背面极度隆起；叶柄长 2 ~ 3 cm，无毛；花序和萼片两面均无毛；果实较小，卵珠形或近球形，长 1.5 ~ 2 cm。

| **生境分布** | 生于海拔 1 000 m 以下的低山和丘陵中的沟谷或山坡乔木林或灌丛中或林缘。分布于德兴三清山北麓、大茅山等。

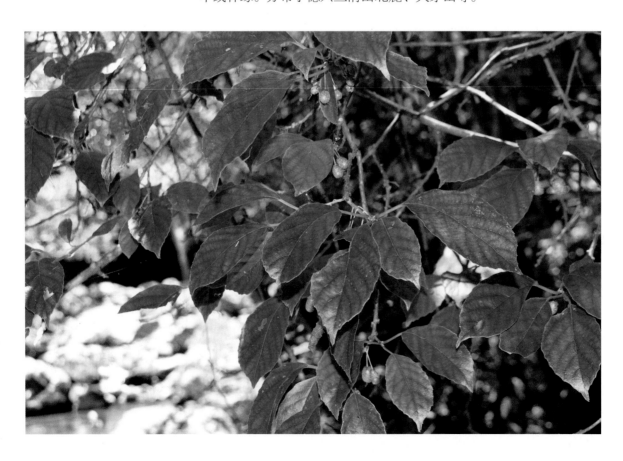

| **资源情况** | 野生资源一般。药材来源于野生。 |

| **采收加工** | 全年均可采收茎、叶，果实成熟时采集果实。 |

| **功能主治** | 利尿通淋，祛风除湿，止痢。用于石淋，痢疾，风湿痹痛。 |

| **用法用量** | 内服煎汤，茎、叶 15 ~ 30 g，果实 3 ~ 15 g。外用适量，鲜茎、叶捣敷。 |

| **附　　注** | 本种异名：*Actinidia fanjingshanensis* S. D. Shi et Q. B. Wang。
本种的成熟果实可作水果，也可酿酒或制成蜜饯果脯。 |

京梨猕猴桃

Actinidia callosa Lindl. var. *henryi* Maxim.

| **药 材 名** | 水梨藤（药用部位：根皮）。

| **形态特征** | 本变种与硬齿猕猴桃的区别在于小枝较坚硬，干后土黄色，洁净无毛；叶卵形或卵状椭圆形至倒卵形，长 8 ~ 10 cm，宽 4 ~ 5.5 cm，边缘锯齿细小，背面脉腋有髯毛；果实乳头状至圆柱状，长可达5 cm。

| **生境分布** | 生于山谷溪涧边或其他湿润处。分布于德兴大茅山等。

| **资源情况** | 野生资源一般。药材来源于野生。

| **采收加工** | 全年均可采剥，鲜用或晒干。

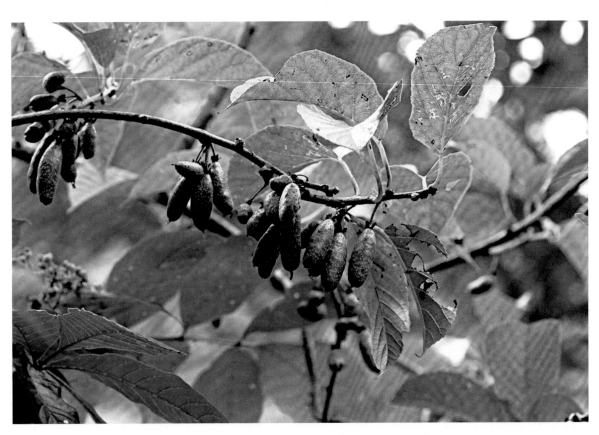

| **功能主治** | 涩，凉。清热，利湿，消肿，止痛。用于湿热水肿，肠痈，痈肿疮毒。

| **用法用量** | 内服煎汤，30 ~ 60 g。外用适量，捣敷。

| **附　　注** | 本种异名：*Actinidia curvidens* Dunn、*Actinidia callosa* Lindl. var. *ephippioidea* C. F. Liang。

本种为国家 II 级保护植物（第二批），海南省保护植物。

本种的成熟果实可作水果，也可酿酒或制成蜜饯果脯。

獭猴桃科 Actinidiaceae 獭猴桃属 Actinidia

中华猕猴桃 *Actinidia chinensis* Planch.

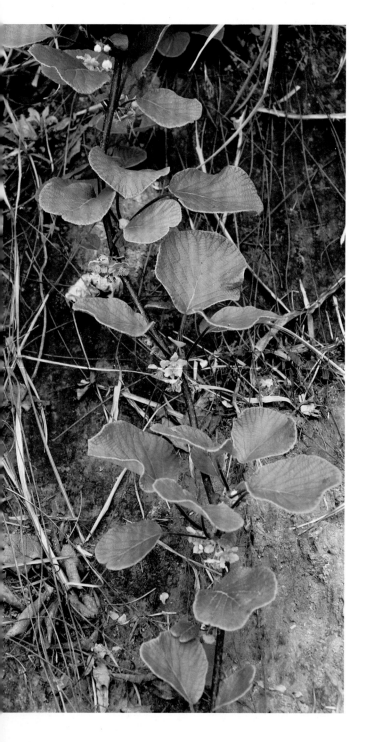

药材名

猕猴桃（药用部位：果实。别名：藤梨）、猕猴桃根（药用部位：根或根皮。别名：杨桃根、野毛桃根、窝桃根）、猕猴桃藤（药用部位：藤、藤中的汁液）、猕猴桃枝叶（药用部位：枝、叶）。

形态特征

大藤本。幼枝及叶柄密生灰棕色柔毛，老枝无毛；髓大，白色，片状。叶片纸质，圆形、卵圆形或倒卵形，长 5 ~ 17 cm，先端突尖、微凹或平截，边缘具刺毛状齿，上面仅叶脉有疏毛，下面密生灰棕色星状绒毛。花开时白色，后变黄色，直径 1.8 ~ 3.5 cm；花被5；萼片及花梗有淡棕色绒毛；雄蕊多数；花柱丝状，多数。浆果卵圆形或矩圆形，长 4 ~ 6 cm，密生棕色长毛。

生境分布

生于海拔 200 ~ 600 m 的低山林中。德兴各地山区均有分布，大目源、新岗山等有栽培。

资源情况

野生资源丰富，栽培资源丰富。药材主要来源于栽培。

| 采收加工 | 猕猴桃：9 月中下旬至 10 月上旬果实成熟时采摘，鲜用或晒干。
猕猴桃根：全年均可采收，洗净，切段，鲜用或晒干。
猕猴桃藤：全年均可采收，洗净，鲜用或晒干。
猕猴桃枝叶：夏季采收，鲜用或晒干。

| 药材性状 | 猕猴桃：本品近球形、圆柱形、倒卵形或椭圆形，长 4 ~ 6 cm。表面黄褐色或绿褐色，被茸毛、长硬毛或刺毛状长硬毛，有的秃净，具小而多的淡褐色斑点，先端喙不明显，微尖，基部果柄长 1.2 ~ 4 cm，宿存萼反折；外部果肉绿色，内部果肉黄色。种子细小，长 2.5 mm。气微，味酸、甘、微涩。

猕猴桃根：本品粗长，有少数分枝。商品已切成段，长 1 ~ 3 cm，直径 3 ~ 5 cm。外皮厚 2 ~ 5 mm，棕褐色或灰棕色，粗糙，具不规则纵沟纹。切面皮部暗红色，略呈颗粒性，易折碎成小块状，布有白色胶丝样物（黏液质），尤以皮部内侧为甚；木部淡棕色。质坚硬，强木化，密布小孔（导管）；髓较大，直径约 4 mm，髓心呈膜质片层状，淡棕白色。气微，味淡、微涩。

猕猴桃藤：本品直径 4 ~ 8 cm，密被灰白色茸毛、褐色长硬毛或棕黄色刺毛，老茎秃净或有残留毛，皮孔长圆形，明显或不明显。质脆，易折断，髓部白色或淡褐色，片层状。气微，味微苦、涩。

猕猴桃枝叶：本品幼枝直径 4 ~ 8 mm，密被灰白色茸毛、褐色长硬毛或铁锈色刺毛，老枝秃净或有残留毛，皮孔长圆形，明显或不明显；质脆，易折断，髓部白色或淡褐色，片层状。完整叶呈阔卵形、近圆形或倒卵形，长 6 ~ 16 cm，宽 7 ~ 15 cm；先端平截、微凹或有突尖，基部钝圆或浅心形，边缘具直伸的睫状小齿；上面仅中脉及侧脉有少数软毛或散被短糙毛，下面密被灰白色或淡褐色星状绒毛，两面均枯绿色；侧脉 5 ~ 8 对，横脉较发达，易见；叶柄长 3 ~ 6（~ 10）cm，被灰白色茸毛或黄褐色长硬毛或铁锈色硬毛状刺毛。气微，味微苦、涩。

| 功能主治 | 猕猴桃：甘、酸，寒。归肾、胃、胆、脾经。解热，止渴，健胃，通淋。用于烦热，消渴，肺热干咳，消化不良，湿热黄疸，石淋，痔疮。

猕猴桃根：微甘、涩，凉；有小毒。清热解毒，祛风利湿，活血消肿。用于肝炎，痢疾，消化不良，淋浊，带下，风湿关节痛，水肿，跌打损伤，疮疖，瘰疬结核，胃肠道肿瘤，乳腺癌。

猕猴桃藤：甘，寒。和中开胃，清热利湿。用于消化不良，反胃呕吐，黄疸，石淋。

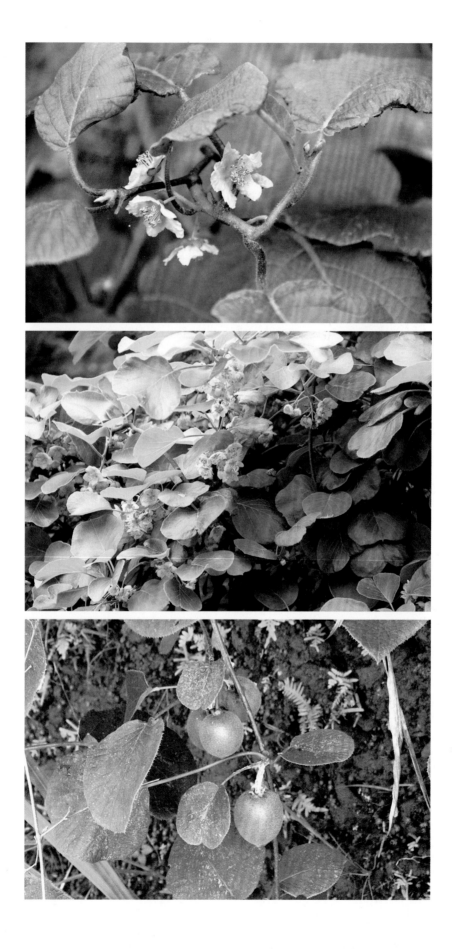

猕猴桃枝叶：微苦、涩，凉。归肺、肝经。清热解毒，散瘀，止血。用于痈疮肿毒，烫火伤，风湿关节痛，外伤出血。

| 用法用量 | 猕猴桃：内服煎汤，30～60 g；或生食；或榨汁饮。脾胃虚寒者慎服。

猕猴桃根：内服煎汤，30～60 g；孕妇慎服。外用适量，捣敷。

猕猴桃藤：内服煎汤，15～30 g；或捣汁饮。

猕猴桃枝叶：外用适量，研末；或捣敷。

| 附　注 | 本种异名：*Actinidia multipetaloides* H. Z. Jiang、*Actinidia chinensis* Planch. var. *jinggangshanensis* (C. F. Liang) C. F. Liang et A. R. Ferguson、*Actinidia chinensis* Planch. f. *rufopulpa* C. F. Liang & R. H. Huang、*Actinidia chinensis* Planch. f. *jinggangshanensis* C. F. Liang、*Actinidia chinensis* Planch. var. *rufopulpa* (C. F. Liang & R. H. Huang) C. F. Liang & A. R. Ferguson。

药材猕猴桃，为本种的干燥成熟果实或新鲜成熟果实或全株，《贵州省中药材、民族药材质量标准》（2003 年版）、《中华人民共和国卫生部药品标准·中药成方制剂·第九册·附录》（1994 年版）中有收载。

药材猕猴桃根，为本种的干燥根或根及藤茎，《中华人民共和国药典》（1977 年版）、《湖南省中药材标准》（2009 年版）、《贵州省中药材、民族药材质量标准》（2003 年版）中有收载。

本种为国家 Ⅱ 级保护植物（第二批），中国特有植物。本种为海南省保护植物。

本种的成熟果实可作水果，也可酿酒或制成蜜饯果脯。

猕猴桃科 Actinidiaceae 猕猴桃属 *Actinidia*

毛花猕猴桃

Actinidia eriantha Benth.

| 药 材 名 | 毛冬瓜根（药用部位：根或根皮）、毛冬瓜叶（药用部位：叶）。

| 形态特征 | 藤本。幼枝及叶柄密生灰白色或灰褐色绒毛，老枝无毛；髓白色，片状。叶片厚纸质，矩圆形至圆形，长 8 ～ 16 cm，宽 4 ～ 12 cm，基部圆截形至圆楔形，极少近心形，老时上面仅沿脉有疏毛，下面密生灰白色或灰褐色星状绒毛。花淡红色，直径 2 ～ 3 cm；萼片通常 2，连同花梗密生灰白色绒毛；花瓣 5；雄蕊多数；花柱丝状，多数。浆果柱状卵珠形，长 3.5 ～ 4.5 cm，表面密生灰白色长绒毛。

| 生境分布 | 生于海拔 250 ～ 1 000 m 的山地高草灌丛或灌丛林中。分布于德兴大茅山等。

| 资源情况 | 野生资源一般。药材来源于野生。

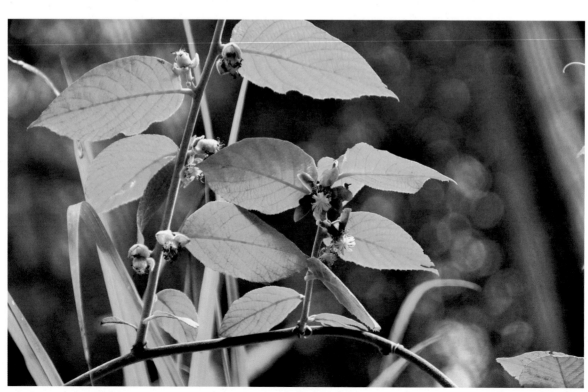

| 采收加工 | **毛冬瓜根**：全年均可采挖，洗净，鲜用或切片晒干。

毛冬瓜叶：夏、秋季采摘，鲜用或晒干。

| 药材性状 | **毛冬瓜叶**：本品完整者卵形或阔卵形，长 8 ~ 16 cm，宽 4 ~ 12 cm；先端短尖或短渐尖，基部圆形、截形或浅心形，边缘具硬尖小齿；上面枯绿色，有毛或已秃净，仅中脉及侧脉有少数糙毛；下面淡枯绿色，密被乳白色及淡污黄色星状绒毛；侧脉 7 ~ 8（~ 10）对，横脉发达，明显；厚纸质。叶柄短粗，长 1.5 ~ 3 cm，密被乳白色或淡污黄色直展的绒毛或交织压紧的绵毛。气微，味微辛、涩。

| 功能主治 | **毛冬瓜根**：淡、微辛，寒。归脾、肝、膀胱经。解毒消肿，清热利湿。用于热毒痈肿，乳痈，肺热失音，湿热痢疾，淋浊，带下，风湿痹痛，胃癌，食管癌，乳癌；外用于跌打损伤。

毛冬瓜叶：微苦、辛，寒。解毒消肿，祛瘀止痛，止血敛疮。用于痈疽肿毒，乳痈，跌打损伤，骨折，刀伤，冻疮溃破。

| 用法用量 | **毛冬瓜根**：内服煎汤，30 ~ 60 g。外用适量，捣敷。

毛冬瓜叶：外用适量，捣敷。

| 附　注 | 本种异名：*Actinidia fulvicoma* Hance var. *lanata* (Hemsl.) C. F. Liang、*Actinidia lanata* Hemsl.、*Actinidia davidii* Franch.、*Actinidia eriantha* Benth. var. *calvescens* C. F. Liang、*Actinidia eriantha* Benth. var. *brunnea* C. F. Liang、*Actinidia eriantha* Benth. f. *alba* C. F. Gan。

本种入药在《中华人民共和国卫生部药品标准·中药成方制剂·第九册·附录》(1994 年版)中以"猕猴桃"之名被收载，药用部位为成熟的新鲜果实。

本种为国家 II 级保护植物（第二批），IUCN 评估等级为 LC 级，为中国特有植物。

本种为海南省保护植物。

本种的成熟果实可作水果，也可酿酒或制成蜜饯果脯。

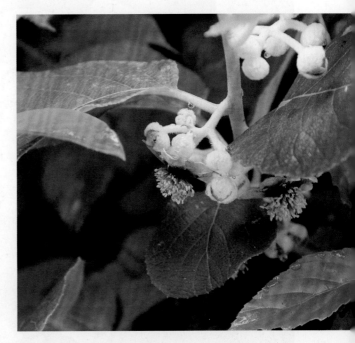

獴猴桃科 Actinidiaceae 獴猴桃属 *Actinidia*

小叶獴猴桃 *Actinidia lanceolata* Dunn

| **药材名** | 小叶獴猴桃（药用部位：根）。

| **形态特征** | 藤本。小枝及叶柄密生棕褐色短绒毛，老枝无毛；髓褐色，片状。叶片坚纸质，披针形、倒披针形或卵状披针形，长 4 ~ 7 cm，宽 1.5 ~ 4 cm，基部楔形或圆楔形，表面无毛，背面密生灰白色或灰褐色星状短毛，叶脉极明显。花小，直径约 5 mm，淡绿色；花被 5；萼片及花梗有棕色短绒毛；花瓣 5；雄蕊多数；花柱丝状，多数。浆果小，直径约 8 mm，卵圆形，幼时有毛，成熟时毛脱落，具斑点。

| **生境分布** | 生于海拔 200 ~ 800 m 的山地高草灌丛或疏林中和林缘等。分布于德兴三清山北麓等。

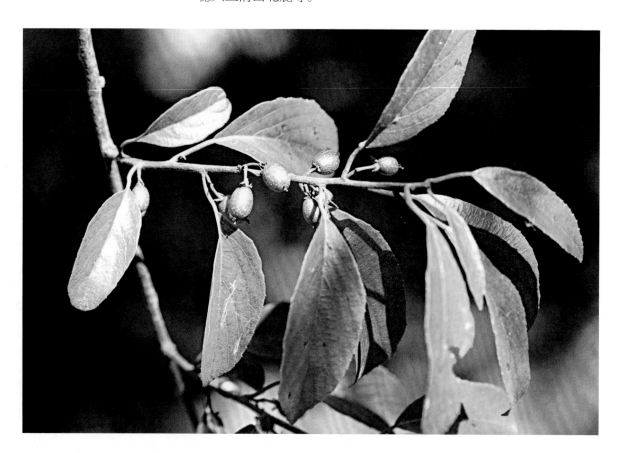

| **资源情况** | 野生资源一般。药材来源于野生。

| **采收加工** | 全年均可采挖，洗净，鲜用或切片晒干。

| **功能主治** | 甘、微酸、涩，凉。行气，补精。用于筋骨酸痛，精血不足。

| **用法用量** | 内服煎汤，30 ~ 60 g。外用适量，捣敷。

| **附　注** | 本种为国家 II 级保护植物（第二批），IUCN 评估等级为 VU 级，被《中国生物多样性红色名录——高等植物卷》列为易危种，为中国特有植物。本种为海南省保护植物。

本种的成熟果实可作水果，也可酿酒。

狝猴桃科 Actinidiaceae 狝猴桃属 Actinidia

阔叶狝猴桃 *Actinidia latifolia* (Gardn. & Champ.) Merr.

| 药 材 名 | 多花狝猴桃（药用部位：果实）、多花狝猴桃茎叶（药用部位：茎、叶）、多花狝猴桃根（药用部位：根）。

| 形态特征 | 藤本。幼枝及叶柄疏生灰褐色短柔毛，老枝变无毛；髓白色，片状。叶片厚纸质，宽卵形至矩圆状披针形，长 6 ~ 16 cm，宽 4 ~ 10 cm，基部圆形或微心形，老时上面光滑（有时有短毛），下面有较密的灰白色或灰褐色星状短毛（有时较长）。花小，直径约 8 mm，黄色，多数花组成聚伞花序；花被 5；萼片及花梗有短绒毛；雄蕊多数；花柱丝状，多数。浆果近圆形或矩圆形，长 3 ~ 3.5 cm，成熟时无毛，具斑点。

| 生境分布 | 生于海拔 450 ~ 800 m 的山地山谷或山沟地带的灌丛中或森林迹地

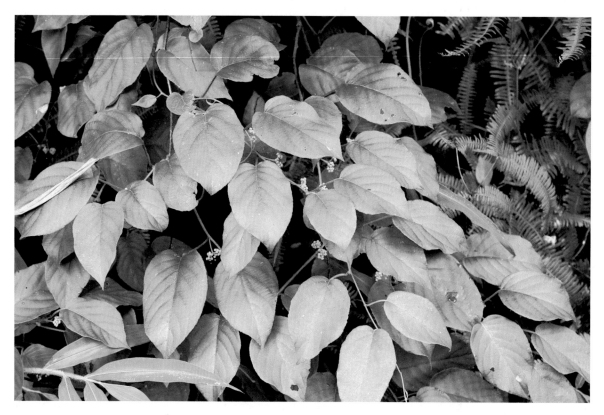

上。分布于德兴绕二、李宅、畈大等。

| 资源情况 | 野生资源一般。药材来源于野生。

| 采收加工 | **多花猕猴桃**：9 ~ 10 月采摘，洗净，鲜用或晒干。

多花猕猴桃茎叶：春、夏季采集，鲜用或晒干。

多花猕猴桃根：7 ~ 10 月采挖，洗净，鲜用或晒干。

| 药材性状 | **多花猕猴桃茎叶**：本品幼枝直径约 2.5 mm，来年老枝直径约 8 mm。表面枯绿色，疏生柔毛，皮孔明显或不明显；断面常片层状，髓部白色或中空。完整叶阔卵形、近圆形或长卵形，长 6 ~ 16 cm，宽 4 ~ 10 cm；先端短尖或渐尖，基部圆形或浅心形，边缘疏生突尖状硬头小齿；上面枯绿色，下面密被灰色或黄褐色星状绒毛；侧脉 6 ~ 7 对，横脉显著；厚纸质。叶柄长 3 ~ 7 cm，无毛或略被微茸毛。气微，味淡、涩。

| 功能主治 | **多花猕猴桃**：甘、酸，平。益气养阴。用于久病虚弱，肺痨。

多花猕猴桃茎叶：淡、涩，平。清热解毒，消肿止痛，除湿。用于咽喉肿痛，痈疽疔疮，毒蛇咬伤，烫火伤，泄泻。

多花猕猴桃根：淡、涩，平。清热除湿，消肿解毒。用于腰痛，筋骨疼痛，乳痈，疮疥。

| 用法用量 | **多花猕猴桃**：内服煎汤，15 ~ 30 g。外用适量，捣敷。

多花猕猴桃茎叶：内服煎汤，15 ~ 30 g。外用适量，鲜叶煎汤洗；或捣敷。

多花猕猴桃根：内服煎汤，3 ~ 15 g；或浸酒。

| 附　注 | 本种异名：*Heptaca latifolia* Gardner et Champ.、*Actinidia tonkinensis* H. L. Li、*Actinidia guilinensis* C. F. Liang、*Actinidia championii* Benth.、*Actinidia gnaphalocarpa* Hayata、*Actinidia latifolia* (Gardn. et Champ.) Merr. var. *tonkinensis* (H. L. Li) H. L. Li。

药材多花猕猴桃，为本种的成熟果实，《苏药管注〔2000〕429 号》以"高维果汁"之名收载之。

本种为国家 Ⅱ 级保护植物（第二批）。本种为海南省保护植物。

本种的成熟果实可作水果，也可酿酒或制成蜜饯果脯，还可加工成果汁、果酱。

黑蕊猕猴桃 *Actinidia melanandra* Franch.

| **药 材 名** | 黑蕊猕猴桃根（药用部位：根）。

| **形态特征** | 藤本。小枝无毛；髓灰褐色，片状。叶片纸质，卵形、椭圆形至矩圆状披针形，长 5 ~ 10 cm，宽 2.5 ~ 4.5 cm，先端渐尖，基部宽楔形至近圆形，背面有白粉，并在脉腋有褐色柔毛，其余光滑。花绿白色，直径约 15 mm；花被 5；萼片及花梗无毛；雄蕊多数，花药干时带黑色；花柱丝状，多数。浆果卵形或矩圆形，长约 3 cm，无斑。

| **生境分布** | 生于海拔 1 000 ~ 1 600 m 的山地阔叶林中湿润处。分布于德兴三清山北麓等。

| **资源情况** | 野生资源较少。药材来源于野生。

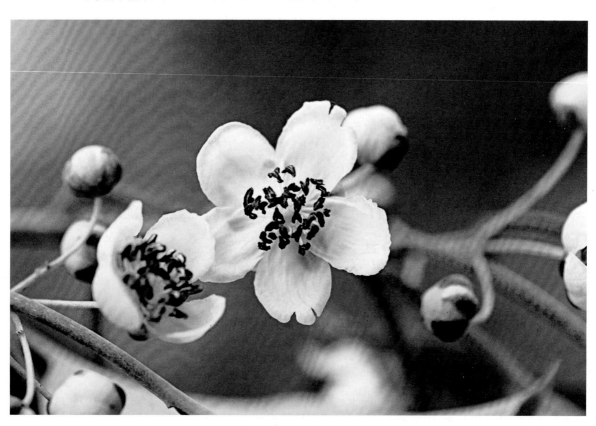

| **采收加工** | 深秋或冬季采收，洗净，切片，鲜用或晒干。

| **功能主治** | 续骨。用于骨折。

| **用法用量** | 外用适量，捣敷。

| **附　　注** | 本种异名：*Actinidia globosa* C. F. Liang、*Actinidia melanandra* Franch. var. *subconcolor* C. F. Liang、*Actinidia melanandra* Franch. var. *cretacea* C. F. Liang、*Actinidia hypoglauca* C. P'ei et Y. W. Law、*Actinidia changii* P. S. Hsu、*Actinidia viridiflava* P. S. Hsu、*Actinidia henanensis* C. F. Liang。

本种为国家 II 级保护植物（第二批）。

本种的成熟果实可作水果，也可酿酒。

猕猴桃科 Actinidiaceae 猕猴桃属 Actinidia

对萼猕猴桃 *Actinidia valvata* Dunn

| **药 材 名** | 猫人参（药用部位：根）。

| **形态特征** | 中型落叶藤本。小枝髓白色，实心。叶近膜质，长卵形，长 5 ～
10 cm，宽 2.5 ～ 5 cm，边缘有细锯齿，两面均无毛；叶柄水红色，
无毛，长 15 ～ 20 mm。花序具 2 ～ 3 花或 1 花单生；花白色，直径
约 2 cm；萼片 2 ～ 3，长 6 ～ 9 mm，两面无毛；花瓣 7 ～ 9，长 1 ～
1.5 cm；花丝长约 5 mm，花药橙黄色。果实成熟时橙黄色，卵球状，
稍偏肿，长 2 ～ 2.5 cm，无斑点，先端有尖喙，基部有反折的宿存
萼片。

| **生境分布** | 生于低山区山谷丛林中。德兴各地山区均有分布。

| **资源情况** | 野生资源一般。药材来源于野生。

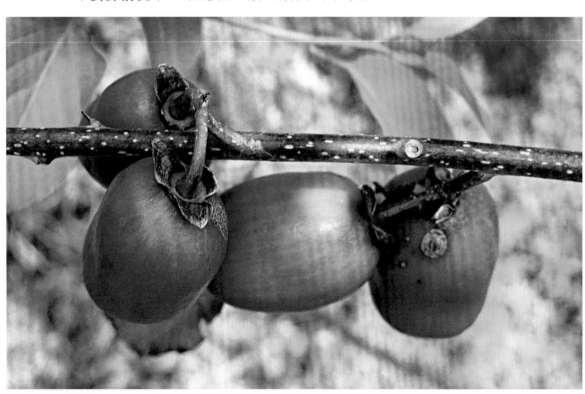

| **采收加工** | 夏、秋季采挖，洗净，切片，晒干。

| **药材性状** | 本品粗长，有少数分枝。商品均已切成段，直径 3 ~ 5 cm，长 1 ~ 4 cm，外皮厚 0.2 ~ 0.5 cm。表面紫褐色，较光滑，栓皮易呈片状剥落，脱落处显白色粉霜。质坚硬，切面皮部棕褐色，较平坦，木部黄白色，有细密小孔（导管），略呈同心环状排列，中央髓细小，直径约 0.2 cm，颗粒性，黄白色。气微，味微辛、微苦。

| **功能主治** | 辛，温。归肝经。解毒消肿，祛风止痛。用于深部脓肿，骨髓炎，风湿痹痛，疮疡肿毒，麻风病，带下，萎缩性胃炎，消化道肿瘤。

| **用法用量** | 内服煎汤，30 ~ 60 g。

| **附　注** | 本种异名：*Actinidia valvata* Dunn var. *longipedicellata* L. L. Yu、*Actinidia valvata* Dunn var. *boehmeriifolia* C. F. Liang。

药材猫人参，为本种的干燥根，《上海市中药材标准》（1994 年版）、《浙江省中药材标准》（2017 年版）中有收载。《浙江省中药材标准》（2017 年版）还收载本种同属植物大籽猕猴桃 *Actinidia macrosperma* C. F. Liang，该种与本种同等药用。

本种为国家 **II** 级保护植物（第二批）。

本种的成熟果实可作水果。

山茶科 Theaceae 杨桐属 Adinandra

杨桐
Adinandra millettii (Hook. et Arn.) Benth. et Hook. f. ex Hance

| 药 材 名 | 黄瑞木（药用部位：根、嫩叶。别名：吊茄子）。

| 形态特征 | 灌木或小乔木。幼枝和顶芽疏生柔毛。叶革质，矩圆状椭圆形，长 4.5 ~ 9 cm，宽 2 ~ 3 cm，全缘，稀在上半部略有细牙齿，幼叶有密集的柔毛，后变无毛。花白色，单花腋生，花梗纤细，长达 2 cm；萼片 5，卵状三角形，边缘近干膜质，有细腺齿和睫毛；花冠裂片 5，无毛；雄蕊约 25，花药密生白色柔毛；子房有白色柔毛，花柱无毛。浆果近球形，直径 7 ~ 8 mm，有柔毛或近无毛；种子细小，黑色，光亮。

| 生境分布 | 生于海拔 100 ~ 1 300 m 的山坡路旁灌丛中或山地阳坡的疏林或密林中，也常见于林缘沟谷地或溪河路边。德兴各地均有分布。

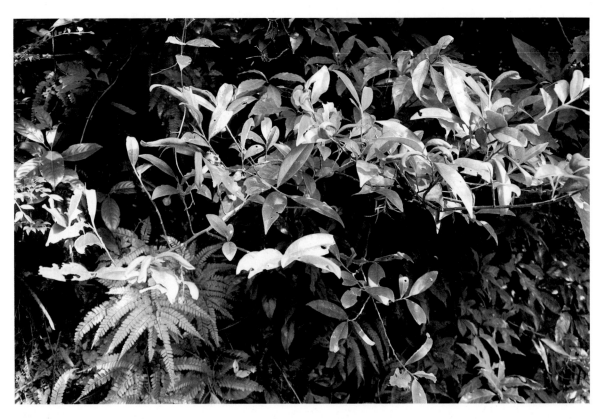

| **资源情况** | 野生资源丰富。药材来源于野生。

| **采收加工** | 全年均可采挖根，鲜用或晒干；夏、秋季采收嫩叶，鲜用。

| **功能主治** | 甘、微苦，凉。归心、肺、肝经。凉血止血，解毒消肿。用于衄血，尿血，病毒性肝炎，腮腺炎，疖肿，蛇虫咬伤，恶性肿瘤。

| **用法用量** | 内服煎汤，15～30g，鲜品加量。外用适量，鲜叶捣敷，或以根磨淘米水擦。

| **附　　注** | 本种异名：*Cleyera millettii* Hook. et Arn.、*Adinandra hemsleyi* Hand.-Mazz. ex Metcalf、*Adinandra drakeana* Franch.。

本种的成熟果实可作野果。

山茶科 Theaceae 山茶属 Camellia

浙江红山茶

Camellia chekiangoleosa Hu

| 药材名 | 浙江红山茶（药用部位：花。别名：红山茶）。

| 形态特征 | 灌木或小乔木。小枝常灰白色。叶革质，矩圆形至倒卵状椭圆形，长 8 ~ 12 cm，宽 2.5 ~ 6 cm，叶面光亮，干叶带黄色；叶柄长 1 ~ 1.5 cm。花红色，直径 8 ~ 12 cm，单生枝顶；苞片 9 ~ 11，密生丝状柔毛；萼片密生银色丝状毛；花瓣 5 ~ 7，近圆形，先端 2 裂；雄蕊多数；子房 3 ~ 5 室，无毛，花柱先端 3 ~ 5 裂。蒴果木质，直径 4 ~ 6 cm，每室有 3 ~ 8 种子；种子长约 1.8 cm，半球形。

| 生境分布 | 生于海拔 500 ~ 1 100 m 的山地。分布于德兴梧风洞等，德兴各地均有栽培。

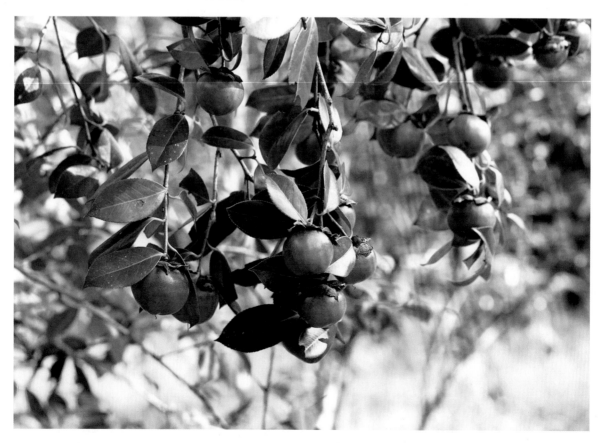

| 资源情况 | 野生资源一般，栽培资源丰富。药材来源于栽培。

| 采收加工 | 春季花开时采收，鲜用或晒干。

| 药材性状 | 本品多不带子房，全体卷缩成块状或不规则形，直径 8～12 cm，红色或淡红色，花萼背面密生银色丝状毛，花瓣 5～7，近圆形，先端 2 裂；雄蕊多数。质柔软，有香气，味甘、淡。

| 功能主治 | 止血。用于外伤出血。

| 用法用量 | 外用适量，捣敷。

| 附　注 | 本种异名：*Camellia liberistamina* Chang et Chiu、*Camellia lucidissima* Chang、*Camellia crassissima* Chang et Shi、*Camellia chekiangoleosa* Hu f. *tanglii* P. L. Chiu。
本种种子榨的油可食用。德兴以本种的种子油为原料开发相关产品，并获得农产品地理标志。

山茶科 Theaceae 山茶属 Camellia

尖连蕊茶 *Camellia cuspidata* (Kochs) Wright ex Gard.

| 植物别名 | 尖叶山茶。

| 药材名 | 尖连蕊茶根（药用部位：根）。

| 形态特征 | 灌木。幼枝稻草色或亮灰色。叶薄革质，窄椭圆形或披针状椭圆形，长 5 ~ 7.5 cm，宽 1.5 ~ 2.5 cm，先端钝渐尖至尾状渐尖，基部楔形；叶柄长 3 ~ 6 mm，干时常带红色。花白色，1 ~ 2 顶生或腋生，直径 3 ~ 4 cm；萼片薄革质；花瓣 5 ~ 7；雄蕊多数，与雌蕊均无毛；花柱先端 3 裂。蒴果直径 1.1 ~ 1.2 cm；种子淡褐色，直径约 1 cm。

| 生境分布 | 生于山坡林下。德兴各地山区均有分布。

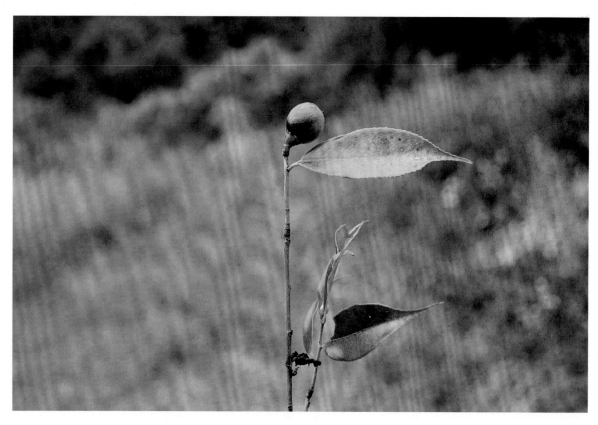

| 资源情况 | 野生资源丰富。药材来源于野生。

| 采收加工 | 全年均可采挖，除去栓皮，洗净，切段，晒干。

| 功能主治 | 甘，温。归脾经。健脾消食，补虚。用于脾虚食少，病后体弱。

| 用法用量 | 内服煎汤，6 ~ 15 g。

| 附　注 | 本种异名：*Camellia parvicuspidata* Chang、*Thea cuspidata* Kochs、*Thea rosiflora* (Hook.) Kuntze var. *glabra* Kochs。

毛柄连蕊茶 *Camellia fraterna* Hance

| 药 材 名 | 连蕊茶（药用部位：根、叶、花）。

| 形态特征 | 灌木。嫩枝密生柔毛或长丝毛，小枝后变无毛。叶近革质，椭圆形至矩圆状椭圆形，长 4 ~ 8 cm，宽 1.5 ~ 3.5 cm，先端钝尖，边缘具细锯齿，下面有紧贴柔毛，后变无毛；叶柄长 3 ~ 6 mm，有柔毛。花白色或带青莲紫色，单花腋生，直径约 3.5 cm；花梗粗壮，长 3 ~ 4 mm；小苞片 5，与萼片均密生粗的长柔毛且宿存；花萼杯状，直径 5 ~ 7 mm，萼片长 2 ~ 3.5 mm；雌蕊与雄蕊均无毛，花柱先端 3 裂。蒴果近球形，直径约 1.8 cm。

| 生境分布 | 生于海拔 150 ~ 500 m 的山地疏林中或林缘。德兴各地山区均有分布。

| 资源情况 | 野生资源丰富。药材来源于野生。

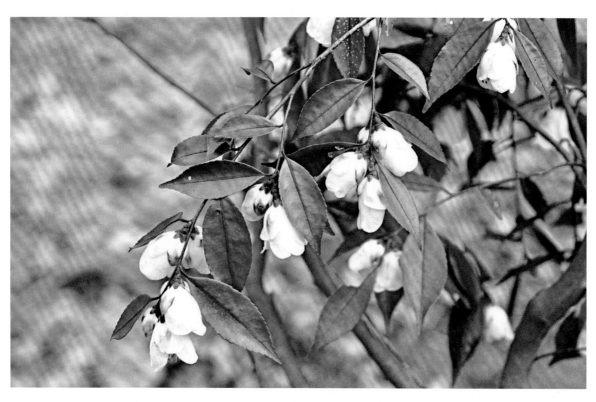

| **采收加工** | 全年均可采收根、叶，根切片晒干，叶鲜用；春季采集花，晒干。

| **功能主治** | 微苦，微寒。归肺、肝经。清热，解毒，消肿。用于痈肿疮疡，咽喉肿痛，跌打损伤。

| **用法用量** | 内服煎汤，9～15 g。外用适量，鲜品捣敷。

| **附　　注** | 本种异名：*Thea fraterna* (Hance) O. Ktze.、*Thea rosaeflora* (Hook.) Kuntze var. *pilosa* Kochs、*Theopsis fraterna* (Hance) Nakai。

山茶科 Theaceae 山茶属 Camellia

山茶 *Camellia japonica* L.

| 药 材 名 | 山茶花（药用部位：花）、山茶根（药用部位：根）、山茶叶（药用部位：叶）、山茶子（药用部位：种子）。

| 形态特征 | 灌木或小乔木。叶倒卵形或椭圆形，长 5 ~ 10.5 cm，宽 2.5 ~ 6 cm，有细锯齿，干后带黄色；叶柄长 8 ~ 15 mm。花单生或对生叶腋或枝顶，大红色，花瓣 5 ~ 6，长约 2 cm，栽培品种有白色、淡红色等，且多重瓣，先端有凹缺；花丝无毛；子房无毛，花柱先端 3 裂。蒴果近球形，直径 2.2 ~ 3.2 cm。

| 生境分布 | 德兴各地均有栽培。

| 资源情况 | 野生资源一般，栽培资源丰富。药材主要来源于栽培。

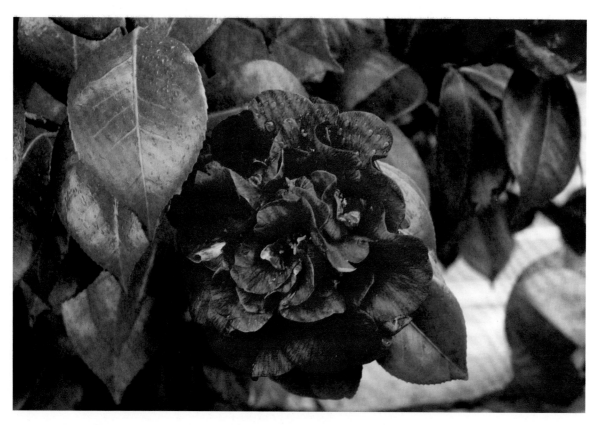

| **采收加工** | 山茶花：4 ~ 5 月花开时采收，晒干或炕干。

山茶根：全年均可采挖，洗净，晒干。

山茶叶：全年均可采收，鲜用，或洗净，晒干。

山茶子：10 月采摘成熟果实，取种子，晒干。

| **药材性状** | 山茶花：本品呈不规则扁盘形，直径 5 ~ 8 cm。表面红色、黄棕色或棕褐色，萼片 5，棕红色，革质，背面密布灰白色绢丝样细绒毛；花瓣 5 ~ 6，上部卵圆形，先端微凹，下部色较深，基部连合成一体，纸质；雄蕊多数，2 轮，外轮花丝连合成一体。气微，味甘。

山茶叶：本品倒卵形或椭圆形，长 5 ~ 10 cm，宽 2.5 ~ 6 cm；先端渐尖而钝，基部楔形，边缘有细锯齿，黄绿色。表面略有光泽，无毛或背面及边缘略有毛；革质。叶柄圆柱形，长 8 ~ 15 mm。气微，味微苦、涩。

| **功能主治** | 山茶花：辛、苦，寒。归肝、肺经。凉血止血，散瘀消肿。用于吐血，衄血，咯血，便血，痔血，赤白痢，血淋，血崩，带下，烫火伤，跌打损伤。

山茶根：苦、辛，平。归胃、肝经。散瘀消肿，消食。用于跌打损伤，食积腹胀。

山茶叶：苦、涩，寒。归心经。清热解毒，止血。用于痈疽肿毒，烫火伤，出血。

山茶子：甘，平。去油垢。用于发多油腻。

| **用法用量** | 山茶花：内服煎汤，5 ~ 15 g；或研末；中焦虚寒而无瘀者慎服。外用适量，研末麻油调敷。

山茶根：内服煎汤，15 ~ 30 g。

山茶叶：内服煎汤，6 ~ 15 g。外用适量，鲜品捣敷；或研末调敷。

山茶子：外用适量，研末掺。

| **附　注** | 本种异名：*Camellia bonnardii* Berl.、*Thea hozanensis* Hayata、*Camellia kaepferia* Reboul、*Camellia hortensis* Makino、*Thea japonica* (L.) Baill.、*Camellia tsubakki* Crantz、*Thea nakaii* Hayata。

药材山茶花，为本种的干燥花，《湖北省中药材质量标准》（2009 年版）、《江苏省中药材标准》（1989 年版）、《江苏省中药材标准（试行稿）·第一批》（1986 年版）、《福建省中药材标准（试行稿）·第一批》（1990 年版）、《福建省中药材标准》（2006 年版）、《中华人民共和国卫生部药品标准·蒙药分

册·附录》（1998 年版）中有收载。《上海市中药材标准》（1994 年版）收载的另一基原植物为滇山茶 *Camellia reticulata* Lindl.，与本种同等药用。

本种为江西省 II 级保护植物，浙江省保护植物。

本种的花瓣可制作沙拉或茶花饼等，也可裹面粉蒸、油炸。

本种原产我国东部，现各地均有栽培。

山茶科 Theaceae 山茶属 Camellia

油茶
Camellia oleifera Abel

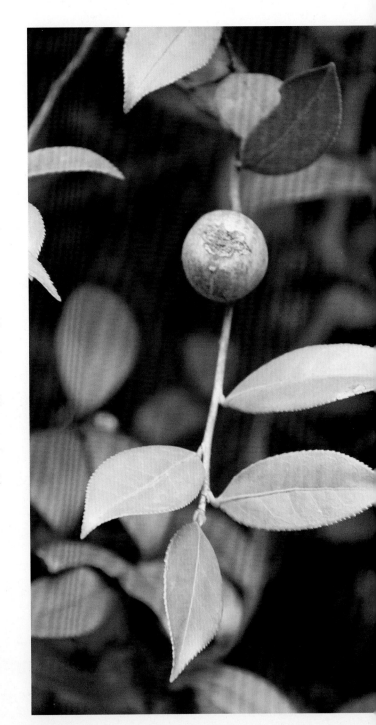

药材名

油茶子（药用部位：种子）、油茶根（药用部位：根或根皮）、油茶叶（药用部位：叶）、油茶花（药用部位：花）、茶油（药材来源：种子榨取的脂肪油）、茶油粑（药材来源：种子榨去脂肪油后的渣滓）。

形态特征

灌木或小乔木。小枝微有毛。叶革质，椭圆形，长 3 ~ 9 cm，宽 1.5 ~ 4 cm，上面无毛或中脉有硬毛，下面中脉基部有少数毛或无毛；叶柄长 4 ~ 7 mm，有毛。花白色，顶生，单生或并生；花瓣 5 ~ 7，分离，长 2.5 ~ 4.5 cm，倒卵形至披针形，多少深 2 裂；雄蕊多数，外轮花丝仅基部合生；子房密生白色丝状绒毛，花柱先端 3 短裂。蒴果先端有或无长柔毛，直径 1.8 ~ 2.2 cm，果瓣厚木质，2 ~ 3 裂。

生境分布

德兴各地均有栽培。

资源情况

栽培资源丰富。药材来源于栽培。

| 采收加工 | 油茶子：秋季果实成熟时采收。

油茶根：全年均可采挖，鲜用或晒干。

油茶叶：全年均可采收，鲜用或晒干。

油茶花：冬季采收。

茶油：秋季果实成熟时采收种子，榨取油。

茶油粑：收集榨油后的渣滓。

| 药材性状 | 油茶子：本品呈扁圆形，背面圆形隆起，腹面扁平，长 1 ~ 2.5 cm，一端钝圆，另一端凹陷。表面淡棕色，富含油质。气香，味苦、涩。

油茶叶：本品椭圆形或卵状椭圆形，长 3 ~ 9 cm，宽 1.5 ~ 4 cm；先端渐尖或短尖，基部楔形，边缘有细锯齿。表面绿色，主脉明显，侧脉不明显。叶革质，稍厚。气清香，味微苦、涩。

油茶花：本品花蕾倒卵形，花朵不规则形；萼片 5，类圆形，稍厚，外被灰白色绢毛；花瓣 5 ~ 7，有时散落，淡黄色或黄棕色，倒卵形，先端凹入，外表面被疏毛；雄蕊多数，排成 2 轮，花丝基部成束；雌蕊花柱分离。气微香，味微苦。

茶油：本品为淡黄色的澄清液体。在氯仿、乙醚、二硫化碳中易溶，在乙醇中微溶。25℃时，相对密度为 0.909 ~ 0.915，折光率为 1.466 ~ 1.470。碘值为 80 ~ 88。皂化值为 185 ~ 196。酸值不大于 3。

| 功能主治 | 油茶子：苦、甘，平；有毒。归脾、胃、大肠经。行气，润肠，杀虫。用于气滞腹痛，肠燥便秘，蛔虫病，钩虫病，疥癣瘙痒。

油茶根：苦，平；有小毒。归肺、胃经。清热解毒，理气止痛，活血消肿。用于咽喉肿痛，胃痛，牙痛，跌打伤痛，烫火伤。

油茶叶：微苦，平。归肺、胃经。收敛止血，解毒。用于鼻衄，皮肤溃烂瘙痒，疮疽。

油茶花：苦，微寒；有小毒。归心、肝经。凉血止血。用于吐血，咯血，衄血，便血，子宫出血，烫火伤。

茶油：甘、苦，凉。归大肠、胃经。清热解毒，润肠，杀虫。用于痧气腹痛，便秘，蛔虫腹痛，蛔虫性肠梗阻，疥癣，烫火伤。

茶油粑：辛、苦、涩，平；有小毒。归脾、胃、大肠经。燥湿解毒，杀虫去积，消肿止痛。用于湿疹痛痒，虫积腹痛，跌打伤肿。

| 用法用量 | 油茶子：内服煎汤，6 ~ 10 g；或入丸、散剂。外用适量，煎汤洗；或研末调敷。

油茶根：内服煎汤，15 ~ 30 g。外用适量，研末或烧灰研末，调敷。

油茶叶：内服煎汤，15 ~ 30 g。外用适量，煎汤洗；或鲜品捣敷。

油茶花：内服煎汤，3 ~ 10 g。外用适量，研末，麻油调敷。

茶油：内服，冷开水送服，30 ~ 60 g；脾虚便溏者慎服。外用适量，涂敷。

茶油粑：内服，煅存性，研末，3 ~ 6 g；生品慎服，能催吐。外用适量，煎汤洗；或研末调敷。

| 附　注 |　本种异名：*Camellia oleifera* Abel var. *monosperma* Chang、*Camellia meiocarpa* Hu、*Thea podogyna* H. Lév.、*Thea oleifera* (Abel) Rehder et E. H. Wilson、*Thea biflora* Hayata。

本种为《中华人民共和国药典》（1977 年版至 2020 年版）收载的"茶油"的基原植物，药材来源为成熟种子用压榨法得到的脂肪油。药典收载的另一基原植物小叶油茶 *Camellia meiocarpa* Hu 已并入本种。

本种为重要的木本油料植物。

山茶科 Theaceae 山茶属 *Camellia*

茶 *Camellia sinensis* (L.) O. Ktze.

| 药 材 名 | 茶叶（药用部位：嫩叶、嫩芽）、茶树根（药用部位：根）、茶膏（药材来源：干燥嫩叶经浸泡后，加甘草、贝母、橘皮、丁香、桂子等煎制成的膏）、茶花（药用部位：花）、茶子（药用部位：果实）。

| 形态特征 | 落叶灌木或小乔木。叶薄革质，椭圆状披针形至倒卵状披针形，长5 ~ 10 cm，宽 2 ~ 4 cm，急尖或钝，有短锯齿；叶柄长 3 ~ 7 mm。花白色，1 ~ 4 组成腋生聚伞花序，花梗长 6 ~ 10 mm，下弯；萼片 5 ~ 6，果时宿存；花瓣 7 ~ 8；雄蕊多数，外轮花丝合生成短管；子房 3 室，花柱先端 3 裂。蒴果每室有 1 种子；种子近球形。

| 生境分布 | 德兴各地均有栽培。

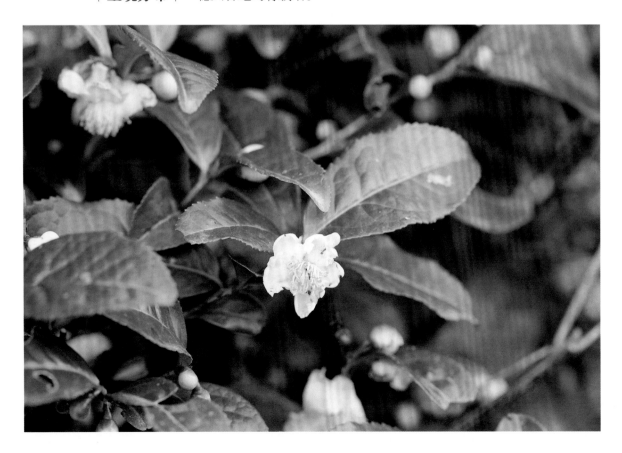

| **资源情况** | 野生资源一般，栽培资源丰富。药材主要来源于栽培。 |

采收加工	茶叶：春季至秋季分批采摘，适当摊晾后放热锅中，揉搓烘炒至干。
	茶树根：全年均可采挖，鲜用或晒干。
	茶膏：干燥嫩叶浸泡后，加甘草、贝母、橘皮、丁香、桂子等煎成膏。
	茶花：夏、秋季开花时采摘，鲜用或晒干。
	茶子：秋季果实成熟时采收。

药材性状	茶叶：本品多皱缩或呈卷曲状细条形。完整叶片展平后呈椭圆形或倒卵状披针形，长 2 ~ 6 cm，宽 0.5 ~ 2.4 cm；先端渐尖或稍钝，基部楔形，边缘有锯齿，齿尖带角质样爪状体；上表面深绿色，平滑无毛，下表面淡绿色或淡黄绿色，具短柔毛；叶柄短。质脆。气清香，味微苦、涩。
	茶树根：本品呈圆柱形，粗细不一，有分枝。外表面灰白色至灰褐色，刮去栓皮的木部呈棕褐色。质坚实，不易折断，断面木部淡黄色至棕黄色，纹理细致。气微，味微苦。
	茶花：本品花蕾近球形。萼片 5 ~ 6，黄绿色或深绿色，花瓣 7 ~ 8，类白色或淡黄白色，近圆形。气微香。
	茶子：本品扁球形，具 3 钝棱，先端凹陷，直径 2 ~ 5 mm，黑褐色，表面被灰棕色毛茸；果皮坚硬，不易压碎。萼片宿存，5 ~ 6，广卵形，长 2 ~ 5 mm；上表面灰棕色，具毛茸，下表面棕褐色，质厚，木质化。果柄圆柱形，上端稍粗，微弯曲，其下方有一凸起的环节，棕褐色。气微，味淡。

功能主治	茶叶：苦、甘，凉。归心、肺、胃、肾经。清头目，除烦渴，化痰，消食，利尿，解毒。用于头痛目昏，精疲心烦，口渴，食积痰滞，痢疾肠炎，小便不利。
	茶树根：苦、涩，凉。归心、肝、肺经。强心利尿，活血调经，清热解毒。用于心脏病，水肿，肝炎，痛经，疮疡肿毒，口疮，烫火伤，带状疱疹，牛皮癣。
	茶膏：苦、甘，凉。归心、胃、肺经。清热生津，宽胸开胃，醒酒怡神。用于烦热口渴，舌糜，口臭，喉痹。
	茶花：微苦，凉。归肺、肝经。清肺平肝。用于鼻疳，高血压。
	茶子：苦，寒；有毒。归肺经。降火，消痰，平喘。用于痰热喘嗽，头脑鸣响。

| **用法用量** | 茶叶：内服煎汤，3 ~ 10 g；或入丸、散剂，沸水泡；脾胃虚寒者慎服，失眠及习惯性便秘者、服人参及含铁药物者禁服。外用适量，研末调敷；或鲜品捣敷。 |

茶树根：内服煎汤，15 ~ 30 g，大剂量可用至 60 g。外用适量，煎汤熏洗；或磨醋涂。

茶膏：内服煎汤，3 ~ 10 g；或沸水泡。

茶花：内服煎汤，6 ~ 15 g。

茶子：内服煎汤，0.5 ~ 1.5 g；或入丸、散剂。外用适量，研末吹鼻。

| 附　方 | （1）治小儿腹痛：茶叶 30 g，食盐 30 ~ 60 g。炒热敷脐中，扎紧。

（2）治喉痛、腹泻、腹痛、口干：茶叶 6 ~ 12 g、内服煎汤；或加菝葜 6 g，陈皮 6 g，石膏 6 g，内服煎汤效果更好。

（3）治痢疾：茶叶 15 g，水煎浓汁；赤痢，甘草汤兑服，白痢，生姜汤兑服。

（4）治充血性心力衰竭：鲜老茶根 60 g，米酒为引，煎汤，睡前服。连服 1 ~ 3 个月。

（5）治火疮：茶树根、金樱子、丹参，熬汁，搽患处。

（6）治牛皮癣：茶树根内层红色细皮，加茶叶汁盛杯中，用力搅动，取液面上的泡搽癣处；或用老茶树根磨米泔水涂。

（7）治痛经、不孕：茶树根 15 g，小茴香根 15 g，凌霄花根 15 g，月经来时将前 2 味药同适量米酒炖水，加红糖兑服，经净第 2 天，再将后 1 味药炖白毛母鸡，加少许米酒、食盐服下，连服 3 个月。［方（1）~（7）出自《草药手册》（江西）］

| 附　注 | 本种异名：*Camellia arborescens* Chang et Yu、*Thea cantonensis* (Lour.) Raf.、*Thea grandifolia* Salisb.、*Thea sinensis* L.、*Thea chinensis* Sims、*Thea viridis* L.、*Thea parvifolia* Salisb.。

本种入药在《中华人民共和国药典·附录》（2005 年版、2010 年版）、《广西中药材标准·第二册》（1996 年版）、《福建省中药材标准》（2006 年版）、《福建省中药材标准（试行稿）·第一批》（1990 年版）、《江苏省中药材标准》（1989 年版）、《山东省中药材标准》（2002 年版）、《湖南省中药材标准》（2009 年版）、《中华人民共和国卫生部药品标准·中药成方制剂·第九册·附录》（1994 年版）、《湘药管注发〔2000〕167 号》、《江西省中药材标准》（1996 年版、2014 年版）中以"茶叶"之名被收载，药材来源为嫩叶或嫩芽。

本种在《中华人民共和国卫生部药品标准·中药成方制剂·第一册·附录》（1990 年版）、《湖北省中药材质量标准》（2009 年版）中以"红茶"之名被收载，药材来源为干燥嫩叶或芽叶。

药材茶叶，为本种的（干燥）嫩叶，《北京市中药材标准》（1998 年版）以"青茶"之名收载之，《湖北省中药材质量标准》（2009 年版）以"绿茶叶"之名收载之。

药材茶树根，为本种的干燥根，《上海市中药材标准》（1994 年版）中有收载。

本种在《吉药监注〔2001〕520 号》、《中华人民共和国卫生部药品标准·中药成方制剂·第二册·附录》（1990 年版）中以"绿茶"之名被收载，药材来源均为芽叶。

本种为国家 Ⅱ 级保护植物。

| 山茶科 | Theaceae | 红淡比属 | Cleyera |

红淡比 *Cleyera japonica* Thunb.

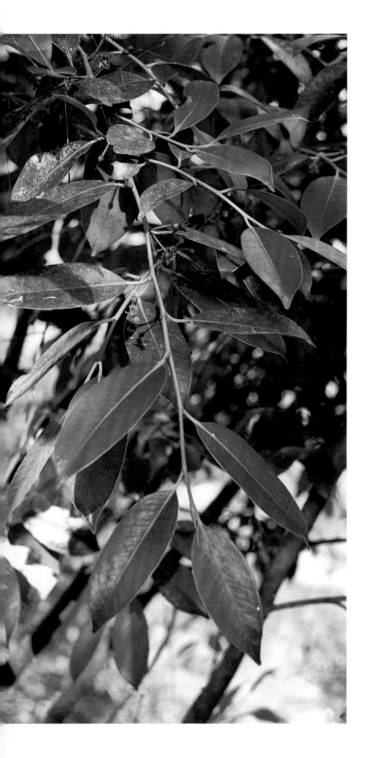

药材名

红淡比（药用部位：花）。

形态特征

小乔木或灌木，全株除花外无毛。小枝有棱角，顶芽显著。叶革质，椭圆形至倒卵形，长 2.5 ～ 11 cm，宽 2 ～ 5 cm，全缘，上面光亮。花白色，单生或簇生叶腋，直径 6 mm；苞片 2，微小；萼片 5，有睫毛；花瓣 5，长约 8 mm，全缘；雄蕊约 25，花药有透明刺毛，卵状椭圆形，长不及 1.5 mm；子房 2 ～ 3 室，花柱先端 2 ～ 3 裂，较雄蕊长而与花瓣近等长。浆果直径 7 ～ 9 mm，花萼宿存，种子多数。

生境分布

生于海拔 200 ～ 1 200 m 的山地、沟谷林中或山坡沟谷溪边灌丛中或路旁。德兴各地山区均有分布。

资源情况

野生资源丰富。药材来源于野生。

采收加工

花开时采收，阴干。

| **功能主治** | 凉血，止血，消肿。用于跌打损伤，关节肿痛。

| **用法用量** | 内服适量，泡水喝。

| **附　注** | 本种异名：*Cleyera japonica* Thunb. var. *morii* (Yamamoto) Masamune、*Sakakia ochnacea* (DC.) Nakai、*Sakakia morii* (Yamam.) Yamam. et Masam.、*Cleyera ochnacea* DC.、*Eurya ochnacea* (Candolle) Szyszylowicz var. *morii* Yamam.、*Eurya ochnacea* (Candolle) Szyszylowicz。

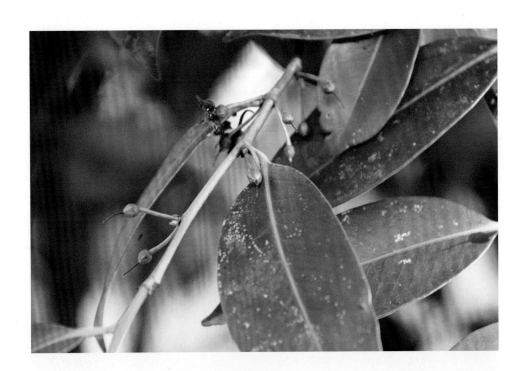

山茶科 Theaceae 柃木属 Eurya

翅柃
Eurya alata Kobuski

| 药 材 名 | 翅柃（药用部位：枝叶）。

| 形态特征 | 灌木，全株无毛。嫩枝具4棱。叶革质，椭圆形，长4～7.5 cm，宽1.5～2.5 cm，基部楔形；叶柄长约4 mm。花白色至淡黄色，1～3腋生；萼片卵形；雄花花瓣倒卵形，长3～3.5 mm，基部合生，雄蕊15，花丝基部合生，花药有翅；雌花花瓣矩圆形，长2.5 mm，子房球形，花柱先端3浅裂。果实直径3～3.5 mm。

| 生境分布 | 生于海拔300～1 600 m的山地沟谷、溪边密林中或林下路旁阴湿处。德兴各地山区均有分布。

| 资源情况 | 野生资源一般。药材来源于野生。

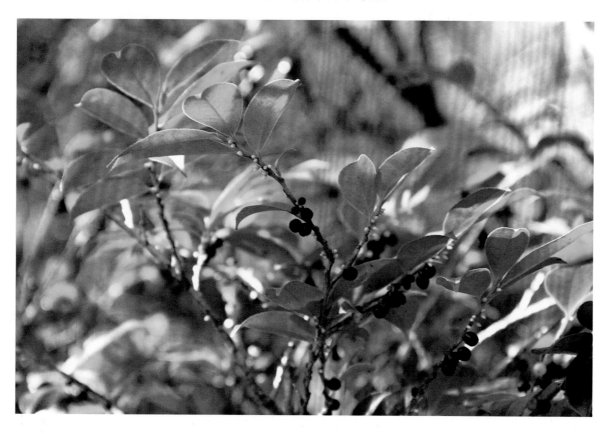

| **采收加工** | 夏季采收，晒干。

| **功能主治** | 清热消肿。用于跌打扭伤。

| **用法用量** | 外用适量，捣敷。

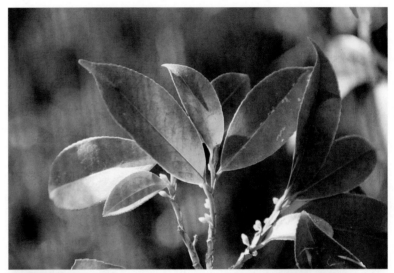

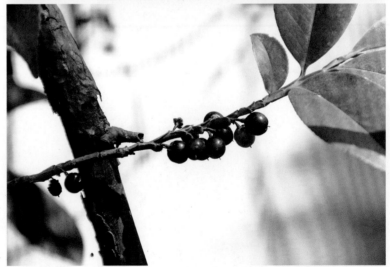

山茶科 Theaceae 柃木属 Eurya

短柱柃 *Eurya brevistyla* Kobuski

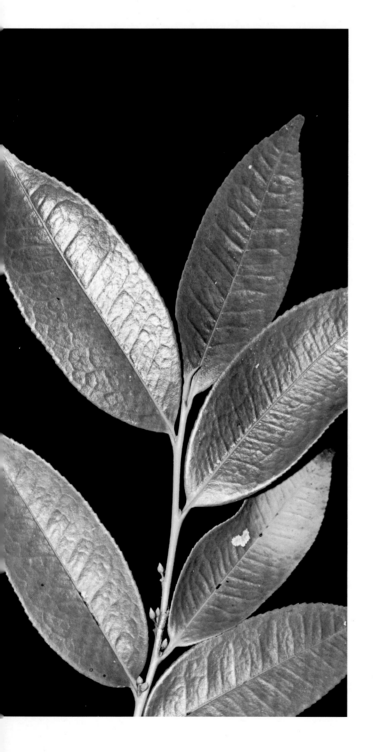

| 药 材 名 |

短柱柃（药用部位：叶）。

| 形态特征 |

灌木或小乔木。嫩枝具2棱，与顶芽均无毛。叶椭圆形或倒卵状椭圆形，长5～9 cm，宽2～3.5 cm，下面常黄绿色。花白色，1～3腋生；萼片边缘有微毛；花瓣卵形；雄花花瓣长3.5～4 mm，雄蕊13～15，花药先端圆形；雌花花瓣长2～2.5 mm，花柱极短，长不及1 mm，完全3裂。果实直径3～4 mm。

| 生境分布 |

生于海拔850 m以上的山顶或山坡沟谷林中、林下及林缘路旁灌丛中。分布于德兴三清山北麓等。

| 资源情况 |

野生资源一般。药材来源于野生。

| 采收加工 |

夏、秋季采收，鲜用或晒干。

| **功能主治** | 止痛，消肿。用于烫火伤。

| **用法用量** | 外用适量，捣敷。

山茶科 Theaceae 柃木属 *Eurya*

微毛柃

Eurya hebeclados Ling

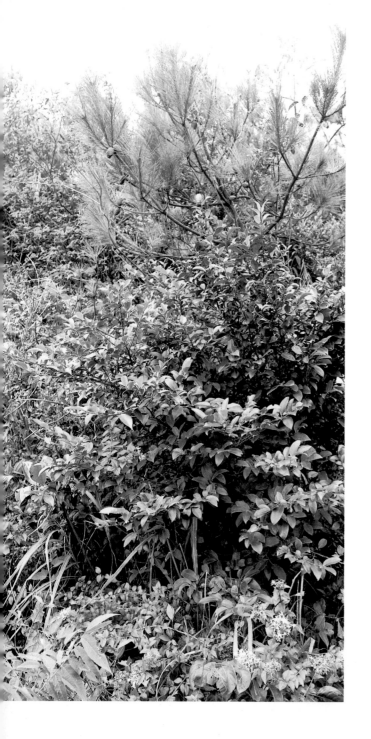

| 药 材 名 |

微毛柃（药用部位：全株）。

| 形态特征 |

灌木。嫩枝圆柱形，具微毛。叶革质，矩圆状椭圆形，长4～8 cm，宽1.5～3 cm，先端锐尖，基部楔形，边缘有细锯齿；叶柄有微毛。花白色，4～7腋生；萼片近圆形，下面有微毛；雄花花瓣倒卵形，雄蕊15；花柱长约1 mm，3深裂。果实圆球形，直径4～5 mm。

| 生境分布 |

生于海拔200～1 700 m的山坡林中、林缘及路旁灌丛中。德兴各地山区均有分布。

| 资源情况 |

野生资源一般。药材来源于野生。

| 采收加工 |

全年均可采收，鲜用，或洗净，切段，晒干。

| 功能主治 |

辛，平。祛风，消肿，解毒，止血。用于风湿性关节炎，肝炎，无名肿毒，烫火伤，跌

打损伤，外伤出血，蛇咬伤。

| **用法用量** | 内服煎汤，10 ~ 30 g。外用适量，煎汤洗；或鲜品捣敷。

| **附　注** | 本种异名：*Eurya linearis* Hu et L. K. Ling。

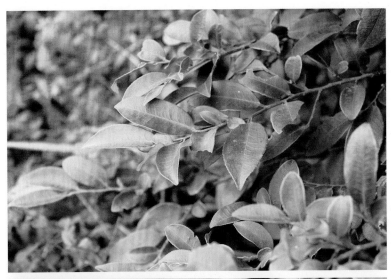

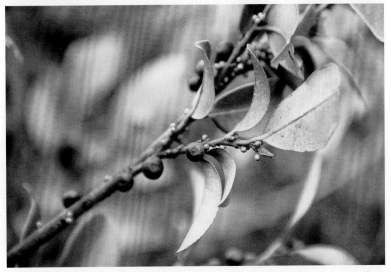

山茶科 Theaceae 柃木属 Eurya

细枝柃
Eurya loquaiana Dunn

| 药 材 名 | 细枝柃（药用部位：枝、叶）。

| 形态特征 | 灌木或小乔木。嫩枝圆柱形，略被微毛。叶薄革质，窄椭圆形，先端长渐尖，常呈短尾状，基部楔形，长 4 ~ 9 cm，宽 1.5 ~ 2.5 cm，边缘有钝锯齿，下面通常红褐色，中脉有微毛或无毛；叶柄长 3 ~ 4 mm。花白色，1 ~ 4 腋生；萼片卵圆形，长 1.5 ~ 2 mm；雄花花瓣倒卵形，长约 3.5 mm，雄蕊 10 ~ 15；雌花花瓣椭圆形，长约 3 mm，子房卵形，无毛，花柱长 2 ~ 3 mm，先端 3 浅裂。果实圆球形，直径 3 ~ 4 mm。

| 生境分布 | 生于海拔 400 ~ 2 000 m 的山坡沟谷、溪边林中或林缘及山坡路旁阴湿灌丛中。分布于德兴三清山北麓、大茅山等。

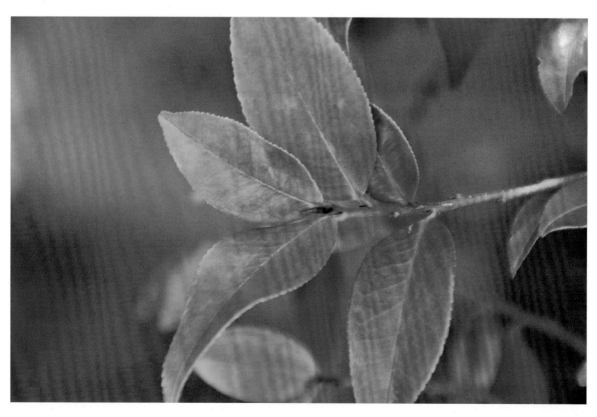

| **资源情况** | 野生资源一般。药材来源于野生。

| **采收加工** | 全年均可采收，鲜用或晒干。

| **功能主治** | 微辛、微苦，平。祛风通络，活血止痛。用于风湿痹痛，跌打损伤。

| **用法用量** | 内服煎汤，6 ~ 15 g。外用适量，鲜品捣敷。

| **附　注** | 本种异名：*Eurya acuminata* DC. var. *arisanensis* (Hayata) Keng、*Eurya acuminata* DC. var. *suzukii* (Yamamoto) Keng、*Eurya suzukii* Yamam.、*Eurya arisanensis* Hayata、*Eurya matsudai* Hayata、*Eurya matsudae* Hayata、*Sakakia matsudae* (Hayata) Masamune。

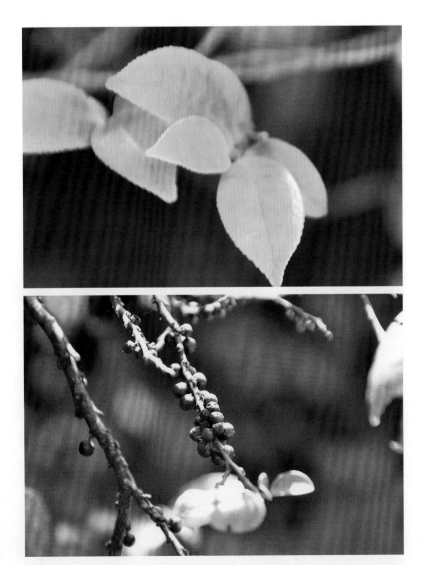

山茶科 Theaceae 柃木属 *Eurya*

黑柃
Eurya macartneyi Champ.

| **药 材 名** | 黑柃（药用部位：枝、叶）。

| **形态特征** | 灌木或小乔木。嫩枝圆柱形，无毛。叶革质，矩圆状椭圆形，长6 ~ 14 cm，宽 2 ~ 4.5 cm，近全缘或上半部略有细锯齿，干时上面暗绿色，下面暗褐色；叶柄长 3 ~ 4 mm。花黄色，1 ~ 4 腋生；雄花萼片圆形，长 3 mm，先端有腺状突起，花瓣倒卵形，长 5 ~ 6 mm，基部合生，雄蕊 22 ~ 24；雌花萼片卵圆形，长 2 ~ 2.5 mm，花瓣倒卵形，长 4 mm，子房 3 室，花柱长 2.5 mm，近完全 3 裂。果实圆球形，直径约 5 mm。

| **生境分布** | 生于海拔 240 ~ 1 000 m 的山地或山坡沟谷密林或疏林中。分布于德兴三清山北麓等。

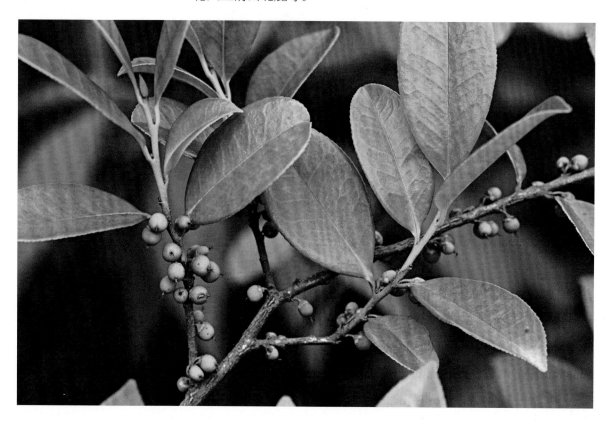

| **资源情况** | 野生资源一般。药材来源于野生。 |

| **采收加工** | 全年均可采收，鲜用或晒干。 |

| **功能主治** | 清热解毒，消肿止痛。用于无名肿毒。 |

| **用法用量** | 外用适量，捣敷。 |

山茶科 Theaceae 柃木属 Eurya

格药柃 *Eurya muricata* Dunn

| **药 材 名** | 格药柃（药用部位：茎、叶）。

| **形态特征** | 灌木，高2～3 m。嫩枝圆柱形，无毛。叶革质，椭圆形，长6.5～10 cm，宽2.5～4 cm，先端渐尖，基部楔形，边缘有钝锯齿；叶柄长约5 mm。花白色或绿白色，1～5腋生；萼片圆形，无毛；雄花花瓣倒卵形，长4.5 mm，雄蕊15～22；雌花花瓣长2.5～3 mm，子房无毛，花柱长1.5 mm，先端3浅裂。果实圆球形，直径4～5 mm。

| **生境分布** | 生于海拔350～1 300 m的山坡林中或林缘灌丛中。德兴各地山区均有分布。

| **资源情况** | 野生资源一般。药材来源于野生。

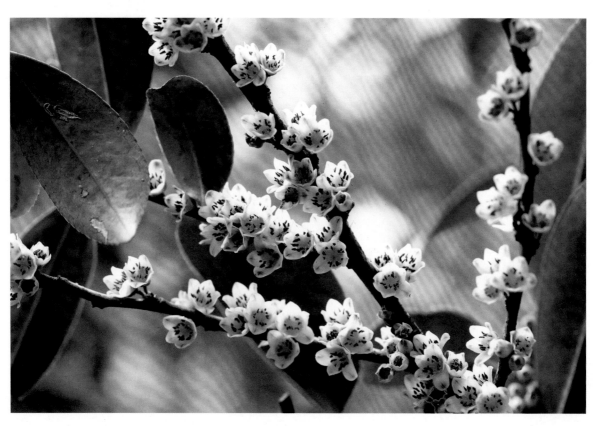

| **采收加工** | 全年均可采收，鲜用或晒干。

| **功能主治** | 祛风除湿，消肿止血。用于无名肿毒。

| **用法用量** | 外用适量，捣敷。

| **附　　注** | 本种异名：*Eurya gigantofolia* Y. K. Li、*Eurya huiana* Kobuski f. *glaberrima* H. T. Chang。

山茶科 Theaceae 柃木属 Eurya

细齿叶柃
Eurya nitida Korthals

| **药 材 名** | 细齿叶柃（药用部位：全株）。

| **形态特征** | 灌木或小乔木，全体无毛。嫩枝具 2 棱。叶薄革质，矩圆状椭圆形或倒卵状披针形，长 4 ~ 6 cm，宽 1.5 ~ 2.5 cm，边缘有钝锯齿。花白色，1 ~ 4 腋生；雄花萼片近圆形，长 1.5 ~ 2 mm，花瓣倒卵形，长 3.5 ~ 4 mm，基部合生，雄蕊 14 ~ 17；雌花萼片卵圆形，先端凹入，长 1 ~ 1.5 mm，花瓣矩圆形，长 2 ~ 2.5 mm，基部合生，花柱先端 3 浅裂。果实圆球形，直径 3 ~ 4 mm。

| **生境分布** | 生于海拔 1 300 m 以下的山地林中、沟谷溪边林缘及山坡路旁灌丛中。分布于德兴三清山北麓等。

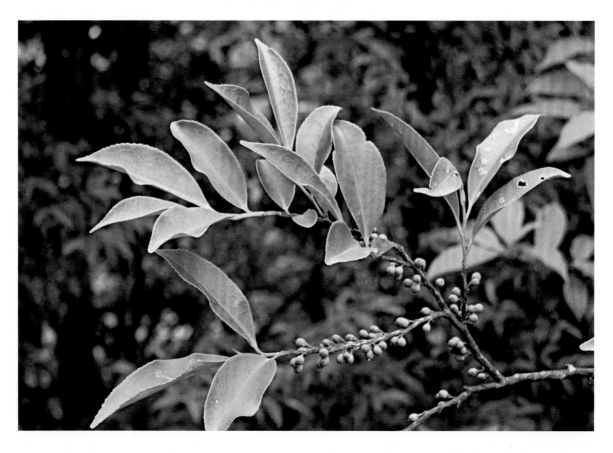

| 资源情况 | 野生资源较少。药材来源于野生。

| 采收加工 | 全年均可采收，鲜用或晒干。

| 功能主治 | 苦、涩，平。归肝、胃、大肠经。祛风除湿，解毒敛疮，止血。用于风湿痹痛，泄泻，无名肿毒，疮疡溃烂，外伤出血。

| 用法用量 | 内服煎汤，6 ~ 15 g。外用适量，煎汤熏洗；或研末调敷；或鲜品捣敷。

| 附　注 | 本种异名：*Eurya nitida* Korthals var. *aurescens* (Rehd. et Wils.) Kobuski、*Rapanea aurea* H. Lévl.、*Eurya systyla* Miq. et Dyer、*Eurya hortensis* Siebold、*Eurya japonica* Thunb. var. *nitida* Dyer、*Eurya japonica* Thunb. var. *aurescens* Rehder et E. H. Wilson。

山茶科 Theaceae 柃木属 Eurya

窄基红褐柃

Eurya rubiginosa H. T. Chang var. *attenuata* H. T. Chang

| **药 材 名** | 窄基红褐柃（药用部位：叶、果实）。

| **形态特征** | 灌木，全株除萼片外均无毛。嫩枝具明显 2 棱。叶革质，较窄，具显著叶柄。花 1 ~ 3 簇生叶腋，花梗长 1 ~ 1.5 mm，无毛。雄花小苞片 2；萼片 5，近圆形，长约 2 mm，无毛；花瓣 5，倒卵形，长 3 ~ 4 mm；雄蕊约 15。雌花小苞片和萼片与雄花同，但稍小；花瓣 5，长圆状披针形，长约 3 mm；子房卵圆形，花柱有时几分离。果实圆球形或近卵圆形，长约 4 mm，成熟时紫黑色。

| **生境分布** | 生于海拔 400 ~ 800 m 的山坡林中、林缘及山坡路旁或沟谷边灌丛中。分布于德兴三清山北麓等。

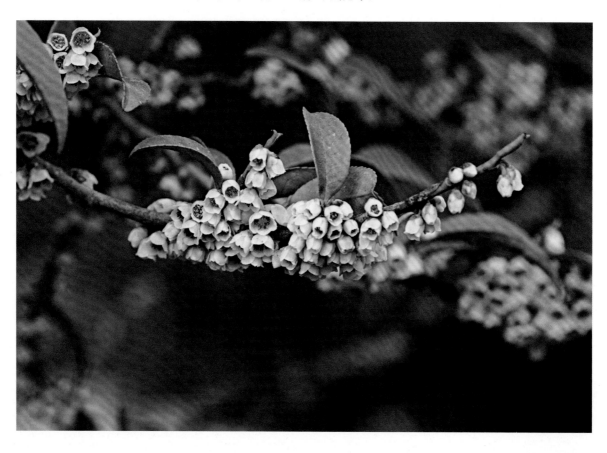

| **资源情况** | 野生资源一般。药材来源于野生。 |

| **采收加工** | 全年均可采摘叶，果实成熟时采摘果实，鲜用或晒干。 |

| **功能主治** | 苦、涩，平。祛风除湿，消肿止血。用于无名肿毒。 |

| **用法用量** | 外用适量，捣敷。 |

| **附　　注** | 本种异名：*Eurya nitida* Korthals var. *rigida* H. T. Chang。 |

山茶科 Theaceae 木荷属 Schima

木荷 *Schima superba* Gardn. et Champ.

| **药 材 名** | 木荷（药用部位：根皮）、木荷叶（药用部位：叶）。

| **形态特征** | 乔木。幼小枝无毛或近先端有细毛。叶革质，卵状椭圆形至矩圆形，长 10 ~ 12 cm，宽 2.5 ~ 5 cm，两面无毛；叶柄长 1.4 ~ 1.8 cm。花白色，单花腋生或多数顶生成短总状花序；花梗长 1.2 ~ 4 cm，通常直立；萼片 5，边缘有细毛；花瓣 5，倒卵形；子房基部密生细毛。蒴果直径约 1.5 cm，5 裂。

| **生境分布** | 生于海拔约 1 000 m 的向阳山地杂木林中。德兴各地均有分布，德兴各地均有栽培。

| **资源情况** | 野生资源丰富，栽培资源丰富。药材主要来源于栽培。

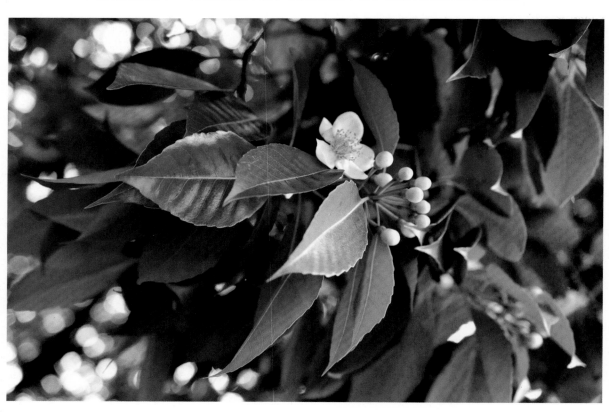

| 采收加工 | 木荷：全年均可采收，晒干。
木荷叶：春、夏季采收，鲜用或晒干。

| 功能主治 | 木荷：辛，温；有毒。利水消肿，催吐。用于疔疮，无名肿毒。
木荷叶：辛，温；有毒。归脾经。解毒疗疮。用于臁疮，疮毒。

| 用法用量 | 木荷：外用适量，捣敷。本品有大毒，不宜内服。
木荷叶：外用适量，鲜品捣敷；或研末调敷。本品有毒，不宜内服。

| 附　　注 | 本种异名：*Schima xinyiensis* Chang et Z. Y. Su ex Chang et Ren、*Schima kankaoensis* Hayata、*Schima confertiflora* Merr.、*Schima liukiuensis* Nakai。
有报道，本种的树皮会使皮肤出现红肿、发痒等反应，皮肤敏感者慎用。

山茶科 Theaceae 紫茎属 Stewartia

天目紫茎
Stewartia gemmata Chien et Cheng

药 材 名	紫茎（药用部位：树皮、根、果实）。
形态特征	灌木或小乔木。嫩枝有柔毛。叶纸质，矩圆形，长 4 ~ 8 cm，宽 2 ~ 3 cm，下面疏生长柔毛；叶柄带紫色。花白色，单花腋生；苞片 2，卵圆形，长约 1.5 cm，叶状；萼片 5，卵圆形，外面有短柔毛；花瓣 5，倒卵形；雄蕊多数，花药"丁"字形着生；子房 5 室，有毛。蒴果木质，卵圆形，先端喙状，直径约 1.5 cm。
生境分布	生于海拔 900 ~ 1 500 m 的山地杂木林中。分布于德兴大茅山、三清山北麓等。
资源情况	野生资源一般。药材来源于野生。

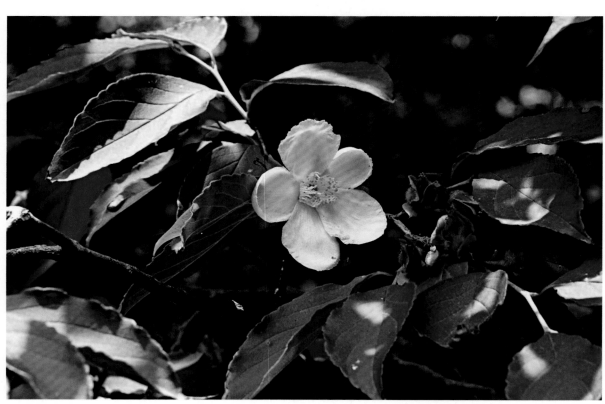

| 采收加工 | 秋季采集，晒干。

| 功能主治 | 辛、苦，凉。归肝经。活血舒筋，祛风除湿。用于跌打损伤，风湿麻木。

| 用法用量 | 内服煎汤，15 ~ 30 g；或浸酒。

| 附　　注 | 本种异名：*Stewartia sinensis* Rehd. et Wils、*Stewartia nanlingensis* Yan。

山茶科 Theaceae 厚皮香属 *Ternstroemia*

厚皮香 *Ternstroemia gymnanthera* (Wight et Arn.) Beddome

| 药 材 名 | 厚皮香（药用部位：全株或叶）、厚皮香花（药用部位：花）。

| 形态特征 | 小乔木或灌木。小枝粗壮，圆柱形，无毛。叶革质，矩圆状倒卵形，长 5 ~ 10 cm，宽 2.5 ~ 5 cm，基部渐窄而下延，全缘，两面无毛，中脉在叶上面下陷，侧脉不明显；叶柄长 1.5 cm。花淡黄色，直径 1.8 cm，单花腋生或簇生小枝先端，花梗长 1 ~ 1.5 cm；萼片和花瓣各 5，基部合生；雄蕊多数；子房 2 ~ 3 室，柱头先端 3 浅裂。果实浆果状，直径 1.2 ~ 1.5 cm，萼片宿存。

| 生境分布 | 生于海拔 200 ~ 1 400 m 的山地林中、林缘路边或近山顶的疏林中。德兴各地山区均有分布。

| 资源情况 | 野生资源丰富。药材来源于野生。

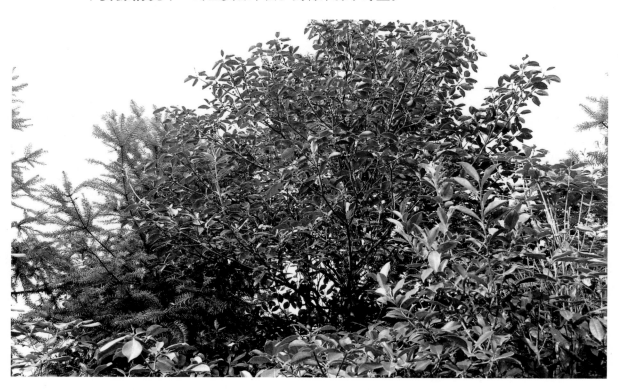

| **采收加工** | 厚皮香：全年均可采收，切碎，鲜用或晒干。
厚皮香花：7 ~ 8 月采集，鲜用或晒干。

| **功能主治** | 厚皮香：苦，凉；有小毒。清热解毒，散瘀消肿。用于疮痈肿毒，乳痈，消化不良。
厚皮香花：杀虫止痒。用于疥癣瘙痒。

| **用法用量** | 厚皮香：内服煎汤，6 ~ 10 g。外用适量，鲜品捣敷或擦患处。
厚皮香花：外用适量，捣敷或擦患处。

| **附　　注** | 本种异名：*Ternstroemia pseudomicrophylla* H. T. Chang、*Ternstroemia parvifolia* Hu、*Hoferia japonica* Franch.、*Cleyera gymnanthera* Wight et Arn.。
本种为江西省Ⅲ级保护植物。本种 IUCN 评估等级为 LC 级。

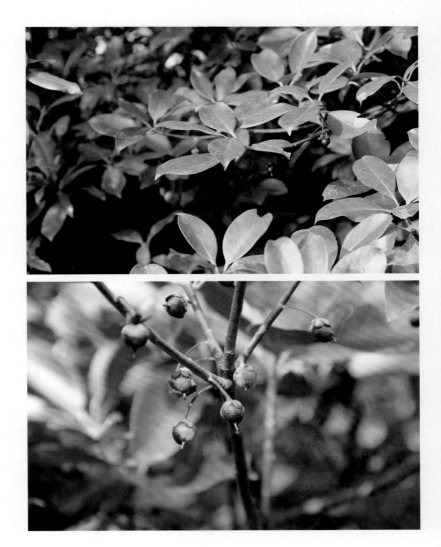

藤黄科 Guttiferae 金丝桃属 Hypericum

黄海棠 *Hypericum ascyron* L.

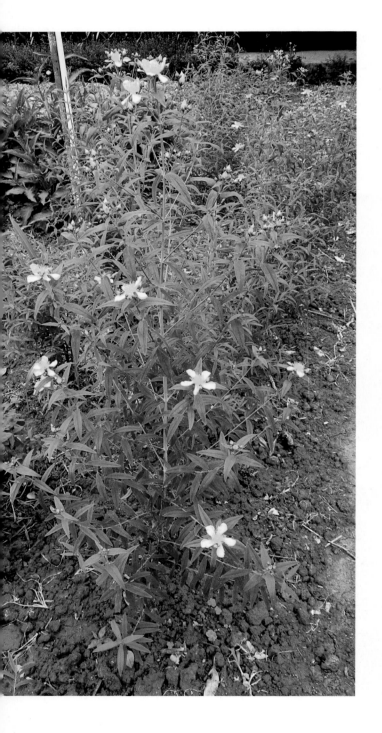

药材名

红旱莲（药用部位：地上部分）。

形态特征

多年生草本，高达 80 ~ 100 cm。茎具 4 棱。叶对生，宽披针形，长 5 ~ 9 cm，宽 1.2 ~ 3 cm，先端渐尖，基部抱茎，无柄。数花成顶生的聚伞花序；花大，黄色，直径 2.8 cm；萼片 5，卵圆形；雄蕊 5 束；花柱长，在中部以上 5 裂。蒴果圆锥形，长约 2 cm。

生境分布

生于山坡林下、林缘、灌丛间、草丛或草甸中、溪旁及河岸湿地等，也广为庭园栽培。德兴各地均有栽培。

资源情况

栽培资源丰富。药材来源于栽培。

采收加工

夏末秋初果实成熟时采收，在露水中露过后晒干。

药材性状

本品叶通常脱落。茎圆柱形，具 4 棱，表面红棕色，节处有叶痕，节间长约 3.5 cm；质硬，断面中空。蒴果圆锥形，3 ～ 5 生于茎顶，长约 1.5 cm，直径约 0.8 cm，外面红棕色，先端 5 瓣裂，裂片先端细尖，坚硬，内面灰白色，中轴处着生多数种子。种子红棕色，圆柱形，细小。气微，味微苦、涩。

| 功能主治 | 微苦，寒。归肝、脾、肾经。凉血止血，活血调经，清热解毒。用于肝阳头痛，吐血，便血，跌打损伤，疮疖痈肿。

| 用法用量 | 内服煎汤，5 ～ 10 g；脾胃虚寒者慎服。外用适量，捣敷；或研末调敷。

| 附　　注 | 本种异名：*Roscyna gmelinii* Spach、*Roscyna japonica* Blume、*Hypericum biondii* R. Keller、*Hypericum hemsleyanum* H. Lévl. et Vaniot、*Hypericum longifolium* H. Lévl.、*Hypericum scallanii* R. Keller。

药材红旱莲，为本种的干燥地上部分，《辽宁省中药材标准·第一册》（2009 年版）、《吉林省药品标准》（1977 年版）、《辽宁省药品标准》（1980 年版、1987 年版）、《河南省中药材标准》（1993 年版）、《江苏省中药材标准》（1989 年版）、《江苏省中药材标准（试行稿）·第一批》（1986 年版）、《江西省中药材标准》（1996 年版、2014 年版）、《上海市中药材标准》（1994 年版）中有收载；《湖南省中药材标准》（1993 年版、2009 年版）以"刘寄奴"之名收载之，《湖北省中药材质量标准》（2009 年版）以"湖北刘寄奴"之名收载之。一些标准采用植物中文异名"红旱莲""湖南连翘""长柱金丝桃"。《湖南中药材标准》尚收载了同属植物元宝草 *Hypericum sampsonii* Hance 作为刘寄奴的基原植物，该种与本种同等药用。旱莲草药材分为红旱莲和墨旱莲 2 种，红旱莲来源于本种，墨旱莲为菊科植物鳢肠 *Eclipta prostrata* (L.) L.。本种在湖南、贵州部分地区作刘寄奴药用，金丝桃属的元宝草 *Hypericum sampsonii* Hance、地耳草 *Hypericum japonicum* Thunb. ex Murray、贯叶连翘 *Hypericum perforatum* L. 等多种植物在不同地区也作刘寄奴药用。由于南北方用药习惯不同，刘寄奴商品来源较复杂，涉及多个科属植物，主要有玄参科植物阴行草 *Siphonostegia chinensis* Benth. 的干燥全草，习称"北刘寄奴"；菊科植物奇蒿 *Artemisia anomala* S. Moore 的干燥地上部分，习称"南刘寄奴"；菊科植物白苞蒿 *Artemisia lactiflora* Wall. ex DC.、蒌蒿 *Artemisia selengensis* Turcz. ex Bess. 等；以上品种在地方标准中均有收载。

藤黄科 Guttiferae 金丝桃属 Hypericum

挺茎遍地金

Hypericum elodeoides Choisy

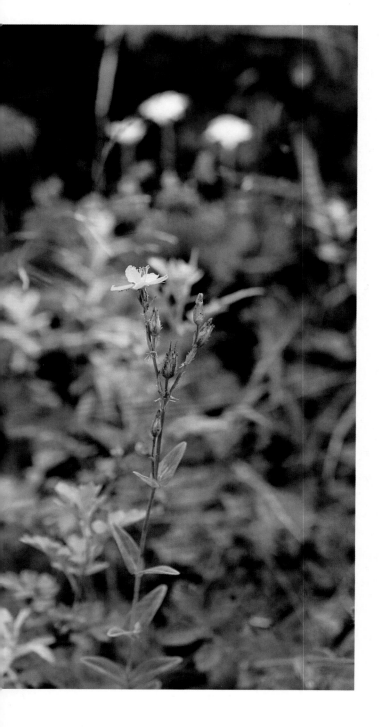

药材名

遍地金（药用部位：全草）。

形态特征

多年生草本或亚灌木状。茎圆柱形。叶披针状长圆形或长圆形，长 2 ~ 5.5 cm，宽 0.5 ~ 1 cm，先端钝或圆，基部浅心形，近无柄，微抱茎，边缘疏生黑色腺点，侧脉约 3 对。多花蝎尾状二歧聚伞花序；萼片卵形或长圆状披针形，边缘具小刺齿，齿端具黑色腺体；花瓣倒卵状长圆形，宿存；雄蕊 3 束，每束约具 20 雄蕊；花柱 3，基部离生，叉开，内藏或微伸出。蒴果卵球形，长约 5 mm，褐色，密被腺纹。

生境分布

生于海拔 750 ~ 3 200 m 的山坡草丛、灌丛、林下及田埂上。分布于德兴大茅山及龙头山、花桥等。

资源情况

野生资源一般。药材来源于野生。

采收加工

夏季采收，洗净，晒干。

| 功能主治 | 苦，平。归肝、脾经。清热解毒，活血调经，涩肠止泻。用于口腔炎，小儿口疮，小儿肺炎，小儿消化不良，乳腺炎，腹泻久痢，痛经；外用于黄水疮，毒蛇咬伤。 |

| 用法用量 | 内服煎汤，3～9 g。外用适量，捣敷。 |

| 附　注 | 本种异名：*Hypericum napaulense* Choisy。 |

藤黄科 Guttiferae 金丝桃属 *Hypericum*

小连翘

Hypericum erectum Thunb. ex Murray

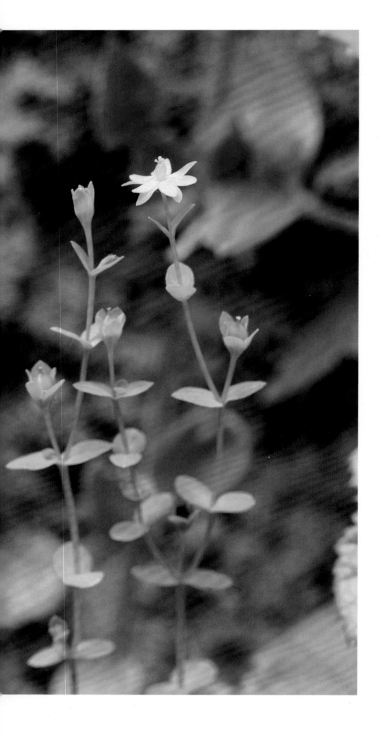

| 药 材 名 |

小连翘（药用部位：全草）。

| 形态特征 |

多年生草本，全株无毛，高 30 ~ 60 cm。茎绿色，圆柱形，具 2 隆起线。叶对生，无柄，半抱茎，长椭圆形、倒卵形或卵状长椭圆形，长 1.5 ~ 4.5 cm，宽 0.5 ~ 2.2 cm。花为顶生或腋生聚伞花序；萼片卵形；花瓣深黄色，具黑色点线；雄蕊多数，成 3 束；花柱 3，分离。蒴果卵形，长约 7 mm。

| 生境分布 |

生于山坡草丛中或山野较湿润处。分布于德兴畈大等。

| 资源情况 |

野生资源一般。药材来源于野生。

| 采收加工 |

夏、秋季采收，鲜用或晒干。

| 功能主治 |

苦，平。归肝、胃经。止血，调经，散瘀止痛，解毒消肿。用于吐血，咯血，衄血，便血，崩漏，创伤出血，月经不调，产妇乳汁不下，跌打损伤，风湿关节痛，疮疖肿毒，毒蛇咬伤。

| **用法用量** | 内服煎汤，10 ～ 30 g。外用适量，鲜品捣敷；或研末调敷。

| **附　方** | （1）治跌打扭伤痛：小连翘全草 12 g，酒、水各半煎服。（《江西民间草药》）

（2）治疮毒：鲜小连翘 60 g，犁头草 30 g，酒糟适量。捣敷；或煎汤洗。

（3）治毒蛇咬伤：小连翘、犁头草、黄疸草、匍匐堇（均鲜用）各适量。捣敷。

［方（2）～（3）出自《江西草药》］

| **附　注** | 本种异名：*Hypericum taisanense* Hayata、*Hypericum erectum* Thunb. ex Murray subsp. *longisepalum* L. H. Wu et D. P. Yang、*Hypericum erectum* Thunb. ex Murray var. *angustifolium* Y. Kimura、*Hypericum erectum* Thunb. ex Murray f. *angustifolium* (Y. Kimura) Y. Kimura。

藤黄科　Guttiferae　金丝桃属　*Hypericum*

地耳草

Hypericum japonicum Thunb. ex Murray

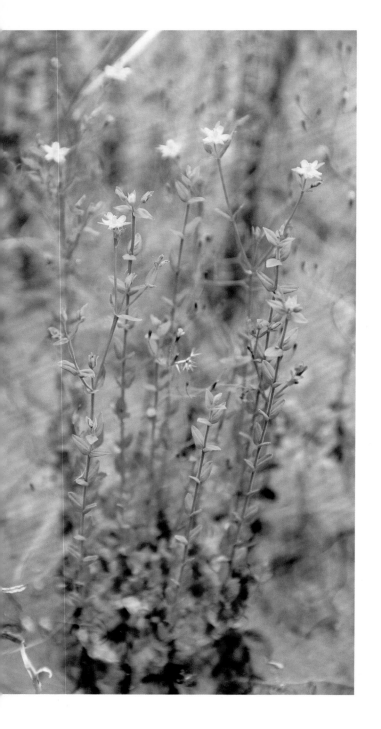

| 药 材 名 |

田基黄（药用部位：全草。别名：雀舌草、对叶茎）。

| 形态特征 |

一年生小草本，披散或直立，高 3 ~ 40 cm。根多须状。茎纤细，具 4 棱，基部近节处生细根。叶小，对生，卵形，抱茎，长 3 ~ 15 mm，宽 1.5 ~ 8 mm，全缘。聚伞花序顶生；花小，黄色；萼片、花瓣各 5，近等长；花柱 3，分离。蒴果矩圆形，长 4 mm。

| 生境分布 |

生于田边、沟边、草地及撂荒地上。德兴各地均有分布。

| 资源情况 |

野生资源丰富。药材来源于野生。

| 采收加工 |

春、夏季花开时采收，除去杂质，鲜用或晒干。

| 药材性状 |

本品长 10 ~ 40 cm。根须状，黄褐色。茎单

一或基部分枝，光滑，具4棱；表面黄绿色或黄棕色；质脆，易折断，断面中空。叶对生，无柄；完整叶片卵形或卵圆形，全缘，具细小透明腺点，基出脉3～5。聚伞花序顶生，花小，橙黄色。气无，味微苦。

| **功能主治** | 甘、苦，凉。归肝、胆、大肠经。清利湿热，解毒，散瘀消肿，止痛。用于急、慢性肝炎，疮疖痈肿。

| **用法用量** | 内服煎汤，15～30 g，鲜品30～60 g，大剂量可用90～120 g；或捣汁。外用适量，捣敷；或煎汤洗。

| **附　注** | 本种异名：*Reseda chinensis* Lour.、*Reseda cochinchinensis* Lour.、*Sarothra japonica* (Thunb.) Y. Kimura、*Sarothra laxa* (Blume) Y. Kimura、*Hypericum nervatum* Hance、*Hypericum laxum* (Blume) Koidz.、*Hypericum thunbergii* Franch. et Sav.、*Hypericum cavaleriei* H. Lévl.、*Brathys laxa* Blume。
药材田基黄，为本种的新鲜或干燥全草，《广东省中药材标准·第一册》（2004年版）中有收载；在《中华人民共和国药典·附录》（2005年版、2010年版）、《湖南省中药材标准》（1993年版）、《四川省中药材标准》（1987年版增补本）以"地耳草"之名收载之，《中华人民共和国药典》（1977年版）、《中华人民共和国卫生部药品标准·中药材·第一册》（1992年版）、《贵州省中药材质量标准》（1988年版）、《贵州省中药材、民族药材质量标准》（2003年版）以"地耳草（田基黄）"之名收载之。

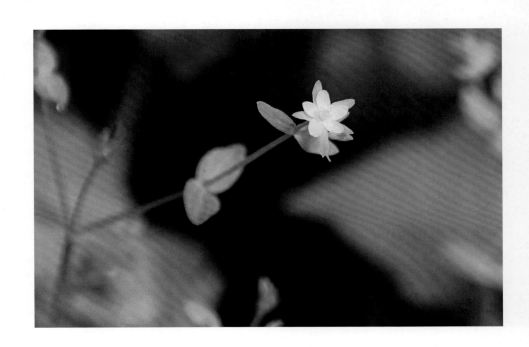

藤黄科 Guttiferae 金丝桃属 Hypericum

金丝桃
Hypericum monogynum L.

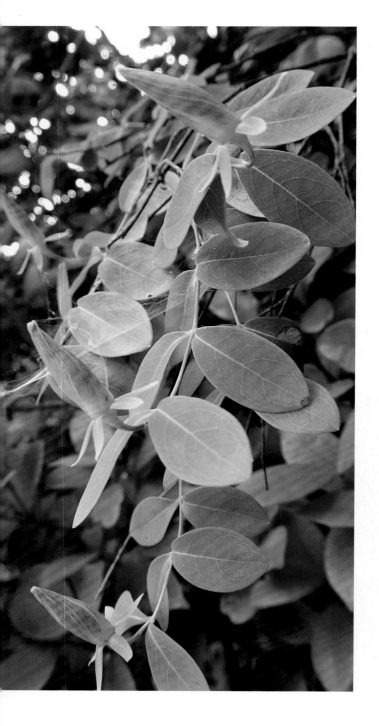

药 材 名

金丝桃（药用部位：全株）、金丝桃果（药用部位：果实）。

形态特征

半常绿小灌木，全株光滑无毛，多分枝。小枝对生，圆柱形，红褐色。叶对生，具透明腺点，长椭圆形，长 3 ~ 8 cm，宽 1 ~ 2.5 cm，先端钝尖，基部渐狭而稍抱茎，上面绿色，下面粉绿色，全缘，中脉在两面均明显而在下面稍凸起，无柄。花顶生，单生或成聚伞花序，直径 3 ~ 5 cm，具披针形小苞片；萼片 5，卵状矩圆形，先端微钝；花瓣 5，宽倒卵形；雄蕊多数，基部合生为 5 束；花柱细长，先端 5 裂。蒴果卵圆形。

生境分布

生于海拔 1 500 m 以下的山坡、路旁或灌丛中。分布于德兴海口、香屯等，德兴各地均有栽培。

资源情况

野生资源一般，栽培资源一般。药材主要来源于野生。

| 采收加工 | 金丝桃：全年均可采收，洗净，晒干。
金丝桃果：秋季果实成熟时采摘，鲜用或晒干。

| 药材性状 | 金丝桃：本品长约 80 cm，光滑无毛。根呈圆柱形，表面棕褐色，栓皮易呈片状剥落，断面不整齐，中心可见极小的空洞。老茎较粗，圆柱形，直径 4 ~ 6 mm，表面浅棕褐色，可见对生叶痕，栓皮易呈片状脱落；质脆，易折断，断面不整齐，中空明显。幼茎较细，直径 1.5 ~ 3 mm，表面较光滑，节间呈浅棕绿色，节部呈深棕绿色，断面中空。叶对生，略皱缩，易破碎；完整叶片展开呈长椭圆形，全缘，上面绿色，下面灰绿色，中脉明显凸起，叶片具透明腺点。气微香，味微苦。

| 功能主治 | 金丝桃：苦、涩，凉。清热解毒，散瘀止痛，祛风湿。用于肝炎，肝脾肿大，急性咽喉炎，结膜炎，疮疖肿毒，蛇咬伤，蜂螫伤，跌打损伤，风湿腰痛。
金丝桃果：甘，凉。润肺止咳。用于虚热咳嗽，百日咳。

| 用法用量 | 金丝桃：内服煎汤，15 ~ 30 g。外用适量，鲜根或鲜叶捣敷。
金丝桃果：内服煎汤，6 ~ 10 g。

| 附　　注 | 本种异名：*Norysca chinensis* (L.) Spach、*Norysca salicifolia* Blume、*Komana salicifolia* (Siebold et Zucc.) Y. Kimura ex Honda、*Hypericum salicifolium* Siebold et Zucc.、*Norysca chinensis* (L.) Spach var. *salicifolia* (Siebold et Zucc.) Y. Kimura。

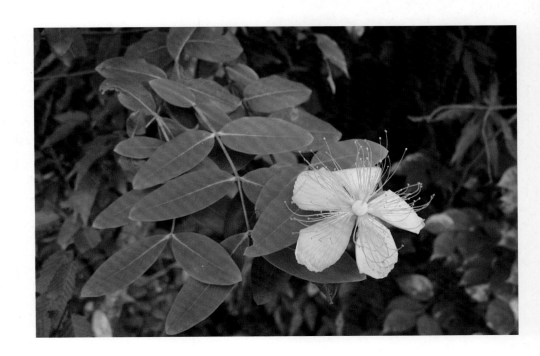

藤黄科 Guttiferae 金丝桃属 Hypericum

金丝梅

Hypericum patulum Thunb. ex Murray

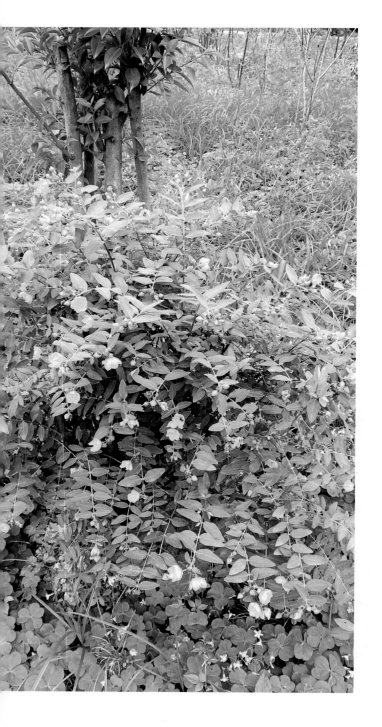

| 药 材 名 |

金丝梅（药用部位：全株）、大过路黄（药用部位：成熟果实）。

| 形态特征 |

灌木。小枝红色或暗褐色。叶对生，卵形、长卵形或卵状披针形，长 2.5 ~ 5 cm，宽 1.5 ~ 3 cm，全缘，先端通常圆钝或尖，或具小尖头，基部渐狭或圆形，有极短的叶柄，上面绿色，下面淡粉绿色，散布稀疏的油点。花单生枝端，或成聚伞花序，花直径 4 ~ 5 cm；萼片 5，卵形；花瓣 5，近圆形，金黄色；雄蕊多数，联合成 5 束；花柱 5，与雄蕊等长或较雄蕊短，分离。蒴果卵形，有宿存的萼。

| 生境分布 |

生于海拔 450 m 以上的山坡或山谷的疏林下、路旁或灌丛中。分布于德兴大茅山等，德兴各地均有栽培。

| 资源情况 |

野生资源一般，栽培资源丰富。药材主要来源于栽培。

| 采收加工 | **金丝梅**：夏季采集，洗净，切碎，晒干。
大过路黄：夏、秋季采收，鲜用。

| 药材性状 | **金丝梅**：本品的蒴果呈卵形，有宿存的萼，长 0.8 ~ 2 cm，直径 0.5 ~ 1.5 cm，表面绿色或绿棕色。气微，味苦、微辛。

大过路黄：本品为蒴果，卵形，有宿存的萼，长 0.8 ~ 2 cm，直径 0.5 ~ 1.5 cm，表面绿色或绿棕色。气微，味苦、微辛。

| 功能主治 | **金丝梅**：苦，寒。归肝、肾、膀胱经。清热利湿，解毒，疏肝通络，祛瘀止痛。用于湿热淋证，肝炎，感冒，扁桃体炎，疝气偏坠，筋骨疼痛，跌打损伤。

大过路黄：苦，寒。归肝、肾、膀胱经。清热解毒，凉血止血。用于痢疾，痔疮出血，跌扑损伤，牙痛，鼻衄。

| 用法用量 | **金丝梅**：内服煎汤，6 ~ 15 g。外用适量，捣敷；或炒后研末撒敷。虚热者忌用。
大过路黄：内服煎汤，15 ~ 30 g。

| 附　注 | 本种异名：*Norysca patula* (Thunb.) Voigt、*Komana patula* (Thunb.) Y. Kimura ex Honda、*Hypericum argyi* H. Lév. et Vaniot。

本种入药在《贵州省中药材、民族药材质量标准》（2003 年版）中以"金丝梅（大过路黄）"之名被收载，药用部位为新鲜成熟果实。

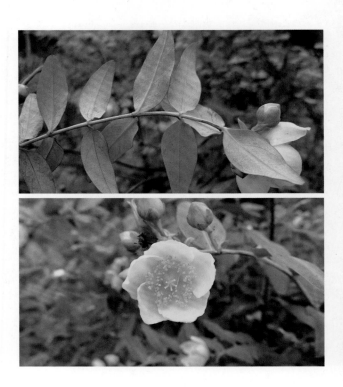

藤黄科 Guttiferae 金丝桃属 Hypericum

元宝草

Hypericum sampsonii Hance

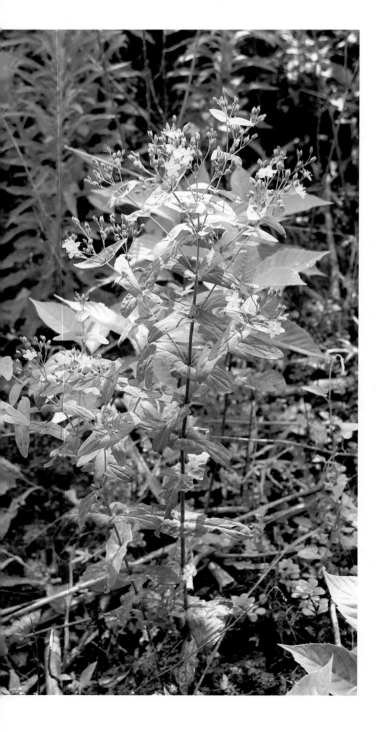

| 药 材 名 |

元宝草（药用部位：全草。别名：浸油香、六月开花六月死、大叶防风草）。

| 形态特征 |

多年生草本，高 50 ~ 80 cm，光滑无毛。茎直立，圆柱形。叶对生，基部完全合生为一体，而茎贯穿其中心，长椭圆状披针形，两叶长 7 ~ 13 cm，宽约 2.5 cm。花小，黄色；萼片、花瓣各 5；雄蕊 3 束；花柱 3。蒴果卵圆形，长约 8 mm，具黄褐色腺体。

| 生境分布 |

生于海拔 1 200 m 以下的路旁、山坡、草地、灌丛、田边、沟边等。德兴各地均有分布。

| 资源情况 |

野生资源一般。药材来源于野生。

| 采收加工 |

夏、秋季采收，洗净，鲜用或晒干。

| 药材性状 |

本品根细圆柱形，稍弯曲，长 3 ~ 7 cm，支根细小；表面淡棕色。茎圆柱形，直径

2 ~ 5 mm，长 30 ~ 80 cm；表面光滑，棕红色或黄棕色；质坚硬，断面中空。叶对生，2 叶基部合生为一体，茎贯穿中间；叶多皱缩，展平后叶片长椭圆形，上表面灰绿色或灰棕色，下表面灰白色，具众多黑色腺点。聚伞花序顶生，花小，黄色。蒴果卵圆形，红棕色。种子细小，多数。气微，味淡。

| 功能主治 | 苦、辛，寒。归肝、脾经。凉血止血，清热解毒，活血调经，祛风通络。用于吐血，咯血，衄血，血淋，创伤出血，肠炎，痢疾，乳痈，痈肿疔毒，烫火伤，蛇咬伤，月经不调，痛经，带下，跌打损伤，风湿痹痛，腰腿痛；外用于头癣，口疮，目翳。

| 用法用量 | 内服煎汤，9 ~ 15 g，鲜品 30 ~ 60 g；无瘀滞者及孕妇禁服。外用适量，鲜品捣敷；或干品研末外敷。

| 附　　方 | （1）治乳痈：元宝草 15 g，酒、水各半煎，分 2 次服。（出自《江西民间草药》）
（2）治疮毒：元宝草叶（鲜）60 g，犁头草（鲜）30 g，酒糟适量，捣敷。
（3）治月经不调：元宝草全草 15 ~ 30 g，益母草 9 g，金锦香根 15 g，煎汤，黄酒为引，于经前 7 日开始服，连服 5 剂。［方（2）~（3）出自《江西草药》］

| 附　　注 | 本种异名：*Hypericum esquirolii* H. Lévl.、*Hypericum electrocarpum* Maxim.。
药材元宝草，为本种的干燥全草，《中华人民共和国药典》（1977 年版）、《贵州省中药材、民族药材质量标准》（2003 年版）、《贵州省中药材质量标准》（1988 年版）、《湖南省中药材标准》（2009 年版）、《四川省中药材标准》（1987 年版增补本）中有收载。在《湖南省中药材标准》（1993 年版）中以"刘寄奴"之名被收载，药用部位为干燥地上部分。在《湖北省中药材质量标准》（2009 年版）中以"湖北刘寄奴"之名被收载，药用部位为干燥地上部分。《湖南省中药材标准》（1993 年版）还将同属植物黄海棠 *Hypericum ascyron* L. 作为刘寄奴的基原植物，该种与本种同等药用。

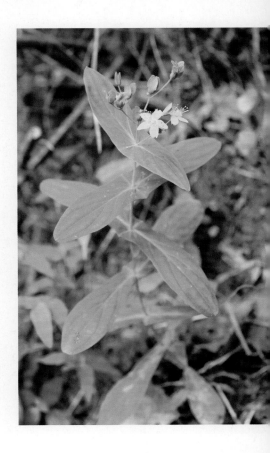

藤黄科 Guttiferae 金丝桃属 Hypericum

密腺小连翘

Hypericum seniawinii Maxim.

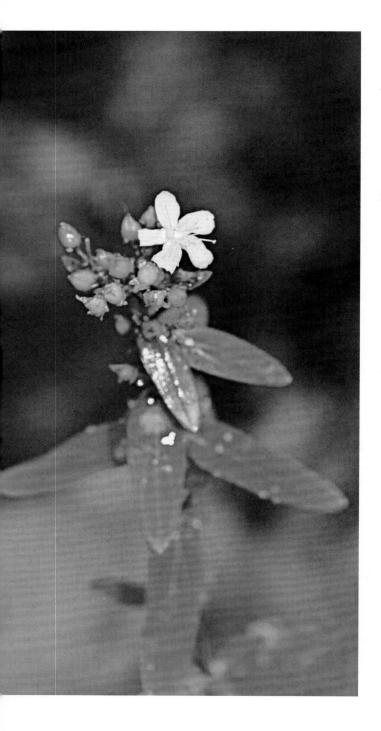

药 材 名

密腺小连翘（药用部位：地上部分）。

形态特征

多年生草本，高约 40 cm，各部分无毛。叶无柄，披针形或狭长圆形，长 2.5 ~ 5 cm，宽 0.8 ~ 1.2 cm，下面沿边缘具黑色腺点，其他部分有稍密的透明腺点。聚伞花序生于分枝和茎先端；苞片小，狭披针形，边缘具黑色腺体；萼片 5，狭披针形，长约 4.5 mm，沿边缘具黑色腺体；花瓣 5，黄色，狭长圆形，长约 9 mm，上部边缘具少数黑色腺体；雄蕊长约 7 mm，花药小，有 1 黑色腺体；花柱 3，长约 4 mm。

生境分布

生于海拔 500 ~ 1 600 m 的山坡、草地及田埂上。分布于德兴三清山北麓等。

资源情况

野生资源一般。药材来源于野生。

采收加工

夏、秋季采收，洗净，鲜用或晒干。

| **功能主治** | 微苦，平。收敛止血，镇痛。用于无名肿毒。

| **用法用量** | 外用适量，捣敷。

| **附　　注** | 本种异名：*Hypericum lateriflorum* H. Lévl.、*Hypericum lianzhouense* L. H. Wu et D. P. Yang、*Hypericum lianzhouense* L. H. Wu et D. P. Yang subsp. *guangdongense* L. H. Wu et D. P. Yang。

茅膏菜科 Droseraceae 茅膏菜属 Drosera

茅膏菜
Drosera peltata Sm. ex Willd.

| 植物别名 | 光萼茅膏菜。

| 药 材 名 | 茅膏菜（药用部位：全草。别名：落地珍珠、地胡椒、钻骨散）。

| 形态特征 | 多年生草本。球茎直径约 1 cm。茎高 10 ~ 25 cm，无毛。叶互生，具细柄；叶片半月形或半圆形，宽 2.5 ~ 4 mm，边缘密生长腺毛，毛先端膨大，红紫色；叶柄盾状着生，长 0.6 ~ 1.3 cm，无毛。蝎尾状聚伞花序生于茎或分枝先端，具少数花；花萼钟形，长 2 ~ 3 mm，近无毛，裂片 5，卵形，边缘啮蚀状；花瓣 5，白色，倒卵形，长约 3 mm；雄蕊 5；子房无毛，1 室，胚珠多数，花柱 3，细裂至中部。蒴果长约 2 mm，室背开裂。

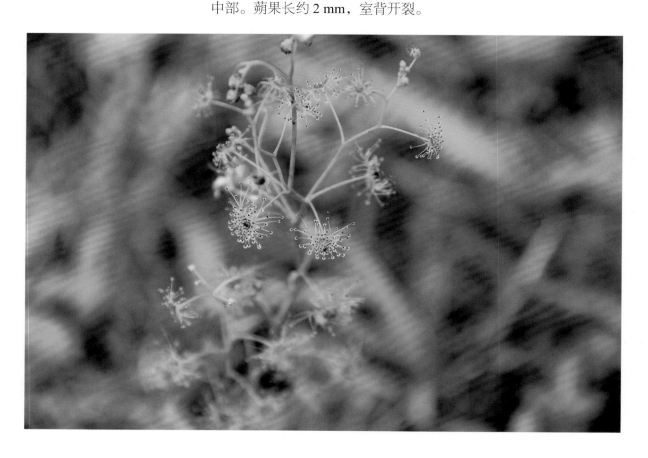

| 生境分布 | 生于海拔 50 ~ 1 600 m 的山坡、山腰、山顶和溪边的草丛、灌丛和疏林下。分布于德兴新岗山、黄柏等。

| 资源情况 | 野生资源一般。药材来源于野生。

| 采收加工 | 5 ~ 6 月采收，鲜用或晒干。

| 药材性状 | 本品纤细，长 5 ~ 25 cm。块茎球形，直径 3 ~ 8 mm；表面灰黑色，粗糙，先端可见凹点状茎痕；质轻，断面粉性，黄色至棕黄色，可见排列不规则的维管束小点。茎圆形，直径 0.5 ~ 1 mm，表面棕黑色，具纵棱，多中空。叶片半月形，边缘有多数棕色丝毛状物；叶柄细长。茎顶常具花或小蒴果。气微，味甘。

| 功能主治 | 甘、辛，平；有毒。归脾经。祛风止痛，活血，解毒。用于风湿痹痛，跌打损伤，腰肌劳损，胃痛，感冒，咽喉肿痛，痢疾，疟疾，小儿疳积，目翳，瘰疬，湿疹，疔疮。

| 用法用量 | 内服煎汤，3 ~ 9 g；或浸酒；内服宜慎，孕妇禁服。外用适量，捣敷；或研末撒敷；或敷贴有关穴位。

| 附　注 | 本种异名：*Drosera peltata* Smith ex Willd. var. *lunata* (Buch.-Ham.) C. B. Clarke、*Drosera peltata* Smith ex Willd. var. *multisepala* Y. Z. Ruan、*Drosera peltata* Smith ex Willd. var. *glabrata* Y. Z. Ruan、*Drosera lobbiana* Turcz.、*Drosera lunata* Buch.-Ham. ex DC.。

药材茅膏菜，为本种的干燥全草，《福建省中药材标准》（2006 年版）、《中华人民共和国卫生部药品标准·藏药·第一册·附录》（1995 年版）、《青海省藏药标准·附录》（1992 年版）、《中华人民共和国药典·附录》（2010 年版）、《贵州省中药材、民族药材质量标准》（2003 年版）中有收载。

罂粟科 Papaveraceae 紫堇属 Corydalis

北越紫堇 *Corydalis balansae* Prain

| **植物别名** | 台湾黄堇。

| **药 材 名** | 黄花地锦苗（药用部位：全草）。

| **形态特征** | 无毛草本。主根圆锥形。茎直立或铺散，具棱，稀疏分枝，高
20 ~ 60 cm。叶具长柄，宽卵形或卵形，长 8 ~ 16 cm，宽 6 ~ 12 cm，
二至三回羽状复叶，一回裂片 2 ~ 3 对，具短柄，末回裂片具短
柄或无柄，卵形或卵圆形，先端瓣状圆齿裂；下部叶叶柄长 5 ~
15 cm。总状花序顶生或与叶对生；苞片卵形至披针形，长 4 ~
10 mm；花黄色，具短梗；上花瓣长 1.2 ~ 1.8 cm，具鸡冠状突起，
距筒形，末端略向下弯曲，约占花瓣全长的 1/3。蒴果条形，长
2.5 ~ 4 cm，宽 3 ~ 4 mm；种子扁圆形，被凹点，种阜舟状。

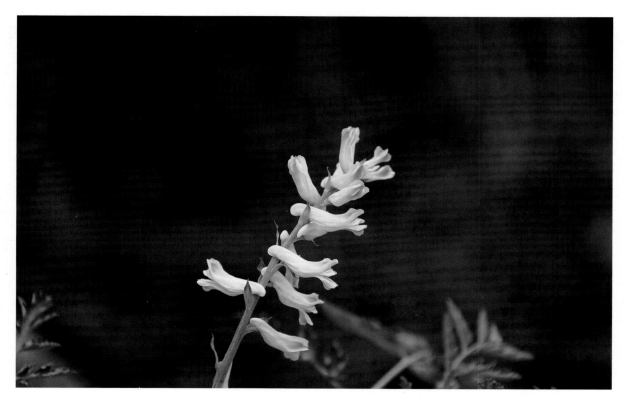

| **生境分布** | 生于海拔 200 ~ 700 m 的山谷或沟边湿地。分布于德兴黄柏、香屯、银城、花桥等。

| **资源情况** | 野生资源一般。药材来源于野生。

| **采收加工** | 春、夏季采收，洗净，鲜用。

| **功能主治** | 苦，凉。清热解毒，消肿止痛。用于痈疮肿毒，顽癣，跌打损伤。

| **用法用量** | 外用适量，捣敷。

| **附　注** | 本种异名：*Corydalis cavaleriei* H. Lévl. et Van.、*Corydalis orthocarpa* Hayata、*Corydalis lofouensis* H. Lévl.、*Corydalis pseudotomentella* Fedde、*Corydalis ecalcarata* (Z. Y. Su) Y. H. Zhang、*Corydalis taitoensis* Hayata。

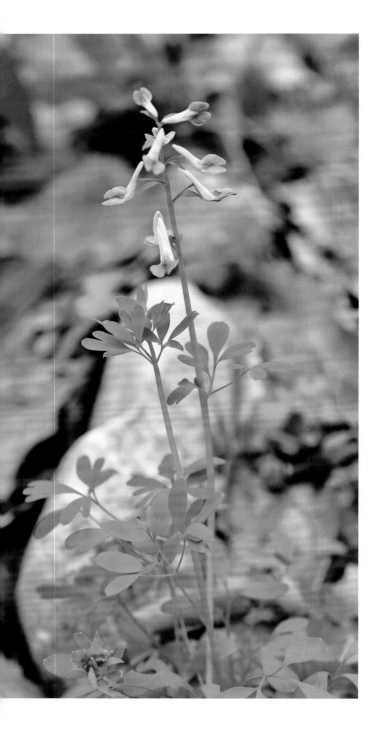

罂粟科 Papaveraceae　紫堇属 Corydalis

夏天无
Corydalis decumbens (Thunb.) Pers.

| 植物别名 |

伏生紫堇。

| 药 材 名 |

夏天无（药用部位：块茎）。

| 形态特征 |

多年生草本，高达 25 cm。块茎近球形或稍长，具匍匐茎，无鳞叶。茎多数，不分枝，具 2 ~ 3 叶。叶二回三出，小叶倒卵圆形，全缘或深裂，裂片卵圆形或披针形。总状花序具 3 ~ 10 花；苞片卵圆形，全缘，长 5 ~ 8 mm；花梗长 1 ~ 2 cm；花冠近白色、淡粉红色或淡蓝色，外花瓣先端凹缺，具窄鸡冠状突起，上花瓣长 1.4 ~ 1.7 cm，瓣片稍上弯，距稍短于瓣片，直伸或稍上弯。蒴果线形，稍扭曲，长 1.3 ~ 1.8 cm；种子 6 ~ 14，具龙骨状及泡状小突起。

| 生境分布 |

生于海拔 80 ~ 300 m 的山坡或路边。德兴各地均有分布。

| 资源情况 |

野生资源一般。药材来源于野生。

| 采收加工 | 4 月上旬至 5 月初待茎叶变黄时，选晴天采挖，除去须根，洗净，鲜用或晒干。

| 药材性状 | 本品类球形、长圆形或不规则块状，长 0.5 ~ 3 cm，直径 0.5 ~ 2.5 cm。表面灰黄色、暗绿色或黑褐色，有瘤状突起和不明显的细皱纹，先端钝圆，可见茎痕，四周有淡黄色点状叶痕。质硬，断面黄白色或黄色，颗粒状或角质样，有的略带粉性。气微，味苦。

| 功能主治 | 苦、微辛，温。归肝经。活血止痛，舒筋活络，祛风除湿。用于中风偏瘫，头痛，跌打损伤，风湿痹痛，腰腿疼痛。

| 用法用量 | 内服煎汤，6 ~ 12 g；或研末，分 3 次服；或入丸剂。

| 附 方 | （1）治风湿性关节炎：夏天无粉每次服 9 g，每日 2 次。
（2）治腰肌劳损：夏天无全草 15 g，煎服。
（3）治各型高血压：①夏天无研末冲服，每次 2 ~ 4 g。②夏天无、钩藤、桑白皮、夏枯草，煎服。［方（1）~（3）出自《中草药学》（江西）］

| 附 注 | 本种异名：*Pistolochia decumbens* (Thunb.) Holub、*Fumaria decumbens* Thunb.、*Corydalis edulioides* Fedde、*Corydalis amabilis* Migo、*Corydalis kelungensis* Hayata、*Corydalis gracilipes* S. Moore。
药材夏天无，为本种的干燥块茎，《中华人民共和国药典》（1977 年版、1990 年版至 2020 年版）中有收载。
《中华人民共和国药典》规定，夏天无按干燥品计算，含原阿片碱（$C_{20}H_{19}NO_5$）不得少于 0.30%，盐酸巴马汀（$C_{21}H_{21}NO_4 \cdot HCl$）不得少于 0.080%。
本种为江西道地药材，在余江民间具有悠久的药用历史，现主要作为生产夏天无针剂、复方夏天无片等中成药的原料药材。

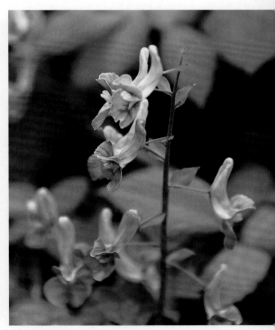

罂粟科 Papaveraceae 紫堇属 Corydalis

紫堇

Corydalis edulis Maxim.

| 药 材 名 | 紫堇（药用部位：全草或根。别名：尿桶草）。

| 形态特征 | 一年生无毛草本，具细长的直根。茎高 10 ~ 30 cm，常自下部起分枝。叶基生并茎生，具细柄；叶片三角形，长 3 ~ 9 cm，2 ~ 3 回羽状全裂，一回裂片 2 ~ 3 对，二回裂片或三回裂片倒卵形，不等地近羽状分裂，末回裂片狭卵形。总状花序长 3 ~ 10 cm；苞片卵形或狭卵形，全缘或疏生小齿；萼片小；花瓣紫色，上花瓣长 1.5 ~ 1.8 cm，距长达 5 mm，末端稍向下弯曲。蒴果条形，长约 3 cm；种子黑色，扁球形，密生小凹点。

| 生境分布 | 生于海拔 400 ~ 1 200 m 的丘陵、沟边或多石地、宅旁墙基。德兴各地均有分布。

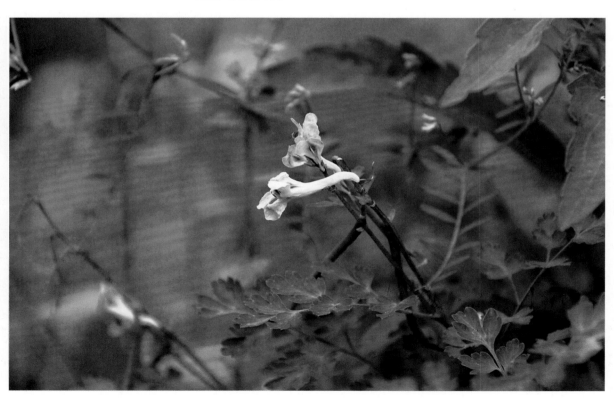

| 资源情况 | 野生资源丰富。药材来源于野生。

| 采收加工 | 春、夏季采收，除去杂质，洗净，鲜用或阴干。

| 药材性状 | 本品根呈椭圆形、长圆柱形或连珠形，长 1 ~ 5 cm，直径 0.5 ~ 2.5 cm。除去栓皮者表面类白色或黄白色，凹陷处有棕色栓皮残留；未去栓皮者有明显纵槽纹和少数横长皮孔。质脆，易折断，断面粉性，皮部类白色，木部淡黄色，有放射状纹理；长圆柱状者纤维性较强。气微，味微甘、辛，有刺激性。

| 功能主治 | 苦、涩，凉；有毒。归肺、肾、脾经。清热解毒，杀虫止痒。用于疮疡肿毒，聤耳流脓，咽喉疼痛，顽癣，白秃疮，毒蛇咬伤。

| 用法用量 | 内服煎汤，4 ~ 10 g。外用适量，捣敷；或研末调敷；或煎汤洗。本品有毒，用量不宜过大。

| 附　注 | 本种异名：*Corydalis micropoda* Franch.、*Corydalis chinensis* Franch.。

| 罂粟科 | Papaveraceae | 紫堇属 | *Corydalis*

刻叶紫堇 *Corydalis incisa* (Thunb.) Pers.

| **药 材 名** | 紫花鱼灯草（药用部位：全草或根）。

| **形态特征** | 一年生或二年生草本。块茎狭椭圆形，长约 1 cm，密生须根。茎高 15 ～ 45 cm。叶基生并茎生；叶片三角形，长达 6.5 cm，2 ～ 3 回羽状全裂，一回裂片 2 ～ 3 对，具细柄，二回裂片或三回裂片缺刻状分裂。总状花序长 3 ～ 10 cm；苞片菱形或楔形，1 ～ 2 回羽状深裂，小裂片狭披针形或钻形；萼片小；花瓣紫色，上花瓣长 1.6 ～ 2 cm，距长 0.7 ～ 1.1 cm，末端钝。蒴果椭圆状条形，长约 1.5 cm，宽约 2 mm；种子黑色，光滑。

| **生境分布** | 生于海拔 0 ～ 1 800 m 的林缘、路边或疏林下。分布于德兴花桥、黄柏等。

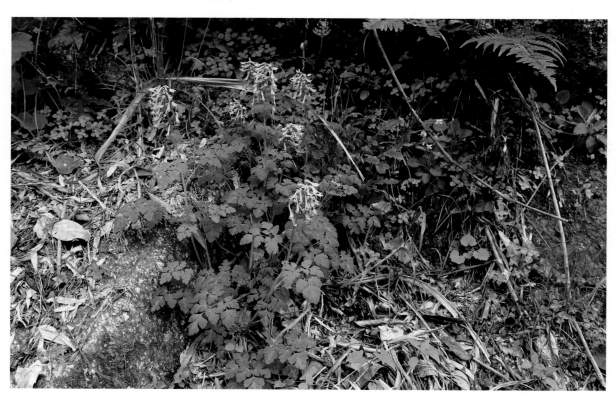

| **资源情况** | 野生资源一般。药材来源于野生。

| **采收加工** | 花期采收全草，夏季枯萎后采挖根，除去泥土、杂质，鲜用或晒干。

| **功能主治** | 苦、辛，寒；有毒。归肺、胃经。解毒，杀虫。用于疮疡肿毒，疥癞顽癣，湿疹，毒蛇咬伤。

| **用法用量** | 外用适量，捣敷；或煎汤洗；或以酒或醋磨汁外搽。

| **附　注** | 本种异名：*Fumaria incisa* Thunb.、*Corydalis incisa* (Thunb.) Pers. var. *tschejiangensis* Fedde、*Corydalis incisa* (Thunb.) Pers. var. *pseudomakinoana* Fedde、*Corydalis incisa* (Thunb.) Pers. f. *liuchiuensis* Nakai、*Corydalis incisa* (Thunb.) Pers. var. *koreana* Fedde。

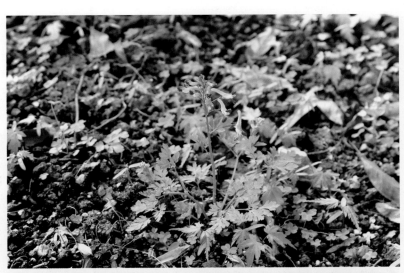

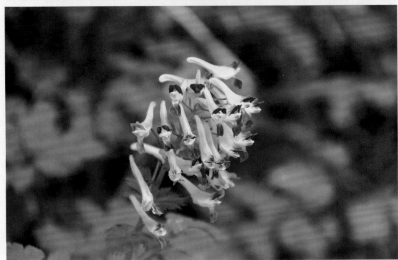

罂粟科 Papaveraceae 紫堇属 Corydalis

黄堇

Corydalis pallida (Thunb.) Pers.

| 药 材 名 | 深山黄堇（药用部位：全草。别名：黄花尿桶草）。

| 形态特征 | 无毛草本，具直根。茎高 18 ~ 60 cm。叶片下面有白粉，卵形，长达 20 cm，2 ~ 3 回羽状全裂，二回裂片或三回裂片卵形或菱形，浅裂，稀深裂，小裂片卵形或狭卵形。总状花序长达 25 cm；苞片狭卵形至条形；萼片小；花瓣淡黄色，上花瓣长 1.5 ~ 1.8 cm，距圆筒形，长 6 ~ 8 mm。蒴果串珠状，长达 3 cm；种子黑色，扁球形，直径约 1.5 mm，密生圆锥状小突起。

| 生境分布 | 生于林间空地、火烧迹地、林缘、河岸或多石坡地。德兴各地均有分布。

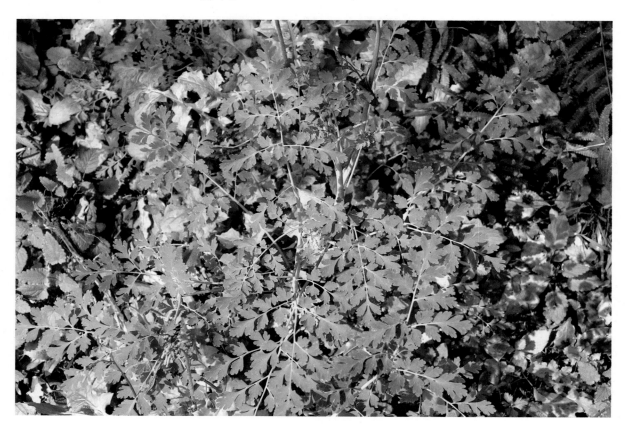

资源情况	野生资源较丰富。药材来源于野生。

采收加工	春、夏季采收，鲜用或晒干。

药材性状	本品茎无毛。叶 2 ～ 3 回羽状全裂。总状花序较长，花大，距圆筒形，长 6 ～ 8 mm。蒴果串珠状。种子黑色，密生圆锥状小突起。

功能主治	微苦，凉；有毒。归肝、肺、大肠经。清热利湿，解毒。用于湿热泄泻，赤白痢疾，带下，痈疮热疖，丹毒，风火赤眼。

用法用量	内服煎汤，3 ～ 9 g，鲜品 30 g；或捣烂绞汁服。外用适量，捣敷。

附　注	本种异名：*Sophorocapnos pallida* (Thunb.) Turcz.、*Fumaria pallida* Thunb.、*Corydalis pallida* (Thunb.) Pers. var. *tenuis* Yatabe。

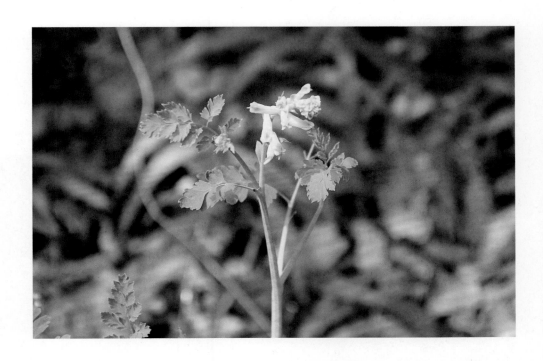

罂粟科 Papaveraceae 紫堇属 Corydalis

小花黄堇
Corydalis racemosa (Thunb.) Pers.

| 药 材 名 | 小花黄堇（药用部位：全草或根）。

| 形态特征 | 一年生草本，具细长的直根，无毛。茎高 10 ～ 55 cm，常自下部分枝。叶片三角形，长 3 ～ 12 cm，2 ～ 3 回羽状全裂，一回裂片 3 ～ 4 对，二回裂片或三回裂片卵形或宽卵形，浅裂或深裂，末回裂片狭卵形至宽卵形。总状花序长 3 ～ 10 cm；苞片狭披针形或钻形，长 1.5 ～ 5 mm；萼片小，卵形；花瓣黄色，上花瓣长 6 ～ 9 mm，距囊状，长 1 ～ 2 mm，末端圆形。蒴果条形，长 2 ～ 3 cm；种子黑色，扁球形，直径约 1 mm，密生小凹点。

| 生境分布 | 生于海拔 400 ～ 1 600 m 的林缘阴湿地或多石溪边。分布于德兴三清山北麓、大茅山等。

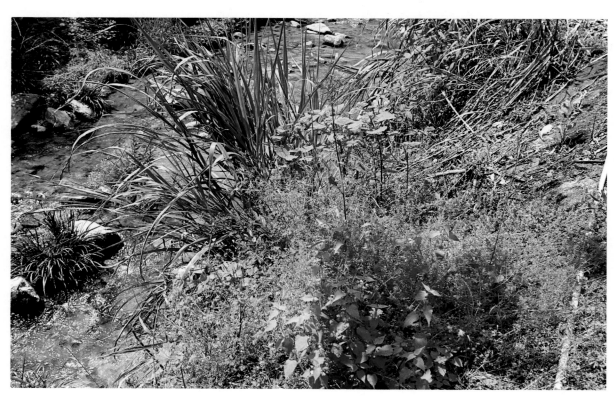

| **资源情况** | 野生资源一般。药材来源于野生。

| **采收加工** | 夏季采收，洗净，晒干。

| **药材性状** | 本品茎光滑无毛。叶 2 ～ 3 回羽状全裂，末回裂片近卵形，浅裂至深裂。总状花序；花黄棕色，上花瓣延伸成距，末端圆形。蒴果条形。种子黑色，扁球形。味苦。

| **功能主治** | 苦、涩，寒；有毒。归肺、肝、膀胱经。清热利湿，解毒，杀虫。用于湿热泄泻，痢疾，黄疸，目赤肿痛，聤耳流脓，疮毒，疥癣，毒蛇咬伤。

| **用法用量** | 内服煎汤，3 ～ 6 g，鲜品 15 ～ 30 g；或捣汁。外用适量，捣敷；或用根以酒、醋磨汁搽。

| **附　注** | 本种异名：*Fumaria racemosa* Thunb.、*Corydalis fumaria* H. Lév. et Van.、*Corydalis handel-mazzettii* Fedde、*Corydalis edulis* Maxim. var. *cicutariaefolia* Fedde、*Corydalis edulis* Maxim. var. *cicutariifolia* Fedde。

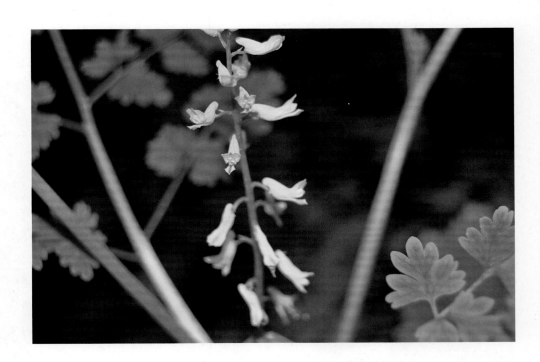

罂粟科 Papaveraceae 紫堇属 *Corydalis*

全叶延胡索 *Corydalis repens* Mandl et Muehld.

| **药材名** | 全叶延胡索（药用部位：块茎）。

| **形态特征** | 多年生无毛草本。块茎圆球形，直径 1 ~ 1.5 cm。茎高 8 ~ 22 cm，基部之上有 1 鳞片。茎生叶 2 ~ 3，互生，具长柄，二至三回三出，末回裂片椭圆形或长圆形，长约 1.5 cm，宽约 1 cm，全缘或具少数圆齿。总状花序长 3 ~ 10 cm，花少而稀疏；苞片披针形或卵圆形，全缘或仅下部的苞片浅裂，短于花梗；花梗细长，毛发状；花黄白色或带蓝色，上花瓣长约 1.6 cm，瓣片先端 2 浅裂；距圆筒形，约占上花瓣全长的 2/3。蒴果下垂，椭圆形，长约 1 cm。

| **生境分布** | 生于海拔 700 ~ 1 000 m 的灌木林下或林缘。分布于德兴三清山北麓等。

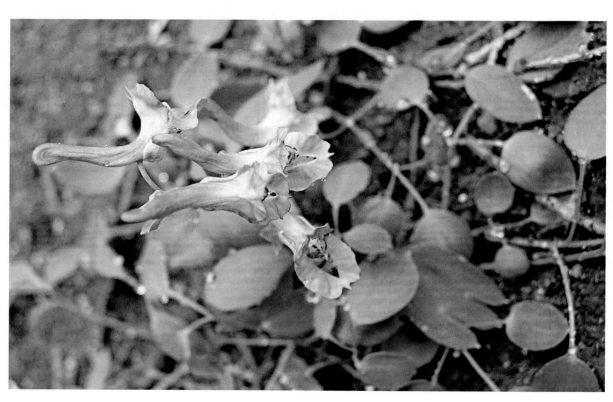

| 资源情况 | 野生资源一般。药材来源于野生。 |

| 采收加工 | 冬、春季采挖，洗净，鲜用或晒干。 |

| 药材性状 | 本品呈扁球形或球形，直径 5 ~ 10 mm。表面黄色或黄棕色，无明显皱纹；上端微凹处有茎痕，底部可见不定根痕。质较硬，断面白色至淡黄色。气微，味辛、苦。 |

| 功能主治 | 苦，温。行气止痛，活血散瘀。用于脘腹痛。 |

| 用法用量 | 内服煎汤，3 ~ 6 g。 |

| 附　　注 | 本种异名：*Pistolochia repens* (Mandl et Muehld.) Soják、*Corydalis turtschaninovii* Bess. var. *papillata* Ohwi、*Corydalis lineariloba* Siebold & Zucc. var. *papillata* (Ohwi) Ohwi、*Corydalis lineariloba* Siebold & Zucc. var. *micrantha* Ohwi、*Corydalis repens* Mandl et Muehld. var. *manshurica* Skvortzov。 |

罂粟科 Papaveraceae 紫堇属 Corydalis

地锦苗

Corydalis sheareri S. Moore

| 药 材 名 | 护心胆（药用部位：全草或块茎）。

| 形态特征 | 多年生草本。块茎近球形或短圆柱形。茎 1 ~ 2，高 15 ~ 40 cm，无毛，通常在上部分枝。基生叶及茎下部叶长 10 ~ 30 cm，具长柄；叶片长 4.5 ~ 12 cm，2 ~ 3 回羽状全裂，一回裂片约 3 对，二回裂片或三回裂片近菱形或菱状倒卵形，中部之上不规则羽状浅裂。总状花序长约 10 cm；苞片狭倒卵形或楔形，通常全缘；萼片小，近扇形；花瓣粉红色或淡紫色，上花瓣长 2 ~ 2.8 cm，距钻形，长 1.1 ~ 2 cm，末端尖，平展或稍向上弯曲。蒴果近条形，长约 2.5 cm。

| 生境分布 | 生于海拔 400 ~ 1 600 m 的水边或林下潮湿地。德兴各地均有分布。

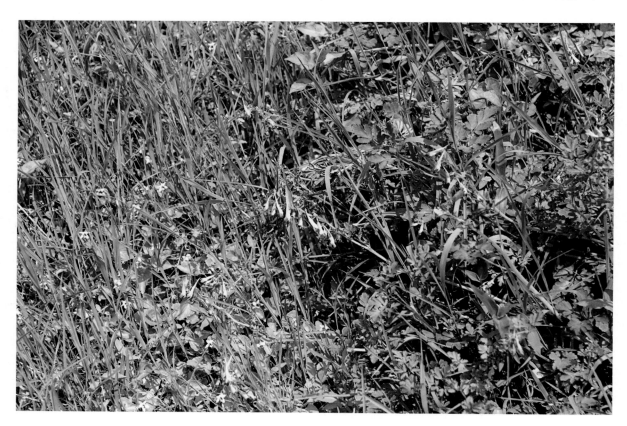

| 资源情况 | 野生资源丰富。药材来源于野生。 |

| 采收加工 | 春、夏季采集全草，冬、春季采挖块茎，洗净，鲜用或晒干。 |

| 药材性状 | 本品块茎倒卵圆形至长椭圆形，基部狭小而渐尖，长 1 ~ 3 cm，直径 0.5 ~ 1.5 cm。表面黄棕色或灰褐色，具多数类三角状凸起的侧芽，并可见须根及须根痕。质坚脆，受潮后稍变软，断面深黄色至暗绿色。略具焦糖气，味极苦。 |

| 功能主治 | 苦、辛，寒；有小毒。归心、肝、胃经。活血止痛，清热解毒。用于胃痛，腹痛泄泻，跌打损伤，痈疮肿毒，目赤肿痛。 |

| 用法用量 | 内服煎汤，3 ~ 6 g；或研末，1.5 ~ 3 g。外用适量，捣敷。 |

| 附　注 | 本种异名：*Corydalis chelidoniifolia* H. Lévl. et Vaniot、*Corydalis suaveolens* Hance、*Corydalis echinocarpa* Franch.、*Corydalis sheareri* S. Moore var. *changyangensii* Fedde、*Corydalis sheareri* S. Moore var. *changyangensis* Fedde。 |

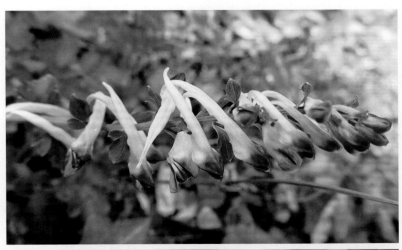

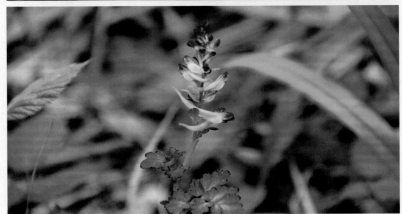

罂粟科 Papaveraceae 紫堇属 Corydalis

延胡索
Corydalis yanhusuo W. T. Wang ex Z. Y. Su et C. Y. Wu

| 药 材 名 | 延胡索（药用部位：块茎。别名：元胡）。

| 形态特征 | 无毛草本。块茎球形，直径 0.7 ~ 2 cm。茎高 9 ~ 20 cm，在基部之上生 1 鳞片，其上生 3 ~ 4 叶。叶片三角形，长达 7.5 cm，2 回三出全裂，二回裂片近无柄或具短柄，不分裂或 2 ~ 3 全裂或深裂，末回裂片披针形或狭卵形，长 1.2 ~ 3 cm，宽 3.5 ~ 8 mm。总状花序长 3 ~ 6.5 cm；苞片卵形、狭卵形或狭倒卵形，长达 8 mm，通常全缘或有少数牙齿；萼片极小，早落；花瓣紫红色，上花瓣长 1.5 ~ 2 cm，先端微凹，距圆筒形，长 1 ~ 1.2 cm。蒴果条形，长约 2 cm。

| 生境分布 | 生于丘陵草地，现多栽培。德兴黄柏、新岗山、龙头山等有栽培。

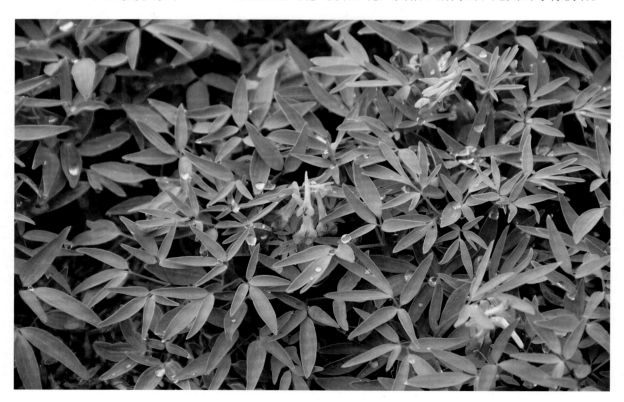

| 资源情况 | 栽培资源丰富。药材来源于栽培。

| 采收加工 | 夏初茎叶枯萎时采挖，除去须根，洗净，置沸水中煮或蒸至恰无白心时，取出，晒干。

| 药材性状 | 本品呈不规则扁球形，直径 0.5 ~ 1.5 cm。表面黄色或黄褐色，有不规则网状皱纹；先端有略凹陷的茎痕，底部常有疙瘩状突起。质硬而脆，断面黄色，角质样，有蜡样光泽。气微，味苦。

| 功能主治 | 辛、苦，温。归肝、脾经。活血，行气，止痛。用于胸胁、脘腹疼痛，胸痹心痛，经闭痛经，产后瘀阻，跌仆肿痛。

| 用法用量 | 内服煎汤，3 ~ 10 g；或研末吞服，1.5 ~ 3 g；或入丸、散剂。孕妇禁服，体虚者慎服。

| 附　注 | 本种异名：*Corydalis bulbosa* Forbes et Hemsl.、*Corydalis ambigua* E. P. Smith、*Corydalis turtschaninovii* Bess. f. *yanhusuo* Y. H. Chou et C. C. Hsu、*Corydalis ternata* (Nakai) Nakai f. *yanhusuo* (Y. H. Chou & C. C. Hsu) Y. C. Zhu。

药材延胡索，为本种的干燥块茎，《新疆维吾尔自治区药品标准·第二册》（1980 年版）等中有收载；《中华人民共和国药典》（1963 年版、1985 年版至 2020 年版）、《贵州省中药材、民族药材质量标准·副篇》（2003 年版）以"延胡索（元胡）"之名收载之。

《中华人民共和国药典》规定，延胡索（元胡）药材按干燥品计算，含延胡索乙素（$C_{21}H_{25}NO_4$）不得少于 0.050%。

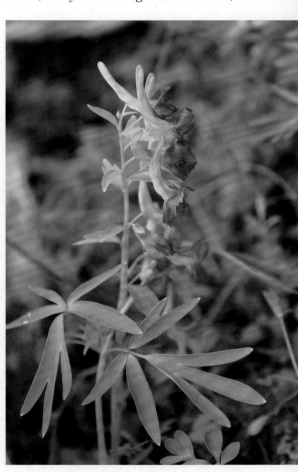

罂粟科 Papaveraceae 血水草属 Eomecon

血水草
Eomecon chionantha Hance

| 药 材 名 | 血水草（药用部位：全草）、血水草根（药用部位：根及根茎）。 |

| 形态特征 | 多年生草本，具红黄色汁液。根茎横生。叶基生，具长柄；叶片卵状心形，长 3 ~ 9 cm，宽 5 ~ 10 cm，边缘波状，下面有白粉，基出脉 5 ~ 7；叶柄长 10 ~ 30 cm，基部具狭鞘。花葶高 20 ~ 40 cm；聚伞花序伞房状，具 3 ~ 5 花；苞片狭卵形；花梗长 1 ~ 5 cm；萼片 2，在下部合生，船形，长 0.6 ~ 1.5 cm，早落；花瓣 4，白色，倒卵形，长 1.4 ~ 1.8 cm；雄蕊多数，花药矩圆形，花丝丝形；子房卵形，花柱明显，先端 2 浅裂。蒴果窄椭圆形；种子多数。 |

| 生境分布 | 生于海拔 1 400 ~ 1 800 m 的林下、灌丛下或溪边、路旁。分布于德兴三清山北麓等，大目源有栽培。 |

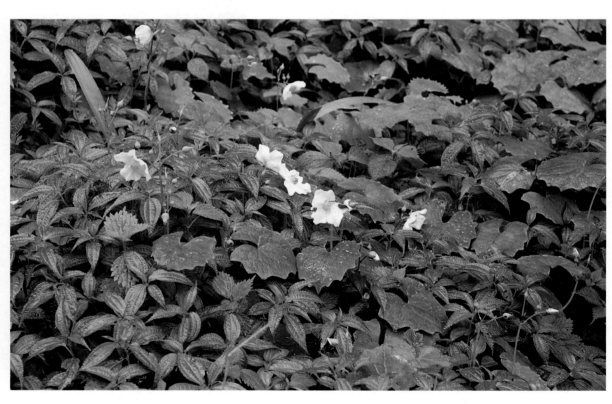

| 资源情况 | 野生资源一般，栽培资源一般。药材主要来源于栽培。 |

| 采收加工 | 血水草：秋季采集，鲜用或晒干。
血水草根：9 ~ 10 月采收，鲜用或晒干。 |

| 药材性状 | 血水草根：本品根茎呈细圆柱形，弯曲或扭曲，长可达 50 cm，直径 1.5 ~ 5 mm。表面红棕色或灰棕色，平滑，有细纵纹，节间长 2 ~ 5 cm，节上着生纤细的须状根。质脆，易折断，折断面不平坦，皮部红棕色，中柱淡棕色，有棕色小点（维管束）。气微，味微苦。 |

| 功能主治 | 血水草：苦，寒；有小毒。归肝、肾经。清热解毒，活血止痛，止血。用于目赤肿痛，咽喉疼痛，口腔溃疡，疔疮肿毒，毒蛇咬伤，癣疮，湿疹，跌打损伤，腰痛，咯血。
血水草根：苦、辛，凉；有小毒。归肝、肾经。清热解毒，散瘀止痛。用于风热目赤肿痛，咽喉疼痛，尿路感染，疮疡疖肿，毒蛇咬伤，产后小腹瘀痛，跌打损伤，湿疹，疥癣等。 |

| 用法用量 | 血水草：内服煎汤，6 ~ 30 g；或浸酒。外用适量，鲜品捣敷；或干品研末调敷；或煎汤洗。
血水草根：内服煎汤，5 ~ 15 g；或浸酒。外用适量，捣敷；或研末调敷。 |

| 附　方 | （1）治急性结膜炎：鲜血水草 30 ~ 60 g。内服煎汤，每日 1 剂。
（2）治无名肿毒：血水草鲜品适量，甜酒糟少许，捣敷。每日换药 1 次。
（3）治毒蛇咬伤：鲜血水草根 30 ~ 60 g。捣敷，每日换药 1 次。［方（1）~（3）出自《江西草药》］ |

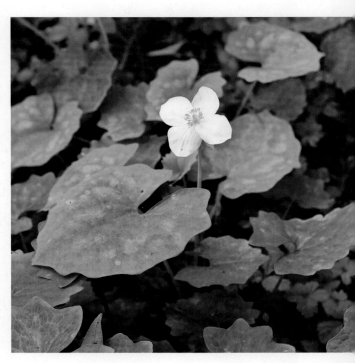

罂粟科 Papaveraceae 荷青花属 Hylomecon

荷青花 *Hylomecon japonica* (Thunb.) Prantl

| **药 材 名** | 拐枣七（药用部位：根及根茎）。

| **形态特征** | 多年生草本，有黄色汁液。根茎长。茎高 15 ~ 30 cm，不分枝或上部有分枝，近无毛。基生叶 1 ~ 2，比茎稍短，具长柄，羽状全裂，裂片倒卵状菱形或近椭圆形，长 3 ~ 9 cm，边缘有不规则锯齿，有时浅裂，近无毛；茎生叶生于茎上部，似基生叶，但较小。花 1 ~ 3 生于茎顶；萼片 2，狭卵形，长约 1.5 cm，早落；花瓣 4，黄色，长 1.5 ~ 2.8 cm；雄蕊多数；雌蕊无毛。蒴果长 3 ~ 8 cm，纵裂成 2 片，有多数种子。

| **生境分布** | 生于海拔 300 ~ 1 800 m 的林下、林缘或沟边。分布于德兴畈大等。

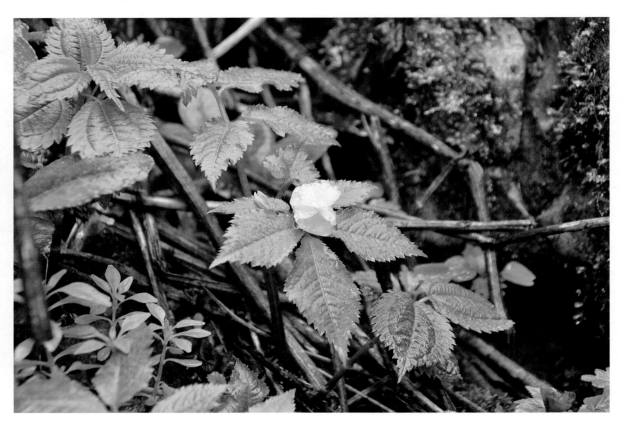

| **资源情况** | 野生资源一般。药材来源于野生。

| **采收加工** | 秋季采集，除去须根，洗净，晒干。

| **功能主治** | 苦，平。归肝经。祛风通络，散瘀消肿，止血镇痛。用于风湿关节痛，劳伤，四肢乏力，胃痛，腹痛，痢疾。

| **用法用量** | 内服煎汤，3 ～ 10 g；或浸酒。忌食芥菜、萝卜及茶。

| **附　　注** | 本种异名：*Hylomecon vernalis* Maxim.、*Chelidonium japonicum* Thunb.、*Stylophorum japonicum* (Murray) Miquel。

药材拐枣七，为本种的干燥根及根茎，《湖北省中药材质量标准》（2009 年版）以 "荷青花" 之名收载之。

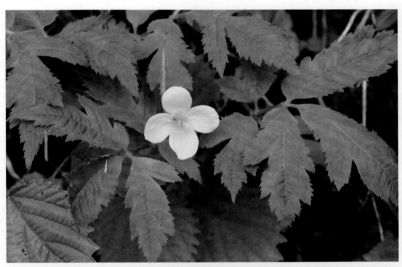

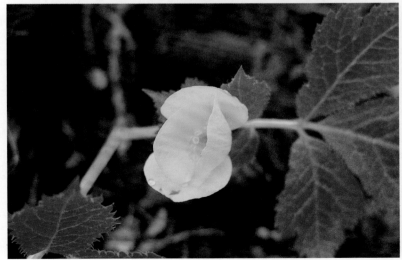

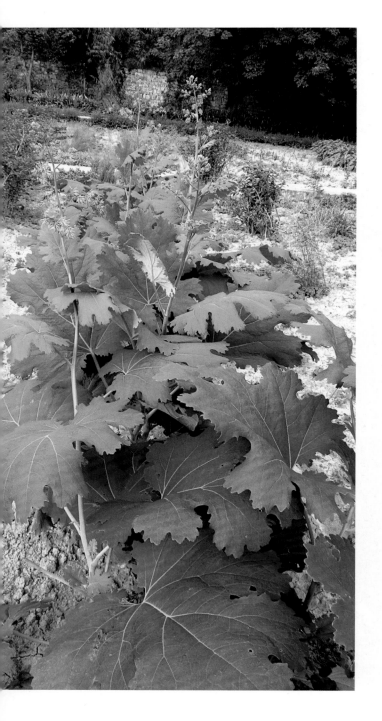

罂粟科 Papaveraceae ┃ 博落回属 Macleaya

博落回

Macleaya cordata (Willd.) R. Br.

药材名

博落回（药用部位：全草或根。别名：菠萝筒、山喇叭、号筒管）。

形态特征

亚灌木状高大草本，基部木质化。茎光滑，有白粉，上部分枝，含橙色汁液。叶宽卵形或近圆形，长 5 ~ 20 cm，宽 5 ~ 24 cm，7 或 9 浅裂，边缘波状或具波状牙齿，下面有白粉。圆锥花序长 15 ~ 30 cm，具多数花；花梗长 2 ~ 5 mm；萼片 2，黄白色，倒披针状船形，长 9 ~ 11 mm；花瓣不存在；雄蕊 20 ~ 36，长 7.5 ~ 10 mm。蒴果倒披针形或狭倒卵形，长 1.7 ~ 2.3 cm，具 4 ~ 6 种子。

生境分布

生于海拔 150 ~ 830 m 的丘陵或低山林中、灌丛中或草丛间。德兴各地均有分布。

资源情况

野生资源丰富，栽培资源一般。药材主要来源于野生。

| 采收加工 | 秋、冬季采收，将根与茎叶分开，晒干，鲜用随时可采。

| 药材性状 | 本品根及根茎肥壮。茎圆柱形，中空，表面有白粉，易折断，新鲜时断面有黄色乳汁流出。单叶互生，具柄，叶柄基部略抱茎；叶片广卵形或近圆形，长13～30 cm，宽12～25 cm，7或9掌状浅裂，裂片边缘波状或具波状牙齿。花序圆锥状。蒴果狭倒卵形或倒披针形而扁平，下垂。种子4～6。

| 功能主治 | 苦、辛，寒；有大毒。归心、肝、胃经。散瘀，祛风，解毒，止痛，杀虫。用于痈疮疔肿，臁疮，痔疮，湿疹，蛇虫咬伤，跌打肿痛，风湿关节痛，龋齿痛，顽癣，滴虫性阴道炎及酒皶鼻。

| 用法用量 | 外用适量，捣敷；或煎汤熏洗；或研末调敷。本品有毒，禁内服。

| 附　　方 | （1）治脓肿：博落回鲜根适量，酒糟少许。捣敷。（《江西草药》）
（2）治臁疮：博落回全草。烧存性，研极细末，撒于疮口内；或用麻油调搽；或用生猪油捣和成敷贴。
（3）治蜈蚣咬伤、黄蜂螫伤：取新鲜博落回茎，折断，有黄色汁液流出，以汁搽患处。［方（2）～（3）出自《江西民间草药验方》］
（4）治烫火伤：博落回根研末，棉花子油调搽。
（5）治黄癣（癞痢）：先剃发，再用博落回60 g、明矾30 g，煎汤洗，每日1次，共7天。［方（4）～（5）出自《草药手册》（江西）］

| 附　　注 | 本种异名：*Bocconia cordata* Willd.、*Macleaya cordata* (Willd.) R. Br. var. *yedoensis* (Andre) Fedde、*Macleaya yedoensis* Andre。
药材博落回，为本种的干燥全草或根，《贵州省中药材、民族药材质量标准》（2003年版）中有收载。

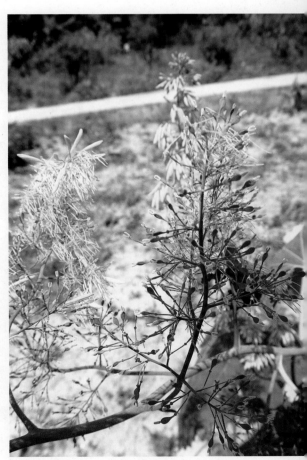

罂粟科 Papaveraceae 罂粟属 Papaver

虞美人 *Papaver rhoeas* L.

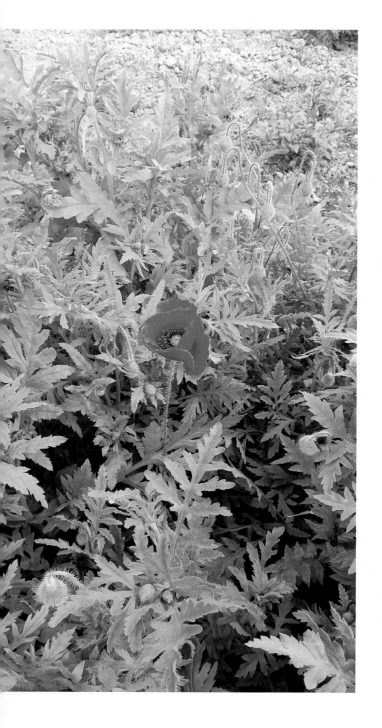

| 药 材 名 |

丽春花（药用部位：全草或花）。

| 形态特征 |

一年生草本。茎高 30 ~ 80 cm，分枝，有伸展的糙毛。叶互生，羽状深裂，裂片披针形或条状披针形，边缘具粗锯齿，两面有糙毛。花蕾卵球形，具长梗，未开放时下垂；萼片绿色，椭圆形，长约 1.8 cm，花开后即脱落；花瓣 4，紫红色，基部常具深紫色斑，宽倒卵形或近圆形，长约 3.5 cm；雄蕊多数，花丝深红紫色，花药黄色；雌蕊倒卵球形，长约 1 cm，柱头辐射状。

| 生境分布 |

德兴作花卉栽培。

| 资源情况 |

栽培资源一般。药材来源于栽培。

| 采收加工 |

夏、秋季采集全草，晒干；夏季盛开时采收花，晒干后贮于干燥处。

| **药材性状** | 本品花皱缩成团，多变为深紫色，松脆易碎。味淡而具黏液性。

| **功能主治** | 苦、涩，微寒；有毒。归肺、大肠经。镇咳，镇痛，止泻。用于咳嗽，偏头痛，腹痛，痢疾。

| **用法用量** | 内服煎汤，全草 3～6 g，花 1.5～3 g。

| **附　　注** | 本种原产欧洲，我国各地均有栽培，作观赏植物。

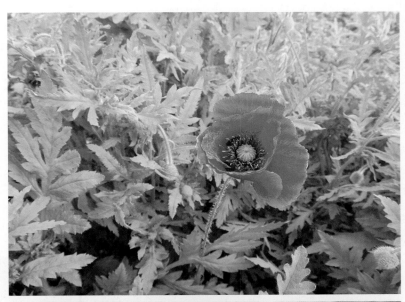

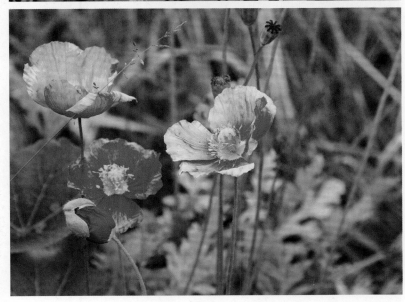

山柑科 Capparaceae 山柑属 Capparis

独行千里

Capparis acutifolia Sweet

| 药 材 名 | 独行千里（药用部位：根、叶）。

| 形态特征 | 攀缘灌木。幼枝初被黄色微柔毛，后毛渐脱落。叶草质或纸质，披针形或长卵状披针形，长 4 ~ 19 cm，宽 1 ~ 6 cm；叶柄长 5 ~ 7 mm，通常无毛；托叶 2，刺状，或无托叶刺。花 2 ~ 4 排列成 1 短纵列，腋上生，稀单花腋生；花梗长 0.5 ~ 2 cm；萼片无毛或初被柔毛，长 5 ~ 7 mm；花瓣白色，窄长圆形，长约 1 cm；雄蕊 20 ~ 30；雌蕊柄长 1.5 ~ 2.5 cm，无毛；子房卵球形或长卵球形，侧膜胎座 2。果实红色，椭球形或近球形，长 1 ~ 2.5 cm，先端常具短喙，果皮稍粗糙；种子 1 至数枚，长 0.7 ~ 1 cm，种皮平滑，黑褐色。

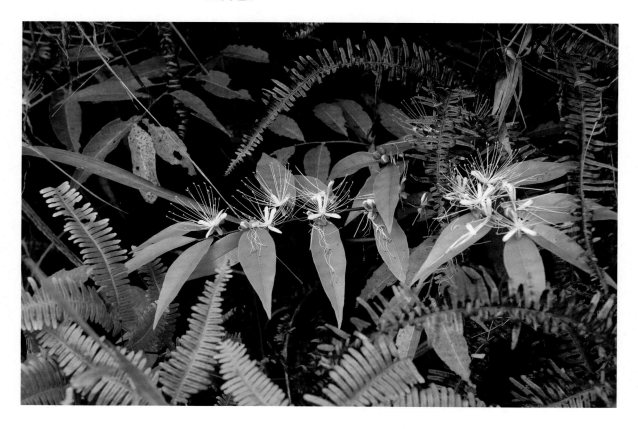

| 生境分布 | 生于低海拔的旷野、山坡路旁、岩石山上或灌丛或林中。分布于德兴新岗山等。

| 资源情况 | 野生资源一般。药材来源于野生。

| 采收加工 | 夏、秋季采收，洗净，鲜用或晒干。

| 功能主治 | 苦、涩，微温；有小毒。归心、胃经。活血化瘀，祛风止痛。用于跌打瘀肿，闭经，风湿痹痛，咽喉肿痛，牙痛，腹痛。

| 用法用量 | 内服煎汤，1.5 ~ 3 g，小儿半量（0.9 ~ 1.5 g）；内服勿过量，孕妇慎服。外用适量，根煎汤洗或研末水调涂，鲜叶捣敷。

| 附　注 | 本种异名：*Capparis leptophylla* Hayata、*Capparis chinensis* G. Don、*Capparis kikuchii* Hayata、*Capparis tenuifolia* Hayata、*Capparis membranacea* Gardn. et Champ.、*Capparis acuminata* Lindl.。

白花菜科 | Cleomaceae | 白花菜属 | *Cleome*

白花菜 *Cleome gynandra* L.

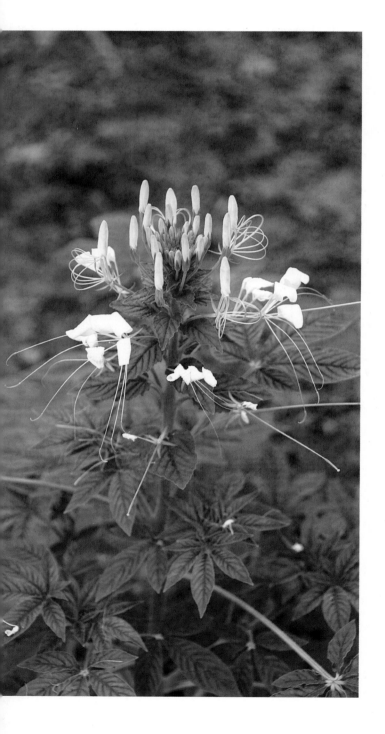

药材名

白花菜（药用部位：全草）、白花菜根（药用部位：根）、白花菜子（药用部位：种子）。

形态特征

一年生草本，高达 1 m，有臭味。茎直立，多分枝，全部密生黏性腺毛，老时无毛。掌状复叶；小叶 5，倒卵形，长 1.5 ~ 5 cm，宽 1 ~ 2.5 cm，全缘或稍具小齿，稍有柔毛。总状花序顶生；苞片叶状，3 裂；花白色或淡紫色，直径约 6 mm；雄蕊 6，不等长；雌雄蕊柄长 1 ~ 2 cm；子房柄长 1 ~ 2 mm。蒴果圆柱形，长 4 ~ 10 cm，无毛，具纵条纹；种子肾形，宽约 1 mm，黑褐色，有凸起的折皱。

生境分布

生于低海拔的村边、道旁、荒地或田野间。德兴各地均有分布。

资源情况

野生资源丰富。药材来源于野生。

采收加工

白花菜：夏季采收，鲜用或晒干。

白花菜根：夏、秋季采挖，晒干。

白花菜子：7～9月角果黄白色、略干，种子呈黑褐色时，分批采收，或角果全部成熟后，割取全株，晒干脱粒。

| 药材性状 |　白花菜：本品茎多分枝，密被黏性腺毛。掌状复叶互生，小叶5，倒卵形或菱状倒卵形，全缘或有细齿；具长叶柄。总状花序顶生；萼片4；花瓣4，倒卵形，有长爪；雄蕊6；雌蕊子房具长柄。蒴果长角状。有恶臭气。

白花菜子：本品呈扁圆形，极细小，直径1～1.5 mm，厚约1 mm，边缘有1深沟。表面棕色或棕黑色，粗糙不平，于放大镜下观察，表面有凸起的细密网纹，网孔方形或多角形，排列较规则或呈同心环状。纵切面可见"U"字形弯曲的胚，胚根深棕色，子叶与胚根等长，淡棕色，胚乳包于胚外，淡黄色，油质。气微，味苦。

| 功能主治 |　白花菜：辛、甘，平。祛风除湿，清热解毒。用于风湿痹痛，跌打损伤，淋浊，带下，痔疮，疟疾，痢疾，蛇虫咬伤。

白花菜根：微苦、辛，平。祛风止痛，利湿通淋。用于跌打骨折，小便淋痛。

白花菜子：苦、辛，温；有小毒。归肝、肺经。祛风散寒，活血止痛。用于风寒筋骨麻木，肩背酸痛，腰痛，腿寒，外伤瘀肿疼痛，骨结核，痔疮漏管。

| 用法用量 |　白花菜：内服煎汤，9～15 g。外用适量，煎汤洗；或捣敷。内服不宜过量，皮肤破溃者不可外用。

白花菜根：内服煎汤，9～15 g。

白花菜子：内服煎汤，9～15 g。外用适量，煎汤熏洗。

| 附　　注 |　本种异名：*Gynandropsis gynandra* (Linnaeus) Briquet、*Gynandropsis pentaphylla* (L.) DC.、*Gynandropsis sinica* Miq.、*Cleome pentaphylla* L.、*Gynandropsis heterotricha* (Burch) Candolle、*Cleome heterotricha* Burch。

药材白花菜子，为本种的干燥成熟种子，《中华人民共和国药典》（1963年版、1977年版）、《北京市中药材标准》（1998年版）、《山东省中药材标准》（1995年版、2002年版）中有收载。

本种的嫩茎叶焯水后可凉拌；或与瘦肉、鸡蛋等炒食，也可作为鱼汤及火锅的佐料。也有报道本种有毒，谨慎食用。

白花菜科 | Cleomaceae | 白花菜属 | *Cleome*

黄花草 *Cleome viscosa* L.

| **药 材 名** | 黄花菜（药用部位：全草）、黄花菜子（药用部位：种子）。

| **形态特征** | 一年生草本，高 30 ~ 90 cm，有臭味。茎分枝，有黄色柔毛及黏质腺毛。掌状复叶；小叶 3 ~ 5，倒卵形或倒卵状矩圆形，长 1 ~ 3.5 cm，宽 1 ~ 1.5 cm，全缘，两面有乳头状腺毛，或变无毛。总状花序有毛；苞片叶状，3 ~ 5 裂；萼片披针形，长 4 mm；花瓣 4，黄色，基部紫色，倒卵形，长 8 ~ 10 mm，无爪；雄蕊 10 ~ 20，较花瓣稍短；子房密生淡黄色腺毛，无子房柄。蒴果圆柱形，长 4 ~ 10 cm，具明显的纵条纹，被黏质腺毛；种子多数，褐色，有皱纹。

| **生境分布** | 生于荒地、路旁及田野间。德兴各地均有分布。

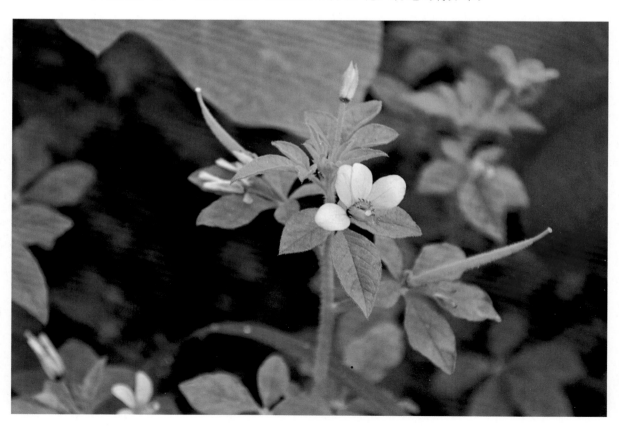

| 资源情况 | 野生资源丰富。药材来源于野生。

| 采收加工 | 黄花菜：秋季采收，鲜用或晒干。
黄花菜子：7月果实成熟时采收全草，晒干，打下种子，扬净。

| 功能主治 | 黄花菜：苦、辛，温；有毒。散瘀消肿，祛风止痛，生肌疗疮。用于跌打肿痛，劳伤腰痛，疝气疼痛，头痛，痢疾，疮疡溃烂，耳尖流脓，眼红痒痛，白带淋浊。
黄花菜子：苦、甘，平。归脾、胃经。驱虫消疳。用于肠寄生虫病，疳积。

| 用法用量 | 黄花菜：内服煎汤，6～9 g；忌食酸、辣、芥菜等。外用适量，捣敷；或煎汤洗；或研末撒敷。
黄花菜子：内服煎汤，9～15 g。

| 附　注 | 本种异名：*Arivela viscosa* (Linnaeus) Rafinesque、*Polanisia viscosa* (L.) DC.、*Cleome icosandra* L.。
本种的种子可榨油食用。

十字花科 Cruciferae 南芥属 Arabis

匍匐南芥 *Arabis flagellosa* Miq.

| **药 材 名** | 匍匐南芥（药用部位：全草）。

| **形态特征** | 多年生匍匐草本，全株被单毛、具柄的 2 ~ 3 叉毛及星状毛，有时近无毛。茎基部分枝，匍匐茎鞭状，长达 35 cm。基生叶簇生，长椭圆形或匙形，长 3 ~ 7 cm，先端钝圆，具疏齿，基部下延成翅状窄叶柄；茎生叶疏散，有时先端 3 ~ 6 叶轮生，倒卵形或长椭圆形，长达 9 cm。总状花序顶生；萼片长椭圆形，长约 5 mm，上部边缘白色；花瓣长椭圆形，长 0.7 ~ 1 cm。长角果线形，长 2 ~ 4 cm；果瓣扁平或缢缩成念珠状，中脉明显；果柄长约 1.2 cm；种子长圆形，长约 1.5 mm。

| **生境分布** | 生于海拔 100 ~ 200 m 的林下沟边、阴湿山谷石缝中。分布于德兴

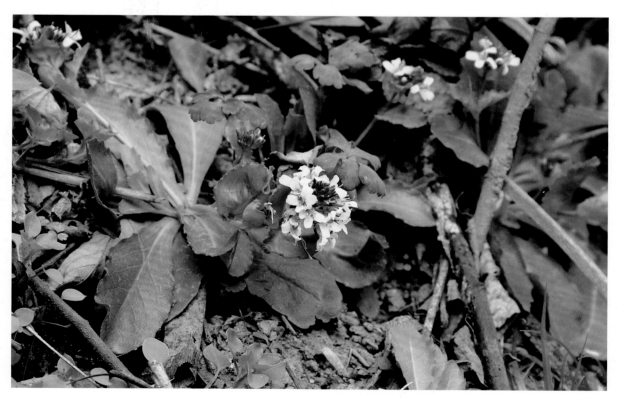

海口等。

| 资源情况 | 野生资源较少。药材来源于野生。

| 采收加工 | 生长旺季采收，鲜用或晒干。

| 功能主治 | 苦，寒。归肺、膀胱、大肠经。清热解毒。用于热病发热，咽喉肿痛，痈肿疮毒。

| 用法用量 | 内服煎汤，6～9g。外用适量。

| 附　　注 | 本种异名：*Arabis flagellosa* Miq. var. *lasiocarpa* Matsum.。

十字花科 Cruciferae 芸苔属 Brassica

芸苔
Brassica campestris L.

| **药 材 名** | 芸薹（药用部位：根、茎、叶。别名：油菜）、芸薹子（药用部位：种子）、芸薹子油（药材来源：种子榨取的油）、油菜花粉（药材来源：经蜜蜂采集而成的花粉团。别名：油菜蜂花粉）。 |

| **形态特征** | 一年生草本，高 30 ~ 90 cm，无毛，微带粉霜。茎粗壮，不分枝或分枝。基生叶长 10 ~ 20 cm，大头羽状分裂，顶生裂片圆形或卵形，侧生裂片 5 对，卵形；下部茎生叶羽状半裂，基部扩展且抱茎，两面有硬毛和缘毛；上部茎生叶提琴形或披针形，基部心形，抱茎，两侧有垂耳，全缘或有波状细齿。花黄色，直径 7 ~ 10 mm。长角果条形，长 3 ~ 8 cm，宽 2 ~ 3 mm，先端有长 9 ~ 24 mm 的喙；果柄长 5 ~ 15 mm；种子球形，直径约 1.5 mm，紫褐色。 |

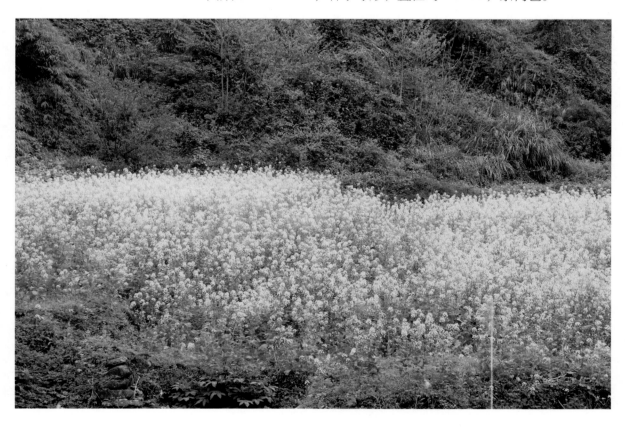

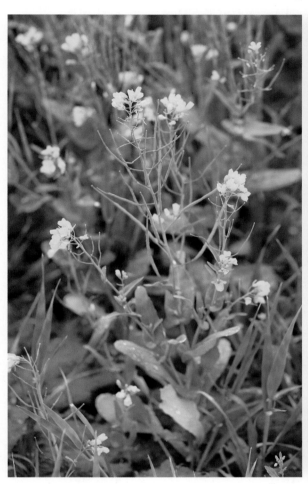
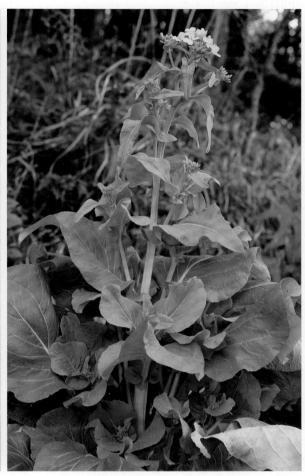

| **生境分布** | 德兴各地均有栽培。

| **资源情况** | 栽培资源丰富。药材来源于栽培。

| **采收加工** | **芸薹**：2 ～ 3 月采收，多鲜用。

芸薹子：4 ～ 6 月种子成熟时，将地上部分割下，晒干，打落种子，除去杂质，晒干。

芸薹子油：取种子，榨油。

油菜花粉：3 ～ 4 月收集，除去杂质，干燥。

| **药材性状** | **芸薹子**：本品近球形，直径约 1.5 mm。表面红褐色或棕黑色，放大镜下观察具网状纹理，一端具黑色圆点状种脐。破开种皮内有 2 子叶，肥厚，乳黄色，富油质，沿中脉相对摺，胚根位于 2 纵摺的子叶之间。气微，味淡。

油菜花粉：本品为类扁圆形固体颗粒，表面黄色或棕黄色。气微香，味香甜。

| 功能主治 | **芸薹**：辛、甘，平。归肺、肝、脾经。凉血散血，解毒消肿。用于血痢，丹毒，热毒疮肿，乳痈，风疹，吐血。

芸薹子：辛、甘，平。归肝、大肠经。活血化瘀，消肿散结，润肠通便。用于产后恶露不尽，瘀血腹痛，痛经，肠风下血，血痢，风湿关节痛，痈肿丹毒，乳痈，便秘，黏连性肠梗阻。

芸薹子油：辛、甘，平。归肺、胃经。解毒消肿，润肠。用于风疮，痈肿，烫火伤，便秘。

油菜花粉：辛、微温。归脾、肾经。补血益气，消肿散结。用于前列腺炎，前列腺增生，气虚血瘀等。

| 用法用量 | **芸薹**：内服煮食，30 ~ 300 g；或捣汁服，20 ~ 100 ml；麻疹后或患疮疥、目疾者不宜食。外用适量，煎汤洗；或捣敷。

芸薹子：内服煎汤，5 ~ 10 g；或入丸、散剂；阴血虚、大便溏者禁服。外用适量，研末调敷。

芸薹子油：内服，10 ~ 15 ml；便溏者慎服。外用适量，涂搽。

油菜花粉：内服，1.5 ~ 2.0 g，每日 3 次。

| 附　方 | （1）治黏连性肠梗阻：芸薹子 250 g，小茴香 60 g，内服煎汤。

（2）治绞肠痧：芸薹子 90 g，炒熟研末，开水送服；或用生菜油 60 g，吞服。

（3）止血、止痛：芸薹半盏，研末，鸡蛋 3 个，拌成膏状，敷伤口。

（4）治烫伤：芸薹叶、夏枯草、红粉、老尿桶底，烧灰，共为末，调猪油搽。

（5）治四肢肿痛：芸薹叶、酒糟共捣烂，再煮 1 沸，外敷 1 ~ 2 服。

（6）治痈肿丹毒、小儿游风：芸薹捣敷。［方（1）~（6）出自《草药手册》（江西）］

| 附　注 | 本种异名：*Brassica rapa* L. var. *oleifera* de Candoll、*Brassica perviridis* (L. H. Bailey) L. H. Bailey、*Brassica dubiosa* L. H. Bailey、*Brassica nipposinica* L. H. Bailey、*Brassica asperifolia* Lamarck、*Brassica rapa* L. subsp. *nipposinica* (L. H. Bailey) Hanelt、*Brassica rapa* L. subsp. *campestris* (Linnaeus) Clapham。

药材芸薹子，为本种的（干燥）成熟种子，《中华人民共和国卫生部药品标准·中药材·第一册》（1992 年版）、《江苏省中药材标准》（1989 年版）、《贵州省中药材标准规格·上集》（1965 年版）、《新疆维吾尔自治区药品标准·第二册》（1980 年版）、《内蒙古中药材标准》（1988 年版）、《山西省中药材标准》

（1987 年版）以"芸苔子"之名收载之，《贵州省中药材、民族药材质量标准》（2003 年版）、《贵州省中药材质量标准》（1988 年版）以"芸苔子（油菜子）"之名收载之。在《福建省中药材标准》（2006 年版）、《浙江省中药材标准·第一册》（2017 年版）中以"油菜花粉"之名被收载，药材来源于蜜蜂采集而成的蜂花粉。在《水飞蓟等二十二种甘肃省中药材质量标准（试行）》（1992 年版）、《甘肃省中药材标准》（2009 年版）中以"油花蜂花粉"之名被收载，药用部位为干燥花粉。

本种的嫩茎叶和总花梗可炒食、煮食、凉拌等。

十字花科 Cruciferae 芸苔属 Brassica

青菜
Brassica chinensis L.

药 材 名	菘菜（药用部位：叶）、菘菜子（药用部位：种子）。
形态特征	一年生或二年生草本，高 25 ~ 70 cm，无毛，带粉霜。茎有分枝。基生叶倒卵形，长 20 ~ 30 cm，基部渐狭成宽柄，全缘或有不明显圆齿或波状齿；叶柄长 3 ~ 5 cm，有或无窄边；茎生叶宽卵形或披针形，长 3 ~ 7 cm，宽 1 ~ 3.5 cm，基部抱茎，两侧有垂耳，全缘，微带粉霜。总状花序顶生，呈圆锥状；花淡黄色，长 1.5 cm。长角果条形，长 2 ~ 6 cm，喙细，长 8 ~ 12 mm；果柄长 8 ~ 30 mm；种子球形，直径 1 ~ 1.5 mm，紫褐色。
生境分布	德兴各地均有栽培。
资源情况	栽培资源丰富。药材来源于栽培。

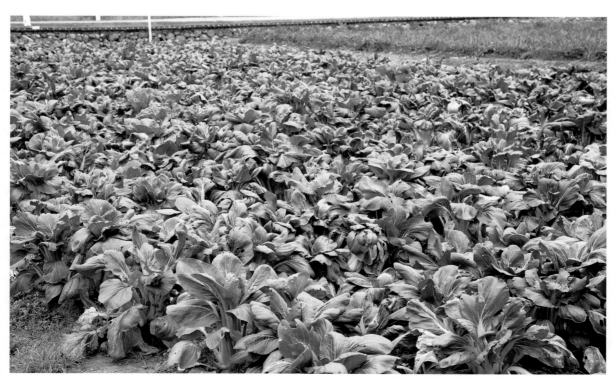

| 采收加工 | 菘菜：全年均可采收，鲜用或晒干。
菘菜子：6 ~ 7 月种子成熟时，于晴天早晨采收，置席上干燥 2 天，充分干燥后，打出种子，再清理干燥 1 ~ 2 天。

| 功能主治 | 菘菜：甘，凉。归肺、胃、大肠经。解热除烦，生津止渴，清肺消痰，通利肠胃。用于肺热咳嗽，消渴，便秘，食积，丹毒，漆疮。
菘菜子：甘，平。归肺、胃经。清肺化痰，消食醒酒。用于痰热咳嗽，食积，醉酒。

| 用法用量 | 菘菜：内服适量，煮食或捣汁饮；脾胃虚寒、大便溏薄者慎服。外用适量，捣敷。
菘菜子：内服煎汤，5 ~ 10 g；或入丸、散剂。

| 附　注 | 本种异名：*Brassica rapa* L. var. *chinensis* (Linnaeus) Kitamura、*Brassica narinosa* L. H. Bariley、*Brassica parachinensis* L. H. Bariley、*Raphanus chinensis* (L.) Grantz.、*Brassica antiquorum* H. Lévl.、*Brassica campestris* L. var. *parachinensis* (L. H. Bailey) Makino。
本种的嫩茎叶、嫩花梗可炒食、煮食或凉拌等。
本种原产亚洲，我国各地均有栽培。

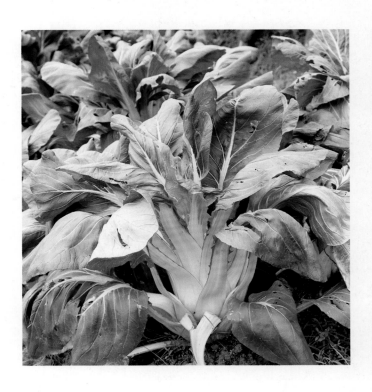

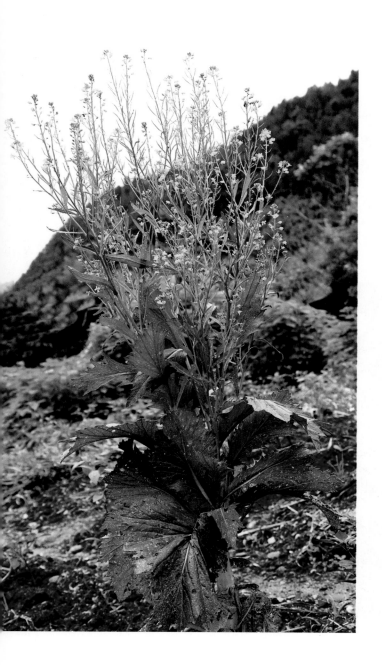

十字花科 Cruciferae 芸苔属 Brassica

芥菜
Brassica juncea (L.) Czern. et Coss.

| 药 材 名 |

芥子（药用部位：成熟种子。别名：黄芥子）、芥菜（药用部位：嫩茎、叶）、陈芥菜卤汁（药材来源：芥菜的陈年卤汁）。

| 形态特征 |

一年生草本，高 30 ~ 150 cm，有时具刺毛，常带粉霜。茎有分枝。基生叶宽卵形至倒卵形，长 15 ~ 35 cm，宽 5 ~ 17 cm，先端圆钝，不分裂或大头羽裂，边缘有缺刻或牙齿，叶柄有小裂片；下部叶较小，边缘有缺刻，有时具圆钝锯齿，不抱茎；上部叶窄披针形至条形，全缘或具不明显疏齿。总状花序花后延长；花淡黄色，长 7 ~ 10 mm。长角果条形，长 3 ~ 5.5 cm，喙长 6 ~ 12 mm；果柄长 5 ~ 15 mm；种子球形，直径 1 mm，紫褐色。

| 生境分布 |

德兴各地均有栽培。

| 资源情况 |

栽培资源丰富。药材来源于栽培。

| 采收加工 | **芥子**：夏末秋初果实成熟时采割植株，晒干，打下种子，除去杂质。
| | **芥菜**：秋季采收，鲜用或晒干。
| | **陈芥菜卤汁**：全年采集生产陈芥菜卤汁罐中的卤汁，即可。

| 药材性状 | **芥子**：本品呈圆球形，较小，直径约 1 mm。表面黄色至棕黄色，少数呈暗红棕色，具细网纹，种脐点状。种皮薄而脆，子叶折叠，有油性。气微，研碎后加水浸湿，则产生辛烈的特异臭气，味极辛辣。
| | **芥菜**：本品嫩茎圆柱形，黄绿色，有分枝；折断面髓部占大部分，类白色，海绵状。叶片常破碎，茎生叶完整叶片宽披针形，长 3～6 cm，宽 1～2 cm；深绿色、黄绿色或枯黄色，全缘或具粗锯齿，基部下延成狭翅状；叶柄短，不抱茎。气微，搓之有辛辣气味。

| 功能主治 | **芥子**：辛，温。归肺经。温肺豁痰利气，散结通络止痛。用于寒痰咳嗽，胸胁胀痛，痰滞经络，关节麻木、疼痛，痰湿流注，阴疽肿毒。
| | **芥菜**：辛，温。归肺、胃、肾经。利肺豁痰，消肿散结。用于寒饮咳嗽，痰滞气逆，胸膈满闷，石淋，牙龈肿烂，乳痈，痔肿，冻疮，漆疮。
| | **陈芥菜卤汁**：咸，寒。归肺经。清肺利咽，祛痰排脓。用于肺痈喘胀，咳痰脓血腥臭，咽喉肿痛。

| 用法用量 | **芥子**：内服煎汤，3～9 g；或入丸、散剂；肺虚咳嗽、阴虚火旺者禁服。外用适量，研末调敷。内服过量可致呕吐；外敷一般不超过 10～15 分钟，时间过长，易起泡化脓。
| | **芥菜**：内服煎汤，10～15 g；或鲜品捣汁；目疾、疮疡、痔疮、便血及阴虚火旺者慎用。外用适量，煎汤熏洗；或烧存性，研末调敷。
| | **陈芥菜卤汁**：内服，炖温，每次 30～100 ml，每日 3～4 次。

| 附　　方 | （1）治眼睛云雾：芥子炒香研末，蒸猪肝，冷后贴眼。
| | （2）治痰症：芥子研末，加水或酒敷（红肿者用水调，不红者用酒）。[方（1）～（2）出自《草药手册》（江西）]

| 附　　注 | 本种异名：*Brassica integrifolia* (West) O. E. Schulz apud Urb.、*Brassica juncea* (Linnaeus) Czernajew et coss. var. *foliosa* L. H. Bailey、*Brassica juncea* (Linnaeus) Czernajew et coss. var. *crispifolia* L. H. Bailey、*Brassica juncea* (Linnaeus) Czernajew et coss. var. *multisecta* L. H. Bailey、*Brassica juncea* (Linnaeus) Czernajew et coss. var. *gracilis* Tsen et Lee、*Brassica juncea* (Linnaeus) Czernajew et coss. var. *multiceps*

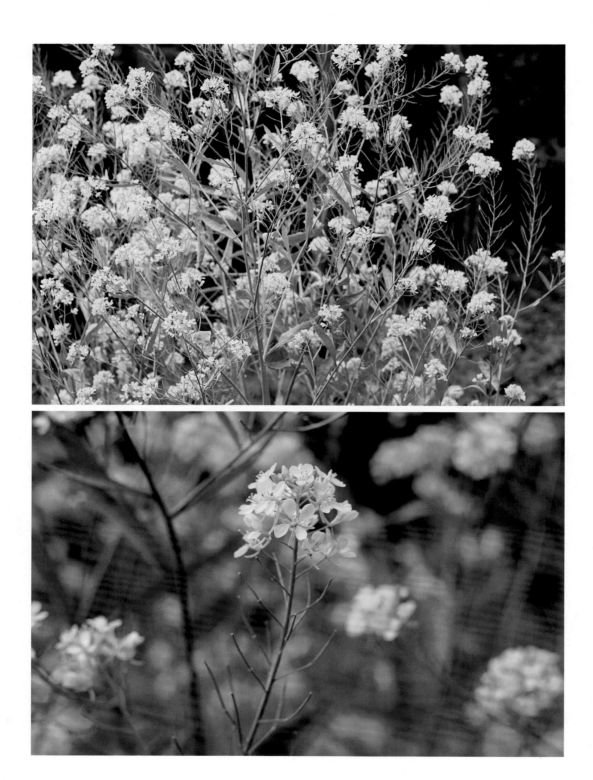

Tsen et Lee。

药材芥子，为本种的干燥成熟种子，《中华人民共和国药典》（1963 年版至 2020 年版）、《内蒙古蒙药材标准》（1986 年版）、《新疆维吾尔自治区药品标准·第二册》（1980 年版）中有收载。

《中华人民共和国药典》规定，芥子药材按干燥品计算，含芥子碱以芥子碱硫氰酸盐（$C_{16}H_{24}NO_5 \cdot SCN$）计，不得少于 0.50%。

本种的嫩茎叶可炒食，也可腌制咸菜等。

十字花科 Cruciferae 芸苔属 *Brassica*

甘蓝
Brassica oleracea L. var. *capitata* L.

| 药 材 名 | 甘蓝（药用部位：叶）。

| 形态特征 | 矮而粗壮二年生草本。茎直立，无分枝。叶多数，纸质，带粉霜，层层包裹成球状体，矩圆状倒卵形至圆形，长、宽均达 30 cm，基部骤窄成极短、有宽翅的叶柄，边缘有不明显的波状锯齿；上部叶有明显锯齿，基部近抱茎；最上部叶呈线形。花淡黄色。长角果圆柱形，长 6 ~ 9 cm，先端有短喙；果柄直立开展；种子球形，直径 1.5 ~ 2 mm，褐色。

| 生境分布 | 德兴各地均有栽培。

| 资源情况 | 栽培资源丰富。药材来源于栽培。

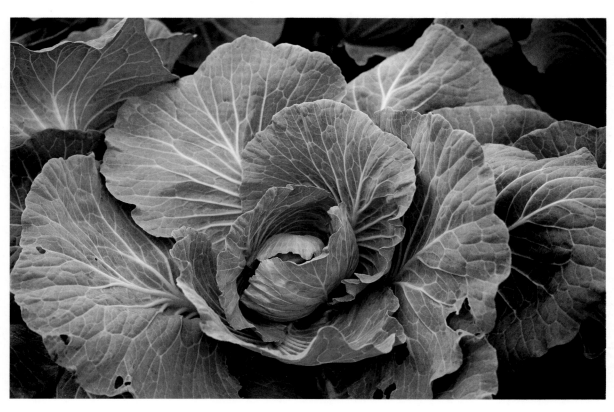

| **采收加工** | 夏、秋季采收，鲜用。 |

| **药材性状** | 本品由内、外两层叶片组成，鲜时呈圆形、倒卵形或阔肾形，主脉较宽。外层叶片绿色或蓝绿色，内层叶片乳白色，全缘或具浅钝齿，质厚。气微，味淡。 |

| **功能主治** | 甘，平。归肝、胃经。清利湿热，散结止痛，益肾补虚。用于湿热黄疸，消化道溃疡疼痛，关节屈伸不利，虚损。 |

| **用法用量** | 内服，绞汁饮，200 ~ 300 ml；或取适量，拌食、煮食。 |

| **附　　注** | 本种异名：*Brassica capitata* Lévl.。
本种的嫩叶可炒食、煮食，也可烫火锅。 |

十字花科 Cruciferae 芸苔属 Brassica

白菜 *Brassica pekinensis* (Lour.) Rupr.

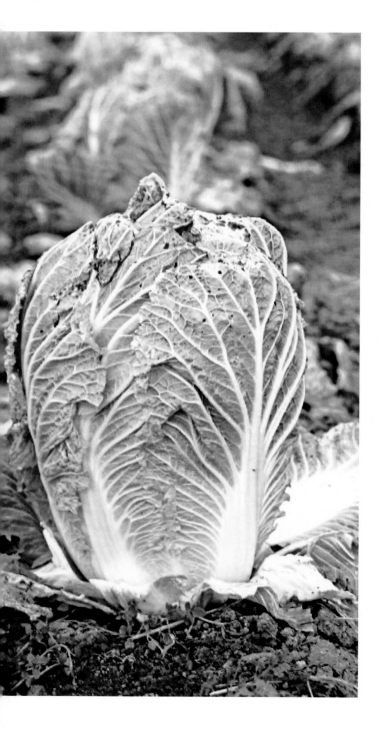

| 药 材 名 |

黄芽白菜（药用部位：叶、根）。

| 形态特征 |

二年生草本，高 30 ~ 40 cm，有时叶下面中脉上有少数刺毛。基生叶多数，倒卵状矩圆形至宽倒卵形，长 30 ~ 60 cm，边缘波状，有时具不明显牙齿，中脉很宽，白色，有多数粗壮的侧脉，叶柄白色，扁平，宽 2 ~ 8 cm，边缘有具缺刻的宽薄翅；上部茎生叶矩圆形至长披针形。花黄色，长约 8 mm。长角果粗短，长 3 ~ 6 cm，喙长 4 ~ 10 mm；果柄长 2 ~ 3.5 cm；种子球形至圆锥状球形，直径 1 ~ 1.5 mm，褐色。

| 生境分布 |

德兴各地均有栽培。

| 资源情况 |

栽培资源丰富。药材来源于栽培。

| 采收加工 |

秋、冬季采收，鲜用。

| **药材性状** | 本品呈圆球形、椭圆形或长圆锥形，茎缩短，肉质，类白色，被层层包叠的基生叶包裹。基生叶倒宽卵形、长圆形，长 30～60 cm，宽约为长的 1/2。外层叶片绿色，内层叶片淡黄白色至白色，先端钝圆，具波状缘或细齿，中脉宽，细脉明显，呈凹凸不平的网状，叶片上部较薄，下部较厚，肉质，折断有筋脉。干燥叶黄棕色。气微，味淡。

| **功能主治** | 甘，平。归胃经。通利肠胃，养胃和中，利小便。用于食积，淋证；外用于疖腮，漆毒。

| **用法用量** | 内服，煮食或捣汁饮；脾胃虚寒者慎用。外用适量，捣敷。

| **附　注** | 本种异名：*Brassica rapa* L. var. *glabra* Regel、*Sinapis pekinensis* Lour.、*Brassica petsai* (Lour.) L. H. Bailey、*Brassica campestris* L. var. *pekinensis* (Lour.) Viehoever、*Brassica pekinensis* (Lour.) Rupr. var. *cylindrica* M. Tsen et S. H. Lee、*Brassica pekinensis* (Lour.) Rupr. var. *cephalata* M. Tsen et S. H. Lee、*Brassica pekinensis* (Lour.) Rupr. var. *petsai* Lour.。

本种的嫩叶可炒食、煮食，也可腌制成咸菜、泡菜。

本种原产我国华北，现各地广泛栽培。

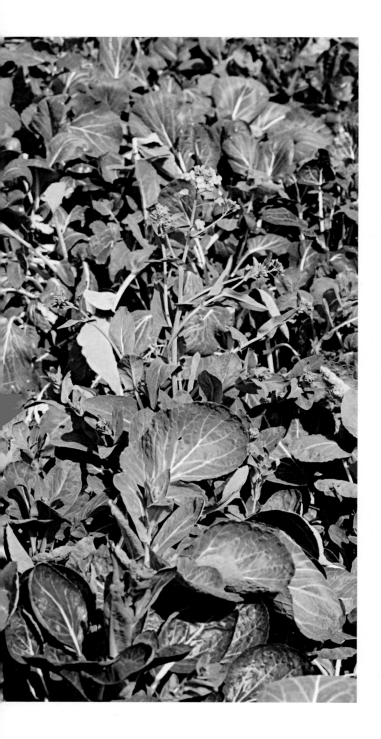

十字花科 Cruciferae 芸苔属 Brassica

芜菁

Brassica rapa L.

| 药 材 名 |

芜菁（药用部位：根、叶）、芜菁花（药用部位：花）、芜菁子（药用部位：种子）。

| 形态特征 |

二年生草本。块根肉质，球形、扁圆形或矩圆形，根肉白色或黄色。基生叶大头羽状分裂或为复叶，长 20 ~ 34 cm，顶生裂片很大，边缘波状或浅裂，侧生裂片数个，向下逐渐变小，上面有少数散生刺毛，下面有尖锐白色刺毛，叶柄长 10 ~ 16 cm；下部茎生叶与基生叶相似，绿色或带粉霜，基部抱茎或有叶柄；上部茎生叶无柄，矩圆形或披针形，不裂，有齿。总状花序顶生，花长 9 mm，鲜黄色。长角果线形；种子较大，褐色。

| 生境分布 |

德兴各地均有栽培。

| 资源情况 |

栽培资源丰富。药材来源于栽培。

| 采收加工 |

芜菁：冬季及翌年 3 月采收，鲜用或晒干。

芜菁花：3 ~ 4 月花开时采收，鲜用或晒干。

芜菁子：6 ~ 7 月果实成熟时割取全株，晒干，打下种子。

| 药材性状 |

芜菁：本品根肉质，膨大成球形、扁圆形或长椭圆形，直径 5 ~ 15 cm；上部淡黄棕色，较光滑，下部类白色或淡黄色，两侧各具 1 纵沟，沟中着生多数须状侧根，根头部有环状排列的叶痕；横切面类白色，木部占大部分，主要为薄壁组织；气微，味淡。叶多皱缩成条状，基生叶展平后呈阔披针形，长 20 ~ 34 cm，羽状深裂，裂片边缘波状或浅齿裂，表面蓝绿色，疏生白色糙毛；叶柄长 10 ~ 16 cm，两侧有叶状小裂片；质厚；气微，味淡。

芜菁子：本品呈圆球形，直径 1.2 ~ 1.8 mm。种皮棕褐色，少数为深棕色至棕红色，种脐呈卵圆形，光滑，色浅；种皮薄，易用手指压破，露出鲜黄色子叶 2。气微，味微辛。

| 功能主治 |

芜菁：辛、甘、苦，温。归胃、肝经。消食下气，解毒消肿。用于宿食不化，心腹冷痛，咳嗽，疔毒痈肿。

芜菁花：辛，平。归肝经。明目，清热利湿，利尿。用于青盲目暗，黄疸，痢疾，小便淋痛，头痛。

芜菁子：苦、辛，寒。归肝经。养肝明目，行气利水，清热解毒。用于青盲目暗，黄疸便结，小便不利，癥积，疮疽，面黯。

| 用法用量 |

芜菁：内服，煮食或捣汁饮。外用适量，捣敷。本品不可多食，令人气胀。

芜菁花：内服研末，3 ~ 6 g。外用适量，研末调敷。

芜菁子：内服煎汤，3 ~ 9 g；或研末。外用适量，研末调敷。

| 附　注 |

本种异名：*Raphanus rapa* (Linnaeus) Crantz、*Barbarea derchiensis* S. S. Ying、*Brassica rapa* L. subsp. *rapifera* Metzger、*Brassica campestris* L. subsp. *rapifera* (Metzger) Sinskaya、*Brassica campestris* L. subsp. *rapa* (Linnaeus) J. D. Hooker、*Brassica campestris* L. var. *rapa* (Linnaeus) Hartman。

药材芜菁子，为本种的干燥成熟种子，《中华人民共和国卫生部药品标准·维吾尔药分册》（1999 年版）、《维吾尔药材标准·上册》（1993 年版）中有收载。在《中华人民共和国卫生部药品标准·藏药·第一册·附录》（1995 年版）、《青海省藏药标准·附录》（1992 年版）中以"蔓菁膏"之名被收载，药材来源均为根熬制的浸膏。

本种的块根、叶可腌制成咸菜。

十字花科 Cruciferae 荠属 Capsella

荠

Capsella bursa-pastoris (Linn.) Medic.

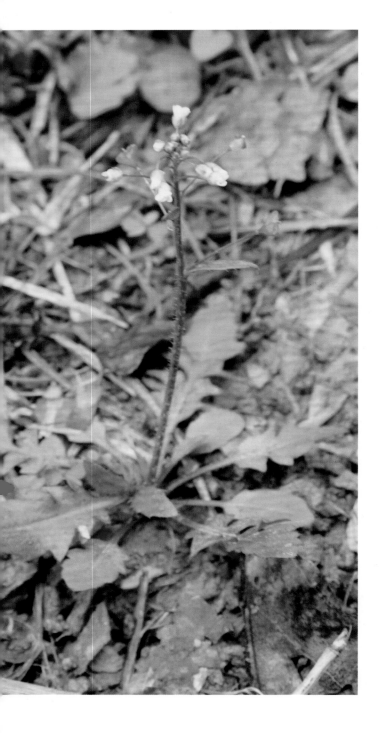

| 药 材 名 |

荠菜（药用部位：全草）、荠菜花（药用部位：花序）、荠菜子（药用部位：种子）。

| 形态特征 |

一年生或二年生草本，高 20 ～ 50 cm，稍有毛。茎有分枝。基生叶丛生，大头羽状分裂，长可达 10 cm，顶生裂片较大，侧生裂片较小，浅裂或有不规则粗锯齿，具长叶柄；茎生叶狭披针形，长 1 ～ 2 cm，基部抱茎，边缘具缺刻或锯齿，两面有细毛或无毛。总状花序顶生和腋生；花白色，花瓣卵形，长 2 ～ 3 mm。短角果倒三角形或倒心形，长 5 ～ 8 mm，宽 4 ～ 7 mm，扁平，先端微凹，有极短的宿存花柱；种子长椭圆形，长 1 mm，淡褐色。

| 生境分布 |

生于山坡、田边及路旁。德兴各地均有分布。

| 资源情况 |

野生资源丰富。药材来源于野生。

| 采收加工 |

荠菜：3 ～ 5 月采收，除去枯叶、杂质，洗

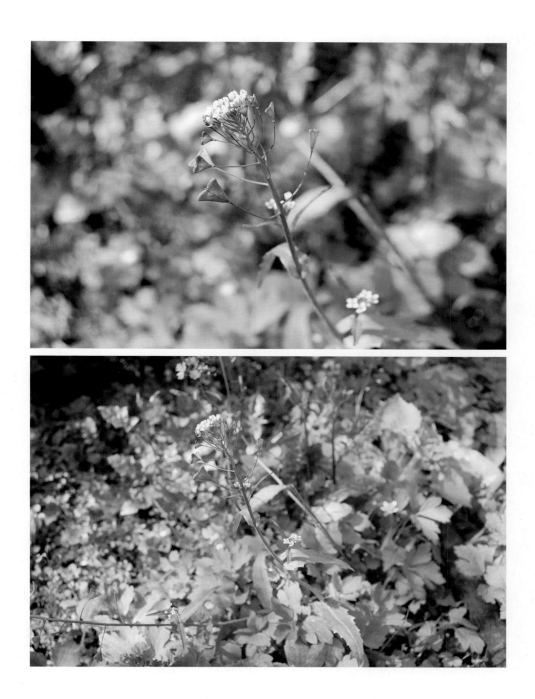

净，晒干。

荠菜花：4～5 月采收，晒干。

荠菜子：6 月果实成熟时采收果实，晒干，揉出种子。

| **药材性状** | **荠菜**：本品茎纤细。叶互生，叶片卷曲破碎，灰绿色或枯黄色，质脆，易碎；展开后完整叶片狭披针形，长 1～2 cm，宽约 2 mm，边缘有缺刻或锯齿；无柄抱茎。顶生总状花序；小花白色，萼片、花瓣均为 4；雄蕊 6，四强。短角果倒三角形，长约 4.5 mm，宽约 3 mm，灰绿色或淡黄色，扁平，先端微凹。种子 2 行，长椭圆形，长约 1 mm，红褐色。气微，味淡。

荠菜花：本品总状花序轴较细，鲜品绿色，干品黄绿色；小花梗纤细，易断；花小，花瓣 4，长 2～3 mm，白色或淡黄棕色；花序轴下部常有小的倒三角形角果，绿色或黄绿色，长 5～8 mm，宽 4～6 mm。气微清香，味淡。

荠菜子：本品种子呈小圆球形或卵圆形，直径约 2 mm。表面黄棕色或棕褐色，一端可见类白色小脐点。种皮薄，易压碎。气微香，味淡。

| **功能主治** | **荠菜**：甘、淡，凉。归肝、脾、膀胱经。凉肝止血，平肝明目，清热利湿。用于吐血，衄血，咯血，尿血，崩漏，目赤疼痛，眼底出血，高血压，赤白痢疾，肾炎性水肿，乳糜尿。

荠菜花：甘，凉。归肝、脾经。凉血止血，清热利湿。用于崩漏，尿血，吐血，咯血，衄血，小儿乳积，痢疾，赤白带下。

荠菜子：甘，平。归肝经。祛风明目。用于目痛，青盲翳障。

| **用法用量** | **荠菜**：内服煎汤，15～30 g，鲜品 60～120 g；或入丸、散剂。外用适量，捣汁点眼。

荠菜花：内服煎汤，10～15 g；或研末。

荠菜子：内服煎汤，10～30 g。

| **附　注** | 本种异名：*Thlaspi bursa-pastoris* L.、*Thlaspi bursapastoris* Linnaeus。

药材荠菜，为本种（带花果的）干燥全草或地上部分，《湖南省中药材标准》（2009 年版）、《中华人民共和国卫生部药品标准·藏药·第一册》（1995 年版）、《北京市中药材标准·附录》（1998 年版）、《贵州省中药材、民族药材质量标准》（2003 年版）、《贵州省中药材质量标准·附录》（1988 年版）、《四川省中草药标准（试行稿）·第二批》（1979 年版）中有收载；《江苏省中药材标准（试行稿）》（1986 年版）、《江苏省中药材标准》（1989 年版）

以"荠菜（荠菜花）"之名收载之，《上海市中药材标准》（1994 年版）以"荠菜花"之名收载之。

药材荠菜子，为本种的干燥种子，《青海省藏药标准》（1992 年版）以"荠菜"之名收载之。

本种的嫩茎叶可炒食，也可制成饺子馅。

十字花科 Cruciferae 碎米荠属 Cardamine

弯曲碎米荠 *Cardamine flexuosa* With.

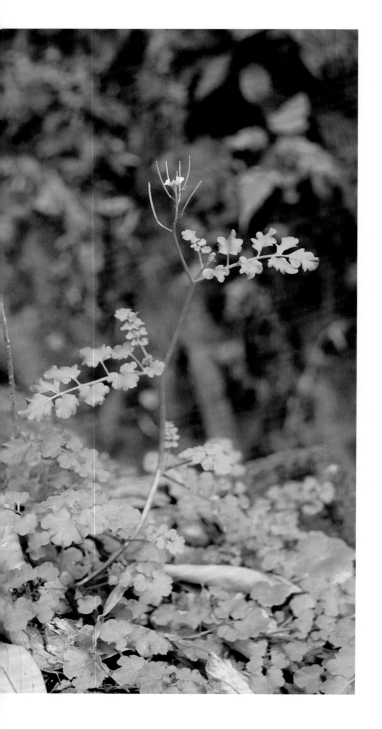

| 药 材 名 |

白带草（药用部位：全草）。

| 形 态 特 征 |

一年生或二年生草本，高达 30 cm。茎较曲折，基部分枝。羽状复叶；基生叶有柄，顶生小叶菱状卵形或倒卵形，先端不裂或 1 ~ 3 裂，侧生小叶 2 ~ 7 对，较小，1 ~ 3 裂；茎生叶小叶 2 ~ 5 对，倒卵形或窄倒卵形，全缘或 1 ~ 3 裂，有或无柄，叶两面近无毛。花序顶生；萼片长约 2.5 mm；花瓣白色，倒卵状楔形，长约 3.5 mm；雄蕊 6，稀 5；柱头扁球形。果序轴呈"之"字形曲折；长角果长 1.2 ~ 2.5 cm，种子间凹入；果柄长 3 ~ 6 mm；种子长约 1 mm，先端有极窄的翅。

| 生境分布 |

生于田边、路旁及草地。德兴各地均有分布。

| 资源情况 |

野生资源丰富。药材来源于野生。

| 采收加工 |

2 ~ 5 月采收，鲜用或晒干。

| 药材性状 | 本品主根不明显而呈须根状。茎由基部分枝，多且近等长，表面具细沟棱。奇数羽状复叶，小叶 3 ~ 7 对，长卵形，边缘 1 ~ 3 齿裂。长角果长 1.2 ~ 2 cm，宽约 1 mm。种子长圆形而扁，长约 1 mm，边缘或先端有极狭的翅，黄褐色。气微清香，味微甘。 |

| 功能主治 | 甘、淡，凉。清热利湿，安神，止血。用于湿热泻痢，热淋，带下，心悸，失眠，虚火牙痛，疳积，吐血，便血，疔疮。 |

| 用法用量 | 内服煎汤，15 ~ 30 g。外用适量，捣敷。 |

| 附 注 | 本种异名：*Cardamine arisanensis* Hayata、*Cardamine flexuosa* With. var. *ovatifolia* T. Y. Cheo et R. C. Fang、*Cardamine flexuosa* With. var. *debilis* (D. Don) T. Y. Cheo et R. C. Fang、*Cardamine hirsuta* L. var. *omeiensis* T. Y. Cheo et R. C. Fang、*Cardamine occulata* Horn.、*Nasturtium obliquum* Zoll.。

药材白带草，为本种的干燥全草，《上海市中药材标准》（1994 年版）以"碎米荠（白带草）"之名收载之。

本种的嫩茎叶焯水后可凉拌、炒食、煮汤等。 |

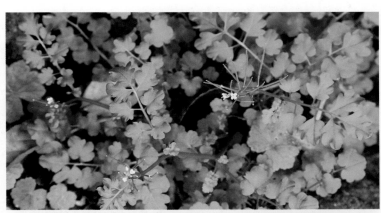

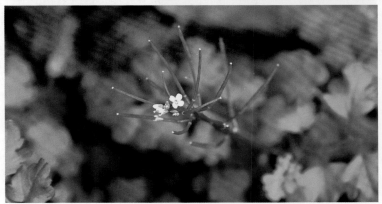

十字花科 Cruciferae 碎米荠属 Cardamine

碎米荠 *Cardamine hirsuta* L.

| **药 材 名** | 白带草（药用部位：全草。别名：伤筋草）。

| **形态特征** | 一年生草本，高 6 ~ 25 cm，无毛或疏生柔毛。茎 1 或多条，不分枝或基部分枝。基生叶有柄，为单数羽状复叶，小叶 1 ~ 3 对，顶生小叶圆卵形，长 4 ~ 14 mm，具 3 ~ 5 圆齿，侧生小叶较小，歪斜；茎生叶小叶 2 ~ 3 对，狭倒卵形至条形；所有小叶上面及边缘有疏柔毛。总状花序在花时呈伞房状，后延长；花白色，长 2.5 ~ 3 mm；雄蕊 4 ~ 6。长角果条形，长 18 ~ 25 mm，宿存花柱长约 0.5 mm；果柄长 5 ~ 8 mm；种子长方形，褐色。

| **生境分布** | 生于海拔 1 000 m 以下的山坡、路旁、荒地及耕地的草丛中。德兴各地均有分布。

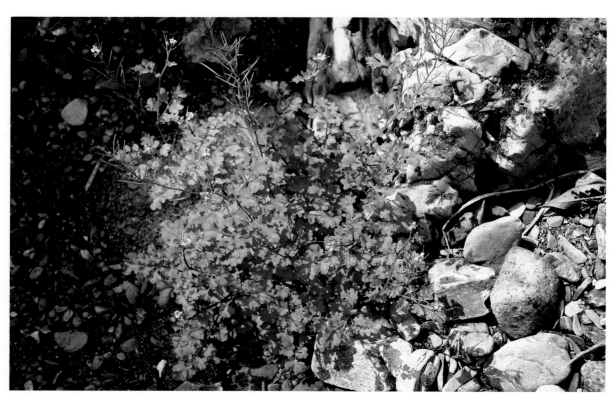

| 资源情况 | 野生资源丰富。药材来源于野生。

| 采收加工 | 2 ~ 5 月采收，鲜用或晒干。

| 药材性状 | 本品扭曲成团。主根细长，侧根须状，淡黄白色。茎多分枝，黄绿色，下部微带淡紫色，密被灰白色粗糙毛。奇数羽状复叶，多皱缩，小叶 1 ~ 3 对，顶生小叶肾圆形，长 4 ~ 10 mm，宽 5 ~ 12 mm，边缘具 3 ~ 5 波状浅裂，两面均有毛，侧生小叶较小，卵圆形，基部楔形，稍不对称，叶缘具 2 ~ 3 圆齿，无柄。长角果线形而扁，长 18 ~ 25 mm，每室种子 1 行。种子椭圆形，长 1.2 ~ 1.5 mm，宽 0.6 ~ 0.8 mm，棕色，具小疣点。气微清香，味微甘。

| 功能主治 | 甘、淡，凉。清热利湿，安神，止血。用于湿热泻痢，热淋，带下，心悸，失眠，虚火牙痛，疳积，吐血，便血，疔疮。

| 用法用量 | 内服煎汤，15 ~ 30 g。外用适量，捣敷。

| 附　　注 | 本种异名：*Cardamine hirsuta* L. var. *flaccida* Franch.。
本种的嫩茎叶焯水后可凉拌、炒食、煮汤等。

十字花科 Cruciferae 碎米荠属 Cardamine

水田碎米荠

Cardamine lyrata Bunge

| 药 材 名 | 水田碎米荠（药用部位：全草）。

| 形态特征 | 多年生草本，高 30 ～ 60 cm，全体无毛。茎直立，稀分枝，具棱角。匍匐茎上的叶有柄，宽卵形，边缘浅波状，中部以上全缘；茎生叶大头羽状分裂，长 1 ～ 7 cm，顶生裂片宽卵形，长 6 ～ 25 mm，基部耳状；侧生裂片 2 ～ 7 对，卵形或宽卵形，全缘或呈浅波状，最下部 1 对裂片呈托叶状。总状花序顶生；花白色，长 5 ～ 8 mm。长角果条形，长 30 mm，宿存花柱长 4 mm；果柄长 1.5 ～ 2 cm；种子矩圆形，长 2 mm，褐色，有宽翅。

| 生境分布 | 生于水田边、溪边及浅水处。分布于德兴海口、黄柏等。

| 资源情况 | 野生资源一般。药材来源于野生。

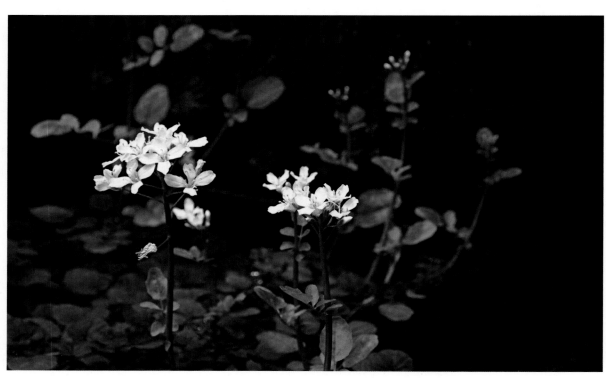

| 采收加工 | 春季采收，洗净，鲜用或晒干。

| 药材性状 | 本品常缠结成团。须根纤细，类白色。根茎短。茎黄绿色，具沟棱；匍匐茎细长，节处有类白色细根。奇数羽状复叶多皱缩，小叶 3 ～ 9 对，先端小叶圆形或卵圆形，长 1.2 ～ 2.5 cm，宽 0.7 ～ 2.3 cm，全缘或具波状圆齿，侧生小叶较小，基部不对称；匍匐茎上的叶多为单叶，互生，圆肾形，宽 0.5 ～ 2 cm。总状花序顶生。长角果长 2 ～ 3 cm，宽约 2 mm，绿褐色，每室有数枚种子，1 列。种子椭圆形，长约 1.6 mm，宽约 1 mm，边缘有膜质宽翅。气微，味微甘。

| 功能主治 | 甘、微辛，平。归膀胱、肝经。清热利湿，凉血调经，明目去翳。用于肾炎性水肿，痢疾，吐血，崩漏，月经不调，目赤，云翳。

| 用法用量 | 内服煎汤，15 ～ 30 g。

| 附　注 | 本种异名：*Cardamine argyi* H. Lévl.。
本种的嫩茎叶焯水后可凉拌、炒食、煮汤等。

十字花科 Cruciferae 播娘蒿属 Descurainia

播娘蒿 *Descurainia sophia* (L.) Webb ex Prantl

| **药 材 名** | 播娘蒿（药用部位：全草）、葶苈子（药用部位：种子）。

| **形态特征** | 一年生草本，高 30 ~ 70 cm，有叉状毛。茎直立，多分枝，密生灰色柔毛。叶狭卵形，长 3 ~ 5 cm，宽 2 ~ 2.5 cm，2 ~ 3 回羽状深裂，末回裂片窄条形或条状矩圆形，长 3 ~ 5 mm，宽 1 ~ 1.5 mm，下部叶有柄，上部叶无柄。花淡黄色，直径约 2 mm；萼片 4，直立，早落；花瓣 4，淡黄色，长 2 ~ 2.5 mm。长角果窄条形，长 2 ~ 3 cm；果柄长 1 ~ 2 cm；种子矩圆形至卵形，褐色。

| **生境分布** | 生于山坡、田野及农田。德兴香屯有分布，也有栽培。

| **资源情况** | 野生资源较少，栽培资源一般。药材主要来源于栽培。

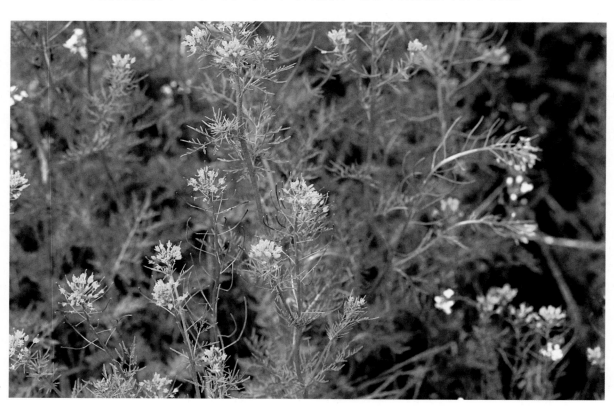

| **采收加工** | 播娘蒿：春、夏季采收，鲜用或晒干。
| | 葶苈子：4 月底至 5 月上旬果实呈黄绿色时及时采收，晒干，除去茎、叶杂质。

| **药材性状** | 葶苈子：本品呈长圆形，略扁，长 0.8 ~ 1.2 mm，宽约 0.5 mm。表面棕色或红棕色，微有光泽，具 2 纵沟，其中 1 纵沟较明显。一端钝圆，另一端微凹或较平截，种脐类白色，位于凹入端或平截处。气微，味微辛、苦，略带黏性。

| **功能主治** | 播娘蒿：辛，平。利湿通淋。用于气淋，劳淋，疥癣。
| | 葶苈子：辛、苦，寒。归肺、膀胱、大肠经。泻肺降气，祛痰平喘，利水消肿，泄热逐邪。用于痰涎壅肺引起的喘咳痰多，肺痈，水肿，胸腹积水，小便不利，慢性肺源性心脏病，心力衰竭引起的喘肿，痈疽恶疮，瘰疬结核。

| **用法用量** | 播娘蒿：内服煎汤，15 ~ 30 g。外用适量，煎汤熏洗。
| | 葶苈子：内服煎汤，3 ~ 9 g；或入丸、散剂；肺虚喘咳、脾虚肿满者慎服，不宜久服。外用适量，煎汤洗；或研末调敷。

| **附　注** | 本种异名：*Descurainia sophioides* (Fisch.) O. E. Schulz、*Sisymbrium sophia* L.、*Descurainia sophia* (L.) Webb ex Prantl var. *glabrata* N. Busch.。

药材葶苈子，为本种的干燥成熟种子，《中华人民共和国药典》（1977 年版至 2020 年版）、《新疆维吾尔自治区药品标准·第二册》中有收载。

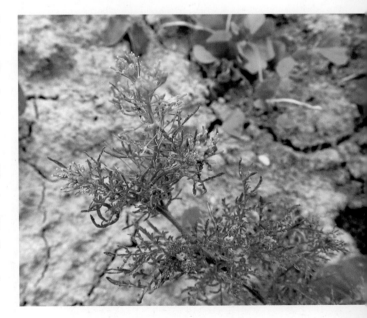

《中华人民共和国药典》规定，葶苈子药材按干燥品计算，含槲皮素 -3-O-β-D- 葡萄糖 -7-O-β-D- 龙胆双糖苷（$C_{33}H_{40}O_{22}$）不得少于 0.075%。本种的嫩茎叶焯水后可凉拌。

十字花科 Cruciferae 糖芥属 Erysimum

小花糖芥

Erysimum cheiranthoides L.

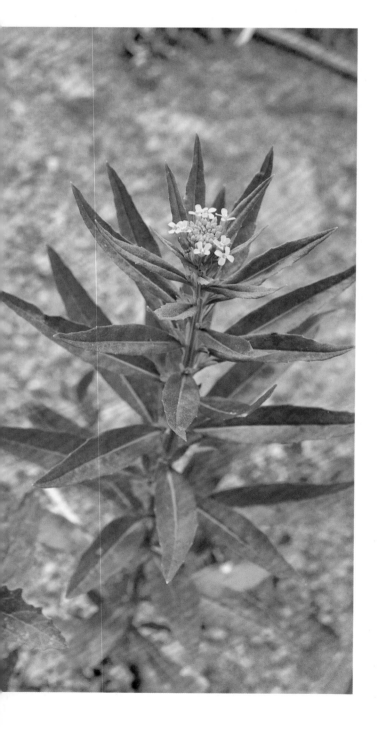

| 药材名 |

桂竹糖芥（药用部位：全草或种子）。

| 形态特征 |

一年生草本，高 15 ～ 50 cm，具伏生 2 ～ 4 叉状毛。茎直立，不分枝或分枝。叶无柄或近无柄，披针形或条形，长 2 ～ 4 cm，宽 1 ～ 2 mm，先端急尖，基部渐狭，全缘或呈深波状。总状花序顶生；花梗长 2 ～ 3 mm；花淡黄色，直径约 5 mm；雄蕊 6，近等长。长角果侧扁，四角形或圆柱形，长 2 ～ 2.5 cm，裂爿具隆起的中肋，有散生星状毛；果柄长 2 ～ 4 mm；种子微小，卵形，淡褐色。

| 生境分布 |

生于海拔 500 ～ 2 000 m 的山坡、山谷、路旁及村旁荒地。分布于德兴大茅山等。

| 资源情况 |

野生资源较少。药材来源于野生。

| 采收加工 |

4 ～ 5 月花盛期采收全草，晒干；果实近成熟时采收全草，晒干，将种子打落，簸去杂质。

| **药材性状** | 本品茎圆柱形，长 10 ~ 45 cm，黄绿色，具纵棱和贴生的毛茸。基生叶莲座状，条形羽状分裂，无叶柄；茎生叶披针形或条形，全缘或具波状齿，两面有毛茸。长角果微扁，四角形或近圆柱形，长 2 ~ 2.5 cm。种子椭圆形，略具 3 棱，长约 0.8 mm，宽约 0.4 mm，先端圆或平截，基部略尖或微凹，具短小的白色种柄，表面黄褐色，具微细的网状瘤点样纹理及 2 纵列浅槽；种皮薄，无胚乳，胚根背倚，2 子叶折叠。气微，味苦。

| **功能主治** | 辛、微苦，寒；有小毒。归脾、胃、心经。强心利尿，和胃消食。用于心力衰竭，心悸，浮肿，脾胃不和，食积不化。

| **用法用量** | 内服煎汤，6 ~ 9 g；或研末，0.3 ~ 1 g。本品有小毒，内服不宜过量，若出现呕吐、恶心、头晕、头痛、心动过缓立即停药。

| **附 注** | 本种异名：*Erysimum macilentum* Bunge、*Erysimum parviflorum* Pers.、*Erysimum japonicum* (H. Boissieu) Makino、*Erysimum brevifolium* Z. X. An、*Erysimum cheiranthoides* L. var. *japonicum* H. Boissieu。

十字花科 Cruciferae 菘蓝属 *Isatis*

菘蓝 *Isatis indigotica* Fortune

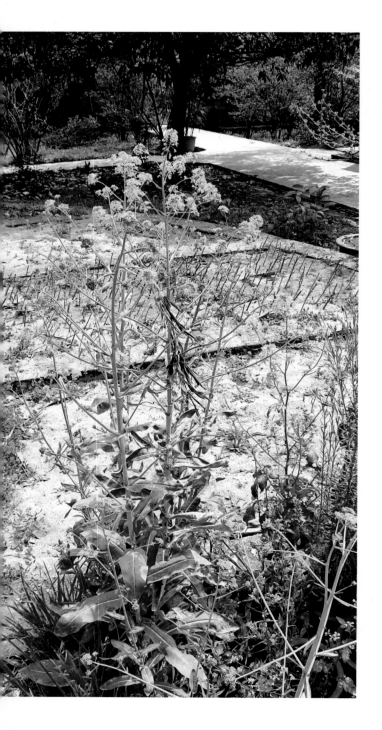

药材名

大青叶（药用部位：叶）、青黛（药材来源：叶经加工制得的干燥粉末、团块或颗粒）、板蓝根（药用部位：根）。

形态特征

二年生草本，高 40 ~ 100 cm。茎顶部多分枝，植株光滑无毛，带白粉霜。基生叶莲座状，长圆形至宽倒披针形，长 5 ~ 15 cm，宽 1.5 ~ 4 cm，先端钝或尖，基部渐狭，全缘或稍具波状齿，具柄；茎生叶蓝绿色，长椭圆形或长圆状披针形，长 7 ~ 15 cm，宽 1 ~ 4 cm，基部叶耳不明显或呈圆形。萼片宽卵形或宽披针形，长 2 ~ 2.5 mm；花瓣黄白色，宽楔形，长 3 ~ 4 mm。短角果近长圆形，边缘有翅；果柄细长；种子长圆形，长 3 ~ 3.5 mm，淡褐色。

生境分布

德兴花桥有栽培。

资源情况

栽培资源丰富。药材来源于栽培。

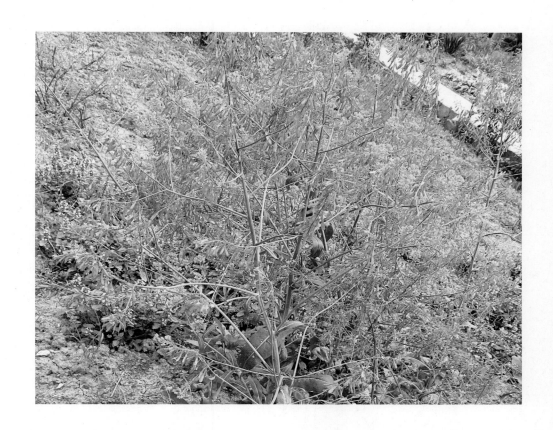

| **采收加工** | **大青叶：** 夏、秋季分 2～3 次采收，除去杂质，鲜用或晒干。
| | **青黛：** 采集叶，加工制得。
| | **板蓝根：** 秋季采挖，除去泥沙，晒干。

药材性状　　**大青叶：** 本品多皱缩卷曲，有的破碎。完整叶片展平后呈长椭圆形至长圆状倒披针形，长 5～20 cm，宽 2～6 cm；上表面暗灰绿色，有的可见色较深、稍凸起的小点；先端钝，全缘或微波状，基部狭窄，下延至叶柄，呈翼状；叶柄长 4～10 cm，淡棕黄色。质脆。气微，味微酸、苦、涩。

青黛： 本品为深蓝色粉末，体轻，易飞扬；或呈不规则的多孔性团块、颗粒，用手搓捻即成细末。微有草腥气，味淡。

板蓝根： 本品呈圆柱形，稍扭曲，长 10～20 cm，直径 0.5～1 cm。表面淡灰黄色或淡棕黄色，具纵皱纹、横长皮孔样突起及支根痕。根头略膨大，可见暗绿色或暗棕色轮状排列的叶柄残基和密集的疣状突起。体实，质略软，断面皮部黄白色，木部黄色。气微，味微甜，后苦、涩。

功能主治　　**大青叶：** 苦，寒。归心、胃经。清热解毒，凉血消斑。用于温病高热，神昏，发斑发疹，痄腮，喉痹，丹毒，痈肿。

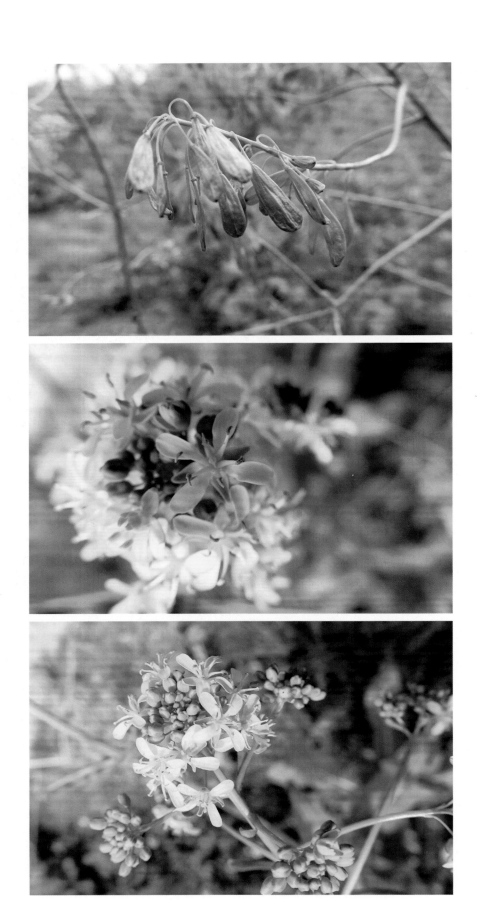

青黛：咸，寒。归肝经。清热解毒，凉血消斑，泻火定惊。用于温毒发斑，血热吐衄，胸痛咯血，口疮，痄腮，喉痹，小儿惊痫。

板蓝根：苦，寒。归心、胃经。清热解毒，凉血利咽。用于温疫时毒，发热咽痛，温毒发斑，烂喉丹痧，大头瘟疫，丹毒，痈肿。

| **用法用量** | 大青叶：内服煎汤，10 ~ 15 g，鲜品 30 ~ 60 g；或捣汁服；脾胃虚寒者禁服。外用适量，捣敷；或煎汤洗。

青黛：内服煎汤，1 ~ 3 g；或入丸、散剂。外用适量。

板蓝根：内服煎汤，9 ~ 15 g；或入丸、散剂；脾胃虚寒、无实火热毒者慎服。外用适量，煎汤熏洗。

| **附　注** | 本种异名：*Isatis yezoensis* Ohwi、*Isatis tinctoria* Linnaeus var. *yezoensis* (Ohwi) Ohwi、*Isatis tinctoria* Linnaeus var. *indigotica* (Fortune) T. Y. Cheo et K. C. Kuan、*Isatis oblongata* DC. var. *yezoensis* (Ohwi) Y. L. Chang。

药材大青叶，为本种的干燥叶，《中华人民共和国药典》（1977 年版至 2020 年版）、《内蒙古蒙药材标准》（1986 年版）、《维吾尔药材标准·上册》（1993 年版）、《新疆维吾尔自治区药品标准·第二册》（1980 年版）等中有收载。

药材青黛，为本种叶经加工制得的干燥粉末或团块，《中华人民共和国药典》（1963 年版至 2020 年版）、《新疆维吾尔自治区药品标准·第二册》（1980 年版）等中有收载。

药材板蓝根，为本种的干燥根，《中华人民共和国药典》（1977 年版至 2020 年版）、《新疆维吾尔自治区药品标准·第二册》（1980 年版）中有收载。

《中华人民共和国药典》规定，大青叶按干燥品计算，含靛玉红（$C_{16}H_{10}N_2O_2$）不得少于 0.020%。板蓝根药材按干燥品计算，含（R，S）-告依春（C_5H_7NOS）不得少于 0.020%。青黛按干燥品计算，含靛蓝（$C_{16}H_{10}N_2O_2$）不得少于 2.0%，含靛玉红（$C_{16}H_{10}N_2O_2$）不得少于 0.13%。

本种的嫩苗焯水后可凉拌或炒食，也可腌制成咸菜。

十字花科 Cruciferae 独行菜属 Lepidium

北美独行菜 *Lepidium virginicum* L.

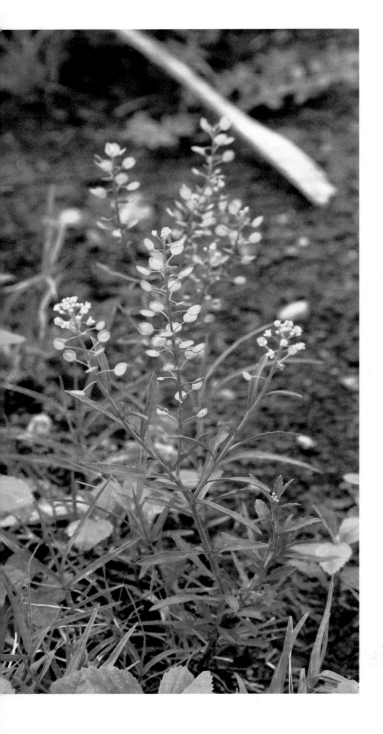

| 药 材 名 |

大叶香荠菜（药用部位：全草）。

| 形态特征 |

二年生草本，高 30 ～ 50 cm。茎上部分枝，具柱状腺毛。基生叶具长柄，倒披针形，羽状分裂，长 3 ～ 5 cm，边缘具锯齿；茎生叶具短柄，倒披针形或条形，长 1.5 ～ 5 cm，宽 2 ～ 10 mm，先端急尖，基部渐狭，具锯齿，两面无毛。花小，白色；雄蕊 2 ～ 4。短角果近圆形，直径 2 mm，先端微缺，上方有窄翅；果柄长 2 ～ 3 mm；种子微小，红褐色，边缘具透明窄翅，湿后成一黏滑胶膜。

| 生境分布 |

生于田边或荒地，为田间杂草。德兴各地均有分布。

| 资源情况 |

野生资源丰富。药材来源于野生。

| 采收加工 |

春、夏季采收，鲜用或晒干。

| **功能主治** | 甘，平。驱虫消积。用于小儿虫积腹胀。

| **用法用量** | 内服煎汤，9 ~ 15 g。

| **附　　注** | 本种的嫩苗焯水后可凉拌或炒食，也可制作腌菜；种子榨的油可食用。

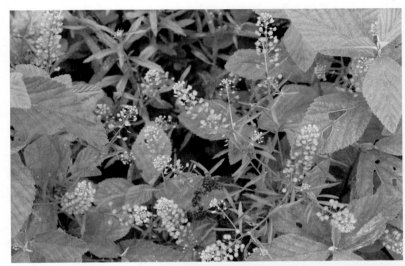

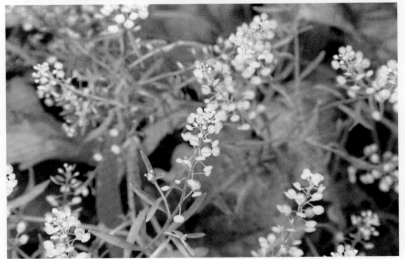

萝卜

Raphanus sativus L.

| 药 材 名 | 莱菔子（药用部位：成熟种子）、莱菔（药用部位：根）、莱菔叶（药用部位：基生叶）、地骷髅（药用部位：开花结实后的老根）。

| 形态特征 | 一年生或二年生草本，高 20 ~ 100 cm，全体粗糙。直根粗壮，肉质，形状和大小多变化。茎分枝。基生叶和下部叶大头羽状分裂，长 8 ~ 30 cm，宽 3 ~ 5 cm，顶生裂片卵形，侧生裂片 4 ~ 6 对，向基部渐缩小，矩圆形，边缘有钝齿，疏生粗毛；上部叶矩圆形，近全缘或有锯齿。总状花序顶生；花淡紫红色或白色，直径 1 ~ 1.5 cm。长角果肉质，圆柱形，长 1.5 ~ 3 cm，在种子间缢缩，并形成海绵质横隔，先端渐尖成喙；种子卵形，直径约 3 mm，红褐色。

| 生境分布 | 德兴各地均有栽培。

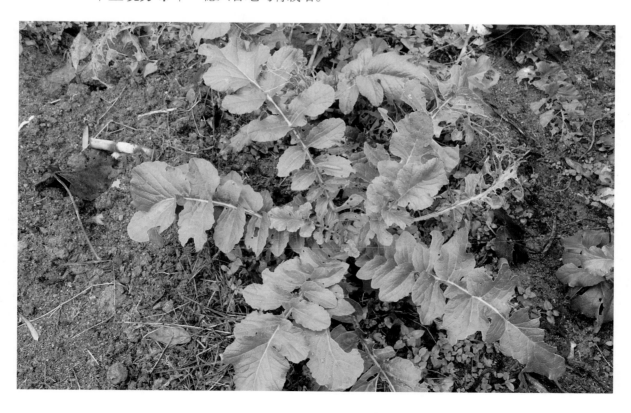

| 资源情况 | 栽培资源丰富。药材来源于栽培。

| 采收加工 | 莱菔子：夏季果实成熟时采割植株，晒干，搓出种子，除去杂质，再晒干。
莱菔：秋、冬季采挖根，除去茎叶，洗净，鲜用。
莱菔叶：冬季或早春采收，洗净，风干或晒干。
地骷髅：待种子成熟后，连根拔起，剪去地上部分，将根洗净，晒干。

| 药材性状 | 莱菔子：本品呈类卵圆形或椭圆形，稍扁，长 2.5 ~ 4 mm，宽 2 ~ 3 mm。表面黄棕色、红棕色或灰棕色，一端具深棕色圆形种脐，一侧具数条纵沟。种皮薄而脆，子叶 2，黄白色，有油性。气微，味淡、微苦、辛。
莱菔：本品肉质，圆柱形、圆锥形或圆球形，有的具分叉，大小差异较大。表面红色、紫红色、绿色、白色或粉红色与白色间有，先端残留叶柄基。质脆，富含水分，断面类白色、浅绿色或紫红色，形成层环明显，皮部色深，木部占大部分，可见点状放射状纹理。气微，味甘、淡或辣。
莱菔叶：本品常皱缩成不规则的条状或团块状，有的破碎而仅剩叶柄，灰绿色至黄绿色。完整者展平后长可达 30 cm，宽 2 ~ 10 cm，呈琴形羽状分裂，向基部裂片渐小，中脉在背面突出，疏生粗毛。质脆，易碎。气微香，味略苦。
地骷髅：本品圆柱形，长 20 ~ 25 cm，直径 3 ~ 4 cm，微扁，略扭曲，紫红色或灰褐色。表面不平整，具波状纵皱纹或网状纹理，可见横向排列的黄褐色条纹及长 2 ~ 3 cm 的支根或支根痕，先端具中空的茎基，茎基长 1 ~ 4 cm。质轻，折断面淡黄色而疏松。气微，味略辛。

| 功能主治 | 莱菔子：辛、甘，平。归肺、脾、胃经。消食除胀，降气化痰。用于饮食停滞，脘腹胀痛，大便秘结，积滞泻痢，痰壅喘咳。
莱菔：辛、甘，凉。归脾、胃、肺、大肠经。消食，下气，化痰，止血，解渴，利尿。用于消化不良，食积胀满，吞酸，吐食，腹泻，痢疾，便秘，痰热咳嗽，咽喉不利，咯血，吐血，衄血，便血，消渴，淋浊；外用于疮疡，损伤瘀肿，烫火伤，冻疮。
莱菔叶：辛、苦，温。归脾、胃、肺经。消食理气，清肺利咽，散瘀消肿。用于食积气滞，脘腹痞满，呃逆，吐酸，泄泻，痢疾，咳嗽，音哑，咽喉肿痛，妇女乳房肿痛，乳汁不通；外用于损伤瘀肿。
地骷髅：甘、微辛，平。归脾、胃、肺经。行气消积，化痰，解渴，利水消肿。用于食积气滞，腹胀痞满，痢疾，咳嗽痰多，消渴，脚气，水肿。

| 用法用量 | **莱菔子**：内服煎汤，5 ~ 12 g；或入丸、散剂；无食积痰滞者及中气虚弱者慎服。外用适量，研末调敷。

莱菔：内服生食或捣汁饮，30 ~ 100 g；或煎汤、煮食；脾胃虚寒者不宜生食。外用适量，捣敷；或捣汁涂；或滴鼻；或煎汤洗。

莱菔叶：内服煎汤，10 ~ 15 g；或研末；或鲜品捣汁；气虚者慎服。外用适量，鲜品捣敷；或干品研末调敷。

地骷髅：内服煎汤，10 ~ 30 g；或入丸、散剂。

| 附　注 | 本种异名：*Raphanus sativus* L. var. *raphanistroides* (Makino) Makino、*Raphanus taquetti* H. Lévl.、*Raphanus acanthiformis* J. M. Morel、*Raphanus macropodus* H. Lévl.、*Raphanus raphanistroides* (Makino) Nakai、*Raphanus niger* Mill.、*Raphanus sativus* L. var. *macropodus* (H. Lévl.) Makino。

药材莱菔子，为本种的干燥成熟种子，《中华人民共和国药典》（1963 年版至 2020 年版）、《贵州省中药材标准规格·上集》（1965 年版）、《新疆维吾尔自治区药品标准·第二册》（1980 年版）等中有收载。

药材莱菔叶，为本种的干燥根出叶，《上海市中药材标准》（1994 年版）、《江苏省中药材标准》（1989 年版）、《江苏省中药材标准（试行稿）·第二批》（1986 年版）中有收载。

药材地骷髅，为本种结实后的干燥或干枯老根，《山东省中药材标准》（1995 年版、2002 年版）、《甘肃省 40 种中药材质量标准（试行）》（1995 年版）、《江苏省中药材标准》（1989 年版）、《甘肃省中药材标准》（2009 年版）、《新疆维吾尔自治区药品标准·第二册》（1980 年版）、《上海市中药材标准》（1994 年版）中有收载；《贵州省中药材、民族药材质量标准》（2003 年版）、《贵州省中药材质量标准》（1988 年版）以"枯萝卜（莱菔头）"之名收载之，《四川省中药材标准》（1987 年版）、《四川省中草药标准（试行稿）·第四批》（1984 年版）以"莱菔头"之名收载之，《北京市中药材标准·附录》（1998 年版）以"仙人头"之名收载之。

药材莱菔，为本种的根或块根，《中华人民共和国卫生部药品标准·藏药·第一册·附录》（1995 年版）以"萝卜"之名收载之，《中华人民共和国卫生部药品标准·中药成方制剂·第二册·附录》（1990 年版）以"卞萝卜"之名收载之，《青海省藏药标准·附录》（1992 年版）以"白萝卜"之名收载之。

《中华人民共和国药典》规定，莱菔子按干燥品计算，含芥子碱以芥子碱硫氰酸盐（$C_{16}H_{24}NO_5SCN$）计，不得少于 0.40%。

本种的肉质根即为萝卜，为常见蔬菜，可生食、煮食、炒食、凉拌等；幼苗、嫩叶也可炒食或煮汤等。

十字花科 Cruciferae 蔊菜属 Rorippa

广州蔊菜
Rorippa cantoniensis (Lour.) Ohwi

| 药 材 名 | 细子蔊菜（药用部位：全草）。

| 形态特征 | 一年生草本，高 10 ~ 25 cm，全体无毛。茎直立，不分枝或分枝。基生叶具柄，羽状深裂，长 2 ~ 6 cm，宽 1 ~ 1.5 cm，约有 7 对裂片，顶生裂片较大，侧生裂片较小，边缘具钝齿；茎生叶无柄，羽状浅裂，基部抱茎，两侧耳形，边缘具不整齐锯齿。总状花序顶生；花生于羽状分裂苞片的腋部；花瓣白色，倒卵形，长约 2 mm。长角果圆柱形，长 6 ~ 8 mm；果柄极短；种子多数，微小，红褐色。

| 生境分布 | 生于海拔 500 ~ 1 800 m 的田边路旁、山沟、河边或潮湿地。德兴各地均有分布。

| 资源情况 | 野生资源丰富。药材来源于野生。

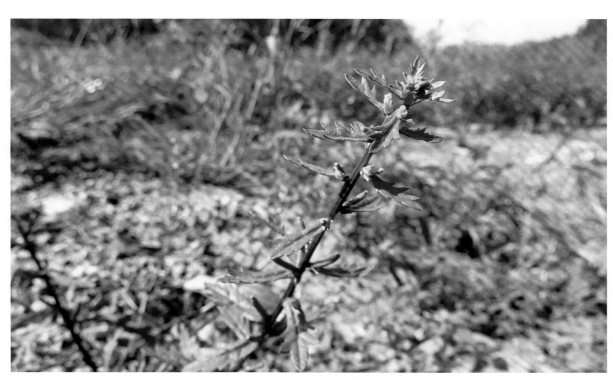

| **采收加工** | 夏季采收，鲜用或晒干。

| **功能主治** | 辛，凉。清热解毒，镇咳。用于咳嗽，水肿。

| **用法用量** | 内服煎汤，10～30 g，鲜品加倍；或捣汁服。外用适量，捣敷。过量服用会出现轻微口干、胃部不适等反应。

| **附　　注** | 本种异名：*Cardamine microsperma* (DC.) Kuntze、*Rorippa microsperma* (DC.) Hand.-Mazz.、*Ricotia cantoniensis* Lour.、*Nasturtium microspermum* DC.、*Nasturtium sikokianum* Franch. et Sav.、*Nasturtium microspermum* DC. var. *vegetius* Bunge、*Nasturtium microspermum* DC.var. *macilentum* Bunge。

十字花科 Cruciferae 蔊菜属 Rorippa

蔊菜

Rorippa indica (L.) Hiern.

| 药 材 名 | 蔊菜（药用部位：全草）。

| 形态特征 | 一年生草本，高 15 ～ 50 cm，全体有毛或无毛。茎直立，粗壮，不分枝或分枝，有时带紫色。基生叶和下部叶具柄，大头羽状分裂，长 7 ～ 15 cm，宽 1 ～ 2.5 cm，顶生裂片较大，卵形或矩圆形，先端圆钝，边缘具牙齿，侧生裂片 2 ～ 5 对，向下渐缩小，全缘，两面无毛；上部叶无柄，矩圆形。总状花序顶生；花小，黄色。长角果圆柱形，长 1 ～ 2 cm，宽 1 ～ 1.5 mm，斜上开展，稍弯曲；果柄长 2 ～ 4 mm；种子多数，细小，卵形，褐色。

| 生境分布 | 生于海拔 230 ～ 1 450 m 的路旁、田边、园圃、河边、屋边墙脚及山坡路旁等较潮湿处。德兴各地均有分布。

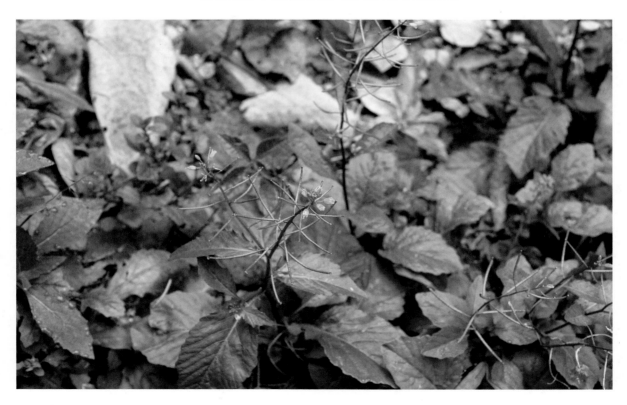

| 资源情况 | 野生资源丰富。药材来源于野生。

| 采收加工 | 夏、秋季采收，鲜用或晒干。

| 药材性状 | 本品长 15～35 cm，淡绿色。根较长，弯曲，直径 1.5～3 mm；表面淡黄色，具不规则皱纹及须根；质脆，折断面黄白色，木部黄色。茎分枝或单一，淡绿色，有时带紫色。叶多卷曲，易破碎或脱落，完整叶长圆形，羽状分裂。花小，萼片 4，黄绿色，花瓣 4，黄色。长角果稍弯曲，长 1～2 cm，直径 1～1.5 mm。种子多数，2 列，直径 0.5～0.6 mm。气微，味淡。

| 功能主治 | 辛，温。归肺、膀胱经。祛痰止咳，解表散寒，活血解毒，利湿退黄。用于咳嗽痰喘，感冒发热，麻疹透发不畅，风湿痹痛，咽喉肿痛，疔疮痈肿，漆疮，经闭，跌打损伤，黄疸，水肿。

| 用法用量 | 内服煎汤，10～30 g，鲜品加倍；或捣汁服。外用适量，捣敷。过量服用会出现轻微的口干、胃部不适、头晕等反应，但均较轻微、短暂，不影响继续治疗。

| 附　注 | 本种异名：*Rorippa sinapis* (N. L. Burman) Ohwi et H. Hara.、*Nasturtium indicum* DC.、*Sisymbrium atrovirens* Horn.、*Sisymbrium sinapis* Burm. f.、*Sisymbrium indicum* L.、*Rorippa montana* (Wall. ex Hook. f. et Thomson) Small、*Sisymbrium atrovirens* (Hornem.) Ohwi et H. Hara。

药材蔊菜，为本种的干燥全草，《中华人民共和国药典》（1977 年版）中有收载；《上海市中药材标准》（1994 年版）以"蔊菜（江剪刀草）"之名收载之，《贵州省中药材、民族药材质量标准》（2003 年版）以"蔊菜（野油菜）"之名收载之。

本种的嫩茎叶焯水后可凉拌或炒食。

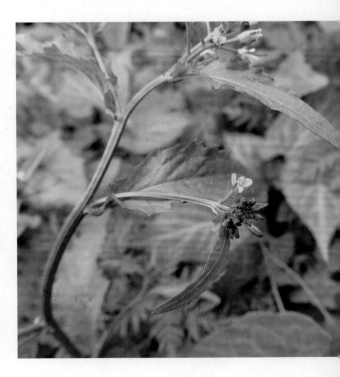

十字花科 Cruciferae 菥蓂属 Thlaspi

菥蓂
Thlaspi arvense L.

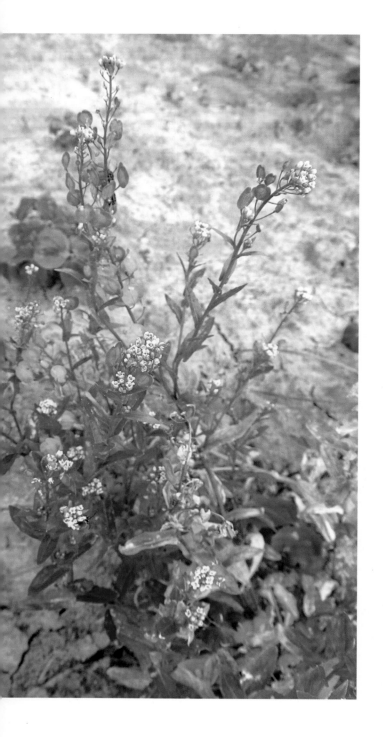

药 材 名

菥蓂（药用部位：地上部分）、菥蓂子（药用部位：种子）。

形态特征

一年生草本，高 9 ~ 60 cm，全体无毛。茎直立，不分枝或分枝，具棱。基生叶具柄，倒卵状矩圆形，茎生叶矩圆状披针形或倒披针形，长 2.5 ~ 5 cm，宽 2 ~ 15 mm，先端圆钝，基部抱茎，两侧箭形，具疏齿。总状花序顶生；花白色，直径约 2 mm。短角果倒卵形或近圆形，长 13 ~ 16 mm，宽 9 ~ 13 mm，扁平，先端凹入，边缘有宽约 3 mm 的翅；种子卵形，长约 1.5 mm，黄褐色。

生境分布

生于平地路旁、沟边或村落附近。分布于德兴大茅山及海口等。

资源情况

野生资源一般。药材来源于野生。

采收加工

菥蓂：夏季果实成熟时采割，除去杂质，晒干。

菥蓂子：夏季果实成熟时割取全株，打下种子，晒干，扬净。

| **药材性状** | **菥蓂**：本品茎呈圆柱形，长 20 ~ 40 cm，直径 0.2 ~ 0.5 cm；表面黄绿色或灰黄色，具细纵棱线；质脆，易折断，断面髓部白色。叶互生，披针形，基生叶多为倒披针形，多脱落。总状果序生于茎枝先端和叶腋，果实卵圆形而扁平，直径 0.5 ~ 1.3 cm；表面灰黄色或灰绿色，中心略隆起，边缘有宽约 0.2 cm 的翅，两面中间各具 1 纵棱线，先端凹陷，基部具细果柄，长约 1 cm；果实内分 2 室，中间有纵隔膜，每室种子 5 ~ 7。种子扁卵圆形。气微，味淡。

菥蓂子：本品扁圆形，长约 1.5 mm，宽约 1.2 mm。表面棕黑色，两面各有 5 ~ 7 凸起的偏心性环纹，基部尖，并有小凹。种皮薄，无胚乳，子叶直叠。气微，味淡。

| **功能主治** | **菥蓂**：辛，微寒。归肝、胃、大肠经。清肝明目，和中利湿，解毒消肿。用于目赤肿痛，脘腹胀痛，胁痛，肠痈，水肿，带下，疮疖痈肿。

菥蓂子：辛、苦，微温。归肝经。明目，祛风湿。用于目赤肿痛，障翳胬肉，迎风流泪，风湿痹痛。

| **用法用量** | **菥蓂**：内服煎汤，9 ~ 15 g，鲜品加倍。

菥蓂子：内服煎汤，5 ~ 15 g。

| **附 注** | 本种异名：*Thlaspi arvense* L. var. *sinuatum* Lévl.。

药材菥蓂，为本种的干燥全草（或地上部分），《中华人民共和国药典》（2010 年版至 2020 年版）、《湖北省中药材质量标准》（2009 年版）中有收载；《中华人民共和国药典》（1977 年版）、《河南省中药材标准》（1991 年版）、《湖南省中药材标准》（2009 年版）以"菥蓂（苏败酱）"之名收载之，《上海市中药材标准》（1994 年版）以"菥蓂（苏败酱、败酱）"之名收载之。

药材菥蓂子，为本种的干燥（成熟）种子，《内蒙古蒙药材标准》（1986 年版）、《中华人民共和国卫生部药品标准·藏药·第一册》（1995 年版）、《藏药标准》（1979 年版）中有收载；《青海省藏药标准》（1992 年版）以"菥蓂"之名收载之；但在《内蒙古蒙药材标准》（1986 年版）中植物名记载为"遏蓝菜"。

《中华人民共和国药典》规定，菥蓂按照水溶性浸出物测定法的冷浸法测定，浸出物不得少于 15.0%。

本种的嫩茎叶焯水后可凉拌或炒食。

悬铃木科 Platanaceae | 悬铃木属 Platanus

一球悬铃木
Platanus occidentalis L.

| 药 材 名 | 悬铃木（药用部位：果实）。

| 形态特征 | 落叶大乔木。树皮呈小块状剥落；嫩枝有黄褐色绒毛。叶阔卵形，通常 3 浅裂，宽 10 ~ 22 cm，长度比宽度略小，裂片短三角形，边缘具数个粗大锯齿；叶两面初被灰黄色绒毛，后毛脱落，仅在叶背脉上有毛；叶柄长 4 ~ 7 cm，密被绒毛；托叶较大，长 2 ~ 3 cm，基部鞘状，上部扩大成喇叭形，早落。花通常 4 ~ 6，单性，聚成圆球形头状花序；雄花萼片及花瓣均短小，花丝极短，花药伸长；雌花基部具长绒毛；萼片短小，花瓣比萼片长 4 ~ 5 倍，花柱伸长。头状果序圆球形，单生，稀 2，直径约 3 cm，具绒毛。

| 生境分布 | 德兴各地均有栽培，作观赏用。

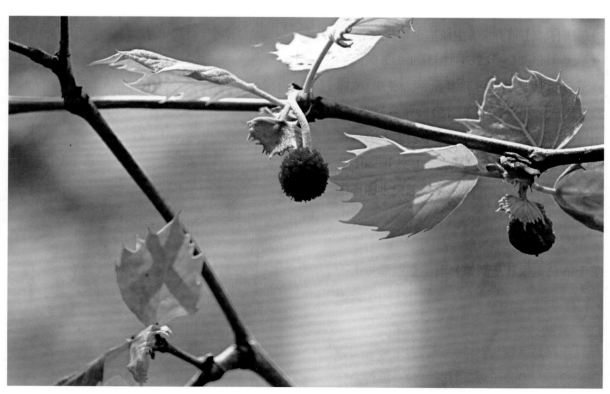

| **资源情况** | 栽培资源丰富。药材来源于栽培。

| **采收加工** | 果实成熟时采收，鲜用或晒干。

| **功能主治** | 解表，发汗，止血。用于血小板减少性紫癜，出血。

| **用法用量** | 内服煎汤，适量。

| **附　　注** | 本种原产北美洲，现被广泛引种。

金缕梅科 Hamamelidaceae 蜡瓣花属 Corylopsis

蜡瓣花
Corylopsis sinensis Hemsl.

| 药 材 名 | 蜡瓣花根（药用部位：根或根皮）。

| 形态特征 | 灌木或小乔木。小枝有柔毛。叶卵形或倒卵形，长 5 ~ 9 cm，基部斜心形，边缘具锐锯齿，下面有星状毛；叶柄长 1 ~ 1.5 cm。总状花序长 3 ~ 5 cm，下垂；苞片卵形；花两性；萼筒有星状毛，萼齿 5，无毛；花瓣 5，黄色，匙形，长 5 ~ 6 mm；雄蕊 5，长 4.5 ~ 5 mm；退化雄蕊 2 深裂；花柱 2，长 6 ~ 7 mm。蒴果卵圆形，宽 7 ~ 8 mm，有毛，两瓣开裂。

| 生境分布 | 生于山地灌丛。分布于德兴大茅山及李宅、畈大、绕二等。

| 资源情况 | 野生资源丰富。药材来源于野生。

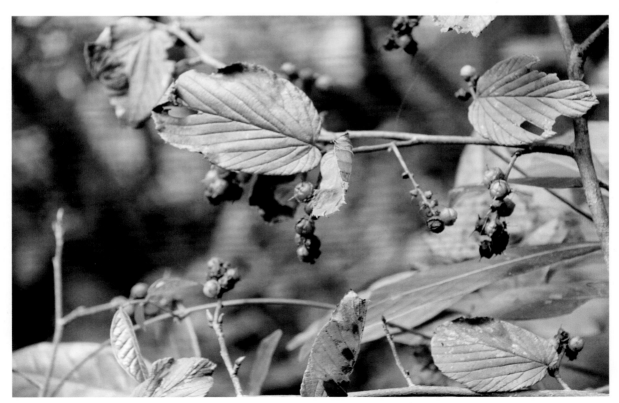

| 采收加工 | 夏季采挖，刮去粗皮，洗净，晒干。

| 功能主治 | 甘，平。归胃、心经。疏风和胃，宁心安神。用于外感风邪，头痛，恶心呕吐，心悸，烦躁不安。

| 用法用量 | 内服煎汤，3 ~ 10 g。

| 附　　注 | 本种异名：*Corylopsis sinensis* Hemsl. var. *parvifolia* Chang、*Corylopsis spicata* Hemsl.。

杨梅叶蚊母树

Distylium myricoides Hemsl.

| 药 材 名 | 杨梅叶蚊母树根（药用部位：根）。

| 形态特征 | 常绿乔木或灌木。小枝和芽有鳞毛。叶薄革质，矩圆形或矩圆状披针形，长 5 ~ 11 cm，边缘上半部生少数细齿，很少全缘，两面均无毛，侧脉在上面下陷，在下面隆起；叶柄长 5 ~ 8 mm。总状花序长 1.5 cm；萼片卵形，有星状毛；花瓣不存在；雄蕊 3，花丝比花药短；子房有星状毛，花柱 2，长 6 mm。蒴果木质，卵圆形，长 1 ~ 1.2 cm，室背及室间裂开。

| 生境分布 | 多生于亚热带常绿林中。分布于德兴梧风洞等。

| 资源情况 | 野生资源一般。药材来源于野生。

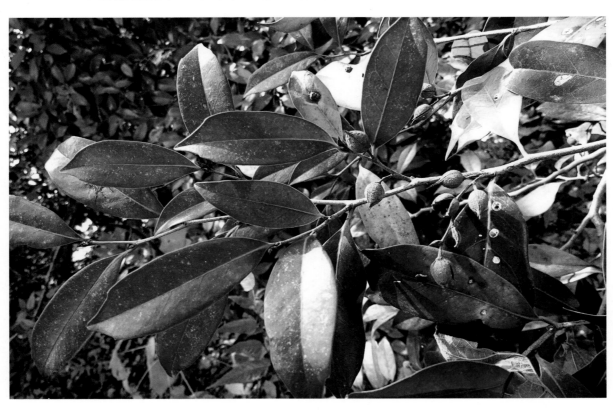

| **采收加工** | 全年均可采挖，洗净，切段，晒干。

| **药材性状** | 本品根呈长圆锥形，大小、长短不一。表面灰褐色。质坚硬，不易折断，断面纤维性。气微，味淡。

| **功能主治** | 辛、微苦，平。归脾、肝经。利水渗湿，祛风活络。用于水肿，手足浮肿，风湿骨节疼痛，跌打损伤。

| **用法用量** | 内服煎汤，6 ~ 12 g。

| **附　注** | 本种异名：*Distylium myricoides* Hemsl. var. *nitidum* Chang。

金缕梅科 Hamamelidaceae 牛鼻栓属 Fortunearia

牛鼻栓
Fortunearia sinensis Rehd. et Wils.

| **药 材 名** | 牛鼻栓（药用部位：枝叶、根）。

| **形态特征** | 灌木或小乔木。叶倒卵形，长 7 ～ 16 cm，基部圆形或平截，稍偏斜，边缘具波状齿突，下面仅脉上有较密的长毛；叶柄长 4 ～ 10 mm。两性花和雄花同株。两性花的总状花序长 4 ～ 8 cm；苞片披针形，长约 2 mm；萼筒长 1 mm，无毛，萼齿 5，卵形，先端有毛；花瓣 5，钻形，比萼齿短；雄蕊 5，与萼齿等长，花丝极短，花柱 2，长 1 mm。雄花排列成柔荑花序，具退化雌蕊。蒴果木质，卵圆形，无毛，长 1.5 cm，具白色皮孔，室间及室背开裂。

| **生境分布** | 生于山坡杂木林中或岩隙中。分布于德兴三清山北麓、大茅山等。

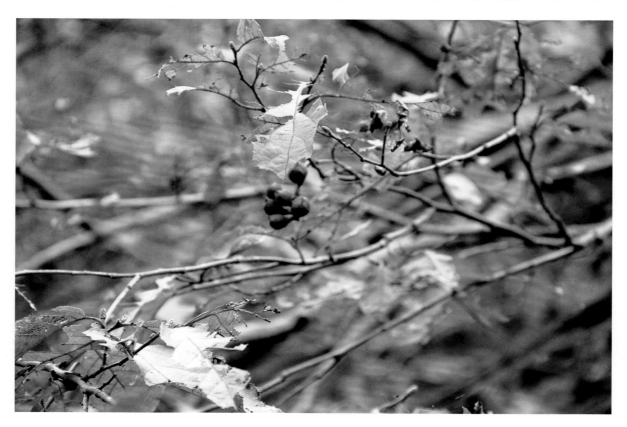

| **资源情况** | 野生资源一般。药材来源于野生。

| **采收加工** | 春、夏季采收枝叶，晒干；全年均可采根，洗净，晒干。

| **药材性状** | 本品茎枝圆柱形，长短及粗细不一，表面褐色或灰褐色，有稀疏的圆形皮孔，小枝密生星状毛。叶多皱缩，完整叶片展平后倒卵状椭圆形，基部稍偏斜，长 6 ~ 16 cm，宽 3 ~ 9 cm，叶片下面、叶脉及叶柄均有星状毛，边缘具锯齿。气微，味微苦、涩。

| **功能主治** | 苦、涩，平。归脾、肝经。益气，止血，生肌。用于劳伤乏力，刀伤出血。

| **用法用量** | 内服煎汤，10 ~ 24 g，大剂量单用可至 60 ~ 90 g。外用适量，捣敷。

| **附　　注** | 本种被《中国生物多样性红色名录——高等植物卷》列为易危种，IUCN 评估等级为 VU 级，为中国特有植物。本种为江西省Ⅲ级保护植物，陕西省稀有级保护植物。

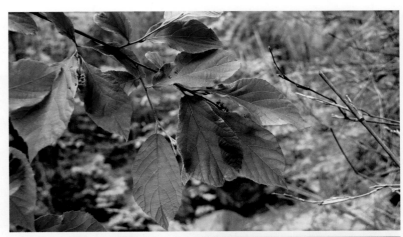

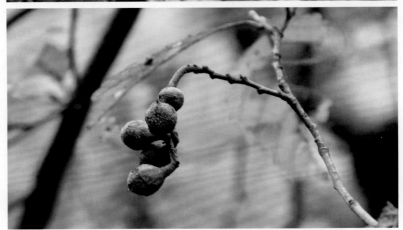

金缕梅科 Hamamelidaceae 枫香树属 *Liquidambar*

枫香树 *Liquidambar formosana* Hance

| **药 材 名** | 枫香脂（药用部位：树脂）、枫香树叶（药用部位：叶）、路路通（药用部位：成熟果序。别名：枫香树果、枫树球）、枫香树根（药用部位：根）、枫香树皮（药用部位：树皮）。 |

| **形态特征** | 乔木。小枝有柔毛。叶宽卵形，长 6 ~ 12 cm，掌状 3 裂，边缘具锯齿，背面有柔毛或变无毛，掌状脉 3 ~ 5；叶柄长达 11 cm；托叶红色，条形，长 1 ~ 1.4 cm，早落。花单性，雌雄同株。雄花排列成柔荑花序，无花被，雄蕊多数，花丝与花药近等长。雌花 25 ~ 40，排列成头状花序，直径约 1.5 cm，无花瓣；萼齿 5，钻形，长达 8 mm，花后增长；花柱 2，长 1 cm。头状果序圆球形，直径 2.5 ~ 4.5 cm，宿存花柱和萼齿针刺状。 |

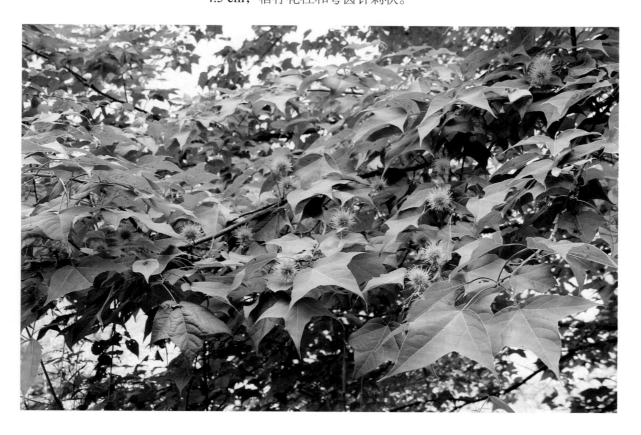

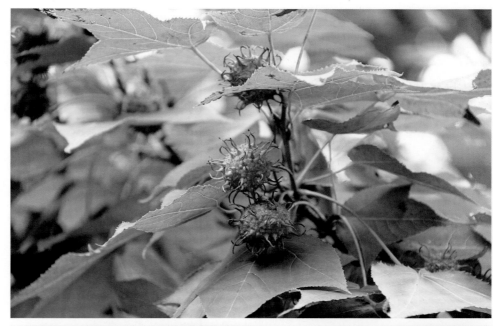

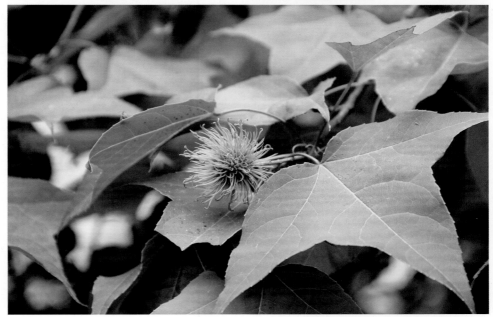

| 生境分布 | 生于平地、村落附近及低山次生林。德兴各地均有分布，德兴各地均有栽培。

| 资源情况 | 野生资源丰富，栽培资源丰富。药材主要来源于栽培。

| 采收加工 | **枫香脂：**选择生长 20 年以上的粗壮大树，7 ~ 8 月割裂树干，使树脂流出，10 月至翌年 4 月采收，阴干或晒干或自然干燥。

枫香树叶：夏、秋季采收，除去泥土及杂质，鲜用或晒干。

路路通：冬季果实成熟后采收，除去杂质，干燥。

枫香树根：秋、冬季采挖，洗净，除去粗皮，晒干。

枫香树皮：全年均可剥取，洗净，晒干或烘干。

| **药材性状** | 枫香脂：本品呈不规则块状或类圆形颗粒状，大小不等，直径 0.5 ~ 1 cm，稀达 3 cm。表面淡黄色至黄棕色，半透明或不透明。质脆，易碎，破碎面具玻璃样光泽。气清香，燃烧时香气更浓，味淡。

枫香树叶：本品多破碎，完整叶片阔卵形，掌状 3 裂，长 5 ~ 12 cm，宽 7 ~ 17 cm；中央裂片较长且先端尾状渐尖，基部心形，边缘有细锯齿；上面灰绿色，下面浅棕色，掌状脉 3 ~ 5，在下面明显凸起；叶柄长 7 ~ 11 cm，基部鞘状。质脆，易破碎。揉之有清香气，味辛、微苦、涩。

路路通：本品为聚花果，由多数小蒴果集合而成，呈球形，直径 2 ~ 3 cm。基部有总果柄。表面灰棕色或棕褐色，有多数尖刺和喙状小钝刺，长 0.5 ~ 1 mm，常折断，小蒴果顶部开裂，呈蜂窝状小孔。体轻，质硬，不易破开。气微，味淡。

枫香树根：本品呈圆锥形，稍弯曲，直径 2 ~ 6 cm，长 20 ~ 30 cm。表面灰黑色或灰棕色，外皮剥落处显黄白色。质坚硬，不易折断，断面纤维性，皮部黑棕色，木部黄白色。气清香，味辛、微苦、涩。

枫香树皮：本品呈板片状，长 20 ~ 40 cm，厚 0.3 ~ 1 cm。外表面灰黑色，栓皮易呈长方块状剥落，具纵槽及横裂纹；内表面浅黄棕色，较平滑。质硬脆，易折断，断面纤维性。气清香，味辛、微苦、涩。

| **功能主治** | 枫香脂：辛、微苦，平。归肺、脾经。活血止痛，解毒生肌，凉血止血。用于跌打损伤，痈疽肿痛，吐血，衄血，外伤出血。

枫香树叶：辛、苦，平。归脾、肝经。祛风除湿，行气止痛，解毒。用于急性肠炎，痢疾，产后风，小儿脐风，肿痛发背。

路路通：苦，平。归肝、肾经。祛风活络，利水，通经。用于关节痹痛，麻木拘挛，水肿胀满，乳少，经闭。

枫香树根：辛、苦，平。解毒消肿，祛风止痛。用于痈疽疔疮，风湿痹痛，牙痛，湿热泄泻，痢疾，小儿消化不良。

枫香树皮：辛、微涩，平。归脾、肝经。除湿止泻，祛风止痒。用于痢疾，泄泻，大风癞疾，痒疹。

| **用法用量** | 枫香脂：内服煎汤，1 ~ 3 g；或入丸、散剂；孕妇禁服。外用适量，研末撒或调敷；或制成膏摊贴；或制成熏烟药。

枫香树叶：内服煎汤，15 ～ 30 g；或鲜品捣汁。外用适量，鲜品捣敷；或煎汤洗。

路路通：内服煎汤，5 ～ 10 g；或煅存性，研末服；孕妇慎服。外用适量，研末敷；或烧烟嗅气。

枫香树根：内服煎汤，15 ～ 30 g；或捣汁。外用适量，捣敷。

枫香树皮：内服煎汤，30 ～ 60 g。外用适量，煎汤洗；或研末调敷。

| **附　方** | （1）治泄泻：幼枫香树枝头嫩叶 60 g，加冷开水擂汁服。

（2）治乳痈：枫香树根 30 g，犁头草 9 g，酒水各半煎服。初起者可使内消；已成脓者可使易溃。［方（1）～（2）出自《江西民间草药验方》］

（3）治鼻衄：枫树叶捣烂，加白茅花塞鼻孔，另用白茅根、栀子根各 15 ～ 25 g，内服煎汤。

（4）通乳：路路通、土党参（奶党）、麦冬、薜荔果各 25 g，通草 10 g。每日 1 剂。［方（3）～（4）出自《草药手册》（江西）］

| **附　注** | 本种异名：*Liquidambar acerifolia* Maxim.、*Liquidambar maximowiczii* Miquel、*Liquidambar tonkinensis* Cheval.、*Liquidambar formosana* Hance var. *monticola* Rehd. et Wils.。

药材枫香脂，为本种的干燥树脂，《内蒙古蒙药材标准》（1986 年版）以"白云香（枫香脂）"之名收载之，《北京市中药材标准·附录》（1998 年版）以"白胶香"之名收载之，《中华人民共和国药典》（1977 年版至 2020 年版）、《新疆维吾尔自治区药品标准·第二册》（1980 年版）等以"枫香脂"或"枫香脂（白云香）"之名收载之。

药材枫香树叶，为本种的干燥叶，《中华人民共和国药典·附录》（2010 年版）、《江西省中药材标准》（1996 年版）中有收载。

药材路路通，为本种的干燥成熟果序，《中华人民共和国药典》（1963 年版至 2020 年版）、《新疆维吾尔自治区药品标准·第二册》（1980 年版）等中有收载。《中华人民共和国药典》规定，枫香脂含挥发油不得少于 1.0%（ml/g）；路路通按干燥品计算，含路路通酸（$C_{30}H_{46}O_3$）不得少于 0.15%。

金缕梅科 Hamamelidaceae 檵木属 *Loropetalum*

檵木

Loropetalum chinense (R. Br.) Oliver

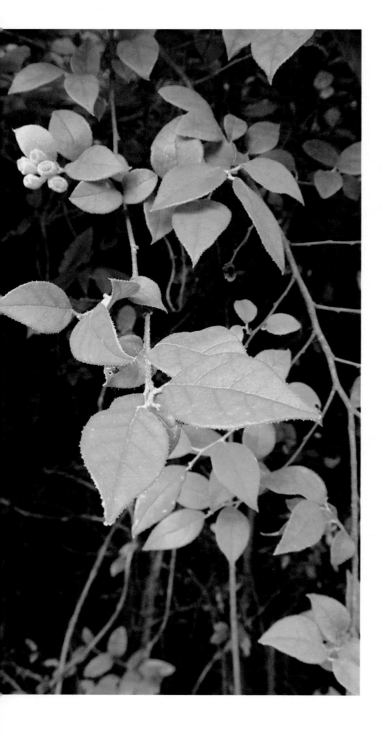

| 植物别名 |

米檵林、檵柴。

| 药 材 名 |

檵花（药用部位：花）、檵木叶（药用部位：叶）、檵木根（药用部位：根）。

| 形态特征 |

落叶灌木或小乔木。小枝有褐锈色星状毛。叶革质，卵形，长 2 ~ 5 cm，基部不对称，全缘，下面密生星状柔毛；叶柄长 2 ~ 5 mm。花两性，3 ~ 8 簇生；苞片条形，长 3 mm；萼筒有星状毛，萼齿 4，卵形，长 2 mm；花瓣 4，白色，条形，长 1 ~ 2 cm；雄蕊 4，花丝极短，退化雄蕊与雄蕊互生，鳞片状；花柱 2，极短。蒴果木质，有星状毛，2 瓣裂开，每瓣 2 浅裂；种子长卵形，长 4 ~ 5 mm。

| 生境分布 |

生于向阳的丘陵及山地。德兴各地均有分布。

| 资源情况 |

野生资源丰富。药材来源于野生。

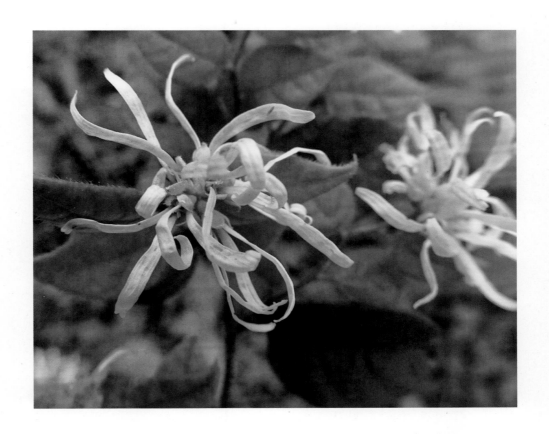

| 采收加工 | 檵花：清明前后采收，阴干。

檵木叶：全年均可采摘，晒干。

檵木根：全年均可采挖，洗净，切块，鲜用或晒干。

| 药材性状 | 檵花：本品常 3 ~ 8 朵簇生，基部具短花梗。脱落的单花常皱缩成条带状，长 1 ~ 2 cm，淡黄色或浅棕色。湿润展平后，花萼筒杯状，长约 5 mm，4 裂，萼齿卵形，表面有灰白色星状毛；花瓣 4，带状或倒卵状匙形，淡黄色，有明显的棕色羽状脉纹；雄蕊 4，花丝极短，与鳞片状退化雄蕊互生；子房下位，花柱极短，柱头 2 裂。质柔韧。气微清香，味淡、微苦。

檵木叶：本品皱缩卷曲，完整叶片展平后呈椭圆形或卵形，长 1.5 ~ 3 cm，宽 1 ~ 2.5 cm；先端锐尖，基部稍扁斜，全缘或有细锯齿。上面灰绿色或浅棕褐色，下面色较浅，两面疏被短茸毛；叶柄被棕色星状茸毛。气微，味涩、微苦。

檵木根：本品呈圆柱形、拐状不规则弯曲或不规则分枝状，长短、粗细不一。一般切成块状，表面灰褐色或黑褐色，具浅纵纹，具圆形茎痕及支根痕；栓皮易呈片状剥落而露出棕红色的皮部。体重，质坚硬，不易折断，断面灰黄色或棕红色，纤维性。气微，味淡、微苦、涩。

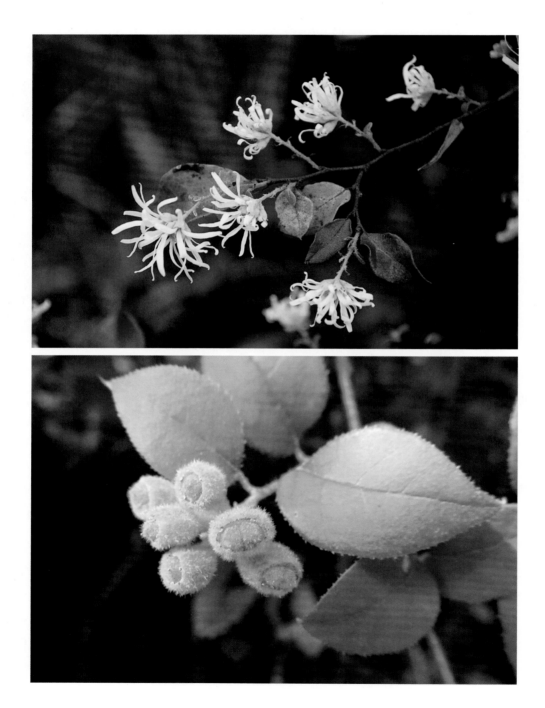

| 功能主治 | 檵花：甘、涩，平。归肝、脾、大肠经。清热止咳，收敛止血。用于肺热咳嗽，咯血，鼻衄，便血，痢疾，泄泻，崩漏。

檵木叶：苦、涩，凉。归肝、胃、大肠经。收敛止血，清热解毒。用于咯血，吐血，便血，崩漏，产后恶露不尽，紫癜，暑热泻痢，跌打损伤，创伤出血，肝热目赤，喉痛。

檵木根：苦、涩，微温。归肝、脾、大肠经。止血，活血，收敛固涩。用于咯血，吐血，便血，外伤出血，崩漏，产后恶露不尽，风湿关节疼痛，跌打损伤，泄泻，痢疾，带下，脱肛。

| 用法用量 | 檵花：内服煎汤，6 ~ 10 g。外用适量，研末撒；或鲜品揉成团塞鼻。

檵木叶：内服煎汤，15 ~ 30 g；或捣汁。外用适量，捣敷；或研末敷；或煎汤洗或含漱。

檵木根：内服煎汤，15 ~ 30 g。外用适量，研末撒。

| 附　　注 | 本种异名：*Loropetalum subcapitatum* Chun ex Chang、*Tetrathyrium simaoense* Y. Y. Qian、*Loropetalum indicum* K. Y. Tong、*Hamamelis chinensis* R. Br.。

药材檵木叶，为本种的干燥叶，《上海市中药材标准》（1994 年版）、《湖南省中药材标准》（2009 年版）中有收载。

药材檵花，为本种的干燥花，《上海市中药材标准》（1994 年版）以"檵木花"之名收载之。

金缕梅科 Hamamelidaceae 水丝梨属 Sycopsis

水丝梨 *Sycopsis sinensis* Oliver

| 药 材 名 | 水丝梨（药用部位：树脂）。

| 形态特征 | 常绿乔木。小枝有鳞毛。叶革质，矩圆状卵形，长 7 ~ 14 cm，全缘或中部以上具数个小齿，下面无毛；叶柄长 1 ~ 1.8 cm。雄花组成的短穗状花序近无梗，长约 1.5 cm；萼筒呈壶形，花后增大；雄蕊 8 ~ 10，花药红色，药隔突出；退化子房具有短花柱。雌花 6 ~ 14 朵排列成头状花序；总花梗短；萼筒呈壶形，萼齿长 1 mm，有毛；花瓣不存在；子房密生长柔毛，花柱 2。果序头状；蒴果近圆球形，木质，2 瓣裂开，基部 1/3 被增大的萼筒所包裹。

| 生境分布 | 生于山地常绿林及灌丛中。分布于德兴三清山北麓等。

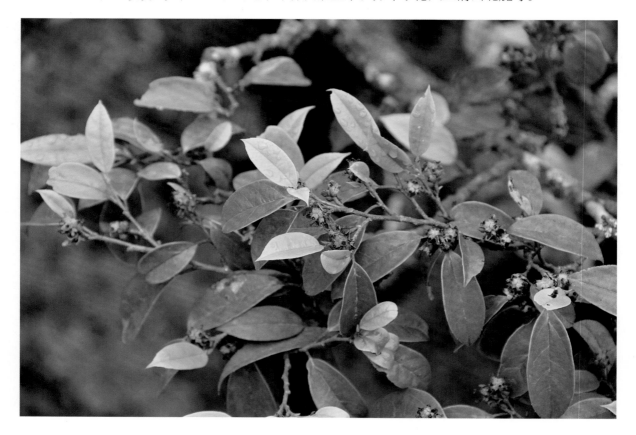

| **资源情况** | 野生资源较少。药材来源于野生。

| **采收加工** | 7～8月割裂树干，使树脂流出，10月至翌年4月采收，阴干。

| **功能主治** | 祛风通窍。用于鼻炎。

| **用法用量** | 外用适量，捣烂塞鼻。

| **附　　注** | 本种异名：*Sycopsis sinensis* Oliver var. *integrifolia* Diels、*Distylium formosanum* Kanehira、*Sycopsis formosana* Kanehira et Hatusima。

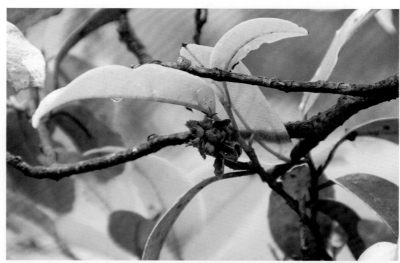

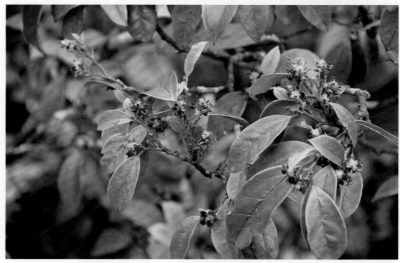

景天科 Crassulaceae 瓦松属 Orostachys

瓦松
Orostachys fimbriatus (Turcz.) Berger

| **药 材 名** | 瓦松（药用部位：地上部分）。

| **形态特征** | 二年生草本。第一年生莲座叶，叶宽条形，渐尖；花茎高 10 ~ 40 cm。基部叶早落，条形至倒披针形，与莲座叶的先端均有 1 半圆形软骨质附属物，其边缘流苏状，中央有 1 长刺，叶长可达 3 cm，宽可达 5 mm。花序总状，有时下部分枝，基部宽达 20 cm，呈塔形；花梗长可达 1 cm；萼片 5，狭卵形，长 1 ~ 3 mm；花瓣 5，紫红色，披针形至矩圆形，长 5 ~ 6 mm；雄蕊 10，与花瓣等长或较花瓣稍短，花药紫色。蓇葖果矩圆形，长约 5 mm。

| **生境分布** | 生于海拔 1 600 m 以下的山坡石上或屋瓦上。分布于德兴李宅、畈大的老旧民房瓦屋上等。

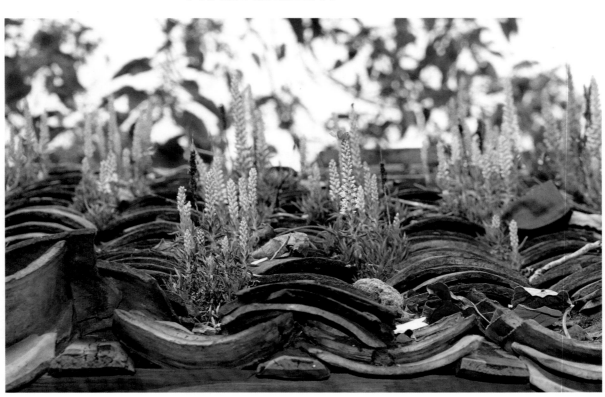

| **资源情况** | 野生资源一般。药材来源于野生。 |

| **采收加工** | 夏、秋季花开时采收，除去根及杂质，晒干。 |

| **药材性状** | 本品茎呈细长圆柱形，长 5 ～ 27 cm，直径 2 ～ 6 mm。表面灰棕色，具多数凸起的残留叶基，具明显的纵棱线。叶多脱落，破碎或卷曲，灰绿色。圆锥花序穗状，小花白色或粉红色，花梗长约 5 mm。体轻，质脆，易碎。气微，味酸。 |

| **功能主治** | 酸、苦，凉；有毒。归肝、肺、脾经。凉血止血，清热解毒，收湿敛疮。用于吐血，鼻衄，便血，血痢，热淋，月经不调，疔疮痈肿，痔疮，湿疹，烫火伤，肺炎，肝炎，宫颈糜烂，乳糜尿。 |

| **用法用量** | 内服煎汤，3 ～ 9 g；或捣汁；或入丸剂；脾胃虚寒者慎服。外用适量，捣敷；或煎汤洗；或研末调敷。 |

| **附　注** | 本种异名：*Umbilicus ramosissimus* Maxim.、*Sedum fimbriatum* (Turcz.) Franch.、*Umbilicus fimbriatus* (Turcz.) Turcz.、*Sedum ramosissimum* (Maxim.) Franch.、*Sedum limuloides* Praeger、*Orostachys jiuhuaensis* X. H. Guo et X. L. Liu、*Sedum ramosissima* (Maxim.) V. V. Byalt。

药材瓦松，为本种的地上部分，《中华人民共和国药典》（1963 年版、1977 年版、2005 年版至 2020 年版）、《中华人民共和国卫生部药品标准·中药材·第一册》（1992 年版）、《内蒙古中药材标准》（1988 年版）、《山西省中药材标准》（1987 年版）、《新疆维吾尔自治区药品标准·第二册》（1980 年版）、《上海市中药材标准》（1994 年版）中有收载。

《中华人民共和国药典》规定，瓦松按干燥品计算，含槲皮素（$C_{15}H_{10}O_7$）和山奈酚（$C_{15}H_{10}O_6$）的总量不得少于 0.020%。 |

景天科 | Crassulaceae | 景天属 | *Sedum*

费菜
Sedum aizoon L.

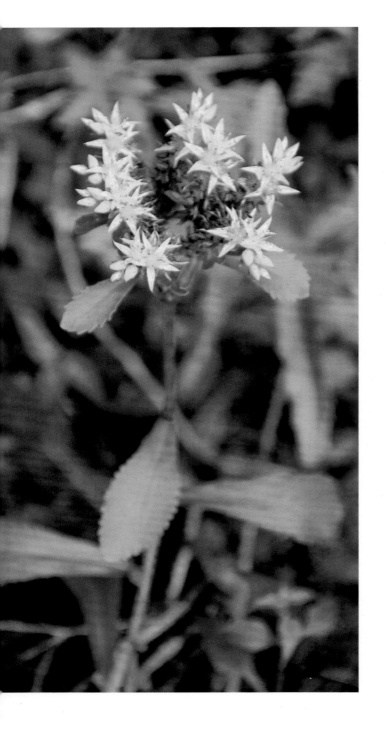

| 药 材 名 |

景天三七（药用部位：全草或根）。

| 形态特征 |

多年生草本。茎高 20 ~ 50 cm，不分枝。叶互生，长披针形至倒披针形，长 5 ~ 8 cm，边缘具不整齐的锯齿，近无柄。聚伞花序，分枝平展；花密生；萼片 5，条形，不等长，长 3 ~ 5 mm，先端钝；花瓣 5，黄色，椭圆状披针形，长 6 ~ 10 mm；雄蕊 10，较花瓣短；心皮 5，卵状矩圆形。菁葖果呈星芒状排列，又开几至水平排列。

| 生境分布 |

生于温暖向阳的山坡岩石或草地上。分布于德兴银城、花桥等。

| 资源情况 |

栽培资源丰富。药材来源于栽培。

| 采收加工 |

全草随用随采，或秋季采收，晒干；春、秋季采挖根，洗净，晒干。

| **药材性状** | 本品根茎短小，略呈块状；表面灰棕色，根数条，粗细不等；质硬，断面暗棕色或类灰白色。茎圆柱形，长 15 ~ 40 cm，直径 2 ~ 5 mm；表面暗棕色或紫棕色，具纵棱；质脆，易折断，断面常中空。叶互生或近对生，几无柄；叶片皱缩，展平后呈长披针形至倒披针形，长 3 ~ 8 cm，宽 1 ~ 2 cm；灰绿色或棕褐色，先端渐尖，基部楔形，边缘上部具锯齿，下部全缘。聚伞花序顶生，花黄色。气微，味微涩。 |

| **功能主治** | 甘、微酸，平。归心、肝经。散瘀，止血，宁心安神，解毒。用于吐血，衄血，咯血，便血，尿血，崩漏，肌衄，外伤出血，跌打损伤，心悸，失眠，疮疖痈肿，烫火伤，毒虫螫伤。 |

| **用法用量** | 内服煎汤，15 ~ 30 g；或鲜品绞汁，30 ~ 60 g；脾胃虚寒者禁服。外用适量，鲜品捣敷；或研末撒敷。 |

| **附　注** | 本种异名：*Sedum pseudo-aizoon* Debeaux、*Sedum yantaiense* Debeaux、*Sedum aizoon* L.var. *floribundum* Nakai、*Sedum selskianum* Regel et Maack var. *glabrifolium* Kitagawa、*Sedum aizoon* L. var. *glabrifolium* (Kitagawa) Kita-gawa、*Sedum selskianum* Regel et Maack var. *glaberrimum* Kitagawa。
药材景天三七，为本种的（干燥）全草，《湖南省中药材标准》（2009 年版）、《中华人民共和国药典》（1977 年版）、《江苏省中药材标准》（1989 年版）、《山东省中药材标准》（1995 年版、2002 年版）、《山西省中药材标准》（1987 年版）、《湖北省中药材质量标准》（2009 年版）、《上海市中药材标准》（1994 年版）中有收载；《福建省中药材标准》（2006 年版）以"养心草"之名收载之。
本种的嫩茎叶可炒食、煮食或焯水后凉拌。 |

景天科 Crassulaceae 景天属 Sedum

东南景天 *Sedum alfredii* Hance

| **药 材 名** | 石上瓜子菜（药用部位：全草）。

| **形态特征** | 多年生草本。茎单生或上部有分枝，高 10 ~ 20 cm。叶互生，下部叶常脱落，上部叶常聚生，线状楔形、匙形至匙状倒卵形，长 1.2 ~ 3 cm，基部有距，全缘。聚伞花序宽 5 ~ 8 cm，有多花；苞片似叶而小；花无梗，直径 1 cm；萼片 5，线状匙形，长 3 ~ 5 mm，基部有距；花瓣 5，黄色，披针形至披针状长圆形，长 4 ~ 6 mm；雄蕊 10，长 2.5 ~ 4 mm；心皮 5，卵状披针形。蓇葖果斜叉开；种子多数，褐色。

| **生境分布** | 生于海拔 1 400 m 以下的山坡林下阴湿石上。德兴各地均有分布。

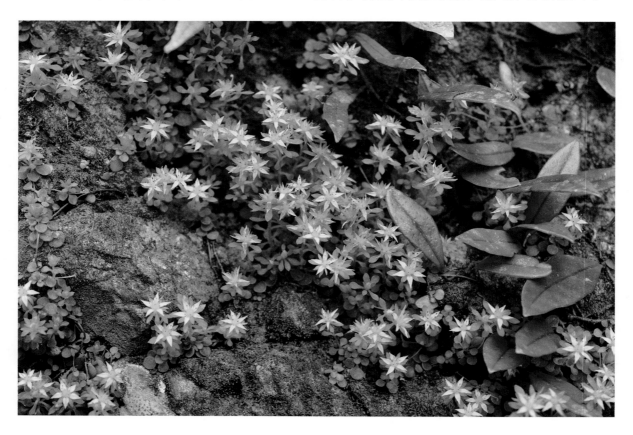

| **资源情况** | 野生资源一般。药材来源于野生。

| **采收加工** | 全年均可采收，鲜用，或用沸水焯过，晒干。

| **功能主治** | 甘，寒。归心、肝经。清热凉血，消肿解毒。用于血热，吐血，衄血，热毒痈肿，口疮，肝炎，毒蛇咬伤，烫火伤。

| **用法用量** | 内服煎汤，9 ~ 15 g。外用适量，鲜品捣敷。

| **附　　注** | 本种异名：*Sedum formosanum* N. E. Br.、*Sedum shitaiense* Y. Zheng et D. C. Zhang。

景天科 Crassulaceae 景天属 Sedum

珠芽景天 *Sedum bulbiferum* Makino

| **药 材 名** | 珠芽半支（药用部位：全草）。

| **形态特征** | 一年生草本。茎高 7 ~ 20 cm，基部横卧，在叶腋常有圆形的肉质小珠芽。叶在基部常对生，在上部互生，下部叶卵状匙形，上部叶匙状倒披针形，长 10 ~ 15 mm，基部有短距。聚伞花序常有 3 分枝，再呈 2 歧分枝；花无梗；萼片 5，披针形至倒披针形，长 3 ~ 4 mm，有短距；花瓣 5，黄色，披针形，长 4.5 ~ 5 mm；雄蕊 10，较花瓣短；心皮 5，长 4 mm。蓇葖果成熟后呈星芒状排列。

| **生境分布** | 生于海拔 1 000 m 以下的低山、平地树荫下。德兴各地均有分布。

| **资源情况** | 野生资源丰富。药材来源于野生。

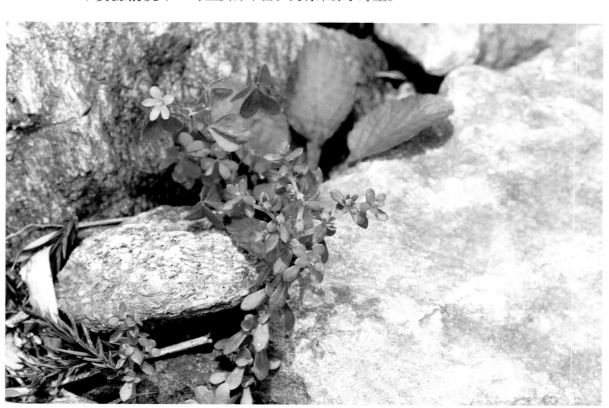

| 采收加工 | 夏季采收，鲜用或晒干。

| 功能主治 | 酸、涩，凉。归肝经。清热解毒，凉血止血，截疟。用于热毒痈肿，牙龈肿痛，毒蛇咬伤，血热出血，外伤出血，疟疾。

| 用法用量 | 内服煎汤，12 ~ 24 g；或浸酒。

| 附　　注 | 本种异名：*Sedum alfredii* Hance var. *bulbiferum* (Makino) Frod.、*Sedum jinianum* X. H. Guo。

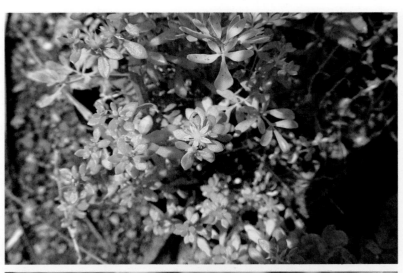

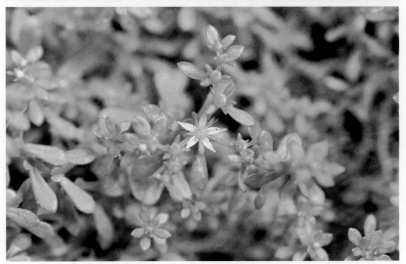

景天科 Crassulaceae 景天属 Sedum

大叶火焰草 *Sedum drymarioides* Hance

| 药 材 名 | 光板猫叶草（药用部位：全草）。 |

| 形态特征 | 一年生草本，植株全部有腺毛。茎斜上，分枝多，细弱，高 7 ～ 25 cm。下部叶对生或 4 叶轮生，上部叶互生，卵形至宽卵形，长 2 ～ 4 cm，基部宽楔形并下延成柄，全缘；叶柄长 1 ～ 2 cm。花序疏圆锥状；花少数；花梗长 4 ～ 8 mm；萼片 5，矩圆形至披针形，长约 2 mm；花瓣 5，白色，矩圆形，长 3 ～ 4 mm；雄蕊 10，长 2 ～ 3 mm；心皮 5，长 2.5 ～ 5 mm。种子矩圆状卵形，具纵纹。 |

| 生境分布 | 生于海拔 940 m 以下的低山阴湿岩石上。分布于德兴三清山北麓等。 |

| 资源情况 | 野生资源一般。药材来源于野生。 |

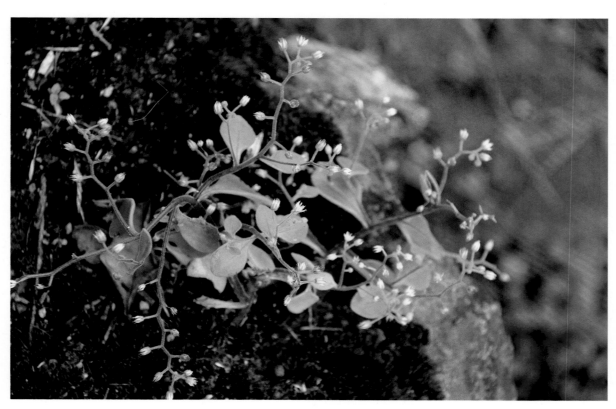

| 采收加工 | 夏季采收，洗净，鲜用，或用沸水焯过，晒干。

| 功能主治 | 微甘、苦，平。归肺、胃经。凉血止血，清热解毒。用于吐血，咯血，外伤出血，肺热咳嗽。

| 用法用量 | 内服煎汤，20 ~ 30 g；鲜品绞汁，60 ~ 90 g。外用适量，鲜品捣敷。

| 附 注 | 本种异名：*Sedum drymarioides* Hance var. *genuinum* Hamet、*Sedum uraiense* Hayata。

景天科 Crassulaceae 景天属 Sedum

凹叶景天

Sedum emarginatum Migo

| 药 材 名 | 马牙半支（药用部位：全草。别名：山马苋）。

| 形态特征 | 多年生草本。茎细弱，高 10 ～ 15 cm。叶对生，匙状倒卵形至宽匙形，长 10 ～ 20 mm，先端圆，有微缺，基部楔形，近无柄，有短距。聚伞花序顶生，直径 3 ～ 6 cm，有多花，常有 3 分枝；花无梗；萼片 5，披针形至狭矩圆形，长 2 ～ 5 mm，先端钝，基部有短距；花瓣 5，黄色，披针形至狭披针形，长 6 ～ 8 mm，有短尖；雄蕊 10，较花瓣短，花药紫色；心皮 5，矩圆形，长 4 ～ 5 mm。蓇葖果略叉开。

| 生境分布 | 生于海拔 600 ～ 1 800 m 的山坡阴湿处。德兴各地均有分布。

| 资源情况 | 野生资源一般。药材来源于野生。

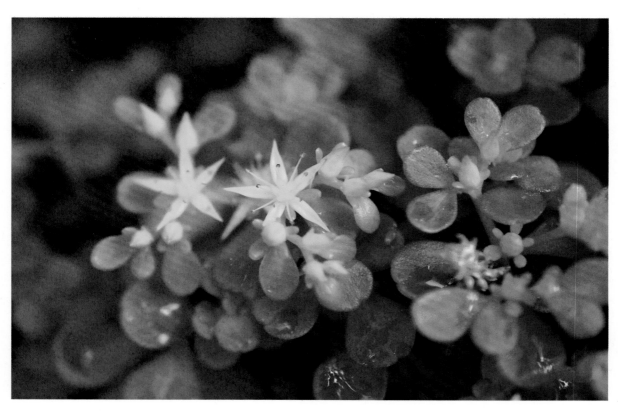

| 采收加工 | 夏、秋季采收，洗净，鲜用，或置沸水中稍烫，晒干。

| 药材性状 | 本品长 5～15 cm。茎细，直径约 1 mm，表面灰棕色，具细纵皱纹，节明显，有的节上生须根。叶对生，多已皱缩碎落，展平后呈匙形。有的可见顶生聚伞花序，花黄褐色。气无，味淡。

| 功能主治 | 苦、酸，凉。归心、肝、大肠经。清热解毒，凉血止血，利湿。用于痈疖，疔疮，带状疱疹，瘰疬，咯血，吐血，衄血，便血，痢疾，淋病，黄疸，崩漏，带下。

| 用法用量 | 内服煎汤，15～30 g；或捣汁，鲜品 50～100 g。外用适量，捣敷。

| 附　　注 | 本种异名：*Sedum makinoi* Maxim. var. *emarginatum* (Migo) S. H. Fu。
药材马牙半支，为本种的新鲜或干燥全草，《湖北省中药材质量标准》（2009年版）以"凹叶景天"之名收载之。
本种的嫩茎叶焯水后可炒食、蒸食、凉拌或炖汤。

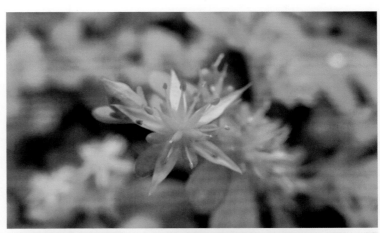

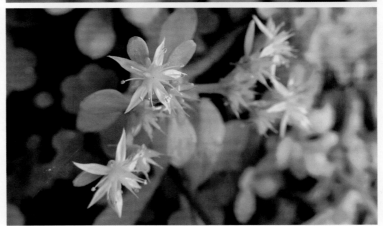

景天科 Crassulaceae 景天属 Sedum

日本景天 *Sedum japonicum* Sieb. ex Miq.

| 药 材 名 | 日本景天（药用部位：全草）。

| 形态特征 | 多年生草本，植株无毛。不育枝长 2 ~ 4 cm；花茎细弱，分枝多，上升，高 10 ~ 20 cm。叶互生，覆瓦状排列，条状匙形，长 7 ~ 10 mm，无柄，有短距。聚伞花序顶生，具 3 ~ 4 分枝，直径 4 ~ 8 cm；苞片与叶同形，稍小；花多数，稍密生，无梗或近无梗；萼片 5，条状矩圆形，长 2 ~ 4 mm，先端钝，基部有短距；花瓣 5，黄色，披针形，长 4 ~ 7 mm；雄蕊 10，较花瓣短；心皮 5，基部合生，果时呈星芒状水平展开。

| 生境分布 | 生于海拔 1 000 m 以下的山坡阴湿处。分布于德兴大茅山及新岗山等。

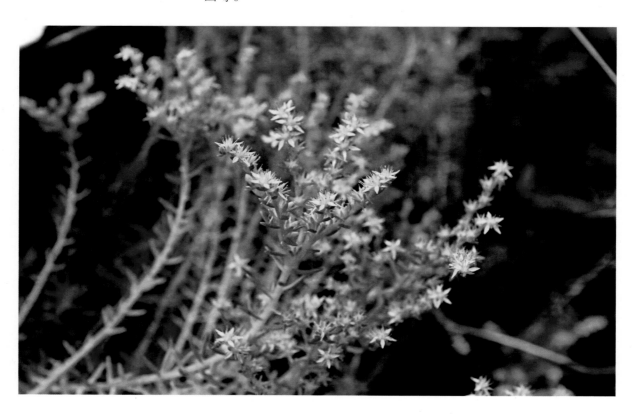

资源情况	野生资源一般。药材来源于野生。
采收加工	春、秋季采收，洗净，鲜用，或置沸水中稍烫，晒干。
功能主治	消肿止血，祛湿热，抗肿瘤。用于无名肿毒，疔疮。
用法用量	外用适量，捣敷。
附　　注	本种异名：*Sedum chrysastrum* Hance。

景天科 Crassulaceae 景天属 Sedum

佛甲草
Sedum lineare Thunb.

| 药 材 名 | 佛甲草（药用部位：全草。别名：珠芽草）。

| 形态特征 | 多年生草本，无毛。茎高 10 ~ 20 cm，肉质，不育枝斜上生。叶条形，常 3 叶轮生，稀对生，长 20 ~ 25 mm，基部有短距。聚伞花序顶生，中心有一具短梗的花，花序分枝 2 ~ 3，上有无梗的花；萼片 5，狭披针形，常不等长，长 1.5 ~ 7 mm；花瓣 5，黄色，披针形，长 4 ~ 6 mm；雄蕊 10；鳞片楔形至倒三角形；心皮 5，成熟时略叉开，长 4 ~ 5 mm，具短花柱。

| 生境分布 | 生于低山或平地草坡上。分布于德兴绕二、花桥等。

| 资源情况 | 野生资源一般。药材来源于野生。

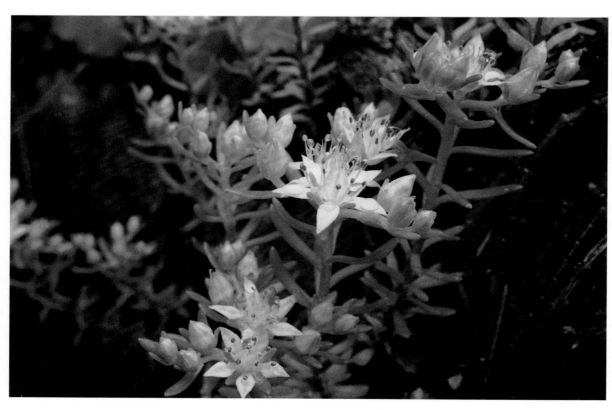

| 采收加工 | 夏、秋季采收全株，洗净，放沸水中略烫，捞起，晒干或炕干，鲜品随用随采。 |

| 药材性状 | 本品根细小。茎弯曲，长 7 ~ 12 cm，直径约 1 mm；表面淡褐色至棕褐色，有明显的节，偶残留不定根。叶轮生，无柄；叶片皱缩卷曲，多脱落，展平后呈条形或条状披针形，长 1 ~ 2 cm，宽约 1 mm。聚伞花序顶生；花小，浅棕色。果实为蓇葖果。气微，味淡。 |

| 功能主治 | 甘、淡，寒。归肺、肝经。清热解毒，利湿，止血。用于咽喉肿痛，目赤肿痛，热毒痈肿，疔疮，丹毒，腰缠火丹、烫火伤，毒蛇咬伤，黄疸，湿热泻痢，便血，崩漏，外伤出血，扁平疣。 |

| 用法用量 | 内服煎汤，9 ~ 15 g，鲜品 20 ~ 30 g；或捣汁。外用适量，鲜品捣敷；或捣汁含漱、点眼，疔疮已溃者勿用。 |

| 附　注 | 本种异名：*Sedum obtusolineare* Hayata、*Sedum anhuiense* S. H. Fu et X. W. Wang。本种入药在《中华人民共和国药典》（1977 年版）中以"佛甲草"之名被收载，药用部位为干燥全草。
本种的嫩茎叶焯水后可炒食、蒸食、凉拌或炖汤。 |

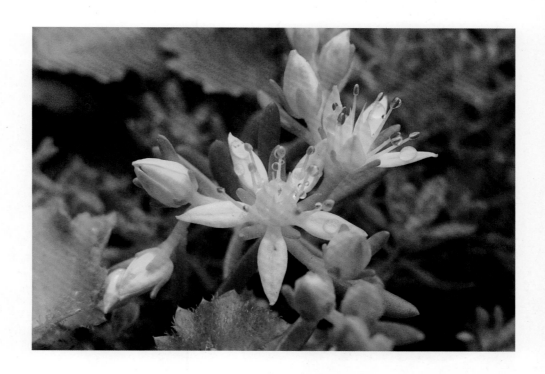

景天科 Crassulaceae 景天属 Sedum

藓状景天 *Sedum polytrichoides* Hemsl.

药 材 名	藓状景天（药用部位：根）。
形态特征	多年生草本。茎带木质，丛生，高5～10 cm，有多数不育枝。叶互生，狭条形至狭披针形，长5～15 mm，基部有距，肉质。花序聚伞状，有2～4分枝；花少数，有短梗；萼片5，卵形，长1.5～2 mm，无距；花瓣5，黄色，狭披针形，长5～6 mm；雄蕊稍短于花瓣；鳞片小；心皮5，稍直立。蓇葖果星芒状叉开，卵状矩圆形，长4.5～5 mm，喙直；种子矩圆形，长不及1 mm。
生境分布	生于海拔约1 000 m的山坡石上。分布于德兴三清山北麓等。
资源情况	野生资源较少。药材来源于野生。

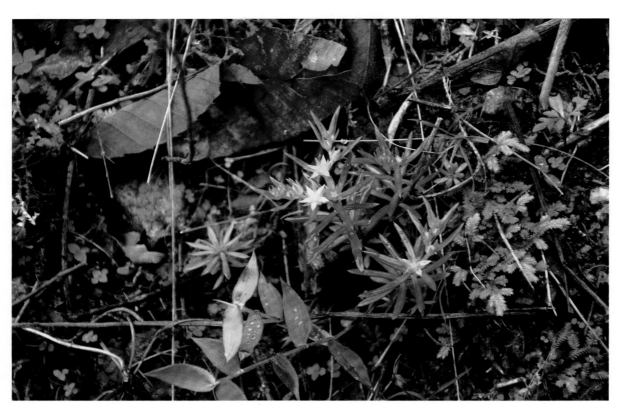

| 采收加工 | 夏、秋季采收，鲜用或晒干。

| 功能主治 | 清热解毒，止血。用于咯血。

| 用法用量 | 内服煎汤，3 ~ 6 g。

景天科 Crassulaceae 景天属 Sedum

垂盆草 *Sedum sarmentosum* Bunge

| 药 材 名 | 垂盆草（药用部位：全草。别名：狗牙齿、龙芽草、打不死）。

| 形态特征 | 多年生草本。不育枝和花枝细弱，匍匐生根，长 10 ~ 25 cm。叶为 3 叶轮生，倒披针形至矩圆形，长 15 ~ 25 mm，基部有距，全缘。花序聚伞状，直径 5 ~ 6 cm，有 3 ~ 5 分枝；花少数，无梗；萼片 5，披针形至矩圆形，长 3.5 ~ 5 mm，基部无距；花瓣 5，淡黄色，披针形至矩圆形，长 5 ~ 8 mm，先端具长的短尖；雄蕊较花瓣短；鳞片小；心皮 5，略叉开，长 5 ~ 6 mm。

| 生境分布 | 生于海拔 1 600 m 以下的山坡阳处或石上。德兴各地均有分布。

| 资源情况 | 野生资源一般，栽培资源丰富。药材主要来源于栽培。

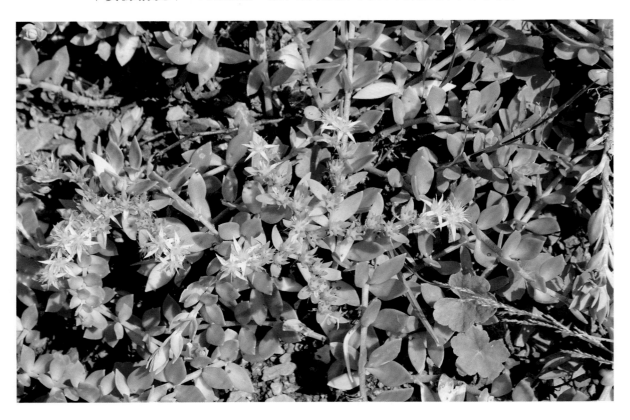

| 采收加工 | 夏、秋季采收，除去杂质，晒干或鲜用。

| 药材性状 | 本品茎纤细，长超过 20 cm，部分节上可见纤细的不定根。3 叶轮生，叶片倒披针形至矩圆形，绿色，肉质，长 1.5 ~ 2.8 cm，宽 0.3 ~ 0.7 cm，先端近急尖，基部急狭，有距。气微，味微苦。

| 功能主治 | 甘、淡，凉。归肝、胆、小肠经。利湿退黄，清热解毒。用于湿热黄疸，小便不利，痈肿疮疡。

| 用法用量 | 内服煎汤，15 ~ 30 g，鲜品 50 ~ 100 g；或捣汁；脾胃虚寒者慎服。外用适量，捣敷；或研末调敷；或取汁外涂；或煎汤湿敷。

| 附　　注 | 本种异名：*Sedum kouyangense* H. Lév. et Vaniot、*Sedum angustifolium* Z. B. Hu et X. L. Huang、*Sedum sheareri* S. Moore、*Sedum sarmentosum* Bunge f. *majus* Diels。

药材垂盆草，为本种的新鲜或干燥全草，《中华人民共和国药典》（1977 年版、1990 年版至 2020 年版）、《内蒙古中药材标准》（1988 年版）、《广西壮族自治区壮药质量标准·第二卷》（2011 年版）中有收载。

《中华人民共和国药典》规定，垂盆草按干燥品计算，含槲皮素（$C_{15}H_{10}O_7$）、山奈酚（$C_{15}H_{10}O_6$）和异鼠李素（$C_{16}H_{12}O_7$）的总量不得少于 0.10%。

本种的嫩茎叶焯水后可炒食、蒸食、凉拌或炖汤，也可烫火锅。

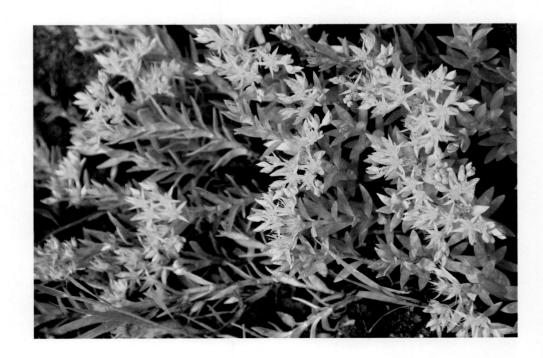

景天科 Crassulaceae 景天属 Sedum

火焰草
Sedum stellariifolium Franch.

| **药 材 名** | 火焰草（药用部位：全草）。 |

| **形态特征** | 一年生或二年生草本，植株有腺毛。茎褐色，略带木质，高 10 ~ 15 cm，中下部有分枝。叶互生，倒卵状菱形，长 7 ~ 15 mm，宽 5 ~ 10 mm，全缘；叶柄长 5 ~ 6 mm。聚伞状总状花序顶生茎和分枝上；花梗长 5 ~ 10 mm；萼片 5，披针形至矩圆形，长 1 ~ 2 mm；花瓣 5，黄色，披针状矩圆形，长 3 ~ 5 mm；雄蕊 10，较花瓣短；鳞片宽匙形至宽楔形，先端微缺；心皮 5，矩圆形，近直立。蓇葖果上部略叉开；种子矩圆状卵形，具纵纹。 |

| **生境分布** | 生于山坡或山谷土上或石缝中。分布于德兴大茅山及花桥等。 |

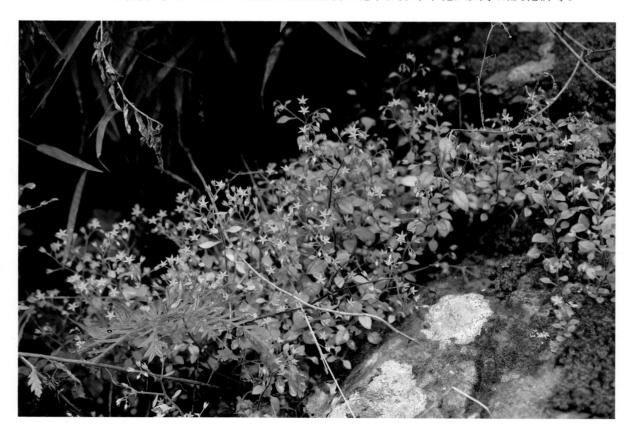

| **资源情况** | 野生资源一般。药材来源于野生。 |

| **采收加工** | 夏季采收，晒干。 |

| **功能主治** | 微苦，凉。清热解毒，凉血止血。用于热毒疮疡，乳痈，丹毒，无名肿毒，烫火伤，咽喉肿痛，牙龈炎，血热吐血，咯血，鼻衄，外伤出血。 |

| **用法用量** | 内服煎汤，10 ~ 30 g，鲜品 50 ~ 100 g；或捣汁。外用适量，捣敷。 |

景天科 Crassulaceae 景天属 Sedum

四芒景天 *Sedum tetractinum* Frod.

| **药 材 名** | 四芒景天（药用部位：全草）。

| **形态特征** | 一年生草本。花茎直立或平卧，分枝或不分枝，高 9 ~ 15 cm。叶互生或 3 叶轮生，下部叶常脱落，卵圆形至圆形，长 1.5 ~ 3.2 cm，先端具微乳头状突起，基部突狭楔形，具长假柄。花序有总花梗，为蝎尾状聚伞花序；苞片圆形，长 4 ~ 5 mm，具短柄，先端有微乳头状突起；萼片 4，狭三角形，长 0.8 mm；花瓣 4，长圆状披针形或披针状长圆形，长 3.5 ~ 5 mm，雄蕊 8，较花瓣稍短；鳞片 4，宽匙形，细小；心皮 4，略叉开，长 4 ~ 5 mm，花柱长 0.8 mm。蓇葖果有多数种子；种子卵圆形，长 1 ~ 1.2 mm，有微乳头状突起。

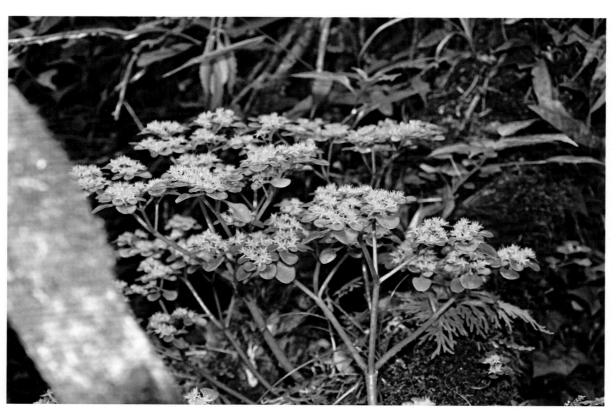

生境分布	生于海拔 700 ~ 1 000 m 的溪边石上近水处。分布于德兴三清山北麓等。
资源情况	野生资源一般。药材来源于野生。
采收加工	秋后采收，晒干。
功能主治	淡，平。清热凉血，补虚。用于妇女虚弱不孕，痔疮出血。
用法用量	内服煎汤，3 ~ 6 g。

虎耳草科 Saxifragaceae 落新妇属 Astilbe

落新妇 *Astilbe chinensis* (Maxim.) Franch. et Savat.

| **药材名** | 红升麻（药用部位：根茎）、落新妇（药用部位：全草）。

| **形态特征** | 多年生草本，高 40 ~ 80 cm，有粗根茎。基生叶为二至三回三出复叶；小叶卵形、菱状卵形或长卵形，长 1.8 ~ 8 cm，边缘具重牙齿，两面仅沿脉疏生硬毛；茎生叶 2 ~ 3，较小。圆锥花序长达 30 cm，密生褐色曲柔毛，分枝长达 4 cm；苞片卵形，较花萼稍短；花密集，近无梗；花萼长达 1.5 mm，5 深裂；花瓣 5，红紫色，狭条形，长约 5 mm，宽约 0.4 mm；雄蕊 10，长约 3 mm；心皮 2，离生。

| **生境分布** | 生于海拔 400 m 以上的山谷、溪边、林下、林缘和草甸等。分布于德兴大茅山脚庵庙等。

| **资源情况** | 野生资源一般。药材来源于野生。

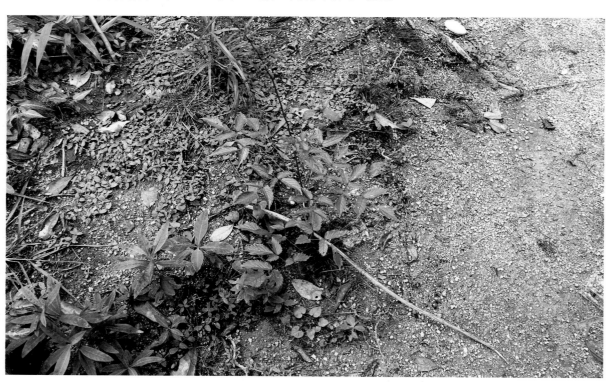

| 采收加工 | 红升麻：夏、秋季采挖，除去泥沙、须根及鳞毛等，鲜用或晒干。
落新妇：秋季采收，除去根茎，洗净，鲜用或晒干。

| 药材性状 | 红升麻：本品根茎呈不规则长块状，长约 7 cm，直径 0.5 ~ 1 cm。表面棕褐色或黑褐色，凹凸不平，有多数须根痕，有时可见鳞片状苞片。残留茎基有棕黄色长绒毛。质硬，不易折断，断面粉性，黄白色，略带红色或红棕色。气微，味苦、辛。

落新妇：本品皱缩。茎圆柱形，直径 1 ~ 4 mm，表面棕黄色；基部具褐色、膜质的鳞片状毛或长柔毛。基生叶为二至三回三出复叶，多破碎，完整小叶呈披针形、卵形、阔椭圆形，长 1.8 ~ 8 cm，宽 1 ~ 4 cm，先端渐尖，基部多楔形，边缘具牙齿，两面沿脉疏生硬毛；茎生叶较小，棕红色。圆锥花序密被褐色卷曲长柔毛；花密集，近无梗；花萼 5 深裂；花瓣 5，窄条形。有时可见枯黄色果实。气微，味辛、苦。

| 功能主治 | 红升麻：辛、苦，温。归脾、肺经。活血，散瘀，止痛。用于跌打损伤，风湿痹痛，筋骨疼痛。

落新妇：苦，凉。祛风，清热，止咳。用于风热感冒，头身疼痛，咳嗽。

| 用法用量 | 红升麻：内服煎汤，9 ~ 15 g，鲜品加倍；或鲜品捣汁兑酒。外用适量，捣敷。

落新妇：内服煎汤，6 ~ 9 g，鲜品 10 ~ 20 g；或浸酒。

| 附　　注 | 本种异名：*Astilbe chinensis* (Maxim.) Franch. et Savat. var. *davidii* Franch.、*Hoteia chinensis* Maxim.、*Astilbe davidii* (Franch.) L. Henry。

药材红升麻，为本种的（干燥）根茎，《贵州省中药材质量标准》（1988 年版）、《贵州省中药材、民族药材质量标准》（2003 年版）以"红升麻（落新妇）"之名收载之，《青海省药品标准》（1992 年版）、《湖北省中药材质量标准》（2009 年版）、《中华人民共和国药品标准·中药成方制剂·第八册·附录》（1993 年版）、《湖南省中药材标准》（2009 年版）、《江西省中药材标准》（2014 年版）以"落新妇"之名收载之。

药材落新妇，为本种的全草，《青海省药品标准》（1992 年版）、《湖北省中药材质量标准》（2009 年版）、《中华人民共和国药品标准·中药成方制剂·第八册·附录》（1993 年版）、《湖南省中药材标准》（2009 年版）、《江西省中药材标准》（2014 年版）中有收载。《湖南省中药材标准》（2009 年版）、《江西省中药材标准》（2014 年版）还收载了同属植物大落新妇 *Astilbe grandis* Stapf ex Wils. 作为落新妇的基原植物，该种与本种同等药用。

| 虎耳草科 | Saxifragaceae | 落新妇属 | *Astilbe* |

大落新妇 *Astilbe grandis* Stapf ex Wils.

| **药 材 名** | 红升麻（药用部位：根茎）、落新妇（药用部位：全草）。

| **形态特征** | 多年生草本，高 40 ～ 150 cm，有粗根茎。基生叶为二至三回三出复叶；小叶卵形或狭卵形，长 2.8 ～ 10.5 cm，宽 2 ～ 6 cm，先端渐尖或长渐尖，基部通常心形，有时圆形或宽楔形，边缘具锐重锯齿，下面沿脉有短硬毛；茎生叶 2 ～ 4，较小。圆锥花序长可达 75 cm，密被短柔毛和腺毛；苞片披针形，比花萼短；花梗长达 1 mm；花两性；花萼长 2 ～ 2.5 mm，5 深裂，裂片狭卵形；花瓣 5，白色，狭条形，长 3.5 ～ 4.8 mm；雄蕊 10，与花瓣等长；心皮 2，离生。蓇葖果长约 5 mm。

| **生境分布** | 生于海拔 450 m 以上的林下、灌丛或沟谷阴湿处。分布于德兴大茅

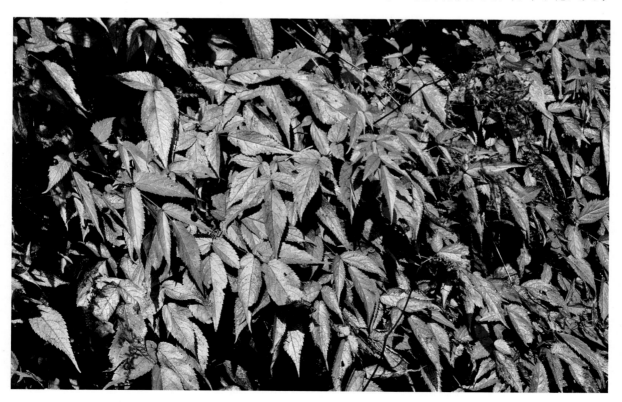

山脚庵庙等。

| 资源情况 | 野生资源较少。药材来源于野生。

| 采收加工 | 落新妇：夏、秋季采挖，除去泥沙、须根及鳞毛等，晒干。

红升麻：夏、秋季采挖，除去杂质，洗净，鲜用或晒干。

| 药材性状 | 红升麻：本品呈块状，长约 6 cm，直径 1 ~ 2 cm。表面棕褐色至黑褐色，有多数须根痕，有时可见鳞片状苞片。残留茎基有褐色膜质鳞片。质脆，易折断，断面粉性，红棕色。气微，味苦。

落新妇：本品茎直径 1 ~ 6 mm。表面被褐色长柔毛和腺毛。基生叶为复叶，完整小叶卵形或长圆形，长 2 ~ 10 cm，宽 1 ~ 5 cm，先端渐尖或长渐尖，基部心形或楔形，边缘具锐重锯齿，上面被糙伏腺毛，下面沿脉生短腺毛；茎生叶较小。圆锥花序密生短柔毛和腺毛。有时可见果实，长约 5 mm。气微，味苦。

| 功能主治 | 红升麻：辛、苦，温。归脾、肺经。活血，散瘀，止痛。用于跌打损伤，风湿痹痛，筋骨疼痛。

落新妇：苦，凉。祛风，清热，止咳。用于风热感冒，头身疼痛，咳嗽。

| 用法用量 | 红升麻：内服煎汤，9 ~ 15 g，鲜品加倍；或鲜品捣汁兑酒。外用适量，捣敷。

落新妇：内服煎汤，6 ~ 9 g，鲜品 10 ~ 20 g；或浸酒。

| 附　　注 | 本种异名：*Astilbe austrosinensis* Hand.-Mazz.、*Astilbe leucantha* Knoll、*Astilbe koreana* (Kom.) Nakai、*Astilbe chinensis* (Maxim.) Franch. et Savat. var. *koreana* Kom.。

药材红升麻，为本种的（干燥）根茎，《贵州省中药材、民族药材质量标准》（2003 年版）以"红升麻（落新妇）"之名收载之；《湖南省中药材标准》（2009 年版）、《江西省中药材标准》（2014 年版）以"落新妇"之名收载之，同属植物落新妇 *Astilbe chinensis* (Maxim.) Franch. et Savat. 也为落新妇的基原植物，与本种同等药用。

虎耳草科 Saxifragaceae 草绣球属 Cardiandra

草绣球

Cardiandra moellendorffii (Hance) Migo

| **药 材 名** | 草绣球（药用部位：根茎）。

| **形态特征** | 半灌木，高 30 ~ 60 cm，或更高。茎不分枝。叶互生，纸质，椭圆形至倒卵状匙形，形状变化较大，长 7 ~ 20 cm，基部渐狭成短柄，边缘具粗齿，两面疏生糙伏毛，在茎上端的叶常近对生，基部钝而无柄。伞房式圆锥状花序顶生；花二型。不孕花具 2（稀 3）萼瓣；萼瓣近相等或 1 萼瓣稍大，宽卵形至近圆形，长 5 ~ 11 mm，膜质，白色。孕性花白色至淡紫色；萼筒疏生伏毛或后变无毛，裂片 4 ~ 5，细小；花瓣 4 ~ 5，长 10 ~ 13 mm；雄蕊约 25，花药肾状倒心形；花柱 3。蒴果卵球形，长 2 ~ 3 mm，先端孔裂。

| **生境分布** | 生于海拔 700 ~ 1 500 m 的山谷密林或山坡疏林下。分布于德兴三

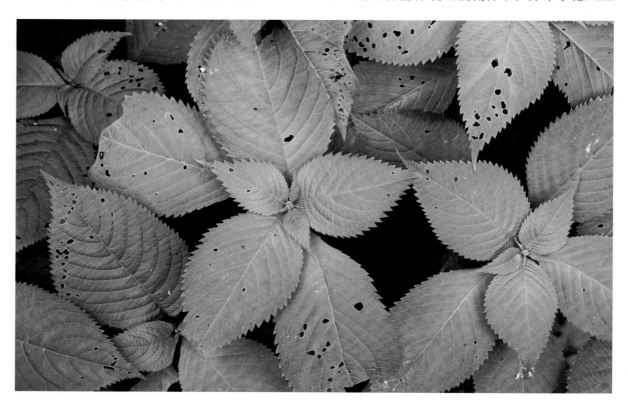

清山北麓、大茅山等。

| **资源情况** | 野生资源一般。药材来源于野生。

| **采收加工** | 夏、秋季采挖，洗净，切片，鲜用。

| **药材性状** | 本品为连珠状不规则块状物，稍弯曲，长 2～8 cm，宽 1～2 cm，上端有圆筒形茎基残痕。外表暗棕褐色，有球状突起及圆点状须根痕迹。横断面皮部黄色，中柱白色，呈粉性。质脆，易折断，断面平坦，淡黄色，显粉性。气微，味苦。

| **功能主治** | 苦，微温。归心、肺、肝经。活血祛瘀。用于跌打损伤，痔疮出血。

| **用法用量** | 内服隔水炖汁，12～15 g。忌食酸辣、芥菜、萝卜菜。

| **附　　注** | 本种异名：*Hydrangea moellendorffii* Hance、*Cardiandra sinensis* Hemsl.、*Cardiandra alternifolia* Sieb. et Zucc. subsp. *moellendorffii* (Hance) H. Hara et H. Ohba、*Cardiandra alternifolia* Sieb. et Zucc. var. *moellendorffii* (Hance) Engl.。

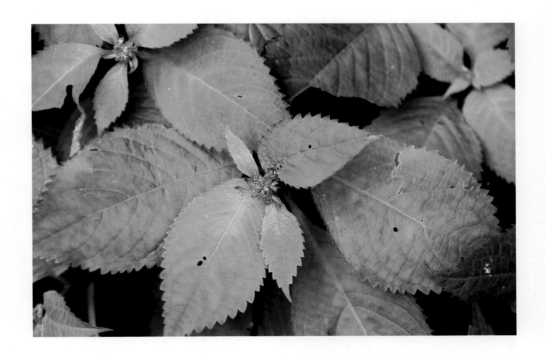

虎耳草科 Saxifragaceae 金腰属 Chrysosplenium

大叶金腰

Chrysosplenium macrophyllum Oliv.

| 药 材 名 | 虎皮草（药用部位：全草）。

| 形态特征 | 多年生草本。茎高 7 ~ 16 cm，疏生锈色柔毛或近无毛。基生叶数个，叶片革质，带灰色或带红色，倒卵形或狭倒卵形，长 3 ~ 20 cm，近全缘或具波状浅齿，上面疏生短毛，下面无毛；叶柄粗壮，长 1 ~ 6 cm，有锈色柔毛；茎生叶约 1，小，匙形。不孕枝长达 45 cm；叶匙形，顶部的叶稍密集。聚伞花序紧密；苞片卵形或狭卵形，长 0.6 ~ 1.7 cm；萼片 4，白色或淡黄色，花后变为绿色，卵形，长 2 ~ 3 mm；雄蕊 8，长 6 ~ 8 mm；心皮 2，花柱长约 5 mm。蒴果；种子有微小的乳头状突起。

| 生境分布 | 生于海拔 1 000 m 以上的林下或沟旁阴湿处。分布于德兴大茅山等。

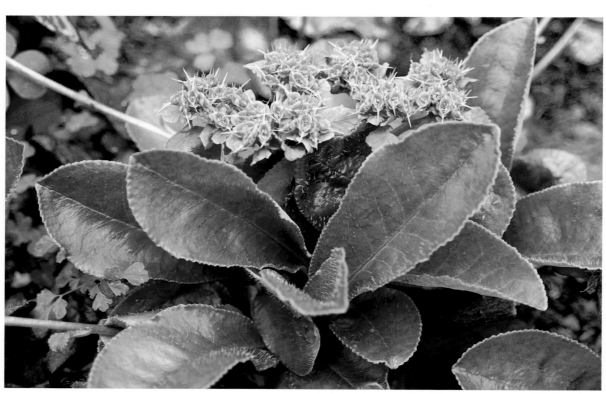

| 资源情况 | 野生资源较少。药材来源于野生。

| 采收加工 | 夏季采收，鲜用或晒干。

| 药材性状 | 本品根茎呈长圆柱形，长短不一，直径约 3 mm；表面淡棕褐色，具纵皱纹，被纤维状毛，节上有黄棕色膜质鳞片及多数不定根。不育枝细长，叶互生，茎圆柱形，疏生褐色长柔毛，通常具 1 叶，叶多皱缩卷曲，展开后叶片多呈倒卵形或宽倒卵形，上面灰绿色或绿褐色，疏被刺状柔毛，下面棕色，叶柄较长，有棕色柔毛。有时可见聚伞花序，花序分枝疏生褐色柔毛或近无毛；苞片卵形或狭卵形；萼片黄绿色，卵形。有时可见果实，气微，味淡、微涩。

| 功能主治 | 苦、涩，寒。清热解毒，止咳，止带，收敛生肌。用于小儿惊风，无名肿毒，咳嗽，带下，臁疮，烫火伤。

| 用法用量 | 内服煎汤，30 ~ 60 g。外用适量，捣敷；或捣汁或熬膏涂。

| 附　注 | 本种异名：*Triplostegia mairei* Lévl.、*Chrysosplenium barbeyi* Terracc.。

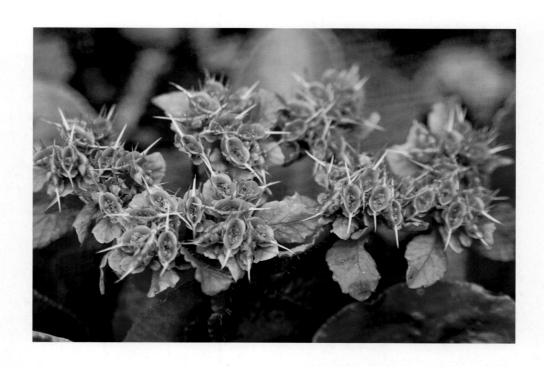

虎耳草科 Saxifragaceae 溲疏属 Deutzia

宁波溲疏
Deutzia ningpoensis Rehd.

| **药 材 名** | 宁波溲疏（药用部位：叶、根）。

| **形态特征** | 灌木。小枝疏生星状毛。叶对生，具短柄；叶片狭卵形或披针形，长 3 ～ 8.5 cm，边缘具小齿，上面疏生星状毛，下面密生白色星状短绒毛。花序圆锥状，长 5 ～ 12 cm，有多数花，疏生星状毛；花萼密生白色星状毛，萼筒长 1.5 ～ 2 mm，裂片 5，正三角形；花瓣 5，白色，矩圆状倒卵形，长 5 ～ 7.5 mm，外面有星状毛；雄蕊 10，外轮雄蕊较花瓣稍短；花柱 3 ～ 4。蒴果近球形，直径 3 ～ 4.5 mm。

| **生境分布** | 生于海拔 500 ～ 800 m 的山谷或山坡林中。分布于德兴龙头山、李宅等。

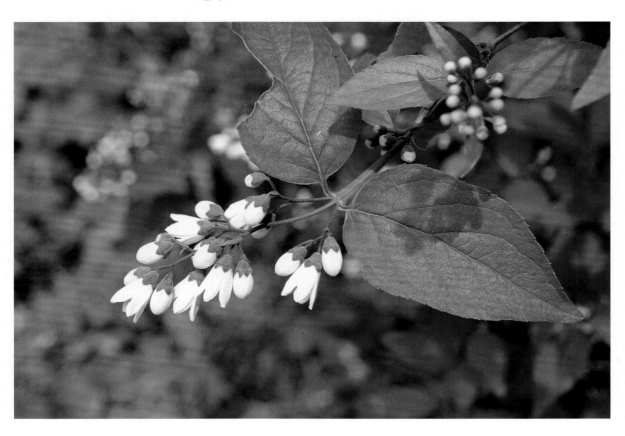

| 资源情况 | 野生资源一般。药材来源于野生。

| 采收加工 | 夏、秋季采收，鲜用或晒干。

| 药材性状 | 本品叶片多皱缩破碎，完整者狭卵形或披针形，长 3 ~ 8.5 cm，宽 1 ~ 3 cm，先端渐尖，基部宽楔形或钝，边缘具小齿；上面深灰绿色，疏生星状毛，下面浅灰绿色，密生白色星状短绒毛，叶柄长 0.5 ~ 1.1 cm；质脆；气微，味辛。根呈圆柱形，扭曲，长约 15 cm，直径 1 ~ 4 mm，分枝较多，淡棕褐色，密生须根；质硬，不易折断，断面黄白色，纤维性，气微，味辛。

| 功能主治 | 辛，寒。归心、肝经。清热利尿，补肾截疟，解毒，接骨。用于感冒发热，小便不利，夜尿，疟疾，疥疮，骨折。

| 用法用量 | 内服煎汤，9 ~ 15 g。外用适量，根捣敷，叶煎汤洗。

| 附　注 | 本种异名：*Deutzia chunii* Hu、*Deutzia ningpoensis* Rehd. f. *integrifolias* D. Y. Liu et J. Han、*Deutzia ningpoensis* Rehd. f. *integrifoliis* D. Y. Liu & J. Han。

虎耳草科 Saxifragaceae 常山属 Dichroa

常山 *Dichroa febrifuga* Lour.

| **药 材 名** | 常山（药用部位：根）、蜀漆（药用部位：嫩枝、叶）。

| **形态特征** | 落叶灌木。主根木质化，断面黄色。小枝常具4钝棱，疏生黄色短毛或近无毛。叶对生，通常椭圆形或倒卵状矩圆形，长8~25 cm，边缘具锯齿，下面无毛或疏生微柔毛；叶柄长1.5~5 cm。伞房状圆锥花序顶生，或生于上部叶腋；花序轴与花梗均有毛；花两性，蓝色，花芽时近球形，盛开时直径约1 cm；萼筒5~6齿裂；花瓣5~6，长5~6 mm；雄蕊10~20；花柱4~6，棒状，初时基部连合。浆果成熟时蓝色，直径5 mm，有宿存萼齿及花柱；种子极多数。

| **生境分布** | 生于海拔200 m以上的阴湿林中。分布于德兴香屯、海口、银城、新营等。

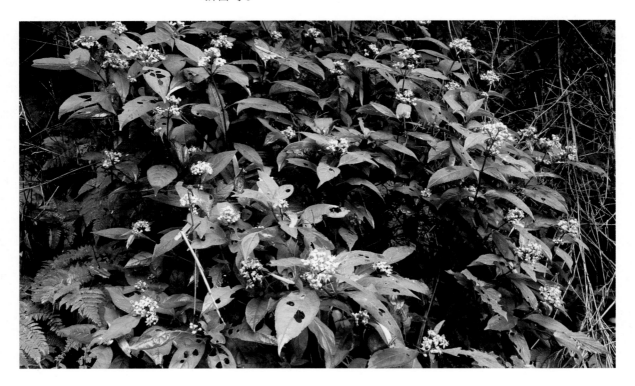

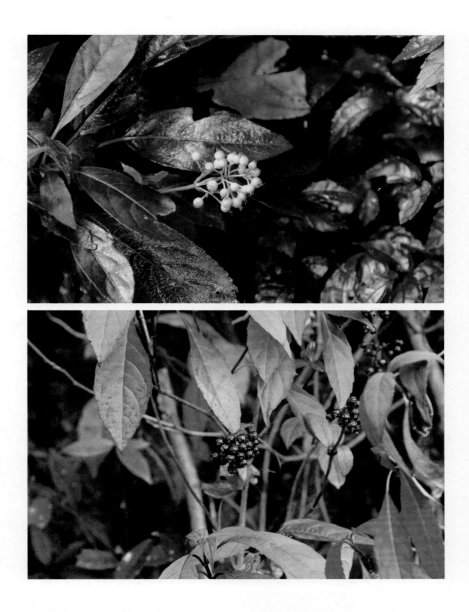

| **资源情况** | 野生资源丰富。药材来源于野生。

| **采收加工** | **常山**：栽培 4 年以上收获。秋后齐地割去茎秆，采挖根，洗去泥土，砍去残余茎秆，再砍成长 7 ~ 10 cm 的短节，晒干或炕干后在有火焰的柴火上燎去须根，撞去灰渣。

蜀漆：夏季采收，晒干。

| **药材性状** | **常山**：本品呈圆柱形，常弯曲扭转，或有分枝，长 9 ~ 15 cm，直径 0.5 ~ 2 cm。表面棕黄色，具细纵纹，外皮易剥落，剥落处露出淡黄色木部。质坚硬，不易折断，折断时有粉尘飞扬，横切面黄白色，射线类白色，呈放射状。气微，味苦。

蜀漆：本品嫩枝呈圆柱形，细弱，具纵皱纹。叶皱缩破碎，褐绿色或黄褐色，

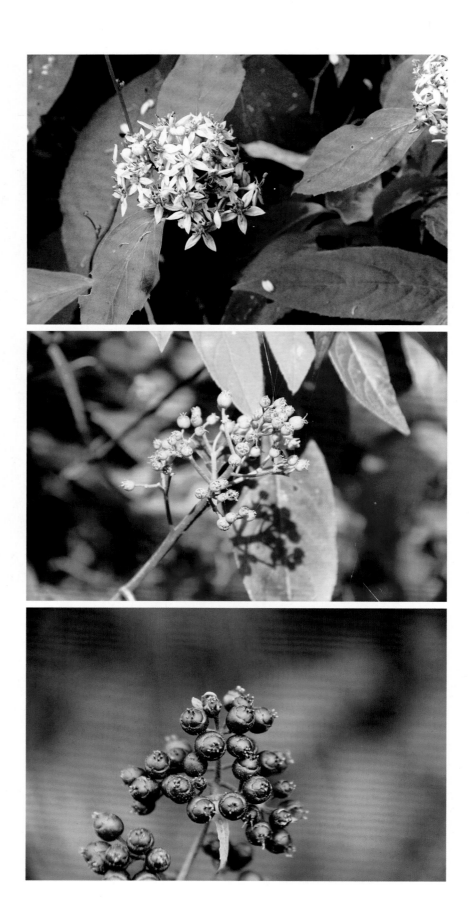

完整者展平后，叶片呈椭圆形、广披针形或长方状倒卵形，长 5 ~ 17 cm，宽 1 ~ 6 cm，先端尖，边缘具锯齿，基部楔形，两面疏被短毛或光滑无毛，叶柄长 1 ~ 2 cm。多嗅有特殊闷气，味微苦。

| 功能主治 | **常山**：苦、辛，寒；有毒。归肺、肝、心经。涌吐痰涎，截疟。用于痰饮积聚，胸膈痞塞，疟疾。

蜀漆：苦、辛，温；有毒。归肝经。祛痰，截疟。用于癥瘕积聚，疟疾。

| 用法用量 | **常山**：内服煎汤，5 ~ 10 g；或入丸、散剂。有催吐作用，用量不宜过大；正气不足、久病体弱者及孕妇慎用。

蜀漆：内服煎汤，3 ~ 6 g；或研末。正气虚弱、久病体弱者慎服。

| 附　　方 | （1）治疟疾：①常山、酢浆草煎汤，并吞服生半夏（大的半粒，小的 1 粒；不要嚼烂）。②常山煎汤，兑酒服。③常山、黄毛耳草、马鞭草各 6 g，内服煎汤。

（2）治打伤瘀血：常山内服煎汤，并用叶捣敷患处。

（3）治内伤血结便闭：常山 9 g，火麻仁 3 g，内服煎汤。［方（1）~（3）出自《草药手册》（江西）］

| 附　　注 | 本种异名：*Dichroa sylvatica* (Reinw.) Merr.、*Cyanitis sylvatica* Reinw.、*Dichroa febrifuga* Lour. var. *glabra* S. Y. Hu、*Adamia chinensis* Gardner & Champion。

药材常山，为本种的干燥根，《中华人民共和国药典》（1963 年版至 2020 年版）、《新疆维吾尔自治区药品标准·第二册》（1980 年版）、《贵州省中药材标准规格·上集》（1965 年版）等中有收载。

药材蜀漆，为本种的干燥嫩枝、叶，《四川省中药材标准》（1987 年版增补本）中有收载。

虎耳草科 Saxifragaceae 绣球属 Hydrangea

冠盖绣球
Hydrangea anomala D. Don

| 药 材 名 | 藤常山（药用部位：根）、冠盖绣球叶（药用部位：叶）。

| 形态特征 | 落叶木质藤本，有时呈灌木状。小枝无毛，表皮易脱落。叶对生，椭圆形至卵形，形状变化较大，长 8 ～ 12 cm，边缘具锐齿，两面无毛或下面的脉上疏生柔毛；叶柄长可达 4 cm，疏生较长柔毛。伞房式聚伞花序生于侧枝先端，被卷曲柔毛；不孕花缺或存在，若存在则具 3 ～ 5 萼瓣，萼瓣近圆形或宽倒卵形，直径约 1 cm，全缘或具不整齐缺刻，脉上略生短柔毛；孕性花小；花萼 4 ～ 5 裂；花瓣连合成 1 冠盖花冠，整个脱落；雄蕊 10；花柱 2。蒴果扁球形，直径 3 ～ 4 mm，先端孔裂；种子有翅。

| 生境分布 | 生于海拔 500 m 以上的山谷溪边或山腰石旁、密林或疏林中。分布

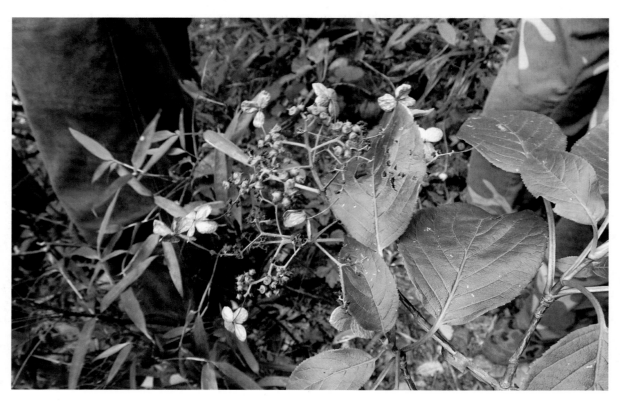

于德兴三清山北麓、大茅山及畈大等。

| **资源情况** | 野生资源较少。药材来源于野生。

| **采收加工** | 藤常山：夏、秋季采挖，洗净，切片，晒干。

冠盖绣球叶：夏、秋季采收，晒干。

| **功能主治** | 藤常山：辛，凉；有小毒。祛痰，截疟，解毒，散瘀。用于久疟痞块，消渴，痢疾，泄泻。

冠盖绣球叶：清热，截疟。用于疟疾，胸腹胀满，消渴，皮肤疥癣。

| **用法用量** | 藤常山：内服煎汤，3～9g。

冠盖绣球叶：内服煎汤，3～6g。外用适量，捣敷。

| **附　注** | 本种异名：*Hydrangea glaucophylla* C. C. Yang、*Hydrangea glaucophylla* C. C. Yang var. *sericea* (C. C. Yang) Wei、*Hydrangea glabra* Hayata、*Hydrangea altissima* Wall.、*Hydrangea anomala* D. Don var. *sericea* C. C. Yang。

虎耳草科 Saxifragaceae 绣球属 Hydrangea

中国绣球 Hydrangea chinensis Maxim.

| 药 材 名 | 华八仙花根（药用部位：根）、甜茶（药用部位：叶、嫩茎）。

| 形态特征 | 落叶灌木。小枝、叶柄与花序初时常具伏毛，后变无毛。叶对生，纸质，狭椭圆形至矩圆形，长 7 ~ 16 cm，近全缘或上部具稀疏小锯齿，无毛或稍具微毛，叶柄长 5 ~ 12 mm。伞形花序式聚伞花序生于顶生叶间，无总花梗，有数对小分枝，略有伏毛，后变无毛；不孕花缺或存在，若存在则具 4 ~ 5 萼瓣，萼瓣近等大或不等大，卵形至近圆形，最大的 1 萼瓣长 1.5 ~ 2.5 cm，沿脉有疏短毛；孕性花白色；花萼无毛，常 5 裂；花瓣 5，离生；雄蕊 10；花柱 3 ~ 4。蒴果卵球形，长 4 mm，先端孔裂，有 3 ~ 4 宿存花柱。

| 生境分布 | 生于海拔 360 m 以上的山谷溪边疏林或密林，或山坡、山顶灌丛或

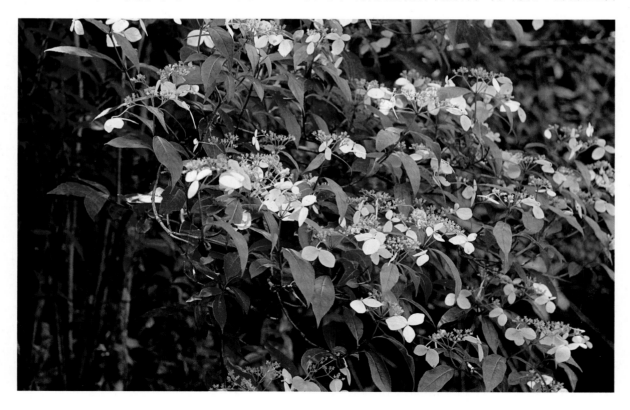

草丛中。德兴各地均有分布。

| 资源情况 | 野生资源丰富，栽培资源一般。药材主要来源于野生。

| 采收加工 | **华八仙花根：**夏、秋季采挖，除去茎叶和须根，洗净，切段，晒干。

甜茶：春季采摘，揉成团状，晒干。

| 药材性状 | **甜茶：**本品叶常皱缩破碎，薄膜质。展平后呈披针形、长圆状披针形或倒卵形，先端渐尖，基部楔形，边缘具牙状锯齿，棕褐色或青黑色，有的带纤细叶柄。嫩枝紫褐色，具纵向沟纹。气微，味微甜。

| 功能主治 | **华八仙花根：**活血止痛，截疟，清热利尿。用于跌打损伤，骨折，疟疾，头痛，麻疹，小便淋痛。

甜茶：甘、微苦，平。归肝、肺、膀胱经。截疟，利湿，平肝潜阳。用于疟疾，眩晕。

| 用法用量 | **华八仙花根：**内服煎汤，3 ~ 9 g。外用适量，捣敷。

甜茶：内服煎汤，4.5 ~ 9 g。

| 附　　注 | 本种异名：*Hydrangea obovatifolia* Hayata、*Hydrangea macrosepala* Hayata、*Hydrangea chloroleuca* Diels、*Hydrangea jiangxiensis* W. T. Wang et M. X. Nie、*Hydrangea angustipetala* Hayata、*Hydrangea umbellata* Rehder。

药材甜菜，为本种的干燥幼叶，《上海市中药材标准》（1994 年版）、《湖北省中药材质量标准》（2009 年版）中有收载。

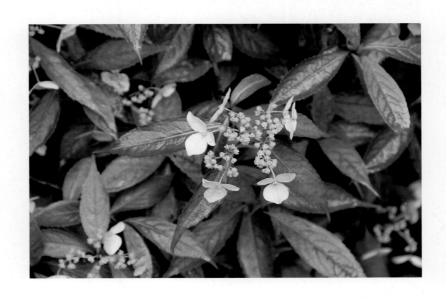

虎耳草科 Saxifragaceae 绣球属 Hydrangea

圆锥绣球 *Hydrangea paniculata* Sieb.

| 药 材 名 | 水亚木（药用部位：叶、根）。

| 形态特征 | 落叶灌木或小乔木。叶对生，有时在枝上部的为 3 叶轮生，叶卵形或椭圆形，长 5 ~ 10 cm，边缘具内弯的细锯齿，上面幼时有毛，下面疏生短刺毛或仅脉上有毛，具短柄。圆锥花序顶生，长 8 ~ 20 cm，花序轴和花梗有毛；花二型；不孕花通常具 4 萼瓣，萼瓣卵形至近圆形，长 6 ~ 13 mm，全缘；孕性花白色，芳香；萼筒近无毛，通常具 5 三角形裂片；花瓣 5，离生，早落；雄蕊 10，不等长；花柱 3。蒴果近卵形，长 4 mm，先端孔裂；种子两端有翅。

| 生境分布 | 生于海拔 360 ~ 2100 m 的山谷、山坡疏林下或山脊灌丛中。分布于德兴大茅山等。

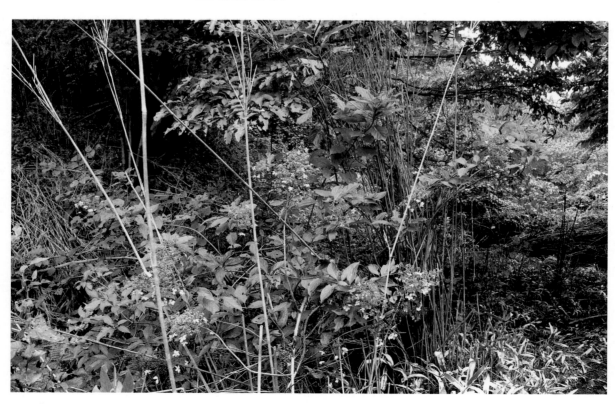

| 资源情况 | 野生资源一般。药材来源于野生。

| 采收加工 | 夏、秋季采收，鲜用或晒干。

| 功能主治 | 苦、微酸，平。截疟，解毒，散瘀止血。用于疟疾，咽喉疼痛，皮肤溃烂，跌打损伤，外伤出血。

| 用法用量 | 内服煎汤，叶 30 ~ 60 g，根 15 ~ 30 g。外用适量，鲜品捣敷。

| 附　　注 | 本种异名：*Hydrangea kamienskii* H. Lév.、*Hydrangea sachalinensis* H. Lév.、*Hydrangea verticillata* W. H. Gao。

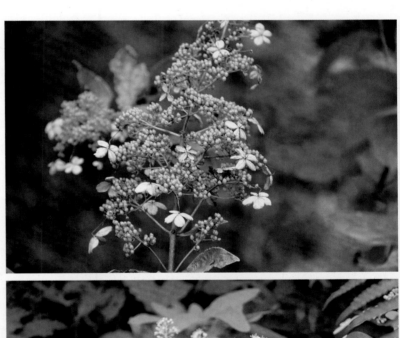

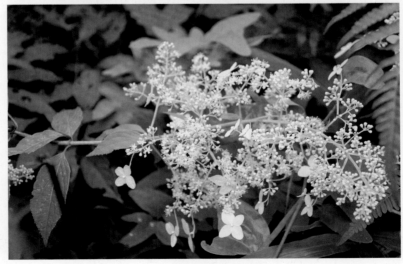

虎耳草科 Saxifragaceae 绣球属 Hydrangea

蜡莲绣球

Hydrangea strigosa Rehd.

| 药 材 名 | 土常山（药用部位：根。别名：小通草、花八仙）、甜茶（药用部位：幼叶）。

| 形态特征 | 落叶灌木。幼枝有伏毛。叶对生，卵状披针形至矩圆形，长 8 ~ 25 cm 或更长，边缘具小锯齿，齿端有硬尖，上面疏生伏毛或近无毛，下面全部或仅脉上生粗伏毛；叶柄长 1.5 ~ 3.5 cm。伞房状聚伞花序顶生，花序轴和花梗有毛；花二型；不孕花具 4 萼瓣，萼瓣阔卵形，全缘或具疏齿，长 1 ~ 2 cm，背面多少有毛；孕性花白色；萼筒略有毛，裂片 5，三角形；花瓣扩展或联合成冠盖；雄蕊 10；花柱 2，果期宿存。蒴果半球形，宽 3 mm，先端孔裂；种子宽椭圆形，两端突然收狭成短翅。

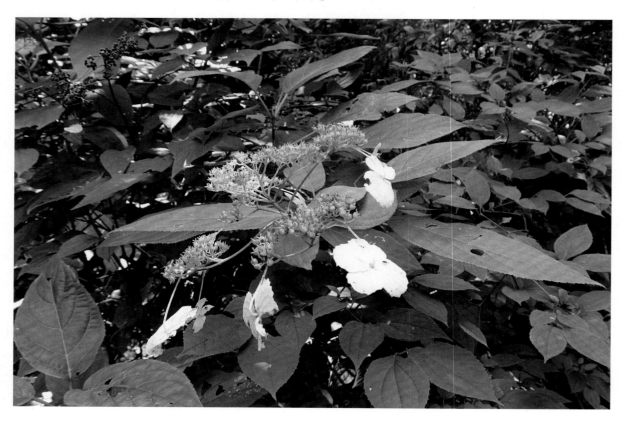

| **生境分布** | 生于海拔 500 ～ 1 800 m 的山谷密林或山坡路旁疏林或灌丛中。分布于德兴龙头山、李宅等。

| **资源情况** | 野生资源一般。药材来源于野生。

| **采收加工** | 土常山：立冬至翌年立春，采挖，除去茎叶、细根，洗净，鲜用，或除去栓皮，切段，晒干。

甜茶：立夏前后，采摘嫩枝叶，不断揉搓使其渗出汁液，晒干。

| **药材性状** | 土常山：本品根呈圆柱形，常弯曲，具分枝，长约 20 cm，直径 0.5 ～ 2 cm。表面淡黄色或黄白色，外皮极薄，易脱落，脱落处露出黄色木部。质坚硬，不易折断，断面黄白色，纤维性。气微，味辛、酸。

甜茶：本品多皱缩扭曲呈条状或小团块状，黄绿色或暗绿色，少数连于小枝上。完整叶片展平后呈卵状披针形至矩圆形，先端渐尖，基部楔形或圆形，边缘有小锯齿，齿尖有硬尖，上面疏生伏毛或近无毛，下面全部或仅脉上有粗伏毛。质脆，易碎。气微，味微甜。

| **功能主治** | 土常山：辛、酸，凉；有小毒。归脾经。截疟，消食，清热解毒，祛痰散结。用于疟疾，食积腹胀，咽喉肿痛，皮肤癣癞，疮疖肿毒，瘰疬。

甜茶：同"中国绣球"。

| **用法用量** | 土常山：内服煎汤，6 ～ 12 g。外用适量，捣敷；或研末调敷；或煎汤洗。

甜茶：内服煎汤，10 ～ 15 g。

| **附　　注** | 本种异名：*Hydrangea strigosa* Rehd. var. *macrophylla* (Hemsl.) Rehd.、*Hydrangea aspera* D. Don subsp. *strigosa* (Rehder) E. M. McClint.、*Hydrangea aspera* D. Don var. *sinica* Diels、*Hydrangea aspera* D. Don var. *macrophylla* Hemsl.、*Hydrangea strigosa* Rehd. var. *sinica* (Diels) Rehder。本种入药在《湖北省中药材质量标准》（2009 年版）中以"甜茶"之名被收载，药用部位为幼叶。

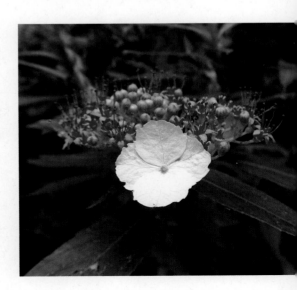

虎耳草科 Saxifragaceae 鼠刺属 Itea

鼠刺

Itea chinensis Hook. et Arn.

药 材 名	大力牛（药用部位：根、叶。别名：老鼠刺、黄鸡卵）。
形态特征	灌木或小乔木。叶薄革质，倒卵形或卵状椭圆形，长 5 ~ 15 cm，边缘上部具不明显圆齿状小锯齿，两面无毛；叶柄长 1 ~ 2 cm，无毛。总状花序腋生，通常短于叶，长 3 ~ 9 cm，单生或 2 ~ 3 束生，直立；花序轴及花梗被短柔毛；花多数，2 ~ 3 簇生，稀单生；花梗细，长约 2 mm，被毛；苞片线状钻形，长 1 ~ 2 mm；萼筒浅杯状，被疏柔毛，萼片三角状披针形，长 1.5 mm；花瓣白色，披针形，长 2.5 ~ 3 mm，花时直立；雄蕊与花瓣近等长或稍长于花瓣。蒴果长圆状披针形，长 6 ~ 9 mm，被微毛。
生境分布	生于海拔 140 ~ 2 400 m 的山地、山谷、疏林、路边及溪边。德兴

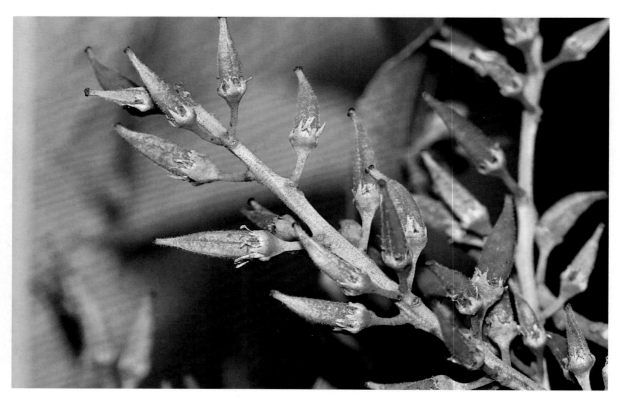

山区各地均有分布。

| **资源情况** | 野生资源一般。药材来源于野生。

| **采收加工** | 夏、秋季采挖根，洗净，切段，晒干；叶随采随用。

| **功能主治** | 苦，温。活血消肿，止痛。用于风湿痹痛，跌打肿痛。

| **用法用量** | 内服煎汤，9 ~ 15 g。外用适量，鲜品捣敷。

虎耳草科 Saxifragaceae 鼠刺属 *Itea*

矩叶鼠刺
Itea oblonga Hand.-Mazz.

| 药 材 名 | 矩形叶鼠刺（药用部位：根、花）、矩形叶鼠刺叶（药用部位：叶）。

| 形态特征 | 灌木或小乔木。叶薄革质，长圆形，稀椭圆形，长 6 ~ 15 cm，叶缘密生细齿，近基部近全缘，两面无毛；叶柄长 1 ~ 1.5 cm，无毛。总状花序腋生，长 12 ~ 20 cm，单生或 2 ~ 3 簇生，直立；花梗长 2 ~ 3 mm，被微毛，基部有叶状苞片，苞片三角状披针形或倒披针形，长达 1.1 cm；萼筒浅杯状，被疏柔毛，萼片三角状披针形，长 1.5 ~ 2 mm；花瓣白色，披针形，长 3 ~ 3.5 mm，花时直立，先端稍内弯；雄蕊与花瓣等长或长于花瓣。蒴果长 6 ~ 9 mm，被柔毛。

| 生境分布 | 生于海拔 350 ~ 1 650 m 的山谷、疏林、灌丛、山坡、路旁。分布于德兴三清山北麓等。

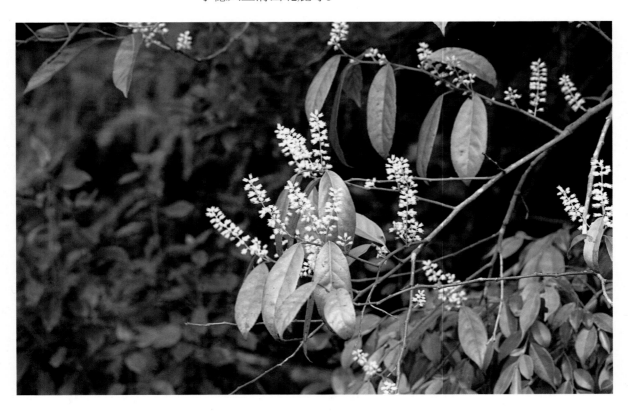

| **资源情况** | 野生资源较少。药材来源于野生。

| **采收加工** | **矩形叶鼠刺**：秋季采挖根，洗净，切段，晒干；夏季采摘花，晒干。

矩形叶鼠刺叶：夏、秋季采收，鲜用。

| **功能主治** | **矩形叶鼠刺**：苦，温。归心经。滋补强壮，祛风除湿，接骨续筋。用于身体虚弱，劳伤乏力，咳嗽，咽痛，产后关节痛，腰痛，带下，跌打损伤，骨折。

矩形叶鼠刺叶：止血。用于外伤出血。

| **用法用量** | **矩形叶鼠刺**：内服煎汤，根 60 ~ 90 g，花 18 ~ 21 g。

矩形叶鼠刺叶：外用适量，捣敷。

| **附　　注** | 本种异名：*Itea omeiensis* C. K. Schneid.、*Itea oblonga* Hand.-Mazz.、*Itea longibracteata* Hu、*Itea stenophylla* H. T. Chang、*Itea chinensis* Hook. et Arn. var. *oblonga* (Handel-Mazzetti) Y. C. Wu。

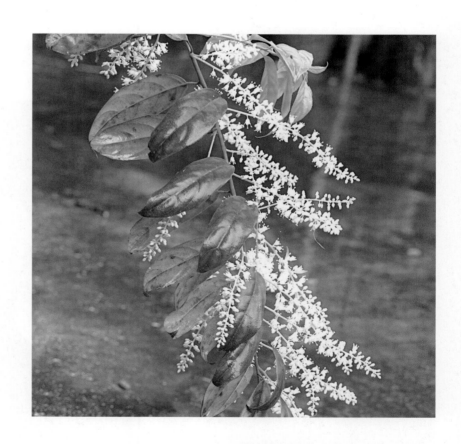

虎耳草科 Saxifragaceae 梅花草属 Parnassia

白耳菜

Parnassia foliosa Hook. f. et Thoms.

| 药 材 名 | 苍耳七（药用部位：全草）。

| 形态特征 | 多年生草本。茎高 15 ~ 35 cm，具 4 凸起的棱脊。基生叶 4 ~ 8，具长叶柄，叶肾形或圆肾形，全缘；茎生叶 3 ~ 12 片，圆肾形，基部半抱茎，全缘。花白色，单生茎端；花萼绿色，卵形，5；花瓣 5，卵形至三角形，边缘细裂成流苏状；雄蕊 5，与花瓣互生，蕊间有退化雄蕊；退化雄蕊先端深 3 裂，裂片线形，先端有 1 头状腺体；子房卵形；柱头 3 ~ 4 裂。蒴果，近圆形；种子多数，有翅。

| 生境分布 | 生于海拔 1 100 ~ 2 000 m 的山坡、水沟边或路边潮湿处。分布于德兴三清山北麓、大茅山等。

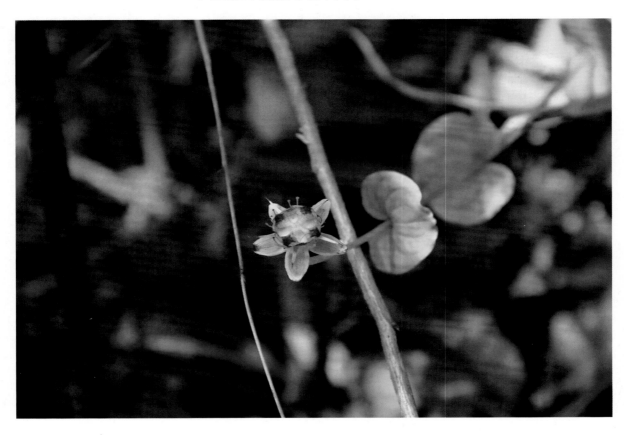

| **资源情况** | 野生资源一般。药材来源于野生。

| **采收加工** | 夏、秋季采集，洗净，鲜用或晒干。

| **功能主治** | 淡，凉。解热利尿，清肺镇咳，止血，利湿，止泻。用于久咳咯血，痢疾，疔疮，带下，便血。

| **用法用量** | 内服煎汤，6 ~ 12 g，鲜品 30 ~ 60 g。外用适量，鲜品捣敷。

| **附　注** | 本种异名：*Parnassia nummularia* Maxim.。

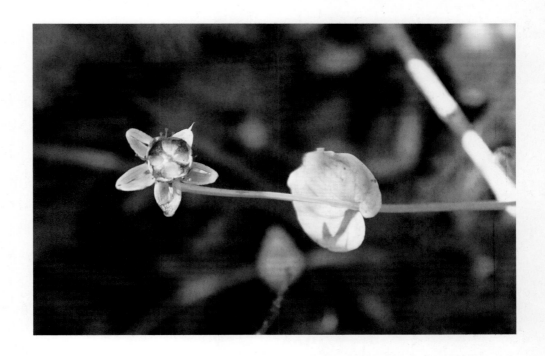

| 虎耳草科 | Saxifragaceae | 扯根菜属 | *Penthorum* |

扯根菜 *Penthorum chinense* Pursh

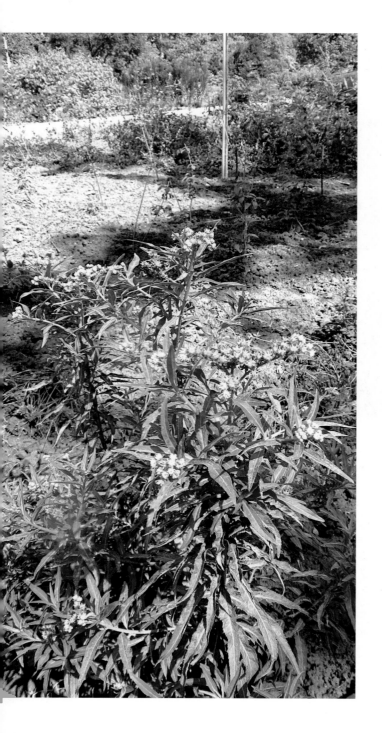

| 药 材 名 |

水泽兰（药用部位：全草。别名：扯根菜）。

| 形态特征 |

多年生草本，高达 90 cm。茎红紫色，无毛，不分枝或分枝。叶无柄或近无柄，披针形或狭披针形，长 3 ~ 11.5 cm，边缘具细锯齿，两面无毛。花序生于茎或枝条先端，分枝疏生短腺毛；苞片小，卵形或钻形；花梗长 0.5 ~ 2 mm；花萼黄绿色，宽钟形，长约 2 mm，5 深裂，裂片三角形；花瓣无；雄蕊 10，稍伸出花萼外，花药淡黄色，椭圆形，长约 0.8 mm；心皮 5，下部合生，花柱 5，粗，柱头扁球形。蒴果红紫色，直径达 6 mm，短喙斜展。

| 生境分布 |

生于林下、灌丛草甸及水边。分布于德兴畈大、香屯、海口等，花桥有少量栽培。

| 资源情况 |

野生资源一般，栽培资源一般。药材主要来源于野生。

| 采收加工 | 夏、秋季采收，扎把，晒干。

| 药材性状 | 本品根茎呈圆柱状，弯曲，具分枝，长约 15 cm，直径 3 ~ 8 cm；表面呈红褐色，密生不定根。茎圆柱形，直径 1 ~ 6 mm，红紫色，不分枝或基部分枝。叶膜质，易碎，完整者呈披针形或狭披针形，绿褐色，长 3 ~ 11.5 cm，宽 0.6 ~ 1.2 cm，先端长渐尖或渐尖，基部楔形，边缘具细锯齿；无柄或近无柄。有时枝端可见聚伞花序，花黄绿色，无花瓣。偶见果实，紫红色，直径达 6 mm。气微，味甘。

| 功能主治 | 苦、微辛，寒。归肝、肾经。利水除湿，活血散瘀，止血，解毒。用于水肿，小便不利，黄疸，带下，痢疾，闭经，跌打损伤，尿血，崩漏，疮痈肿毒，毒蛇咬伤。

| 用法用量 | 内服煎汤，15 ~ 30 g。外用适量，捣敷。

| 附　注 | 本种异名：*Penthorum intermedium* Turcz.、*Penthorum humile* Regel et Maack、*Penthorum sedoides* Linn. var. *chinense* (Pursh) Maxim.、*Penthorum sedoides* Linn. subsp. *chinense* (Pursh) S. Y. Li et K. T. Adair。

药材水泽兰，为本种的干燥全草，《中华人民共和国卫生部药品标准·中药成方制剂·第十三册·附录》（1997 年版）以"扯根菜"之名收载之，《湖南省中药材标准》（1993 年版、2009 年版）以"赶黄草"之名收载之。

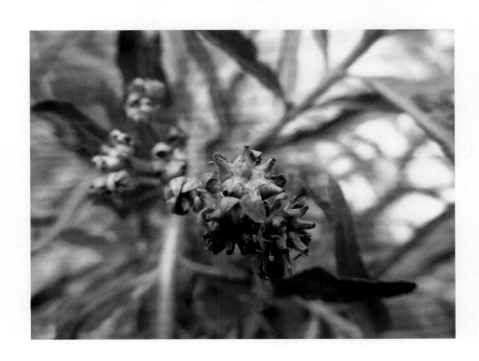

虎耳草科 Saxifragaceae 山梅花属 *Philadelphus*

绢毛山梅花 *Philadelphus sericanthus* Koehne

| **药 材 名** | 白花杆根皮（药用部位：根皮。别名：白花杆）。

| **形态特征** | 灌木。枝条对生，一年生枝无毛或变无毛。叶对生，具短柄；叶片卵形至卵状披针形，长 4 ~ 11 cm，边缘具小齿，上面疏被短伏毛或几无毛，下面沿脉有短伏毛。花序有 7 ~ 15 花；花序轴无毛或变无毛；花梗长 6 ~ 12 mm，被短伏毛；花萼外面稍密或疏被贴伏的短柔毛，毛长 0.1 ~ 0.3 mm，裂片 4，宿存，三角状卵形，长约 6 mm；花瓣 4，倒卵形，长约 1.3 cm；雄蕊多数；花柱上部 4 裂，柱头匙形。

| **生境分布** | 生于海拔 350 ~ 3 000 m 的林下或灌丛中。分布于德兴三清山北麓、大茅山等。

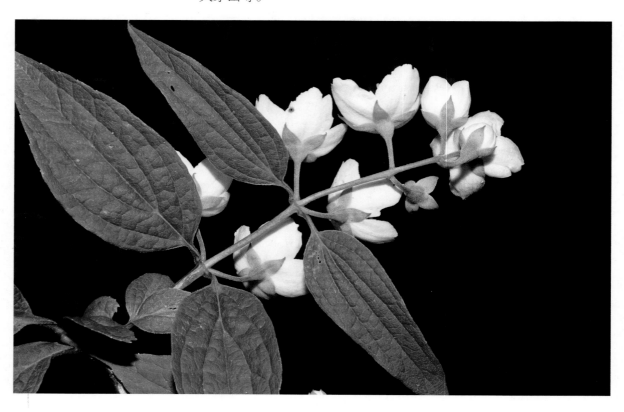

| 资源情况 | 野生资源较少。药材来源于野生。

| 采收加工 | 夏、秋季采收，洗净，鲜用或晒干。

| 功能主治 | 苦，平。活血，止痛，截疟。用于扭伤，挫伤，腰胁疼痛，胃痛，头痛，疟疾。

| 用法用量 | 内服煎汤，9 ~ 24 g；或炖肉。外用适量，捣敷。

| 附　注 | 本种异名：*Philadelphus hupehensis* (Koehne) S. Y. Hu、*Philadelphus coronarius* L. var. *chinensis* H. Lévl.、*Philadelphus sericanthus* Koehne var. *rosthornii* Koehne、*Philadelphus sericanthus* Koehne var. *bockii* Koehne、*Philadelphus incanus* Koehne var. *sargentianus* Koehne f. *hupehensis* Koehne。

虎耳草科 Saxifragaceae 冠盖藤属 Pileostegia

冠盖藤
Pileostegia viburnoides Hook. f. et Thoms.

| 药 材 名 | 青棉花藤（药用部位：根）、青棉花藤叶（药用部位：枝叶）。

| 形态特征 | 常绿木质藤本，常具小气生根。茎攀高可达 15 m，小枝灰褐色，无毛。叶对生，薄革质，椭圆状矩圆形至披针状椭圆形，长 10 ~ 16 cm，无毛或背面散生极疏的星状毛，全缘或上部边缘略具浅波状疏齿；叶柄长 1 ~ 3 cm。圆锥花序顶生，长 7 ~ 12 cm，无毛或被稀疏长柔毛；花聚生，两性，白色或绿白色，花芽球形，直径 3 ~ 4 mm；花萼裂片 4 ~ 5，覆瓦状排列；花瓣上部连合而成 1 冠盖花冠，早落；雄蕊 8 ~ 10，长 4 ~ 5 mm，花药近球形。蒴果呈陀螺状半球形，直径 3 ~ 4 mm，先端近截形，具纵棱，无毛。

| 生境分布 | 生于海拔 400 ~ 1 300 m 的阴湿山谷林中、山坡岩石旁及杂灌林中。

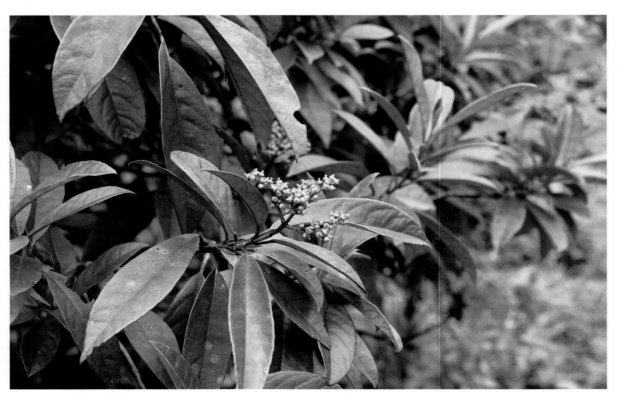

德兴各地山区均有分布。

| 资源情况 | 野生资源一般。药材来源于野生。

| 采收加工 | 青棉花藤：全年均可采收，洗净，切片，鲜用或晒干。
青棉花藤叶：全年均可采收，鲜用或晒干。

| 药材性状 | 青棉花藤叶：本品多皱缩弯曲，完整者展平后呈椭圆形或椭圆状披针形，长 7 ~ 14 cm，宽 2.5 ~ 4 cm，先端短尖或渐尖，基部楔形，全缘或上部略具浅波状锯齿，下面被稀疏的星状毛，叶柄长 1 ~ 3 cm。叶片薄革质，易碎。气微，味苦。

| 功能主治 | 青棉花藤：辛、微苦，温。归肝、脾经。祛风除湿，散瘀止痛，消肿解毒。用于腰腿酸痛，风湿麻木，跌打损伤，骨折，外伤出血，痈肿疮毒。
青棉花藤叶：辛、微苦，温。归心经。解毒消肿，敛疮止血。用于脓肿，疮疡溃烂，外伤出血。

| 用法用量 | 青棉花藤：内服煎汤，15 ~ 30 g；或浸酒。外用适量，捣敷；或研末撒。
青棉花藤叶：外用适量，鲜品捣敷；或研末调敷。

| 附　　注 | 本种异名：*Schizophragma viburnoides* Stapf、*Pileostegia urceolata* Hayata、*Pileostegia viburnoides* Hook. f. et Thoms. var. *parviflora* Oliv. ex Maxim.。

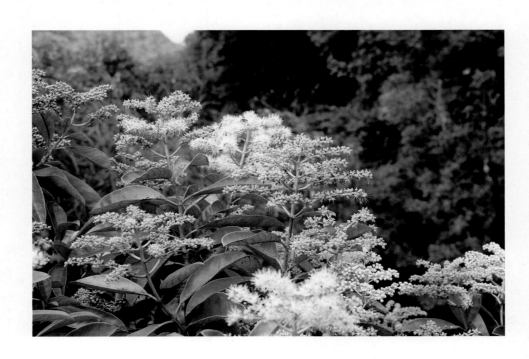

虎耳草科 Saxifragaceae 虎耳草属 Saxifraga

虎耳草 Saxifraga stolonifera Curt.

| 药 材 名 | 虎耳草（药用部位：全草）。

| 形态特征 | 多年生草本，高 14 ~ 45 cm，具细长的匍匐茎，全株有毛。叶数个全部基生或有时 1 ~ 2 叶生于茎下部；叶片肾形，长 1.7 ~ 7.5 cm，宽 2.4 ~ 12 cm，不明显地 9 ~ 11 浅裂，边缘具牙齿，下面常呈红紫色或具斑点；叶柄长 3 ~ 21 cm。圆锥花序稀疏；花不整齐；萼片 5，稍不等大，卵形，长 1.8 ~ 3.5 mm；花瓣 5，白色，上面 3 花瓣小，卵形，长 2.8 ~ 4 mm，具红斑点，下面 2 花瓣大，披针形，长 0.8 ~ 1.5 cm；雄蕊 10；心皮 2，合生。

| 生境分布 | 生于海拔 400 m 以上的林下、灌丛、草甸和阴湿岩隙。德兴各地山区均有分布。

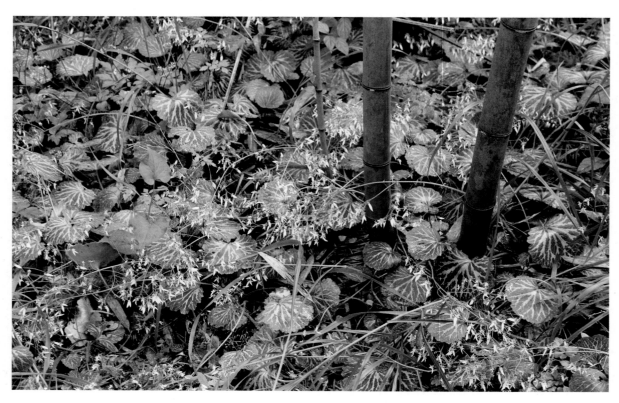

| 资源情况 | 野生资源丰富。药材来源于野生。

| 采收加工 | 全年均可采收，洗净，鲜用或晒干。

| 药材性状 | 本品全体被毛。单叶，基部丛生，叶柄长，密生长柔毛；叶片圆形至肾形，肉质，宽 4～9 cm，边缘浅裂，疏生尖锐牙齿；下面紫赤色，无毛，密生小球形细点。花白色，上面 3 花瓣较小，卵形，具黄色斑点，下面 2 花瓣较大，披针形，倒垂，形似虎耳。蒴果卵圆形。气微，味微苦。

| 功能主治 | 苦、辛，寒；有小毒。归肺、脾、大肠经。疏风，清热，凉血，解毒。用于风热咳嗽，肺痈，吐血，聤耳流脓，风火牙痛，风疹瘙痒，痈肿丹毒，痔疮肿痛，毒虫咬伤，烫火伤，外伤出血。

| 用法用量 | 内服煎汤，10～15 g；孕妇慎服。外用适量，煎汤洗；或鲜品捣敷；或绞汁滴耳及涂布。

| 附　方 | （1）治肺痈吐臭脓：虎耳草 12 g，忍冬叶 30 g。水煎 2 次，分服。
（2）治痔疮肿痛：虎耳草 30 g，煎汤，加食盐少许，放罐内，坐熏，每日 2 次。
（3）治吐血：虎耳草 9 g，猪瘦肉 120 g。混同剁烂，做成肉饼，加水蒸熟食。
［方（1）～（3）出自《江西民间草药》］

| 附　注 | 本种异名：*Saxifraga stolonifeara* Meerb.、*Sekika sarmentosa* (L. f.) Moench、*Saxifraga cuscutiformis* Lodd.、*Diptera sarmentosa* (L. f.) Losinsk.、*Saxifraga dumetorum* Balf. f.、*Saxifraga sarmentosa* L. f.、*Saxifraga iochanensis* H. Lév.、*Saxifraga chaffanjonii* H. Lév.。
药材虎耳草，为本种的全草，《中华人民共和国药典》（1977 年版）、《湖南省中药材标准》（2009 年版）、《贵州省中药材、民族药材质量标准》（2003 年版）、《上海市中药材标准》（1994 年版）、《湖北省中药材质量标准》（2009 年版）中有收载。

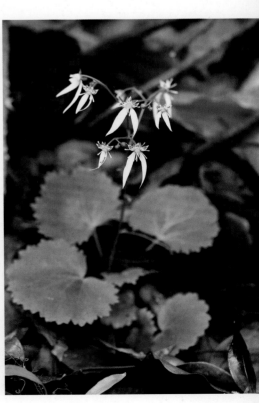

虎耳草科 Saxifragaceae 钻地风属 Schizophragma

钻地风
Schizophragma integrifolium Oliv.

| 药 材 名 | 钻地风（药用部位：根及藤茎）。

| 形态特征 | 落叶木质藤本。叶对生，卵形至椭圆形，长 10 ~ 15 cm，全缘或具极疏小齿，叶背面有时脉上有柔毛或脉腋间有束毛，具长柄。伞房式聚伞花序顶生，疏散，稍生褐色柔毛；花二型；不孕花具 1 萼瓣，萼瓣狭卵形或矩圆状披针形，长 3.5 ~ 7 cm，乳白色，老时棕色；孕性花绿色，小；花萼裂片 4 ~ 5；花瓣 4 ~ 5，离生；雄蕊 10，不等长；子房先端凸出萼筒上。蒴果陀螺状，长 6 mm，具纵棱。

| 生境分布 | 生于海拔 200 ~ 2 000 m 的山谷、山坡密林或山顶疏林中，常攀缘于岩石或乔木上。德兴各地山区均有分布。

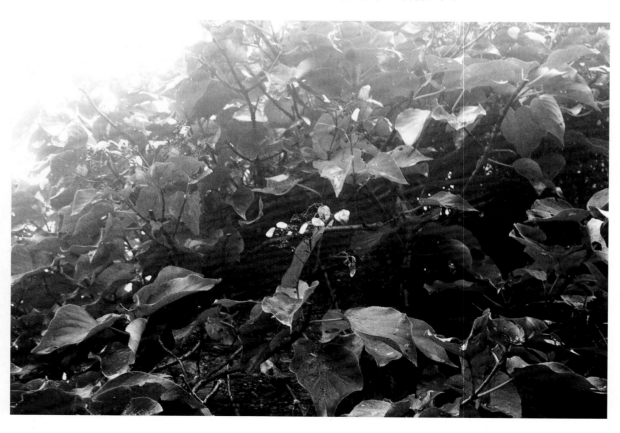

| **资源情况** | 野生资源丰富。药材来源于野生。

| **采收加工** | 全年均可采收，洗净泥土，切片，晒干。

| **药材性状** | 本品干燥的根皮呈半卷筒状，厚而宽阔，内层有网纹。红棕色。气清香，微带樟脑气。

| **功能主治** | 淡，凉。归脾经。舒筋活络，祛风活血。用于风湿痹痛，四肢关节酸痛。

| **用法用量** | 内服煎汤，9 ~ 15 g；或浸酒。外用适量，煎汤洗。

| **附　　注** | 本种异名：*Schizophragma macrosepalum* Hu、*Schizophragma amplum* Chun、*Schizophragma integrifolium* Oliv. f. *denticulatum* (Rehder) Chun、*Schizophragma hydrangeoides* Sieb. et Zucc. var. *integrifolium* Franch、*Schizophragma integrifolium* Oliv. var. *denticutatum* Rehder。
药材钻地风，为本种的根皮，《中华人民共和国卫生部药品标准·中药成方制剂·第二册·附录》（1990 年版）中有收载。

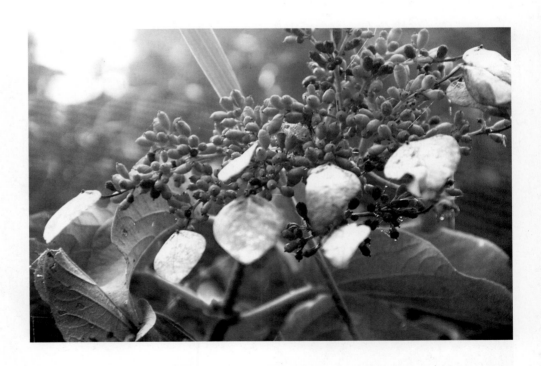

虎耳草科 Saxifragaceae 黄水枝属 Tiarella

黄水枝
Tiarella polyphylla D. Don

| 药 材 名 | 黄水枝（药用部位：全草）。

| 形态特征 | 多年生草本，高 20 ~ 45 cm，全株被毛。根茎横走。茎不分枝。叶基生并茎生；叶片宽卵形或五角形，长 2 ~ 8.5 cm，宽 2.2 ~ 11 cm，掌状 3 ~ 5 浅裂，边缘具浅牙齿，下面常红紫色；基生叶叶柄长达 18 cm。总状花序长达 17 cm；苞片小，钻形；花梗长达 10 mm；花萼淡粉色，钟形，长约 3 mm，裂片 5，三角形；无花瓣；雄蕊 10，伸出花萼外；心皮 2，不等大，下部合生，花柱 2。蒴果长约 1 cm。

| 生境分布 | 生于海拔 900 m 以上的林下、灌丛和阴湿地。分布于德兴三清山北麓、大茅山等。

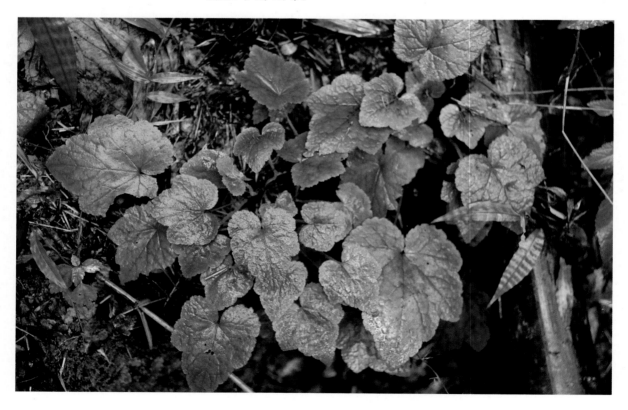

| 资源情况 | 野生资源较少。药材来源于野生。

| 采收加工 | 4～10月采收，洗净，鲜用或晒干。

| 药材性状 | 本品根茎细圆柱形，直径3～6 mm。表面褐色，具多数黄褐色鳞片及须根。茎细，圆柱形，具纵沟纹，长22～44 cm，直径3～6 mm，灰绿色，被白色柔毛。叶多破碎，基生叶卵圆形或心形，长2～8 cm，宽2.2～11 cm，先端急尖，基部心形，边缘具不整齐钝锯齿和腺毛，上面疏被腺毛，叶柄长5～15 cm，被长柔毛和腺毛；茎生叶较小，掌状脉5出，较明显，叶柄短。有时可见枝端有总状花序，密生腺毛。有的可见蒴果，长约1 cm，具2角。气微，味苦。

| 功能主治 | 苦、辛，寒。清热解毒，活血祛瘀，消肿止痛。用于疮疖，无名肿毒，咳嗽，气喘，肝炎，跌打损伤。

| 用法用量 | 内服煎汤，9～15 g；或浸酒。外用适量，鲜品捣敷。

| 附 注 | 本种异名：*Tiarella bodinieri* Lévl.。

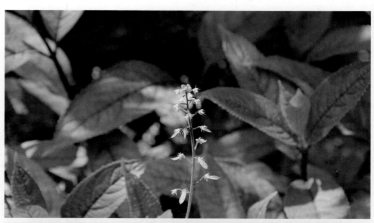

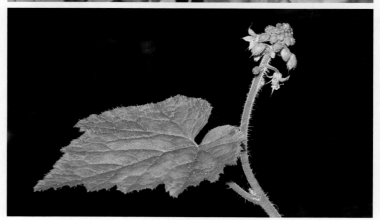

海桐花科 Pittosporaceae 海桐花属 Pittosporum

狭叶海桐
Pittosporum glabratum Lindl. var. *neriifolium* Rehd. et Wils.

| 药 材 名 | 金刚口摆（药用部位：根）。

| 形态特征 | 常绿灌木。嫩枝无毛。叶带状或狭窄披针形，长 6 ~ 18 cm，或更长，宽 1 ~ 2 cm，无毛，叶柄长 5 ~ 12 mm。伞形花序顶生，有多朵花，花梗长约 1 cm，有微毛；萼片长 2 mm，有睫毛；花瓣长 8 ~ 12 mm；雄蕊比花瓣短。蒴果长 2 ~ 2.5 cm，子房柄不明显，3 片裂开；种子红色，长 6 mm。

| 生境分布 | 生于海拔 800 ~ 1 200 m 的山地林中或林边。分布于德兴三清山北麓等。

| 采收加工 | 秋季采挖，晒干。

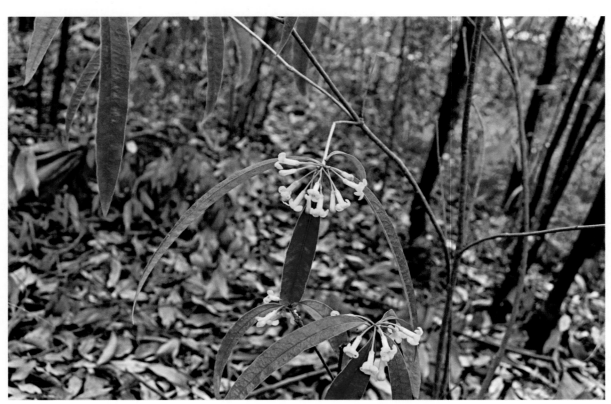

| 药材性状 | 本品呈圆柱形，有的略扭曲，长 10 ~ 20 cm，直径 1 ~ 3 cm（也有更大者）。表面灰黄色至黑褐色，较粗糙。上端可见残留的茎基及侧根痕和椭圆形皮孔，栓皮易脱落。质硬，不易折断，切断面木心常偏向一边，木部黄白色，可见环纹，皮部色较木部深，且较易剥离，韧皮部呈棕褐色环状。气微，味苦、涩。

| 功能主治 | 微甘，凉。归肺、脾、大肠经。清热除湿，祛风活络，消肿解毒，活血止痛。用于风湿关节痛，产后风瘫，跌打骨折，胃痛，湿热黄疸，疮疡肿毒，毒蛇咬伤，外伤出血。

| 用法用量 | 内服煎汤，15 ~ 30 g。

| 附　注 | 本种异名：*Pittosporum cavaleriei* H. Lév.。
药材金刚口摆，为本种的干燥根，《贵州省中药材、民族药材质量标准》（2003年版）以"山栀茶（山枝茶）"之名收载之。

海桐花科 Pittosporaceae 海桐花属 Pittosporum

海金子

Pittosporum illicioides Makino

| **药 材 名** | 山栀茶（药用部位：根或根皮）、崖花海桐叶（药用部位：枝叶）、崖花海桐子（药用部位：种子）。

| **形态特征** | 常绿灌木。嫩枝无毛，老枝有皮孔。叶生于枝顶，叶 3 ~ 8 簇生成假轮生状，薄革质，倒卵状披针形或倒披针形，长 5 ~ 10 cm，无毛；叶柄长 7 ~ 15 mm。伞形花序顶生，有 2 ~ 10 花，花梗长 1.5 ~ 3.5 cm，纤细，无毛；苞片细小，早落；萼片卵形，长 2 mm，无毛；花瓣长 8 ~ 9 mm；雄蕊长 6 mm。果柄纤细，长 2 ~ 4 cm，常向下弯；蒴果近圆形，长 9 ~ 12 mm，多少三角形，或具 3 纵沟，子房柄长 1.5 mm，3 片裂开，果片薄木质；种子 8 ~ 15，长约 3 mm。

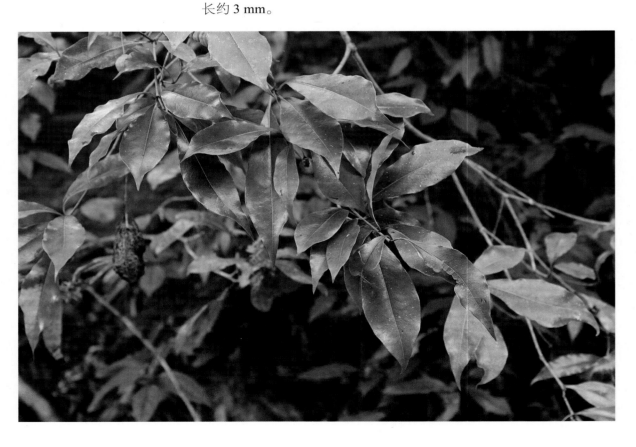

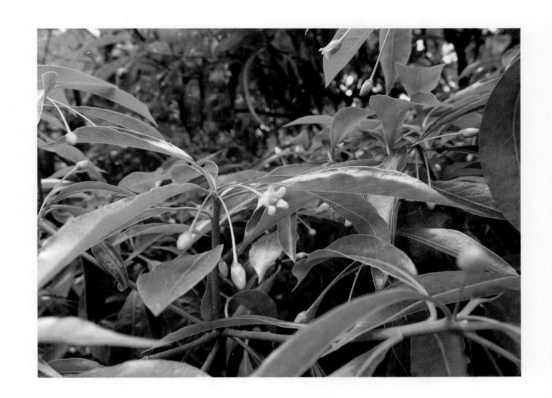

| 生境分布 | 常生于山沟边、林下、岩石旁及山地杂木林中。分布于德兴李宅、花桥等。

| 资源情况 | 野生资源较丰富。药材来源于野生。

| 采收加工 | 山栀茶：全年均可采挖根，除去泥土，切片，晒干；或剥取皮部，切段，鲜用或晒干。

崖花海桐叶：夏季采摘，晒干，或鲜用随时可采。

崖花海桐子：11 月采收果实，晒干后击破果实，筛取种子；或采集将成熟的果实，加入糠壳共踩，装于箩筐内，放入流水中冲洗，除去糠壳，捞取种子，晒干。

| 药材性状 | 山栀茶：本品呈圆柱形，略扭曲，长 10 ~ 20 cm，直径 1 ~ 3（~ 5）cm，先端有茎残基。表面灰黄色至黑褐色，较粗糙，可见皮孔，外皮易脱落。质硬，不易折断，断面皮部色较木部深，易剥离，皮部与木部间有 1 棕褐色环带，木部黄白色，可见同心环纹，木心常偏向一侧。气微，味微苦涩。

崖花海桐子：本品呈不规则的多面体形颗粒状，棱面大小各不相同，微下凹，直径 3 ~ 7 mm。表面深红棕色至暗褐色，略有光泽。质坚实而具韧性。气香，味微苦、涩。

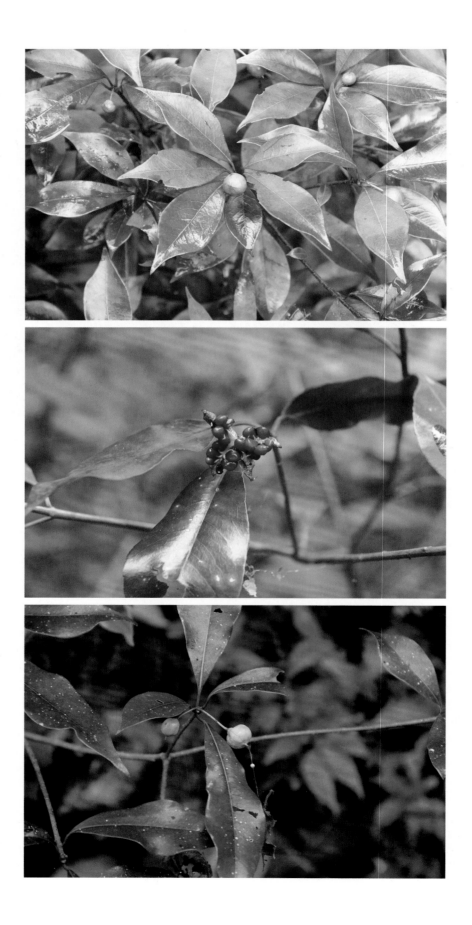

| 功能主治 | 山栀茶：苦、辛，温。归肺、脾、大肠经。活络止痛，宁心益肾，解毒。用于风湿痹痛，骨折，胃痛，失眠，遗精，毒蛇咬伤。

崖花海桐叶：苦，微温。消肿解毒，止血。用于疮疖肿毒，皮肤湿痒，毒蛇咬伤，外伤出血。

崖花海桐子：苦，寒。归肺、脾、大肠经。清热利咽，涩肠固精。用于咽痛，肠炎，带下，滑精。

| 用法用量 | 山栀茶：内服煎汤，15 ~ 30 g；或浸酒；孕妇忌服。外用适量，鲜品捣敷。

崖花海桐叶：外用适量，鲜品捣敷；或干品研末撒。

崖花海桐子：内服煎汤，4.5 ~ 9 g。

| 附　　注 | 本种异名：*Pittosporum illicioides* Mak. var. *stenophyllum* P. L. Chiu、*Pittosporum sahnianum* Gowda、*Pittosporum kobuskianum* Gowda、*Pittosporum oligospermum* Hayata、*Pittosporum oligocarpum* Hayata、*Pittosporum illicioides* Mak.var. *angustifolium* Huang ex S. Y. Lu、*Pittosporum illicioides* Mak. var. *oligocarpum* (Hayata) Kitam.。

药材山栀茶，为本种的干燥根，《中华人民共和国药典》（1977 年版）中有收载，《贵州省中药材质量标准》（1988 年版）以"山枝茶（山栀茶）"之名收载之，《贵州省中药材、民族药材质量标准》（2003 年版）以"山栀茶（山枝茶）"之名收载之。

药材崖花海桐子，为本种的成熟种子，《贵州省中药材、民族药材质量标准》（2003 年版）以"山枝仁"之名收载之。

海桐花科 Pittosporaceae 海桐花属 Pittosporum

海桐
Pittosporum tobira (Thunb.) Ait.

| 药 材 名 | 海桐枝叶（药用部位：枝、叶）。

| 形态特征 | 小乔木或灌木，高 2 ~ 6 m。枝近轮生。叶聚生枝端，革质，狭倒卵形，长 5 ~ 12 cm，先端圆形或微凹，全缘，无毛或近叶柄处疏生短柔毛；叶柄长 3 ~ 7 mm。花序近伞形，多少密生短柔毛；花有香气，白色或带淡黄绿色；花梗长 8 ~ 14 mm；萼片 5，卵形，长约 5 mm；花瓣 5，长约 1.2 cm；雄蕊 5。蒴果近球形，长约 1.5 cm，裂为 3 片；果皮木质，厚约 2 mm；种子长 3 ~ 7 mm，暗红色。

| 生境分布 | 德兴各地公园、花坛均有栽培。

| 资源情况 | 栽培资源丰富。药材来源于栽培。

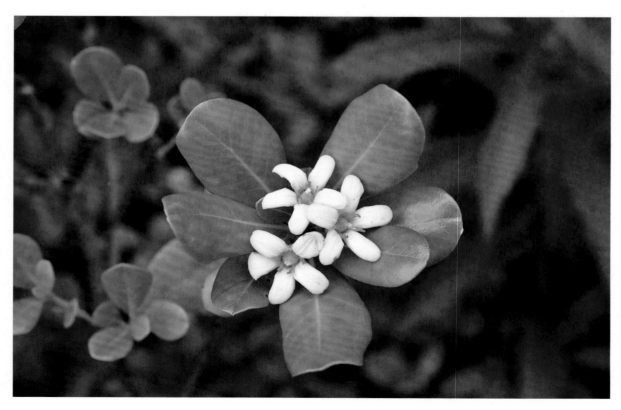

| **采收加工** | 全年均可采收，鲜用或晒干。

| **功能主治** | 解毒，杀虫。用于疥疮，肿毒。

| **用法用量** | 外用适量，煎汤洗；或捣敷。

| **附　　注** | 本种异名：*Euonymus tobira* Thunb.、*Pittosporum tobira* (Thunb.) Ait. var. *chinense* S. Kobay.。

蔷薇科 Rosaceae 龙芽草属 Agrimonia

小花龙芽草
Agrimonia nipponica Koidz. var. *occidentalis* Skalicky

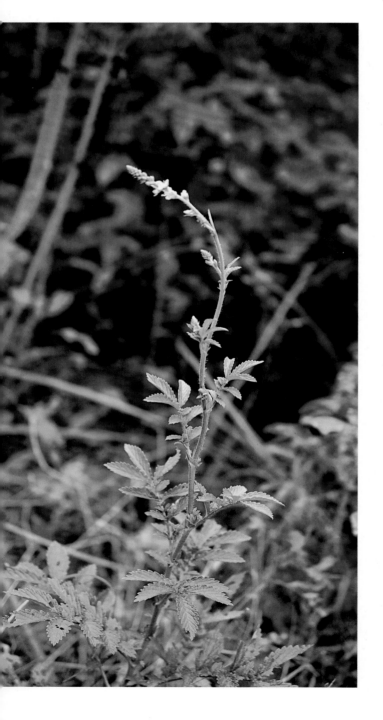

| 药 材 名 |

小花龙芽草（药用部位：全草）。

| 形态特征 |

多年生草本。全株被毛，茎高 30 ~ 90 cm。叶为间断的奇数羽状复叶，下部叶通常有 3 对小叶，最下面 1 对小叶通常较小，中部叶具小叶 2 对，最上部 1 ~ 2 对；小叶片菱状椭圆形或椭圆形，长 1.5 ~ 4 cm，边缘具圆齿；托叶镰形或半圆形，稀长圆形，边缘具急尖锯齿，茎下部托叶常全缘。花序通常分枝，纤细，花梗长 1 ~ 3 mm；苞片小，3 深裂，小苞片 1 对，卵形，通常不分裂；花小，直径 4 ~ 5 mm；雄蕊 5，稀 10；花柱 2，柱头小，头状。果实萼筒钟状，外面有 10 肋，先端具数层钩刺，连钩刺长 4 ~ 5 mm。

| 生境分布 |

生于海拔 200 ~ 1 500 m 的山坡草地、山谷溪边、灌丛、林缘及疏林下。德兴各地均有分布。

| 资源情况 |

野生资源较丰富。药材来源于野生。

| **采收加工** | 夏、秋季茎叶茂盛时采割，除去杂质，晒干。

| **功能主治** | 收敛止血，消炎止痢。用于咯血，吐血，崩漏下血，血痢，感冒发热。

| **用法用量** | 内服煎汤，10 ~ 15 g；或入散剂。外用适量，捣敷；或熬膏涂敷。

蔷薇科 Rosaceae 龙芽草属 *Agrimonia*

龙芽草 *Agrimonia pilosa* Ldb.

| 药 材 名 | 仙鹤草（药用部位：地上部分。别名：脱力草、龙牙草、子不离母）、鹤草芽（药用部位：地下根茎芽）、龙芽草根（药用部位：根）。 |

| 形态特征 | 多年生草本，高 30 ~ 120 cm，全部密生长柔毛。单数羽状复叶，小叶 5 ~ 7，杂有小型小叶，无柄，椭圆状卵形或倒卵形，长 3 ~ 6.5 cm，边缘具锯齿，下面具多数腺点；叶柄长 1 ~ 2 cm；托叶近卵形。总状花序顶生，有多花，近无梗；苞片细小，常 3 裂；花黄色，直径 6 ~ 9 mm；萼筒外面有槽并有毛，先端生 1 圈钩状刺毛，裂片 5；花瓣 5；雄蕊 10；心皮 20。瘦果倒圆锥形，萼裂片宿存。 |

| 生境分布 | 生于海拔 100 m 以上的溪边、路旁、草地、灌丛、林缘及疏林下。德兴各地均有分布。 |

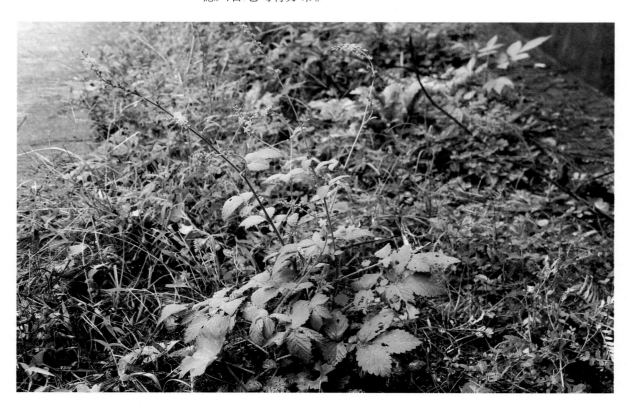

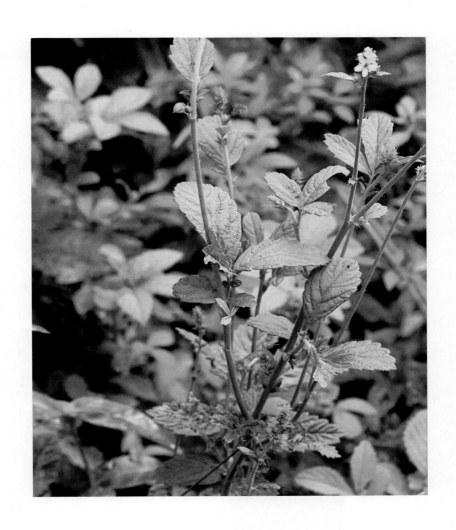

| **资源情况** | 野生资源丰富。药材来源于野生。

| **采收加工** | 仙鹤草：夏、秋季茎叶茂盛时采割，除去杂质，晒干。
鹤草芽：冬季及翌年、春季新株萌发前采挖根茎，除去老根，留幼芽（带小根茎），洗净，鲜用或晒干或低温烘干。
龙芽草根：秋后采收，除去地上部分，洗净，晒干。

| **药材性状** | 仙鹤草：本品长 50 ~ 100 cm，全体被白色柔毛。茎下部圆柱形，直径 4 ~ 6 mm，红棕色，上部方柱形，四面略凹陷，绿褐色，具纵沟和棱线，有节；体轻，质硬，易折断，断面中空。单数羽状复叶互生，暗绿色，皱缩卷曲；质脆，易碎；叶片有大小 2 种，相间生于叶轴上，先端小叶较大，完整小叶片展平后呈卵形或长椭圆形，先端尖，基部楔形，边缘具锯齿；托叶 2，抱茎，斜卵形。总状花序细长，花萼下部呈筒状，萼筒上部有钩刺，先端 5 裂，花瓣黄色。气微，味微苦。

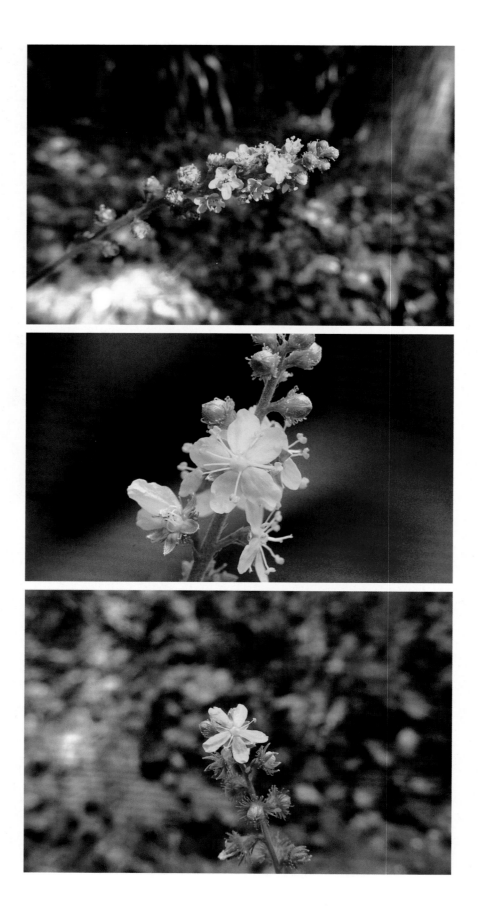

鹤草芽：本品呈圆锥形，中上部常弯曲，长 2 ~ 6 cm，直径 0.5 ~ 1 cm，顶部包以数枚浅棕色膜质芽鳞。根茎短缩，圆柱形，长 1 ~ 3 cm；表面棕褐色，有紧密的环状节，节上有棕黑色退化鳞叶，根茎下部有时残存少数不定根。根芽质脆，易碎，折断后断面平坦，黄白色。气微，略有豆腥气，味先微甜而后涩、苦。

龙芽草根：本品根茎呈不规则形，横生，下部具有较粗壮的根。上部分枝，顶端有少数残茎，圆柱形。表面棕黄色。气微，味苦涩。

| 功能主治 | 仙鹤草：苦、涩，平。归心、肝经。收敛止血，截疟，止痢，解毒，补虚。用于咯血，吐血，崩漏下血，疟疾，血痢，痈肿疮毒，阴痒，带下，脱力劳伤。

鹤草芽：苦、涩，平。驱虫，解毒消肿。用于绦虫病，阴道毛滴虫病，疮疡疥癣，疖肿，赤白痢疾。

龙芽草根：辛、涩，温。归肺、大肠、肝经。解毒，驱虫。用于赤白痢疾，疮疡，肿毒，疟疾，绦虫病，闭经。

| 用法用量 | 仙鹤草：内服煎汤，6 ~ 12 g；或入散剂；外感初起、泄泻发热者忌用；忌食酸、辣、蛋类。外用适量，捣敷；或熬膏涂敷。

鹤草芽：内服煎汤，10 ~ 30 g；或研末，15 ~ 30 g，小儿每 1 kg 体重 0.7 ~ 0.8 g。外用适量，煎汤洗；或鲜品捣敷。

龙芽草根：内服煎汤，9 ~ 15 g；或研末。外用适量，捣敷。

| 附　注 | 本种异名：*Agrimonia viscidula* Bunge、*Agrimonia obtusifolia* A. I. Baranov et Skvortsov、*Agrimonia japonica* (Miq.) Koidz.、*Agrimonia viscidula* Bunge f. *borealis* Kitag.、*Agrimonia viscidula* Bunge var. *japonica* Miq.、*Agrimonia pilosa* Ldb. *subjaponica* (Miq.) H. Hara、*Agrimonia pilosa* Ldb. var. *viscidula* (Bunge) Kom.。

药材仙鹤草，为本种的干燥全草或地上部分，《中华人民共和国药典》（1963 年版至 2020 年版）、《贵州省中药材标准规格·上集》（1965 年版）、《新疆维吾尔自治区药品标准·第二册》（1980 年版）、《广西壮族自治区壮药质量标准·第二卷》（2011 年版）等中有收载。

药材龙芽草根，为本种的根及根茎，《上海市中药材标准·附录》（1994 年版）以"仙鹤草根"之名收载之。

药材鹤草芽，为本种的干燥带短小根茎的芽，《中华人民共和国药典》（1977 年版）、《辽宁省中药材标准》（2009 年版）中有收载。

蔷薇科 Rosaceae 龙芽草属 Agrimonia

黄龙尾

Agrimonia pilosa Ldb. var. *nepalensis* (D. Don) Nakai

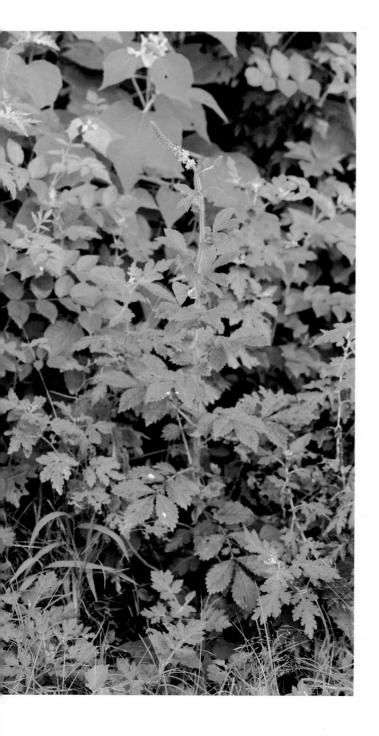

| 药材名 |

黄龙尾（药用部位：地上部分）。

| 形态特征 |

本变种与龙芽草的区别在于茎下部密被粗硬毛，叶上面脉上被长硬毛或微硬毛，脉间密被柔毛或绒毛状柔毛。

| 生境分布 |

生于溪边、山坡草地及疏林中。德兴各地均有分布。

| 资源情况 |

野生资源一般。药材来源于野生。

| 采收加工 |

夏、秋季花开前采收，扎成把，晒干。

| 药材性状 |

本品长 30 ~ 100 cm，被白色柔毛。茎下部呈圆柱形，上部呈方柱形，具纵沟及棱线，节明显；体轻，易折断，断面中空。叶多皱缩，展平后为不整齐的单数羽状复叶，互生，暗绿色，质脆，易碎；小叶有大小 2 种，相间生于叶轴上，先端小叶较大，完整者倒卵形或倒卵状披针形，边缘具粗锯齿，下面沿叶脉有毛，脉间密生柔毛。总状花序生于枝顶；花多，小，黄色。气微，味微苦。

| 功能主治 | 苦、涩，平。归胃、肝、脾、肺、大肠经。收敛止血，调经止带。用于吐血，尿血，便血，月经不调，崩漏，赤白带下，腰腹疼痛，痢疾。

| 用法用量 | 内服煎汤，6～9 g。

| 附　注 | 本种异名：*Agrimonia zeylanica* Moon: Hand.-Mazz.、*Agrimonia lanata* Wall.、*Agrimonia nepalensis* D. Don、*Agrimonia nepalensis* D. Don var. *obovata* Skalicky、*Agrimonia eupatoria* L. var. *nepalensis* L.。

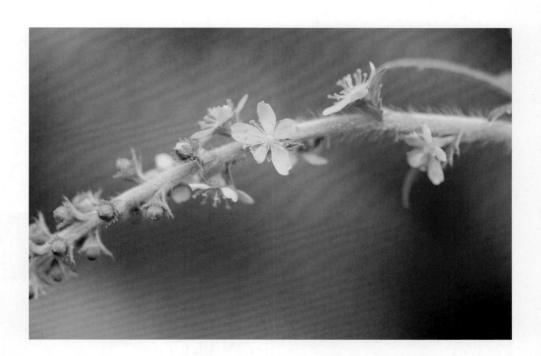

蔷薇科 Rosaceae 唐棣属 *Amelanchier*

东亚唐棣
Amelanchier asiatica (Sieb. et Zucc.) Endl. ex Walp.

| 药 材 名 | 东亚唐棣（药用部位：树皮、根皮）。

| 形态特征 | 落叶乔木或灌木。小枝幼时被灰白色绵毛，以后毛脱落，老时呈黑褐色，散生长圆形浅色皮孔。叶片卵形至长椭圆形，稀卵状披针形，长 4 ~ 6 cm，边缘具细锐锯齿，幼时下面密被灰白色或黄褐色绒毛，毛逐渐脱落减少或近无毛；叶柄长 1 ~ 1.5 cm，幼时被灰白色绒毛。总状花序下垂，长 4 ~ 7 cm；总花梗和花梗幼时均被白色绒毛，花梗长 1.5 ~ 2.5 cm；花直径 3 ~ 3.5 cm；萼筒钟状，外面密被绒毛，萼片披针形，长约 8 mm；花瓣长圆状披针形或卵状披针形，长 1.5 ~ 2 cm，白色。果实近球形或扁球形，直径 1 ~ 1.5 cm。

| 生境分布 | 生于海拔 1 000 ~ 2 000 m 的山坡、溪旁、混交林中。分布于德兴三

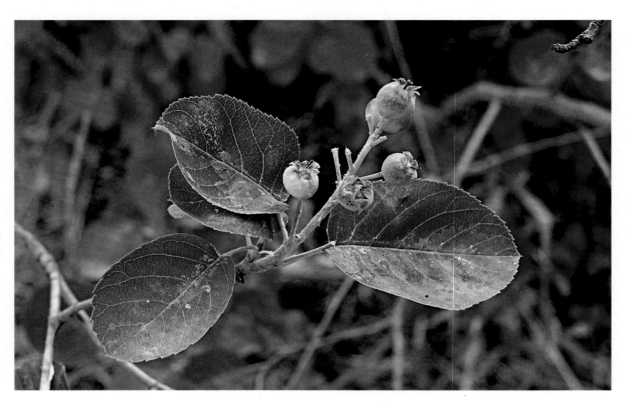

清山北麓等。

| **资源情况** | 野生资源较少。药材来源于野生。

| **采收加工** | 全年均可采收，鲜用或切片，晒干。

| **功能主治** | 苦，平；有小毒。益肾，散瘀，止痛。用于肾虚，带下，跌打瘀痛。

| **用法用量** | 内服煎汤，9 ~ 15 g。

| **附　　注** | 本种异名：*Pyrus vaniotii* H. Lév.、*Pyrus taquetii* H. Lév.、*Aronia asiatica* Siebold et Zucc.、*Amelanchier canadensis* (L.) Medik. var. *asiatica* Koidz.。

蔷薇科 Rosaceae 桃属 *Amygdalus*

桃 *Amygdalus persica* L.

| 药 材 名 | 桃仁（药用部位：成熟种子）、碧桃干（药用部位：幼果）、桃子（药用部位：果实）、桃毛（药用部位：果实上的毛）、桃花（药用部位：花）、桃叶（药用部位：叶）、桃枝（药用部位：枝条）、桃茎白皮（药用部位：除去栓皮的树皮）、桃根（药用部位：根或根皮）、桃胶（药材来源：树皮分泌的树脂）。 |

| 形态特征 | 乔木。小枝细长，无毛，绿色，向阳处转成红色，具大量小皮孔。叶片长圆状披针形、椭圆状披针形或倒卵状披针形，长 7 ~ 15 cm，上面无毛，下面脉腋间具少数短柔毛或无毛，边缘具细锯齿或粗锯齿；叶柄粗壮，长 1 ~ 2 cm，常具 1 至数枚腺体。花单生，先叶开放，直径 2.5 ~ 3.5 cm；花梗极短或近无梗；萼筒钟形，被短柔毛， |

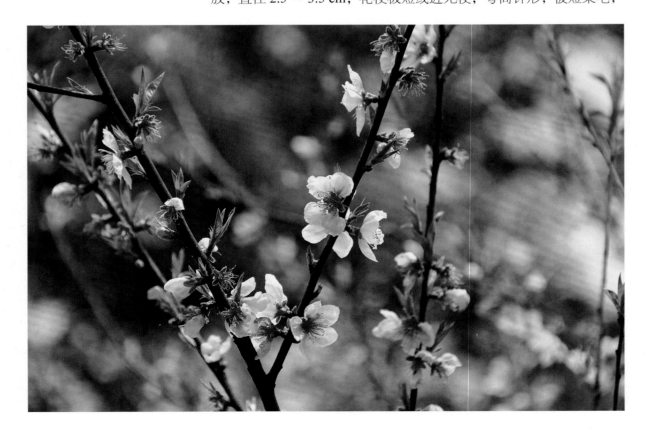

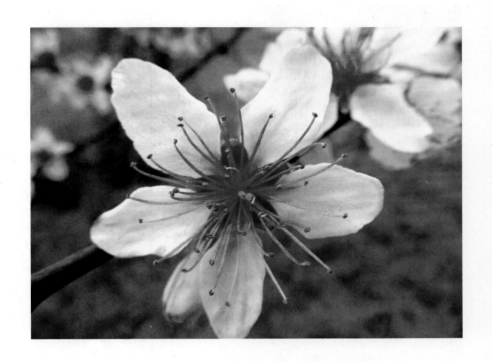

绿色而具红色斑点；花瓣长圆状椭圆形至宽倒卵形，粉红色，稀为白色；雄蕊 20～30，花药绯红色；花柱与雄蕊近等长或较雄蕊稍短；子房被短柔毛。果实形状和大小均有变异，卵形、宽椭圆形或扁圆形，直径 3～12 cm。

| **生境分布** | 德兴各地均有栽培。

| **资源情况** | 栽培资源丰富。药材来源于栽培。

| **采收加工** | **桃仁**：夏、秋季间果实成熟后采收，除去果肉和核壳，取出种子，晒干。

碧桃干：4～6 月拾取风吹落的未成熟的幼果，翻晒 4～6 天，至青色变为青黄色。

桃子：果实成熟时采摘，鲜用或晒干。

桃毛：将未成熟果实之毛刮下，晒干。

桃花：3～4 月花开时采摘，阴干。

桃叶：夏季采摘，鲜用或晒干。

桃枝：夏季采收，切段，晒干或随剪随用。

桃茎白皮：夏、秋季剥取树皮，除去栓皮，切碎，鲜用或晒干。

桃根：全年均可采挖根，洗净，切片，晒干；或剥取根皮，切碎，晒干。

桃胶：夏季用刀切割树皮，待树脂溢出后收集，水浸，洗去杂质，晒干。

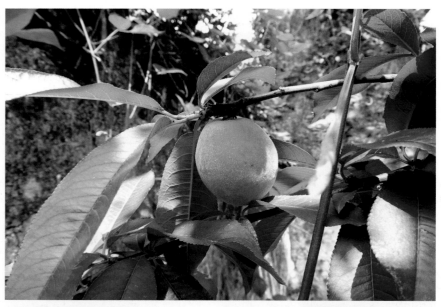

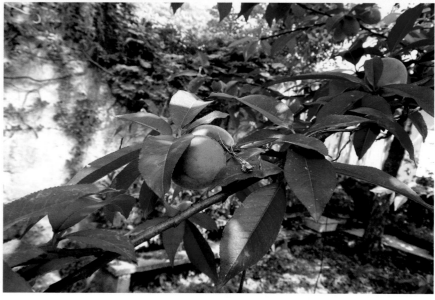

| 药材性状 |　**桃仁：**本品呈扁长卵形，长 1.2 ~ 1.8 cm，宽 0.8 ~ 1.2 cm，厚 0.2 ~ 0.4 cm。表面黄棕色至红棕色，密布颗粒状突起。一端尖，中部膨大，另一端钝圆，稍偏斜，边缘较薄。尖端一侧有短线形种脐，圆端有色略深、不甚明显的合点，自合点处散出多数纵向维管束。种皮薄，子叶 2，类白色，富油性。气微，味微苦。

碧桃干：本品呈矩圆形或卵圆形，长 1.8 ~ 3 cm，直径 1.5 ~ 2 cm，厚 0.9 ~ 1.5 cm，先端渐尖，呈鸟喙状，基部不对称，有的存有少数棕红色果柄。表面黄绿色，具网状皱缩的纹理，并密被短柔毛。质坚硬，不易折断，断面内果皮厚而硬化，腹缝线凸出，背缝线明显。含 1 未成熟种子。气微弱，味微酸涩。

桃叶：本品多卷缩成条状，湿润展平后呈长圆状披针形，长 6 ~ 15 cm，宽 2 ~ 3.5 cm。先端渐尖，基部宽楔形，边缘具细锯齿或粗锯齿。上面深绿色，较光亮，下面色较浅。质脆。气微，味微苦。

桃枝：本品呈圆柱形，长短不一，直径 0.2 ~ 1 cm。表面红褐色，较光滑，具类白色点状皮孔。质脆，易折断，切面黄白色，木部占大部分，髓部白色。气微，味微苦、涩。

桃根：本品呈圆柱形，常弯曲或多切成段状，长约 5 cm。根皮暗紫色，具横向凸起的棕色皮孔，皮部暗紫色，易剥落，略呈纤维状，木部占大部分，红棕色，具年轮及放射状纹理。质坚硬。气微，味淡。

桃胶：本品呈不规则的块状、泪滴状等，大小不一。表面淡黄色、黄棕色，角质样，半透明。质韧软，干透质较硬，断面有光泽。气微，加水有黏性。

| **功能主治** | **桃仁**：苦、甘，平；有小毒。归心、肝、大肠经。活血祛瘀，润肠通便，止咳平喘。用于经闭痛经，癥瘕痞块，肺痈肠痈，跌打损伤，肠燥便秘，咳嗽气喘。

碧桃干：酸、苦，平。归肺、肝经。敛汗涩精，活血止血，止痛。用于盗汗，遗精，心腹痛，吐血，妊娠下血。

桃子：甘、酸，温。归肺、大肠经。生津，润肠，活血，消积。用于津少口渴，肠燥便秘，闭经，积聚。

桃毛：辛，平；有小毒。活血，行气。用于血瘕，崩漏，带下。

桃花：苦，平。归心、肝、大肠经。利水通便，活血化瘀。用于小便不利，水肿，痰饮，脚气，砂石淋，便秘，癥瘕，闭经，癫狂，疮疹，面黚。

桃叶：苦、辛，平。归脾、肾经。祛风清热，燥湿解毒，杀虫。用于外感风邪，头风，头痛，风痹，湿疹，痈肿疮疡，癣疮，疟疾，阴道毛滴虫病。

桃枝：苦，平。归心、肝经。活血通络，解毒杀虫。用于心腹刺痛，风湿痹痛，跌打损伤，疮癣。

桃茎白皮：苦、辛，平。归肺、肝、脾、胃经。清热利湿，解毒，杀虫。用于水肿，痧气腹痛，风湿关节痛，肺热喘闷，喉痹，牙痛，疮痈肿毒，瘰疬，湿疮，湿癣。

桃根：苦，平。归肝、心、胃、大肠经。清热利湿，活血止痛，消痈肿。用于黄疸，痧气腹痛，腰痛，跌打劳伤疼痛，风湿痹痛，闭经，吐血，衄血，痈肿，痔疮。

桃胶：苦，平。归大肠、膀胱经。和血，通淋，止痢。用于血瘕，石淋，痢疾，|

腹痛，糖尿病，乳糜尿。

| 用法用量 |　桃仁：内服煎汤，5 ~ 10 g，用时打碎；或入丸、散剂；无瘀滞者及孕妇禁服。

碧桃干：内服煎汤，6 ~ 9 g；或入丸、散剂。外用适量，研末调敷；或烧烟熏。

桃子：内服适量，鲜食；或作辅食；不宜多食。外用适量，捣敷。

桃毛：内服煎汤，1 ~ 3 g，包煎。

桃花：内服煎汤，3 ~ 6 g；或研末，1.5 g；不宜久服，孕妇禁服。外用适量，捣敷；或研末调敷。

桃叶：内服煎汤，3 ~ 6 g；孕妇禁服。外用适量，煎汤洗；或鲜品捣敷或捣汁涂。

桃枝：内服煎汤，9 ~ 15 g，鲜品加倍；孕妇忌服。外用适量，煎汤含漱或洗浴。

桃茎白皮：内服煎汤，9 ~ 15 g；孕妇禁服。外用适量，研末调敷；煎汤含漱或洗浴。

桃根：内服煎汤，15 ~ 30 g；孕妇忌服。外用适量，煎汤洗；或捣敷。

桃胶：内服煎汤，9 ~ 15 g；或入丸、散剂。

| 附　注 |　本种异名：*Persica platycarpa* Decne.、*Persica vulgaris* Mill.、*Prunus persica* (L.) Batsch var. *platycarpa* (Decne.) L. H. Bailey、*Prunus persica* (L.) Batsch var. *compressa* (Loudon) Bean、*Prunus persica* (L.) Batsch subsp. *platycarpa* (Decne.) D. Rivera et al.、*Persica vulgaris* Mill. var. *compressa* Loudon。

药材桃仁，为本种的干燥成熟种子，《中华人民共和国药典》（1963 年版至 2020 年版）、《贵州省中药材标准规格·上集》（1965 年版）、《新疆维吾尔自治区药品标准·第二册》（1980 年版）、《藏药标准》（1979 年版）、《四川省中药材标准》（1987 年版）、《四川省中草药标准（试行稿）·第四批》（1984 年版）等中有收载。

药材桃叶，为本种的干燥叶，《广东省中药材标准》（2010 年版）、《湖南省中药材标准》（1993 年版、2009 年版）、《广西中药材标准·附录》（1990 年版）、《中华人民共和国卫生部药品标准·中药成方制剂·第二册·附录》（1990 年版）中有收载。

药材桃枝，为本种的干燥枝条，《中华人民共和国药典·附录》（1990 年版至 2005 年版）、《中华人民共和国药典》（2010 年版至 2020 年版）、《山西省中药材标准·附录》（1987 年版）、《贵州省中药材、民族药材质量标准》（2003

年版）、《北京市中药材标准·附录》（1998 年版）中有收载。

药材桃根，为本种的干燥根，《上海市中药材标准》（1994 年版）以"桃树根"之名收载之。

药材桃胶，为本种的树皮分泌的树脂，《中华人民共和国卫生部药品标准·中药成方制剂·第一册·附录》（1990 年版）中有收载，《上海市中药材标准》（1994 年版）以"桃树胶（桃胶）"之名收载之。

药材碧桃干，为本种的干燥未成熟果实，《湖南省中药材标准》（2009 年版）、《湖北省中药材质量标准》（2009 年版）中有收载，《甘肃省中药材标准》（2009 年版）、《江苏省中药材标准》（1989 年版）、《江苏省中药材标准（试行稿）·第一批》（1986 年版）以"瘪桃干"之名收载之，《山东省中药材标准》（1995 年版、2002 年版）以"桃奴"之名收载之。

《中华人民共和国药典》规定，桃仁按干燥品计算，含苦杏仁苷（$C_{20}H_{27}NO_{11}$）不得少于 2.0%。桃枝按照醇溶性浸出物测定法项下的热浸法测定，用稀乙醇作溶剂，浸出物不得少于 5.0%。

本种的果实为常见水果；树脂可炖汤或煮粥食用。

蔷薇科 Rosaceae 桃属 *Amygdalus*

榆叶梅
Amygdalus triloba (Lindl.) Ricker

| 药 材 名 | 大李仁（药用部位：种子）。

| 形态特征 | 灌木，稀小乔木。小枝无毛或幼时微被柔毛。短枝叶常簇生，一年生枝叶互生，叶宽椭圆形或倒卵形，长 2 ～ 6 cm，先端短渐尖，常3 裂，上面具疏柔毛或无毛，下面被柔毛，具粗锯齿或重锯齿；叶柄长 0.5 ～ 1 cm，被柔毛。花 1 ～ 2，先叶开放，直径 2 ～ 3 cm；花梗长 4 ～ 8 mm；萼筒宽钟形，长 3 ～ 5 mm，无毛或幼时微具毛，萼片卵形或卵状披针形；花瓣近圆形或宽倒卵形，长 0.6 ～ 1 cm，粉红色。核果近球形，直径 1 ～ 1.8 cm，先端具小尖头，成熟时红色，被柔毛。

| 生境分布 | 生于低海拔至中海拔的坡地或沟旁乔木林、灌木林下或林缘。德兴

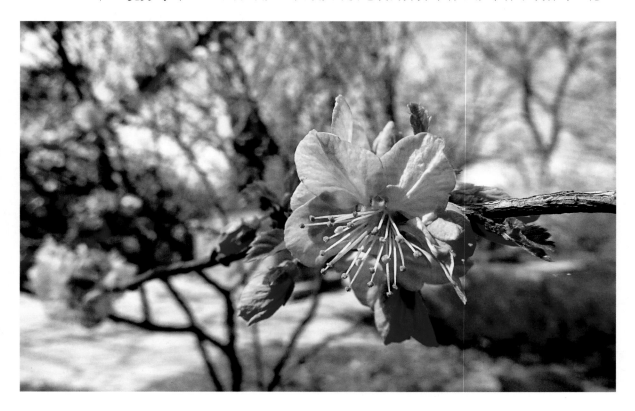

公园内有栽培。

| **资源情况** | 栽培资源较少。药材来源于栽培。

| **采收加工** | 果实成熟后采摘果实，取出种子，晒干。

| **药材性状** | 本品呈圆卵形或长卵形，长 6 ~ 10 mm，直径 5 ~ 7 mm。表面黄棕色，圆端中央有深色合点，自合点处向上具多条纵向维管束脉纹。种皮薄，子叶 2，淡黄白色，富油性。气微，味微苦。

| **功能主治** | 辛、苦、甘，平。归脾、大肠、小肠经。润燥，滑肠，下气，利水。用于津枯肠燥，食积气滞，腹胀便秘，水肿，脚气，小便不利。

| **用法用量** | 内服煎汤，3 ~ 9 g；孕妇慎用。

| **附　　注** | 本 种 异 名：*Prunus triloba* Lindl.、*Amygdalopsis lindleyi* Carr.、*Prunus ulmifolia* Franch.、*Amygdalus ulmifolia* (Franch.) M. Popov。
药材大李仁，为本种的干燥成熟种子，《辽宁省中药材标准》（2009 年版）中有收载。

蔷薇科 Rosaceae 杏属 Armeniaca

梅
Armeniaca mume Sieb.

| 药 材 名 | 乌梅（药用部位：成熟果实）、白梅（药材来源：盐渍的果实）、青梅（药用部位：未成熟果实）、梅核仁（药用部位：种仁）、梅叶（药用部位：叶）、梅梗（药用部位：带叶枝条）、梅根（药用部位：根）、梅花（药用部位：花）。

| 形态特征 | 小乔木，稀灌木。小枝绿色，无毛。叶卵形或椭圆形，长 4 ~ 8 cm，先端尾尖，具细小锐锯齿，幼时两面被柔毛，老时下面脉腋具柔毛；叶柄长 1 ~ 2 cm，幼时具毛，常有腺体。花单生或 2 花生于 1 芽内，直径 2 ~ 2.5 cm，香味浓，先叶开放。花梗长 1 ~ 3 mm，常无毛；花萼常红褐色，有些品种花萼为绿色或绿紫色，萼筒宽钟形，无毛或被柔毛，萼片卵形或近圆形；花瓣倒卵形，白色或粉红色。果实近球形，直径 2 ~ 3 cm，成熟时黄色或绿白色，被柔毛。

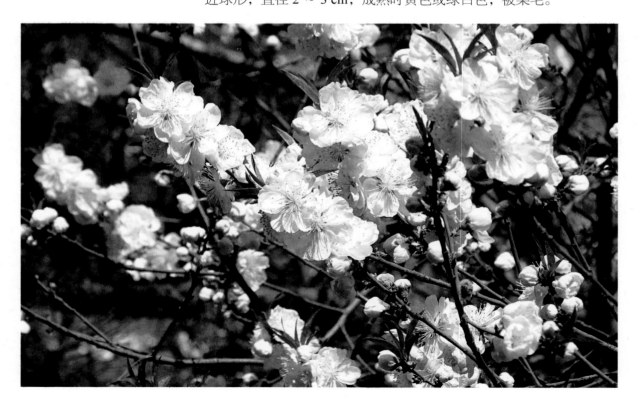

生境分布	德兴大茅山及花桥有栽培。

资源情况	栽培资源一般。药材来源于栽培。

采收加工　**乌梅**：夏季果实近成熟时采收，低温烘干后闷至色变黑。或 5 ～ 6 月果实呈黄白色或青黄色、尚未完全成熟时采摘。按大小分开，分别置炕上，用无烟火炕焙，火力不宜过大，温度保持在 40℃左右。焙至六成干时，轻轻翻动（勿翻破表皮），使其干燥均匀。一般炕焙 2 ～ 3 昼夜，至果肉呈黄褐色、起皱皮为度。焙后再闷 2 ～ 3 天，待变成黑色即成。

白梅：采摘，用盐水浸渍，日晒夜渍，约 10 天即成。

青梅：果实未成熟时采摘，鲜用。

梅核仁：果实成熟时采摘果实，除去果肉，砸开核，取种仁，晒干。

梅叶：夏、秋季采摘，鲜用或晒干。

梅梗：夏、秋季采收，切段，鲜用。

梅根：全年均可采，挖取侧根，洗净，切段鲜用或晒干。

梅花：初春花未开放时采摘，及时低温干燥。

药材性状　**乌梅**：本品呈类球形或扁球形，直径 1.5 ～ 3 cm。表面乌黑色或棕黑色，皱缩不平，基部有圆形果柄痕。果核坚硬，呈椭圆形，棕黄色，表面具凹点；种子扁卵形，淡黄色。气微，味极酸。

白梅：本品近球形或扁球形，直径 2 ～ 3 cm。表面绿白色或黄棕色，有白霜，果肉肉质。剥开果肉可见椭圆形果核，类白色，表面可见蜂窝状小孔。气微香，味酸、咸。

青梅：本品类球形，直径 2 ～ 3 cm。表面青黄色至黄棕色，可见柔毛。果肉稍厚肉质。果核呈椭圆形。气清香，味酸、甜。

梅核仁：本品呈椭圆形，先端具小突尖，腹面和背棱上有沟槽，表面具蜂窝状孔穴。

梅叶：本品呈卵形或椭圆形，长 4 ～ 8 cm，宽 2.5 ～ 5 cm，先端尾尖，基部宽楔形至圆形，叶边常具小锐锯齿，叶柄长 1 ～ 1.5 cm。质脆。气微，味淡。

梅根：本品为不规则的厚片，完整者类圆形，直径 2 ～ 8 cm。表面棕褐色至灰褐色，粗糙，具横向凸起的皮孔，栓皮脱落处呈红棕色或黄棕色。质坚硬，不易折断。断面皮部厚约 0.2 cm，黄棕色，木部发达，黄棕色至棕黄色。气微，味微苦、涩。

梅花：本品呈类球形，直径 3 ~ 6 mm，具短梗。苞片数层，鳞片状，棕褐色。花萼 5，灰绿色或棕红色。花瓣 5 或多数，黄白色或淡粉红色。雄蕊多数；雌蕊 1，子房密被细柔毛。质轻。气清香，味微苦、涩。

| 功能主治 | **乌梅**：酸、涩，平。归肝、脾、肺、大肠经。敛肺，涩肠，生津，安蛔。用于肺虚久咳，久泻久痢，虚热消渴，蛔厥呕吐腹痛。

白梅：酸、涩、咸，平。利咽生津，涩肠止泻，除痰开噤，消疮，止血。用于咽喉肿痛，烦渴呕恶，久泻久痢，便血，崩漏，中风惊痫，痰厥，口噤，梅核气，痈疽肿毒，外伤出血。

青梅：酸，平。归肺、胃、大肠经。利咽，生津，涩肠止泻，利筋脉。用于咽喉肿痛，喉痹，津伤口渴，泻痢，筋骨疼痛。

梅核仁：酸，平。归肺、心、肝、大肠经。清暑，除烦，明目。用于暑热霍乱，烦热，视物不清。

梅叶：酸，平。归胃、大肠经。止痢，止血，解毒。用于痢疾，崩漏，蜃疮。

梅梗：微苦，平。理气安胎。用于妇女小产。

梅根：微苦，平。祛风，活血，解毒。用于风痹，喉痹，休息痢，胆囊炎，瘰疬。

梅花：微酸，平。归肝、胃、肺经。疏肝和中，化痰散结。用于肝胃气痛，郁闷心烦，梅核气，瘰疬疮毒。

| 用法用量 | **乌梅**：内服煎汤，6 ~ 12 g；或入丸、散剂；不宜多食、久食。外用适量，烧存性，研末撒或调敷。

白梅：内服煎汤，6 ~ 9 g，或噙咽津液；或入丸剂。外用适量，擦牙；或捣敷；或烧存性，研末调敷。

青梅：内服煎汤，6 ~ 9 g；或噙咽津液；或入丸剂。外用适量，浸酒擦；或熬膏点眼。

梅核仁：内服煎汤，2 ~ 5 g；或入丸剂。外用适量，捣敷。

梅叶：内服煎汤，3 ~ 10 g。外用适量，蒸热熏。

梅梗：内服煎汤，10 ~ 15 g。

梅根：内服煎汤，10 ~ 15 g。外用适量，研末调敷。

梅花：内服煎汤，3 ~ 5 g；或入丸、散剂。外用适量，鲜品敷贴。

| 附 注 | 本种异名：*Prunus mume* Sieb. et Zucc.、*Prunus mume* Sieb. et Zucc. var. *typica* Maxim.。

药材乌梅，为本种的干燥近成熟果实，《中华人民共和国药典》（1963 年版至 2020 年版）、《新疆维吾尔自治区药品标准·第二册》（1980 年版）、《贵州省中药材标准规格·上集》（1965 年版）等中有收载，《广西中药材标准·第二册》（1996 年版）以"梅干"之名收载之。

药材梅花，为本种的干燥花蕾，《中华人民共和国药典》（1977 年版至 2020 年版）中有收载，《中华人民共和国药典》（1963 年版）、《山东省中药材标准》（1995 年版、2002 年版）以"白梅花"之名收载之。

药材梅根，为本种的干燥根，《浙江省中药材标准》（2000 年版）中有收载。

《中华人民共和国药典》规定，梅花按干燥品计算，含绿原酸（$C_{16}H_{18}O_9$）不得少于 3.0%，含金丝桃苷（$C_{21}H_{20}O_{12}$）及异槲皮苷（$C_{21}H_{20}O_{12}$）的总量不得少于 0.35%；按干燥品计算，乌梅药材含枸橼酸（$C_6H_8O_7$）不得少于 12.0%，乌梅饮片含枸橼酸（$C_6H_8O_7$）不得少于 6.0%。

本种的果实为常见水果，可制作果脯、蜜饯等。

蔷薇科 Rosaceae 杏属 Armeniaca

杏
Armeniaca vulgaris Lam.

| 药 材 名 | 苦杏仁（药用部位：成熟种子）、甜杏仁（药用部位：栽培品种的味甜种子）、杏子（药用部位：果实）、杏叶（药用部位：叶）、杏花（药用部位：花）、杏枝（药用部位：枝条）、杏树皮（药用部位：树皮）、杏树根（药用部位：根）。

| 形态特征 | 乔木。小枝无毛。叶宽卵形或圆卵形，长 5 ~ 9 cm，具钝圆锯齿，两面无毛或下面脉腋具柔毛；叶柄长 2 ~ 3.5 cm，无毛，基部常具 1 ~ 6 腺体。花单生，直径 2 ~ 3 cm，先叶开放；花梗长 1 ~ 3 mm，被柔毛；花萼紫绿色，萼筒圆筒形，基部被柔毛，萼片卵形或卵状长圆形，花后反折：花瓣圆形或倒卵形，白色带红晕；花柱下部具柔毛。核果球形，稀倒卵圆形，直径可超过 2.5 cm，成熟时白色、黄色或黄红色，常具红晕，微被柔毛。

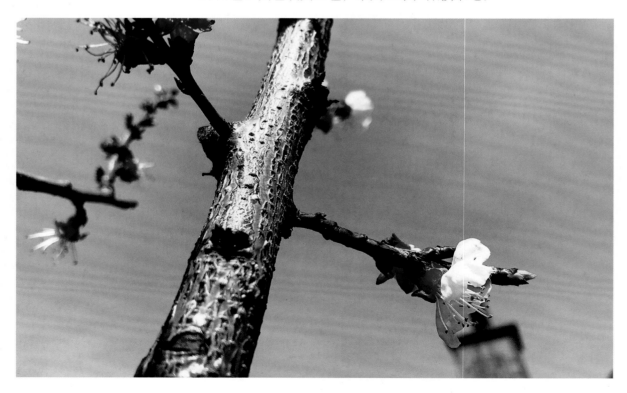

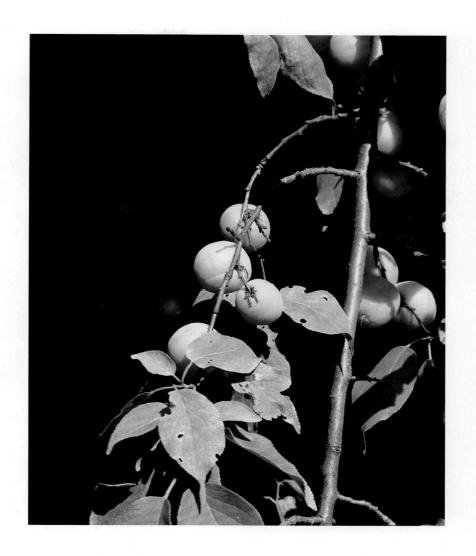

| 生境分布 | 德兴大茅山垦殖场有栽培。

| 资源情况 | 栽培资源一般。药材来源于栽培。

| 采收加工 | **苦杏仁**：夏季采收成熟果实，除去果肉和核壳，取出种子，晒干；或 6 ~ 7 月果实成熟时采摘果实，除去果肉，洗净，晒干，敲碎果核，取种子，晾干。

甜杏仁：果实成熟时采摘果实，除去果肉及核壳，取出种子，风干。

杏子：6 ~ 7 月果实成熟时采摘，鲜用或晒干。

杏叶：夏、秋季叶茂盛时采摘，鲜用或晒干。

杏花：3 ~ 4 月采摘，阴干。

杏枝：夏、秋季采收，切段，晒干。

杏树皮：春、秋季采剥，削去外面栓皮，切碎，晒干。

杏树根：全年均可采挖，洗净，切碎，晒干。

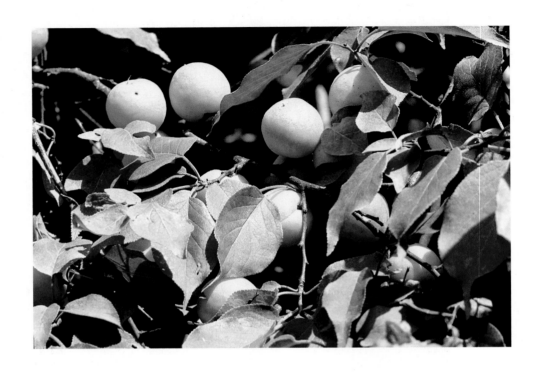

| **药材性状** | **苦杏仁**：本品呈扁心形，长 1 ~ 1.9 cm，宽 0.8 ~ 1.5 cm，厚 0.5 ~ 0.8 cm。表面黄棕色至深棕色，一端尖，另一端钝圆，肥厚，左右不对称，尖端一侧有短线形种脐，圆端合点处向上具多数深棕色的脉纹。种皮薄，子叶 2，乳白色，富油性。气微，味苦。

甜杏仁：本品呈扁心形，长 16 ~ 21 mm，宽 12 ~ 16 mm，厚 5 ~ 8 mm。先端尖部圆，左右不对称，尖端一侧有短线形种脐，种脊明显，自合点处向上发散多数深棕色脉纹。种皮棕黄色，断面白色，子叶 2。气微，味微甜。

| **功能主治** | **苦杏仁**：苦，微温；有小毒。归肺、大肠经。降气，止咳，平喘，润肠通便。用于咳嗽气喘，胸满痰多，肠燥便秘。

甜杏仁：甘，平；无毒。润肺，平喘。用于虚劳咳喘，肠燥便秘。

杏子：酸、甘，温。归肺、心经。润肺定喘，生津止渴。用于肺燥咳嗽，津伤口渴。

杏叶：祛风利湿，明目。用于水肿，皮肤瘙痒，目疾多泪，痈疮瘰疬。

杏花：苦，温。活血补虚。用于妇女不孕，肢体痹痛，手足逆冷。

杏枝：活血散瘀。用于跌打损伤。

杏树皮：解毒。用于食杏仁中毒。

杏树根：解毒。用于食杏仁中毒。

| 用法用量 | 苦杏仁：内服煎汤，3 ~ 10 g，用时须打碎；或入丸、散剂；阴虚咳嗽及大便溏泄者禁服，婴儿慎服；内服不宜过量，以免中毒。外用适量，捣敷。

甜杏仁：内服煎汤，10 ~ 15 g；外用适量，捣敷。

杏子：内服煎汤，6 ~ 12 g；或生食；或晒干为脯。

杏叶：内服煎汤，3 ~ 10 g。外用适量，煎汤洗；或研末调敷；或捣敷。

杏花：内服煎汤，5 ~ 10 g；或研末。

杏枝：内服煎汤，30 ~ 90 g。

杏树皮：内服煎汤，30 ~ 60 g。

杏树根：内服煎汤，30 ~ 60 g。

| 附　　注 | 本种异名：*Prunus armeniaca* L.、*Prunus tiliaefolia* Salisb.、*Prunus armeniaca* L. var. *typica* Maxim.。

药材甜杏仁，为本种的栽培品种中味甜的干燥成熟种子，《上海市中药材标准》（1994 年版）、《四川省中药材标准》（1987 年版增补本）、《贵州省中药材、民族药材质量标准·附录》（2003 年版）、《贵州省中药材质量标准·附录》（1988 年版）、《北京市中药材标准》（1998 年版）、《山东省中药材标准》（1995 年版、2002 年版）、《甘肃省中药材标准》（2009 年版）中有收载。

药材苦杏仁，为本种的（味苦的）干燥成熟种子，《中华人民共和国药典》（1963 年版至 2020 年版）、《内蒙古蒙药材标准》（1986 年版）、《新疆维吾尔自治区药品标准·第二册》（1980 年版）等中有收载。

药材杏子，为本种的干燥（未）成熟果实，《山西省中药材标准·附录》（1987 年版）以"青杏"之名收载之，《河南省中药材标准》（1993 年版）以"梅杏"之名收载之。

《中华人民共和国药典》规定，按干燥品计算，苦杏仁药材含苦杏仁苷（$C_{20}H_{27}NO_{11}$）不得少于 3.0%，苦杏仁饮片苦杏仁苷（$C_{20}H_{27}NO_{11}$）不得少于 2.4%。

本种的果实为常见水果，也可制作果脯、蜜饯等；甜味种子为常见干果。

蔷薇科 Rosaceae 假升麻属 Aruncus

假升麻 *Aruncus sylvester* Kostel.

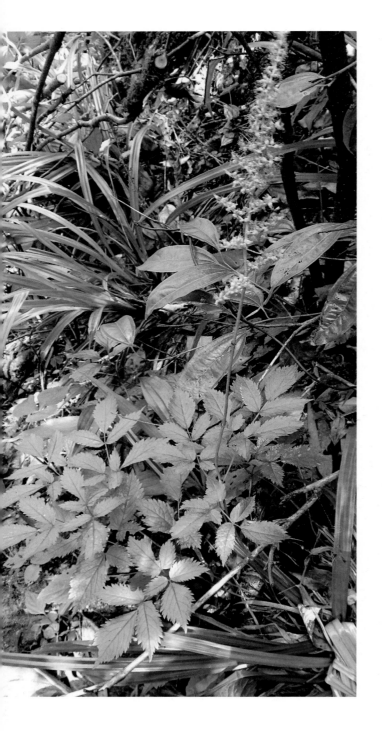

| 药 材 名 |

棣棠升麻（药用部位：全草或根）。

| 形态特征 |

多年生草本，基部木质化，高达 1 ~ 3 m；无毛。大型二至三回羽状复叶，总叶柄无毛；小叶片 3 ~ 9，菱状卵形、卵状披针形或长椭圆形，长 5 ~ 13 cm，边缘具不规则的尖锐重锯齿，近无毛；小叶柄短。大型穗状圆锥花序被柔毛与疏星状毛；花白色，直径 2 ~ 4 mm；萼筒杯状，微被毛，裂片三角形；花瓣倒卵形；雄花约 20 雄蕊，比花瓣长，有退化雌蕊；雌花心皮 3 ~ 4，稀 5 ~ 8。蓇葖果无毛，果柄下垂，萼裂片宿存。

| 生境分布 |

生于海拔 1 800 m 以上的山沟、山坡杂木林下。分布于德兴三清山北麓。

| 资源情况 |

野生资源较少。药材来源于野生。

| 采收加工 |

夏季采收全草，晒干；秋季采挖根，洗净，晒干。

| **功能主治** | 补虚，止痛。用于虚劳乏力，跌打劳伤，筋骨酸痛。

| **用法用量** | 内服煎汤，5 ~ 10 g。

| **附　　注** | 本种异名：*Astilbe aruncus* (L.) Trevir.、*Ulmaria aruncus* Hill、*Aruncus kamtschaticus* (Maxim.) Rydb.、*Spiraea aruncus* L.、*Aruncus tomentosus* (Koidz.) Koidz.、*Aruncus asiaticus* Pojark.。

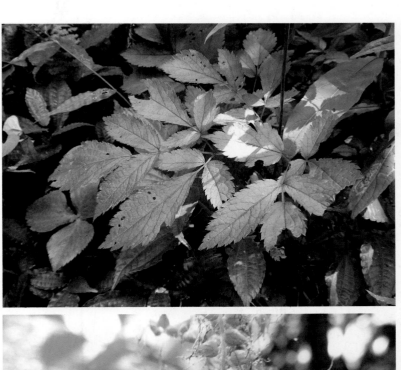

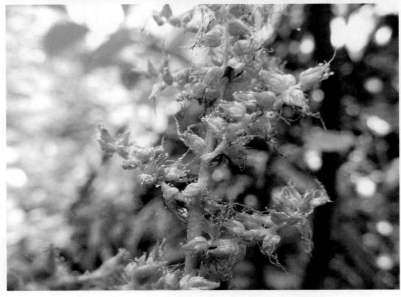

蔷薇科 Rosaceae 樱属 Cerasus

麦李

Cerasus glandulosa (Thunb.) Lois.

| **药 材 名** | 麦李（药用部位：种子）。

| **形态特征** | 灌木。小枝无毛，嫩枝被柔毛；冬芽无毛或被短柔毛。叶长圆状倒卵形或椭圆状披针形，长 2.5 ~ 6 cm，具细钝重锯齿，两面无毛或中脉有疏柔毛，侧脉 4 ~ 5 对；叶柄长 1.5 ~ 3 mm，无毛或上面被疏柔毛；托叶线形，长约 5 mm。花单生或 2 花簇生，花叶同放或近同放；花梗长 6 ~ 8 mm，近无毛；萼筒钟状，长宽近相等，无毛，萼片倒卵形；花柱比雄蕊稍长，无毛或基部有疏柔毛。核果成熟时红色或紫红色，近球形，直径 1 ~ 1.3 cm。

| **生境分布** | 生于海拔 800 ~ 2 300 m 的山坡、沟边或灌丛中，也栽培于庭园。德兴有栽培。

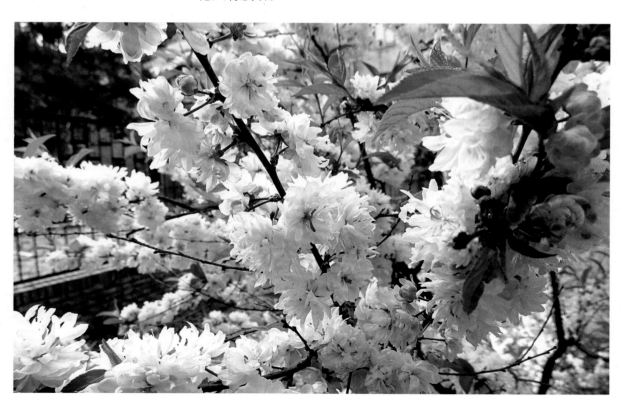

| **资源情况** | 栽培资源一般。药材来源于栽培。

| **采收加工** | 果实成熟时采摘果实，除去果肉，晒干。

| **功能主治** | 辛、苦、甘，平。润燥滑肠，下气，利水。用于津枯肠燥，食积气滞，腹胀便秘，水肿，脚气，小便淋痛。

| **用法用量** | 内服煎汤，3 ~ 10 g；或入丸、散剂。

| **附　注** | 本种异名：*Prunus glandulosa* Thunb.、*Cerasus japonica* (Thunb.) Lois. var. *glandulosa* (Thunb.) Kom. et Aliss.。

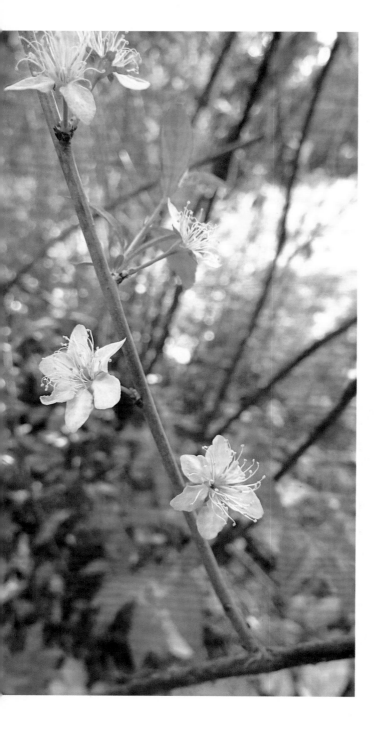

蔷薇科 Rosaceae 樱属 Cerasus

郁李

Cerasus japonica (Thunb.) Lois.

药材名

郁李仁（药用部位：种仁）、郁李根（药用部位：根）。

形态特征

灌木。叶卵形或卵状披针形，长 3 ~ 7 cm，具缺刻状尖锐重锯齿，上面无毛，下面无毛或脉有稀疏柔毛；叶柄长 2 ~ 3 mm，无毛或被稀疏柔毛；托叶线形，长 4 ~ 6 mm，具腺齿。花 1 ~ 3，簇生，与叶同放或先叶开放；花梗长 0.5 ~ 1 cm，无毛或被疏柔毛；萼筒陀螺形，长、宽均为 2.5 ~ 3 mm，无毛，萼片椭圆形，比萼筒稍长，具细齿；花瓣白色或粉红色，倒卵状椭圆形；花柱与雄蕊近等长，无毛。核果近球形，成熟时深红色，直径约 1 cm；核光滑。

生境分布

生于海拔 100 ~ 200 m 的山坡林下、灌丛中。德兴有栽培。

资源情况

栽培资源一般。药材来源于栽培。

| **采收加工** | **郁李仁**：5 月中旬至 6 月初果实变为鲜红色后采摘果实，堆放在阴湿处，待果肉腐烂后，取果核，除去杂质，稍晒干，将果核压碎去壳，即得种仁。
郁李根：秋、冬季采挖，洗净，切段，晒干。

| **药材性状** | **郁李仁**：本品呈卵形，长 6 ~ 10 mm，直径 5 ~ 7 mm。表面黄棕色，一端尖，另一端钝圆。尖端一侧有线形种脐，圆端中央有深色合点，自合点处向上具多条纵向维管束脉纹。种皮薄，子叶 2，乳白色，富油性。气微，味微苦。

| **功能主治** | **郁李仁**：辛、苦、甘，平。归脾、大肠、小肠经。润燥滑肠，下气利水。用于大肠气滞，肠燥便秘，水肿腹满，脚气，小便不利。
郁李根：苦、酸，凉。归胃经。清热，杀虫，行气破积。用于龋齿疼痛，小儿发热，气滞积聚。

| **用法用量** | **郁李仁**：内服煎汤，3 ~ 10 g；或入丸、散剂；孕妇慎服。
郁李根：内服煎汤，3 ~ 10 g；外用适量，煎汤含漱；或洗浴。

| **附　注** | 本种异名：*Prunus japonica* Thunb.、*Microcerasus japonica* Roem.、*Prunus japonica* Thunb. var. *typica* Matsum。
药材郁李仁，为本种的干燥成熟种子，《中华人民共和国药典》（1963 年版至 2020 年版）、《新疆维吾尔自治区药品标准·第二册》（1980 年版）中有收载。《中华人民共和国药典》规定，郁李仁按干燥品计算，含苦杏仁苷（$C_{20}H_{27}NO_{11}$）不得少于 2.0%。

蔷薇科 Rosaceae 樱属 Cerasus

樱桃

Cerasus pseudocerasus (Lindl.) G. Don

| 药 材 名 | 樱桃（药用部位：果实）、樱桃水（药材来源：果实经加工取得的浓汁）、樱桃核（药用部位：果核）、樱桃叶（药用部位：叶）、樱桃枝（药用部位：枝条）、樱桃根（药用部位：根）、樱桃花（药用部位：花）。

| 形态特征 | 乔木。嫩枝无毛或被疏柔毛。叶卵形或长圆状倒卵形，长5～12 cm，先端渐尖或尾尖，具尖锐重锯齿，齿端有小腺体，上面近无毛，下面沿脉或脉间有稀疏柔毛；叶柄长0.7～1.5 cm，被疏柔毛，先端有1或2大腺体；托叶早落，披针形，具羽裂腺齿。花序伞房状或近伞形，有3～6花，先叶开放；总苞倒卵状椭圆形，褐色，长约5 mm，边缘具腺齿；花梗长0.8～1.9 cm，被疏柔毛；萼筒钟状，

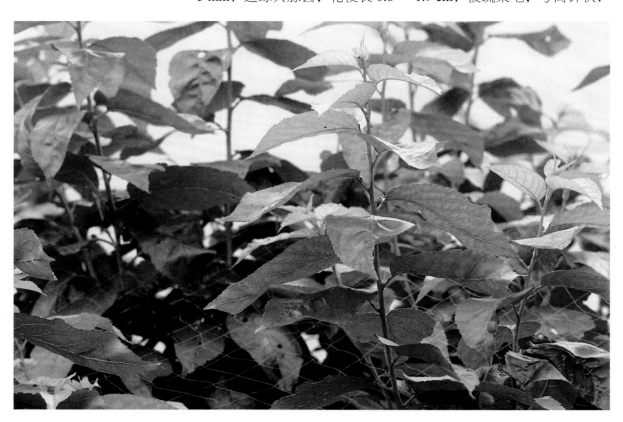

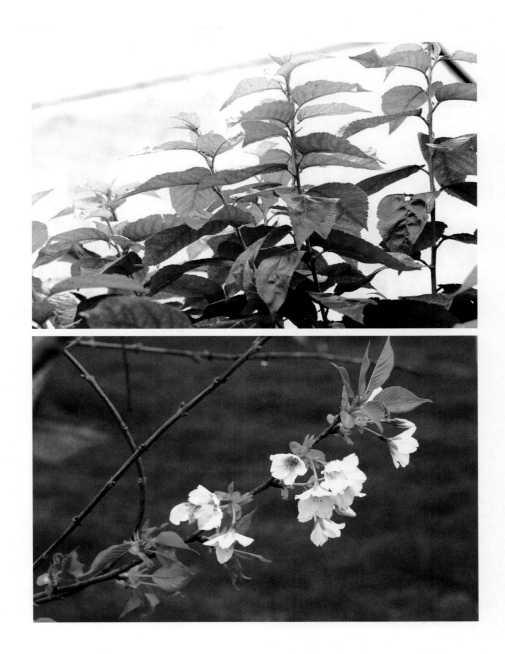

长 3 ～ 6 mm，外面被疏柔毛，萼片三角状卵形或卵状长圆形，全缘，长约为萼筒的 1/2；花瓣白色，卵形，先端下凹或 2 裂；花柱与雄蕊近等长。核果近球形，成熟时红色，直径 0.9 ～ 1.3 cm。

| **生境分布** | 生于海拔 300 ～ 600 m 的山坡阳处或沟边，常栽培。德兴有栽培。

| **资源情况** | 栽培资源一般。药材来源于栽培。

| **采收加工** | **樱桃**：5 月中旬采收早熟品种，随后可陆续采收中晚熟品种，采收时要带果柄，轻摘轻放，多鲜用。

樱桃水：采摘成熟果实，去核后压榨取液汁，装入瓷坛封固备用。

樱桃核：夏季采摘成熟果实，置于缸中，用器具揉搓，使果肉与核分离，取核，洗净，晒干。

樱桃叶：夏、秋季采摘，鲜用或晒干。

樱桃枝：全年均可采摘，切段晒干。

樱桃根：全年均可采挖，洗净，切段，鲜用或晒干。

樱桃花：花开时采摘，晒干。

| 药材性状 | 樱桃核：本品呈扁卵形，长 8 ~ 12 mm，直径 7 ~ 9 mm，先端略尖而微歪，鸟喙状，另一端有圆形凹入的小孔。外表面白色或淡黄色，有不明显的小凹点，腹缝线微凸出，背缝线明显而凸出，两侧具 2 纵向凸起的肋纹。质坚硬，不易破碎。核内有 1 种子，表面不规则皱缩，红黄色，久置呈褐色。种仁淡黄色，富油性。气微香，味微苦。

| 功能主治 | 樱桃：甘、酸，温。归脾、肾经。补脾益肾。用于脾虚泄泻，肾虚遗精，腰腿疼痛，四肢不仁，瘫痪。

樱桃水：甘，平。透疹，敛疮。用于疹发不出，冻疮，烫火伤。

樱桃核：辛，温。归肺经。发表透疹，消瘤去瘢，行气止痛。用于痘疹初期透发不畅，皮肤瘢痕，瘿瘤，疝气疼痛。

樱桃叶：甘、苦，温。归肝、脾、肺经。温中健脾，止咳止血，解毒杀虫。用于胃寒食积，腹泻，咳嗽，吐血，疮疡肿痛，蛇虫咬伤，阴道毛滴虫病。

樱桃枝：辛、甘，温。温中行气，止咳，去斑。用于胃寒脘痛，咳嗽，雀斑。

樱桃根：甘，平。杀虫，调经，益气阴。用于绦虫、蛔虫、蛲虫病，经闭，劳倦内伤。

樱桃花：养颜去斑。用于面部粉刺。

| 用法用量 | 樱桃：内服煎汤，30 ~ 150 g；或浸酒；不宜多食。外用适量，浸酒涂擦；或捣敷。

樱桃水：内服适量，炖温。外用适量，涂敷。

樱桃核：内服煎汤，5 ~ 15 g；阳证忌服。外用适量，磨汁涂；或煎汤洗。

樱桃叶：内服煎汤，15 ~ 30 g；或捣汁。外用适量，捣敷；或煎汤洗。

樱桃枝：内服煎汤，3 ~ 10 g。外用适量，煎汤洗。

樱桃根：内服煎汤，9 ~ 15 g，鲜品 30 ~ 60 g。外用适量，煎汤洗。

樱桃花：外用适量，煎汤洗。

| 附　注 | 本种异名：*Prunus pseudocerasus* Lindl.、*Prunus pauciflora* Bge.、*Prunus involucrata* Koehne、*Prunus paniculata* Thunb。

药材樱桃核，为本种的干燥（成熟）果核，《中华人民共和国药典》（1963 年版）、《山西省中药材标准》（1987 年版）、《贵州省中药材、民族药材质量标准》（2003 年版）、《贵州省中药材质量标准》（1988 年版）、《中华人民共和国卫生部药品标准·中药材·第一册》（1992 年版）、《江苏省中药材标准》（1989 年版）、《江苏省中药材标准（试行稿）·第一批》（1986 年版）中有收载。

本种的果实为常见水果，也可制作蜜饯、罐头等。

薔薇科 Rosaceae 樱属 Cerasus

山樱花 *Cerasus serrulata* (Lindl.) G. Don ex London

| 药 材 名 | 山樱花（药用部位：种仁）。

| 形态特征 | 小乔木。小枝无毛。叶卵状椭圆形或倒卵状椭圆形，长 5 ~ 9 cm，具渐尖的单锯齿及重锯齿，齿尖有小腺体，两面无毛；叶柄长 1 ~ 1.5 cm，先端有 1 ~ 3 圆形腺体；托叶线形，长 5 ~ 8 mm，具腺齿，早落。花序伞房总状或近伞形，有 2 ~ 3 花；总苞片褐红色，倒卵状长圆形，长约 8 mm，内面被长柔毛；花序梗长 0.5 ~ 1 cm；苞片长 5 ~ 8 mm，具腺齿。花梗长 1.5 ~ 2.5 cm，无毛或被极稀疏柔毛；萼筒管状，长 5 ~ 6 mm，萼片三角状披针形，长约 5 mm；花瓣白色，稀粉红色，倒卵形，先端下凹。核果球形或卵圆形，成熟后紫黑色，直径 0.8 ~ 1 cm。

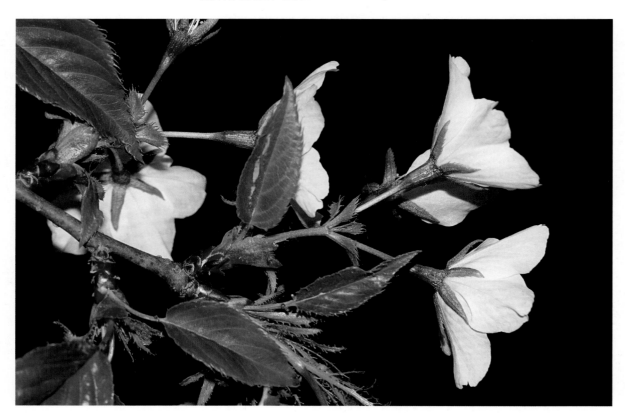

| **生境分布** | 生于海拔 500 ～ 1 500 m 的山谷林中。分布于德兴三清山北麓、大茅山一带等，市区有栽培。 |

| **资源情况** | 野生资源一般，栽培资源丰富。药材主要来源于栽培。 |

| **采收加工** | 7 月果实成熟时采摘果实，去净果肉，洗净，晒干，除去种皮，取种仁。 |

| **功能主治** | 辛，平。清肺透疹。用于麻疹透发不畅。 |

| **用法用量** | 内服煎汤，12 ～ 15 g。 |

| **附　　注** | 本种异名：*Prunus serrulata* Lindl.、*Prunus serrulata* Lindl. var. *spontanea* Wils.、*Prunus lenuiflora* Koehne、*Padus serrulata* (Lindl.) Sokolov。
本种的果实可作水果。 |

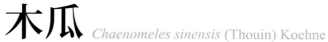

蔷薇科 Rosaceae 木瓜属 Chaenomeles

木瓜 *Chaenomeles sinensis* (Thouin) Koehne

| 药 材 名 | 榠樝（药用部位：果实）。

| 形态特征 | 灌木或小乔木。小枝幼时有柔毛，不久毛即脱落，紫红色或紫褐色。叶椭圆状卵形或椭圆状矩圆形，稀倒卵形，长 5 ～ 8 cm，边缘具刺芒状尖锐锯齿，齿尖有腺，幼时有绒毛；叶柄长 5 ～ 10 mm，微生柔毛，有腺体。花单生叶腋，花梗短粗，长 5 ～ 10 mm，无毛；花淡粉色，直径 2.5 ～ 3 cm；萼筒钟状，外面无毛；雄蕊多数；花柱 3 ～ 5。梨果长椭圆形，长 10 ～ 15 cm，暗黄色，芳香。

| 生境分布 | 德兴大目源有栽培。

| 资源情况 | 栽培资源一般。药材来源于栽培。

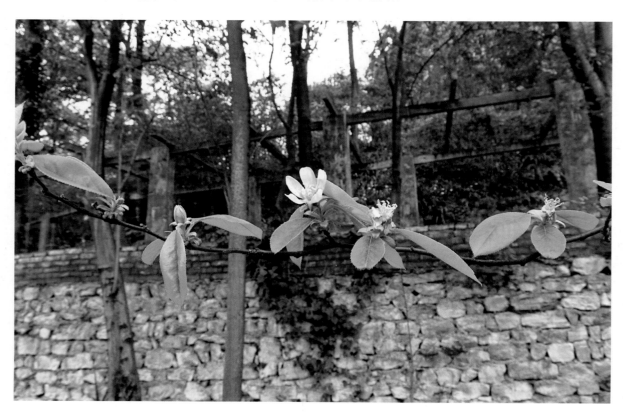

| **采收加工** | 10 ~ 11 月果实成熟时采收，纵剖成 2 ~ 4 瓣，置沸水中烫后晒干或烘干。

| **药材性状** | 本品呈长椭圆形或卵圆形，多纵剖为 2 ~ 4 瓣，长 4 ~ 9 cm，宽 3.5 ~ 4.5 cm。外表面红棕色或棕褐色，光滑，无皱纹，或稍粗糙，剖面果肉粗糙，显颗粒性。种子多数，密集，每子房室内 40 ~ 50，通常多数脱落。种子扁平状三角形。气微，味酸、涩，嚼之有沙粒感。

| **功能主治** | 酸、涩，平。归胃、肝、肺经。和胃舒筋，祛风湿，消痰止咳。用于吐泻转筋，风湿痹痛，咳嗽痰多，泄泻，痢疾，跌打伤痛，脚气水肿。

| **用法用量** | 内服煎汤，3 ~ 10 g；多食损齿。外用适量，浸油梳头。

| **附　　方** | （1）治风痰入络：鲜榠楂果 30 g。煎汤，冲红糖、黄酒，早晚饭前各服 1 次。
（2）治肺痨咳嗽：榠楂 45 g，四叶一支香 15 g，甘草 6 g。内服煎汤。
（3）治跌打损伤：榠楂 30 g，五加根 30 g，大活血 30 g，威灵仙 15 g。研末，每服 15 g，水酒兑服。
（4）治扭伤：鲜榠楂烤热敷患处，每日 3 次。［方（1）~（4）出自《草药手册》（江西）］

| **附　　注** | 本种异名：*Cydonia sinensis* Thouin、*Pyrus sinensis* Poir.、*Pyrus chinensis* Sprengel、*Pyrus cathayensis* Hemsl.、*Pseudocydonia sinensis* (Thouin) Schneid.。
药材榠楂，为本种的干燥（近）成熟果实，《中华人民共和国药典》（1977 年版）、《新疆维吾尔自治区药品标准·第二册》（1980 年版）以"木瓜"之名收载之，《山东省中药材标准》（1995 年版、2002 年版）、《湖南省中药材标准》（1993 年版）以"木瓜（光皮木瓜）"之名收载之，《河南省中药材标准》（1991 年版）、《四川省中药材标准》（1987 年版）、《甘肃省 40 种中药材质量标准（试行）》（1995 年版）、《甘肃省中药材标准》（2009 年版）、《湖北省中药材质量标准》（2009 年版）以"光皮木瓜"之名收载之，《湖南省中药材标准》（2009 年版）以"光皮木瓜（木瓜）"之名收载之，《上海市中药材标准·附录》（1994 年版）以"榠楂（光皮木瓜）"之名收载之。
本种的幼果可制作泡菜，也可与鲜鱼配制煮食，还可糖腌或浸酒。

蔷薇科 Rosaceae 木瓜属 *Chaenomeles*

皱皮木瓜

Chaenomeles speciosa (Sweet) Nakai

| 药 材 名 | 木瓜（药用部位：近成熟果实）、木瓜核（药用部位：种子）、木瓜花（药用部位：花）、木瓜根（药用部位：根）、木瓜枝（药用部位：枝、叶）、木瓜皮（药用部位：树皮）。

| 形态特征 | 落叶灌木。枝条有刺；小枝无毛。叶卵形至椭圆形，稀长椭圆形，长3～9 cm，具尖锐锯齿，两面无毛或幼时下面沿脉有柔毛；叶柄长约1 cm；托叶草质，肾形或半圆形，稀卵形，长0.5～1 cm，具尖锐重锯齿。花先叶开放，3～5簇生于二年生老枝；花梗粗，长约3 mm，或近无梗；花直径3～5 cm；萼片直立，半圆形，稀卵形，全缘或具波状齿和黄褐色睫毛；花瓣猩红色，稀淡红色或白色，倒卵形或近圆形；雄蕊45～50；花柱5。果实球形或卵球形，直径

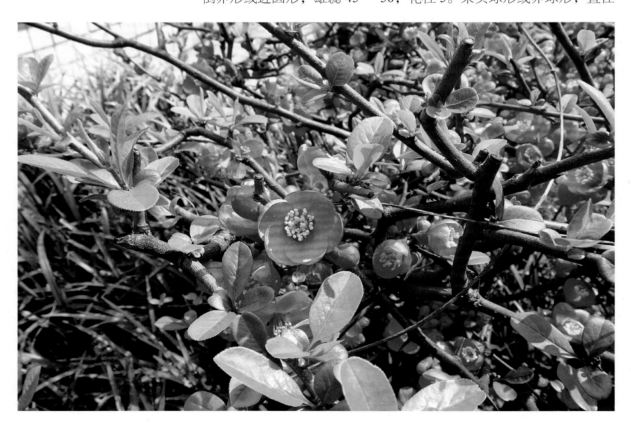

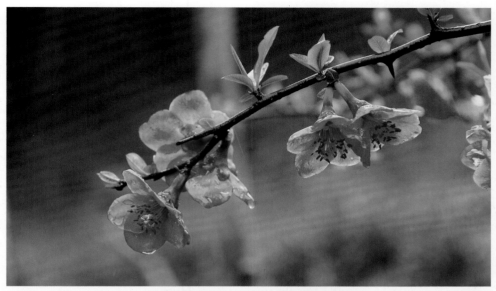

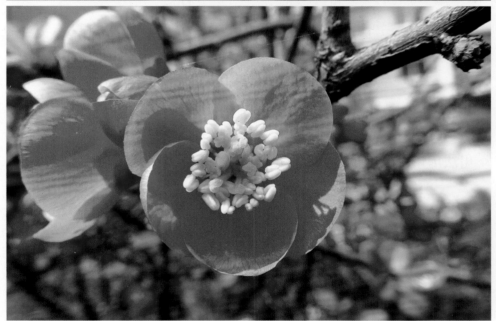

4 ~ 6 cm，黄色或带红色，味芳香。

| **生境分布** | 德兴香屯有栽培。

| **资源情况** | 栽培资源一般。药材来源于栽培。

| **采收加工** | **木瓜**：夏、秋季果实绿黄时采收，置沸水中烫至外皮灰白色，对半纵剖，晒干。

木瓜核：9 ~ 10 月采摘成熟果实，剖开，取出种子，鲜用或晒干。

木瓜花：3 ~ 4 月采摘，晒干。

木瓜根：全年均可采挖，洗净，切片，晒干。

木瓜枝：全年均可采收，切段，晒干。

木瓜皮：春、秋季剥取，鲜用或晒干。

| **药材性状** | 木瓜：本品呈长圆形，多纵剖成 2 瓣，长 4 ~ 9 cm，宽 2 ~ 5 cm，厚 1 ~ 2.5 cm。外表面紫红色或红棕色，具不规则的深皱纹；剖面边缘向内卷曲，果肉红棕色，中心部分凹陷，棕黄色；种子扁长三角形，多脱落。质坚硬。气微清香，味酸。

| **功能主治** | 木瓜：酸，温。归肝、脾经。舒筋活络，和胃化湿。用于湿痹拘挛，腰膝关节酸重疼痛，暑湿吐泻，转筋挛痛，脚气水肿。

木瓜核：祛湿舒筋。用于霍乱。

木瓜花：养颜润肤。用于面黑粉滓。

木瓜根：酸、涩，温。归肝、脾经。祛湿舒筋。用于霍乱，脚气，风湿痹痛，肢体麻木。

木瓜枝：酸、涩，温。归肝、胃经。祛湿舒筋。用于霍乱吐下，腹痛转筋。

木瓜皮：酸、涩，温。祛湿舒筋。用于霍乱转筋，脚气。

| **用法用量** | 木瓜：内服煎汤，6 ~ 9 g；或入丸、散剂；不可多食，损齿、骨。外用适量，煎汤洗。

木瓜核：内服适量，生嚼。

木瓜花：外用适量，研末，盥洗手面。

木瓜根：内服煎汤，10 ~ 15 g；或浸酒。外用适量，煎汤洗。

木瓜枝：内服煎汤，10 ~ 15 g。

木瓜皮：内服煎汤，10 ~ 15 g。

| **附　注** | 本种异名：*Cydonia speciosa* Sweet、*Cydonia lagenaria* Loisel.、*Cydonia japonica* (Thunb.) Pers var. *lagenaria* (Loisel.) Makino、*Chaenomeles lagenaria* (Loisel.) Koidz.。

药材木瓜，为本种的干燥近成熟或成熟果实，《中华人民共和国药典》（1977 年版至 2020 年版）、《内蒙古蒙药材标准》（1986 年版）、《新疆维吾尔自治区药品标准·第二册》（1980 年版）、《青海省藏药标准·附录》（1992 年版）等中有收载。

《中华人民共和国药典》规定，木瓜药材按干燥品计算，含齐墩果酸（$C_{30}H_{48}O_3$）和熊果酸（$C_{30}H_{48}O_3$）的总量不得少于 0.50%。

本种的幼果可制作泡菜，也可与鲜鱼配制煮食，还可泡酒。

蔷薇科 Rosaceae 山楂属 *Crataegus*

野山楂

Crataegus cuneata Sieb. & Zucc.

| 药 材 名 | 野山楂（药用部位：果实。别名：罗楂、毛楂、野茅楂）、山楂核（药用部位：种子）、山楂叶（药用部位：叶）、山楂木（药用部位：木材）、山楂根（药用部位：根）。

| 形态特征 | 落叶灌木，常具细刺。刺长 5 ~ 8 mm。小枝幼时有柔毛，后脱落。叶片宽倒卵形至倒卵状矩圆形，长 2 ~ 6 cm，边缘具尖锐重锯齿，先端常有 3（5 ~ 7）浅裂片，下面初有疏柔毛，后毛脱落；叶柄有翅，长 4 ~ 15 mm。伞房花序，总花梗和花梗均有柔毛；花白色，直径约 1.5 cm。梨果球形或扁球形，直径 1 ~ 2 cm，红色或黄色，有宿存反折萼裂片，小核 4 ~ 5，内面两侧平滑。

| 生境分布 | 生于海拔 250 m 以上的山谷、多石湿地或山地灌丛中。德兴各地均

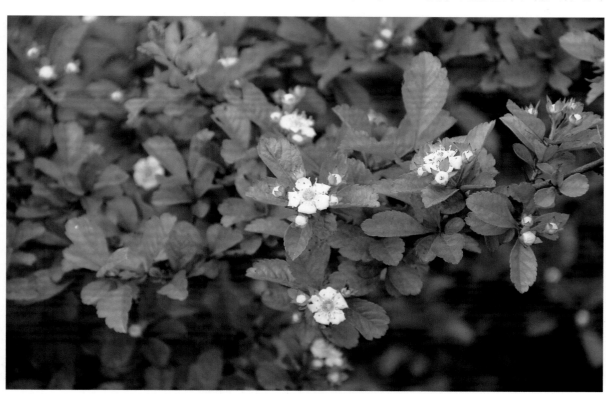

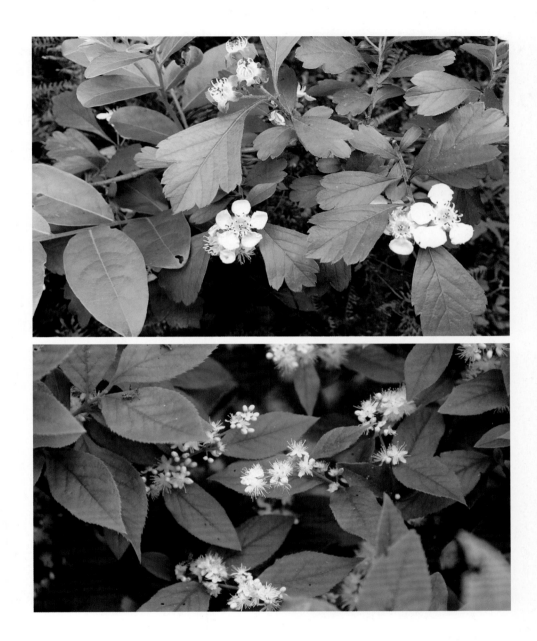

有分布。

| **资源情况** | 野生资源较丰富。药材来源于野生。

| **采收加工** | **野山楂**：秋后果实变成红色、果点明显时采收，用剪刀剪断果柄或摘下，横切成 2 瓣或切片，晒干。

山楂核：加工野山楂时，收集种子，晒干。

山楂叶：夏、秋季采收，除去杂质，干燥。

山楂木：秋、冬季剪取茎枝，切片，晒干。

山楂根：秋、冬季采挖，洗净，干燥。

| 药材性状 | **野山楂**：本品较小，类球形，直径 1 ~ 2 cm，有的压成饼状。表面棕色至棕红色，具灰白色小斑点，并有细密皱纹，先端凹陷，有花萼残迹，基部有果柄或果柄已脱落。质硬，果肉薄。味微酸、涩。
山楂核：本品呈橘瓣状椭圆形或卵形，长 3 ~ 5 mm，宽 2 ~ 3 mm。表面黄棕色，背面稍隆起，左右两面平坦或有凹痕。质坚硬，不易碎。气微。
山楂叶：叶片多完整。稍卷皱缩，展平后叶片呈宽倒卵形至卵状矩圆形，长 2 ~ 6 cm，宽 1 ~ 4.5 cm。顶端有 3 ~ 7 浅裂片，基部楔形，下延于叶柄，边缘有缺刻及不规则锯齿。上表面黄绿色，无毛；下表皮面浅绿色或淡黄绿色，无毛或仅于叶脉疏有短柔毛，叶脉略突出于下表面，侧脉伸延至裂片先端。质脆，易碎。气微，味微涩。
山楂根：本品呈短圆柱形或为不规则形段块，长 5 ~ 9 cm，直径 0.5 ~ 5 cm。表面浅棕色至灰棕色，光滑或稍粗糙，具细横纹和纵向皱纹或细裂纹，裂纹多呈棱状，常有侧根及侧根痕。质坚硬，难折断，断面皮部黄棕色，木部淡黄白色，纤维性。气微，味淡。

| 功能主治 | **野山楂**：酸、甘，微温。归肝、胃经。健脾消食，活血化瘀。用于食滞肉积，脘腹胀痛，产后瘀痛，漆疮，冻疮。
山楂核：苦、平。归胃、肝经。消食，散结，催生。用于食积不化，疝气，睾丸偏坠，难产。
山楂叶：酸，平。归肝经。活血化瘀，理气通脉，化浊降脂。用于气滞血瘀，胸痹心痛，胸闷憋气，心悸健忘，眩晕耳鸣，高脂血症。
山楂木：苦，寒。祛风燥湿，止痒。用于痢疾，头风，身痒。
山楂根：甘、酸，温。消积，祛风，止血。用于食积，痢疾，关节痛，咯血。

| 用法用量 | **野山楂**：内服煎汤，3 ~ 10 g。外用适量，煎汤洗。
山楂核：内服煎汤，3 ~ 10 g；或研末。气虚便溏者禁服。
山楂叶：内服煎汤，3 ~ 10 g；或泡茶饮。外用适量，煎汤洗。
山楂木：内服煎汤，3 ~ 10 g。外用适量，煎汤洗。
山楂根：内服煎汤，9 ~ 15 g；或适量，泡茶饮。

| 附　注 | 本种异名：*Crataegus argyi* Lévl. & Vant.、*Crataegus stephanostyla* Lévl. & Vant.、*Crataegus chantcha* Lévl.、*Crataegus kulingensis* Sarg.。
药材野山楂，为本种的干燥成熟果实，《贵州省中药材、民族药材质量标准》（2003 年版）中有收载，《中华人民共和国药典》（1963 年版至 1985 年版）、

《新疆维吾尔自治区药品标准·第二册》（1980 年版）以"山楂"之名收载之，《中华人民共和国卫生部药品标准·中药材·第一册》（1992 年版）以"南山楂"之名收载之，《中华人民共和国药典·附录》（2010 年版）以"南山楂（炒）"之名收载之。

药材山楂叶，为本种的干燥叶，《江西省中药材标准》（1996 年版）中有收载。

药材山楂根，为本种的干燥根，《上海市中药材标准》（1994 年版）中有收载。

本种的成熟果实可作野果。

薔薇科 Rosaceae 山楂属 *Crataegus*

湖北山楂

Crataegus hupehensis Sarg.

| **药 材 名** | 野山楂（药用部位：果实）。

| **形态特征** | 乔木或灌木。小枝紫褐色，无毛，有刺。叶三角状卵形至卵形，长
4 ~ 9 cm，边缘具圆钝重锯齿，上半部有 2 ~ 4 对浅裂片，无毛或
仅下面脉腋有髯毛；叶柄长 3.5 ~ 5 cm，无毛。伞房花序，总花梗
和花梗均无毛；花白色，直径约 1 cm；萼筒钟状，外面无毛，裂片
三角状卵形，全缘；花瓣卵形。梨果近球形，直径 2.5 cm，深红色，
具斑点，萼片宿存，小核 5。

| **生境分布** | 生于海拔 500 m 以上的山坡灌丛中。分布于德兴三清山北麓等。

| **资源情况** | 野生资源一般。药材来源于野生。

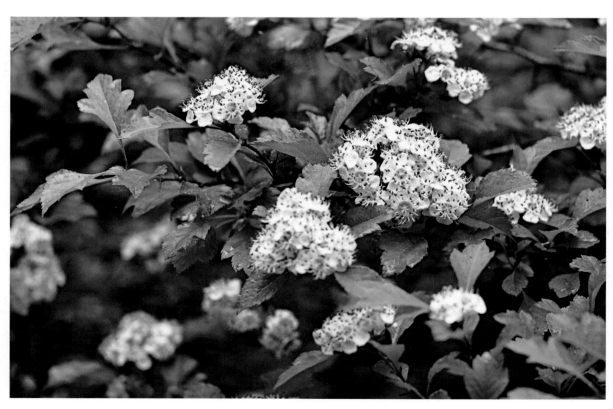

| 采收加工 | 秋后果实变成红色、果点明显时采收，用剪刀剪断果柄或摘下，横切成 2 瓣或切片，晒干。

| 药材性状 | 本品呈半球形、类球形或圆片形，直径 1 ~ 2.5 cm。外皮红色、褐红色或红棕色，具皱纹或皱缩不平，隐约可见灰色或浅棕色小斑点。果肉黄棕色或棕红色。中部横切者具 5 浅黄色果核，但核多脱落而中空。类球形或有的切片可见残留果梗或花萼残迹。质坚硬。气微清香，味酸，微甜而涩。

| 功能主治 | 酸、甘，微温。归肝、胃经。健脾消食，活血化瘀。用于食滞肉积，脘腹胀痛，产后瘀痛，漆疮，冻疮。

| 用法用量 | 内服煎汤，3 ~ 10 g。外用适量，煎汤洗。

| 附　　注 | 本种异名：*Crataegus henryi* Dunn。
药材野山楂，为本种的干燥成熟果实，《四川省中药材标准》（1987 年版）以“山楂”之名收载之，《四川省中药材标准（试行稿）·第四批》（1984 年版）以“云阳山楂”之名收载之。
本种的成熟果实可作野果。

薔薇科 Rosaceae 榅桲属 *Cydonia*

榅桲

Cydonia oblonga Mill.

| **药 材 名** | 榅桲（药用部位：果实）、榅桲皮（药用部位：树皮）、榅桲子（药用部位：种子）。 |

| **形态特征** | 灌木或小乔木。小枝无刺，幼时密生绒毛，后脱落，紫红色或紫褐色。叶片卵形或矩圆形，长 5 ～ 10 cm，全缘，下面密生长柔毛；叶柄长 8 ～ 15 mm，有绒毛。花单生；花梗长约 5 mm，或近无梗，密生绒毛；花白色，直径 4 ～ 5 cm；萼筒钟状，外面密生绒毛，裂片卵形或宽披针形；花瓣倒卵形；雄蕊约 20；花柱 5，离生。梨果梨形，直径 3 ～ 5 cm，密生短绒毛，黄色，有香味，分 5 室，每室种子多数，萼裂片宿存，反折。 |

| **生境分布** | 德兴大目源有栽培。 |

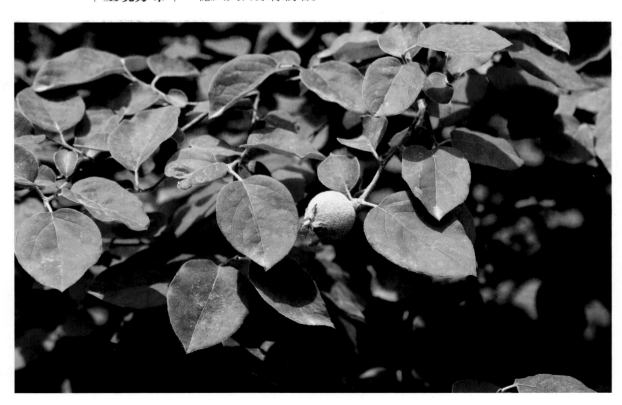

资源情况	栽培资源一般。药材来源于栽培。

采收加工	**榅桲**：果实成熟时采摘，纵剖为 2 瓣，晒干。
	榅桲皮：全年均可采剥，晒干。
	榅桲子：秋季果实成熟时采摘果实，除去果肉，取出种子，晒干。

药材性状	**榅桲**：本品呈梨状，直径 3 ～ 5 cm，质坚硬，往往纵剖为 2 瓣。外皮光滑，不皱缩，暗红色或黄棕色；肉厚而粗，断面颗粒状，边缘不卷曲。质松体轻，隔瓤淡黄棕色，上有种子脱落的凹痕。气微香，味微酸、涩。
	榅桲子：本品呈扁心形，长 6.5 ～ 7.5 mm，宽 3.5 ～ 4.5 mm。表面紫红色或紫褐色，较平滑而略有光泽。一端尖而另一端钝圆，左右不对称，脉纹不明显。种皮较厚而硬，子叶 2，乳白色，富含油性。气微，味淡。

功能主治	**榅桲**：酸、甘，微温。温中下气，消食，止泻，解酒。用于食积不消，脘腹痞胀，呕吐酸水，水泻，酒后纳呆。
	榅桲皮：酸，平。归肝经。收湿敛疮。用于疮口不敛，流黄水。
	榅桲子：润肠，安神，生津，止咳。用于大便燥结，烦躁不安，口干舌燥，感冒咳嗽，肺结核，痢疾，淋病等。

用法用量	**榅桲**：内服，生食 1 ～ 2 枚；或熟食。不宜多食。
	榅桲皮：外用适量，研末撒敷。
	榅桲子：内服，入丸、膏剂，3 ～ 5 g。

附　注	本种异名：*Pyrus cydonia* L.、*Cydonia vulgaris* Pers.。
	药材榅桲，为本种的成熟果实，《新疆维吾尔自治区药品标准·第一册》（1980 年版）、《维吾尔药材标准·上册》（1993 年版）中有收载，《中华人民共和国卫生部药品标准·维吾尔药分册》（1999 年版）以"榅桲果"之名收载之。
	药材榅桲子，为本种的干燥种子，《中华人民共和国卫生部药品标准·维吾尔药分册》（1999 年版）、《维吾尔药材标准·上册》（1993 年版）中有收载。
	本种的成熟果实可食用，可加工制成果冻、水果糖浆、果酱、果汁饮料等。

蛇莓

Duchesnea indica (Andr.) Focke

| 药 材 名 | 蛇莓（药用部位：全草。别名：蛇不见、三爪龙、蛇泡草）、蛇莓根（药用部位：根）。

| 形态特征 | 多年生草本，具长匍匐茎，有柔毛。三出复叶，小叶近无柄，菱状卵形或倒卵形，长 1.5 ~ 3 cm，边缘具钝锯齿，两面散生柔毛或上面近无毛；叶柄长 1 ~ 5 cm；托叶卵状披针形，有时 3 裂，有柔毛。花单生叶腋，直径 1 ~ 1.8 cm，花梗长 3 ~ 6 cm，有柔毛；花托扁平，果期膨大成半圆形，海绵质，红色；副萼片 5，先端 3 裂，稀 5 裂；萼裂片卵状披针形，比副萼片小，均有柔毛；花瓣黄色，矩圆形或倒卵形。瘦果小，矩圆状卵形，暗红色。

| 生境分布 | 生于海拔 1 800 m 以下的山坡、河岸、草地、潮湿处。德兴各地均

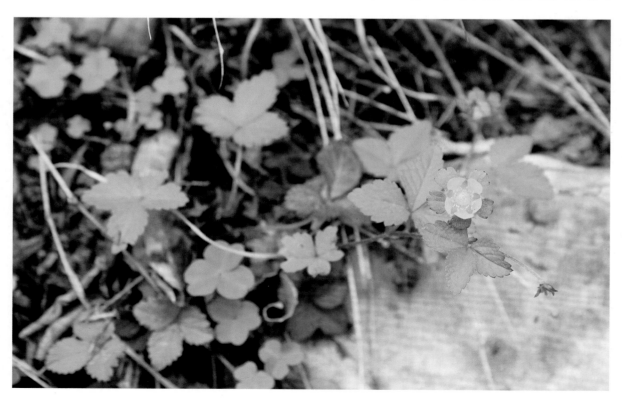

有分布。

| **资源情况** | 野生资源丰富。药材来源于野生。

| **采收加工** | **蛇莓**：夏、秋季采收，洗净，鲜用或晒干。

蛇莓根：夏、秋季采挖，除去茎叶，洗净，鲜用或晒干。

| **药材性状** | **蛇莓**：本品多缠绕成团，被白色毛茸，具匍匐茎。叶互生，三出复叶，基生叶叶柄长 6 ~ 10 cm，小叶多皱缩，完整者倒卵形，长 1.5 ~ 3 cm，宽 1 ~ 3 cm，基部偏斜，边缘具钝齿；表面黄绿色，上面近无毛，下面被疏毛。花单生叶腋，具长柄。聚合果棕红色，瘦果小，花萼宿存。气微，味微涩。

| **功能主治** | **蛇莓**：甘、苦，寒；有小毒。归肺、心、肝经。清热解毒，凉血止血，散结消肿。用于热病，惊痫，咳嗽，吐血，咽喉肿痛，痢疾，痈肿，疔疮。

蛇莓根：苦、微甘，寒；有小毒。归肝、肺、胃经。清热泻火，解毒消肿。用于热病，小儿惊风，目赤红肿，痄腮，牙龈肿痛，咽喉肿痛，热毒疮疡。

| **用法用量** | **蛇莓**：内服煎汤，9 ~ 15 g，鲜品 30 ~ 60 g；或捣汁饮。外用适量，捣敷；或研末撒。

蛇莓根：内服煎汤，3 ~ 6 g。外用适量，捣敷。

| **附　　注** | 本种异名：*Fragaria indica* Andr.、*Potentilla indica* (Andy.) Wolf、*Duchesnea indica* (Andy.) Focke var. *major* Makino。

药材蛇莓，为本种的干燥全草或地上部分，《北京市中药材标准》（1998 年版）、《中华人民共和国药典·附录》（2010 年版）、《贵州省中药材、民族药材质量标准》（2003 年版）、《山东省中药材标准》（1995 年版、2002 年版）、《上海市中药材标准》（1994 年版）、《云南省中药材标准·第四册·彝族药（Ⅱ）》（2005 年版）、《湖南省中药材标准》（2009 年版）中有收载，《四川省中草药标准（试行稿）·第二批》（1979 年版）以"三匹风"之名收载之。

本种的成熟果实可作野果，但口感不佳。

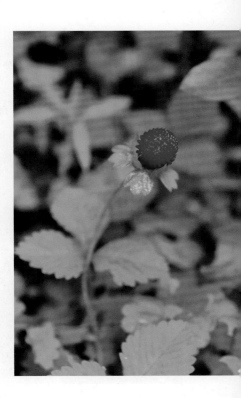

██ 蔷薇科 ██ Rosaceae ██ 枇杷属 ██ *Eriobotrya*

枇杷 *Eriobotrya japonica* (Thunb.) Lindl.

| 药 材 名 | 枇杷叶（药用部位：叶）、枇杷叶露（药材来源：叶的蒸馏液）、枇杷（药用部位：果实）、枇杷核（药用部位：种子）、枇杷根（药用部位：根）、枇杷木白皮（药用部位：树干的韧皮部）、枇杷花（药用部位：花）、枇杷仁（药用部位：种仁）。

| 形态特征 | 常绿小乔木。小枝粗壮，黄褐色，密生锈色或灰棕色绒毛。叶革质，披针形、倒披针形、倒卵形或椭圆状矩圆形，长 12 ~ 30 cm，基部楔形或渐狭成叶柄，边缘上部具疏锯齿，上面多皱，下面及叶柄密生灰棕色绒毛；叶柄长 6 ~ 10 mm。圆锥花序顶生，总花梗、花梗及萼筒外面均密生锈色绒毛；花白色，直径 1.2 ~ 2 cm；花柱 5，离生。梨果球形或矩圆形，直径 2 ~ 5 cm，黄色或橘黄色。

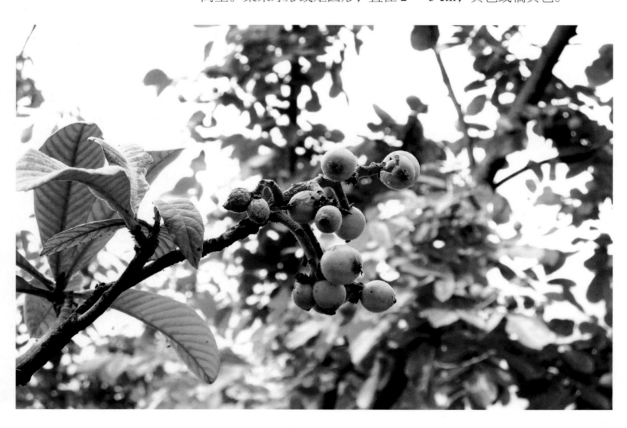

| 生境分布 | 德兴各地均有栽培，常栽培于庭园。

| 资源情况 | 栽培资源丰富。药材来源于栽培。

| 采收加工 | **枇杷叶：**全年均可采收，以夏季采收为佳。晒至七八成干，扎成小把，再晒干。

枇杷叶露：采收叶，采用水蒸气蒸馏，即得。

枇杷：果实成熟时分次采收，采黄留青，采熟留生。

枇杷核：春、夏季果实成熟时采收，鲜用。

枇杷根：全年均可采挖，洗净泥土，切片，晒干。

枇杷木白皮：全年均可采，剥树皮，除去外层粗皮，鲜用或晒干。

枇杷花：冬、春季采摘，晒干。

枇杷仁：春、夏季果实成熟时采收果实，除去果肉及种皮，取种仁，晒干。

| 药材性状 | **枇杷叶：**本品呈长圆形或倒卵形，长 12 ~ 30 cm，宽 4 ~ 9 cm。先端尖，基部楔形，边缘具疏锯齿，近基部全缘。上表面灰绿色、黄棕色或红棕色，较光滑；下表面密被黄色绒毛，主脉在下表面显著凸起，侧脉羽状；叶柄极短，被棕黄色绒毛。革质而脆，易折断。气微，味微苦。

枇杷：本品呈圆形或椭圆形，直径 2 ~ 5 cm，外果皮黄色或橙黄色，具柔毛，顶部具黑色宿存萼齿，除去萼齿可见 1 小空室。基部具短果柄，具糙毛。外果皮薄，中果皮肉质，厚 3 ~ 7 mm，内果皮纸膜质，棕色，内有 1 至多颗种子。气微清香，味甘、酸。

枇杷核：本品呈圆形或偏圆形，直径 1 ~ 1.5 cm，表面棕褐色，有光泽。种皮纸质，子叶 2，外面为淡绿色或类白色，内面为白色，富油性。气微香，味涩。

枇杷根：本品表面棕褐色，较平，无纵沟纹。质坚韧，不易折断，断面不平整，类白色。气清香，味苦、涩。

枇杷木白皮：本品表面类白色，易被氧化成淡棕色，外表面较粗糙，内表面光滑，带黏性分泌物。质柔韧。气清香，味苦。

枇杷花：本品为圆锥花序，密被绒毛。苞片凿状，有褐色绒毛。花萼 5 浅裂，萼管短，密被绒毛。花瓣 5，黄白色，倒卵形，内面近基部有毛。雄蕊 20 ~ 25；子房下位，5 室，每室有 2 胚珠，花柱 5，柱头头状。气微清香，味微甘、涩。

| 功能主治 | **枇杷叶：**苦，微寒。归肺、胃经。清肺止咳，降逆止呕。用于肺热咳嗽，气逆喘急，胃热呕逆，烦热口渴。

枇杷叶露：淡，平。归肺、胃经。清肺止咳，和胃下气。用于肺热咳嗽，呕逆，口渴。

枇杷：甘、酸，凉。归肺、脾经。润肺下气，止渴。用于肺热咳喘，吐逆，烦渴。

枇杷核：苦，平；有小毒。归肺、肝经。化痰止咳，疏肝行气，利水消肿。用于咳嗽痰多，疝气，瘰疬，水肿。

枇杷根：苦，平；无毒。清肺止咳，下乳，祛风湿。用于虚劳咳嗽，乳汁不通，风湿痹痛。

枇杷木白皮：苦，平。归肺、胃经。降逆和胃，止咳，止泻，解毒。用于呕吐，呃逆，久咳，久泻，痈疡肿痛。

枇杷花：淡，平。归肺经。疏风止咳，通鼻窍。用于感冒咳嗽，鼻塞流涕，虚劳久嗽，痰中带血。

枇杷仁：苦，平；有小毒。归肺、肝、肾经。化痰止咳，疏肝行气，利水消肿。用于咳嗽痰多，疝气，瘰疬，水肿。

| 用法用量 | 枇杷叶：内服煎汤，6 ~ 15 g，鲜品 15 ~ 30 g，包煎；或熬膏；或入丸、散剂。胃寒呕吐及风寒咳嗽者禁服。

枇杷叶露：内服，隔水炖温，30 ~ 60 ml。

枇杷：内服或煎汤，30 ~ 60 g，生食。不宜多食。

枇杷核：内服煎汤，6 ~ 15 g。外用适量，研末调敷。内服不宜过量，过量内服易中毒，甚至死亡。

枇杷根：内服煎汤，6 ~ 30 g，鲜品可用至 120 g。外用适量，捣敷。

枇杷木白皮：内服煎汤，3 ~ 9 g；或研末，3 ~ 6 g。外用适量，研末调敷。

枇杷花：内服煎汤，6 ~ 12 g；或研末，每次 3 ~ 6 g，吞服；或入丸、散剂。外用适量，捣敷。

枇杷仁：内服煎汤，6 ~ 15 g。外用适量，研末调敷。

| 附 注 | 本种异名：*Mespilus japonica* Thunb.、*Crataegus bibas* Lour.。

药材枇杷叶，为本种的干燥叶，《中华人民共和国药典》（1963 年版至 2020 年版）、《新疆维吾尔自治区药品标准·第二册》（1980 年版）、《贵州省中药材标准规格·上集》（1965 年版）等中有收载。

药材枇杷仁，为本种的干燥种子或种仁，《中华人民共和国卫生部药品标准·中药成方制剂·第二册·附录》（1990 年版）、《广西中药材标准·附录》（1990 年版）中有收载。

《中华人民共和国药典》规定，枇杷叶按干燥品计算，含齐墩果酸（$C_{30}H_{48}O_3$）和熊果酸（$C_{30}H_{48}O_3$）的总量不得少于 0.70%。

本种的成熟果实为常见水果，也可制作果脯、蜜饯等。

蔷薇科 Rosaceae 白鹃梅属 *Exochorda*

白鹃梅 *Exochorda racemosa* (Lindl.) Rehd.

| **药 材 名** | 茧子花（药用部位：根皮、树皮）。

| **形态特征** | 灌木。小枝红褐色或褐色，无毛。叶片椭圆形、矩圆形至矩圆状倒卵形，长 3.5 ～ 6.5 cm，全缘，稀中部以上具钝锯齿，两面均无毛；叶柄长 5 ～ 15 mm，或近无柄。总状花序有 6 ～ 10 花；花梗长 3 ～ 8 mm；花白色，直径 3 ～ 4.5 cm；萼筒浅钟状，裂片宽三角形；花瓣倒卵形，基部有短爪；雄蕊 15 ～ 20，3 ～ 4 雄蕊 1 束，着生在花盘边缘，与花瓣对生；心皮 5，花柱分离。蒴果倒圆锥形，无毛，具 5 脊，果柄长 3 ～ 8 mm。

| **生境分布** | 生于海拔 250 ～ 500 m 的山坡阴地。德兴各地山区均有分布。

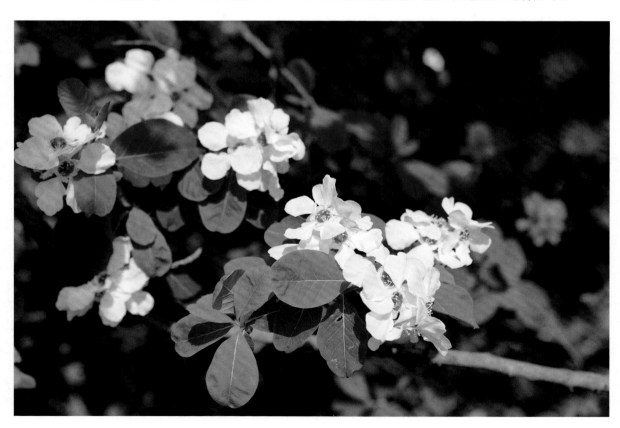

| **资源情况** | 野生资源一般。药材来源于野生。 |

| **采收加工** | 春、夏季采剥，洗净，晒干。 |

| **功能主治** | 甘，平。通络止痛。用于腰膝及筋骨酸痛。 |

| **用法用量** | 内服煎汤，30 ~ 60 g。忌食酸、辣、芥菜、茶。 |

| **附　　注** | 本种异名：*Amelanchier racemosa* Lindl.、*Exochorda grandiflora* Lindl.、*Spiraea grandiflora* Hook.。 |

蔷薇科 Rosaceae 草莓属 *Fragaria*

草莓
Fragaria × ananassa Duch.

| 药 材 名 | 草莓（药用部位：果实）。

| 形态特征 | 多年生草本。茎密被开展的黄色柔毛。叶三出，小叶具短柄，质较厚，倒卵形或菱形，稀近圆形，长 3 ~ 7 cm，侧生小叶基部偏斜，边缘具缺刻状锯齿，上面几无毛，下面淡白绿色，疏生毛，沿脉毛较密；叶柄长 2 ~ 10 cm，密被开展的黄色柔毛。聚伞花序有 5 ~ 15 花，花序下面具 1 小叶；花两性，直径 1.5 ~ 2 cm；萼片卵形，比副萼片稍长，副萼片椭圆状披针形，全缘，稀深 2 裂，果时扩大；花瓣白色，近圆形或倒卵状椭圆形；雄蕊 20，不等长；雌蕊极多。聚合果大，直径达 3 cm，鲜红色，宿存萼片直立，紧贴果实；瘦果尖卵形，光滑。

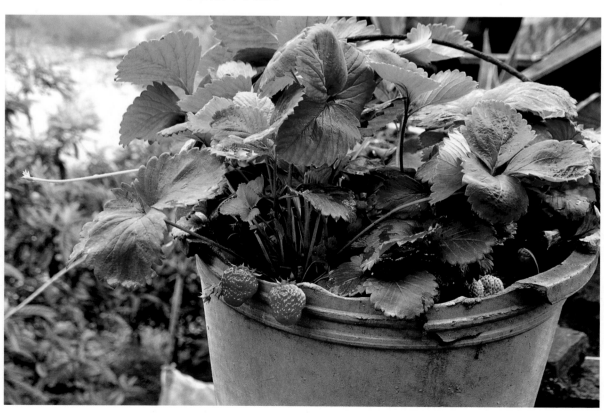

| **生境分布** | 德兴各地均有栽培。 |

| **资源情况** | 栽培资源丰富。药材来源于栽培。 |

| **采收加工** | 果面着色 75% ~ 80% 时采收，每隔 1 ~ 2 天采收 1 次，可连续采摘 2 ~ 3 周，采摘时不要伤及花萼，必须带果柄，轻采轻放。 |

| **药材性状** | 本品肉质，膨大成球形或卵球形，直径 1.5 ~ 3 cm，鲜红色。瘦果多数嵌生在膨大的肉质花托上。气清香，味甜、酸。 |

| **功能主治** | 甘、微酸，凉。清凉止渴，健胃消食。用于口渴，食欲不振，消化不良。 |

| **用法用量** | 内服适量。 |

| **附　　注** | 本种异名：*Fragaria grandiflora* Ehrh.。
本种的成熟果实为常见水果。
本种原产南美洲，我国各地均有栽培。 |

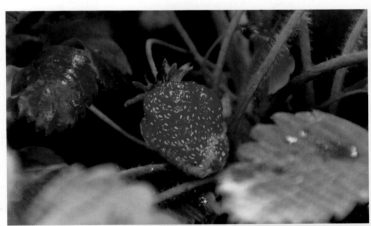

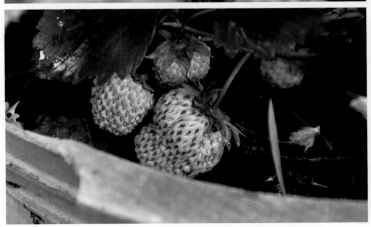

蔷薇科 Rosaceae 路边青属 Geum

路边青 *Geum aleppicum* Jacq.

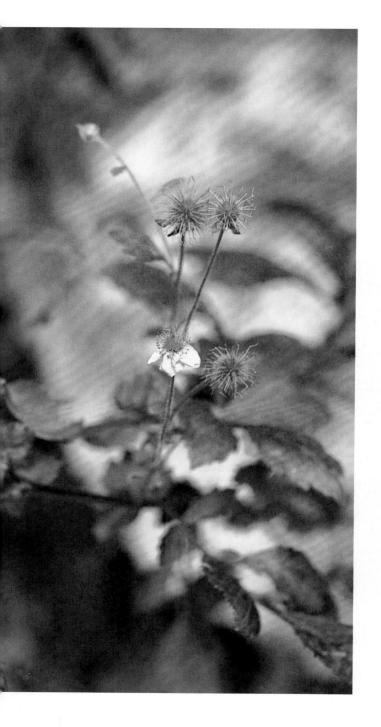

| 药 材 名 |

蓝布正（药用部位：全草。别名：五气朝阳草）。

| 形态特征 |

多年生草本，高 40 ~ 80 cm，全株具长刚毛。根多分枝。基生叶羽状全裂或为近羽状复叶，顶裂片较大，菱状卵形至圆形，长 5 ~ 10 cm，宽 3 ~ 10 cm，3 裂或具缺刻，边缘具大锯齿，两面疏生长刚毛，侧生裂片小，1 ~ 3 对，宽卵形，并有小形的叶片；茎生叶 3 ~ 5，卵形，3 浅裂或羽状分裂；托叶卵形，具缺刻。花单生茎端，黄色，直径 10 ~ 15 mm。聚合果球形，直径约 1.5 cm，宿存花柱先端有长钩刺。

| 生境分布 |

生于海拔 200 ~ 3 500 m 的山坡草地、沟边、地边、河滩、林间隙地及林缘。德兴各地均有分布。

| 资源情况 |

野生资源丰富。药材来源于野生。

| 采收加工 | 夏、秋季采收，洗净，晒干。

| 药材性状 | 本品长 20 ~ 100 cm。主根短，具多数细根，褐棕色。茎圆柱形，被毛或近无毛。基生叶具长柄，羽状全裂或为近羽状复叶，顶裂片较大，卵形或宽卵形，边缘具大锯齿，两面被毛或近无毛；侧生裂片小，边缘具不规则的粗齿；茎生叶互生，卵形，3 浅裂或羽状分裂。花顶生，常脱落。聚合瘦果近球形。气微，味辛、微苦。

| 功能主治 | 甘、微苦，凉。归肝、脾、肺经。益气健脾，补血养阴，润肺化痰。用于气血不足，虚劳咳嗽，脾虚带下。

| 用法用量 | 内服煎汤，9 ~ 30 g；或研末，1 ~ 1.5 g。外用适量，捣敷；或煎汤洗。

| 附　　方 | （1）治妇女小腹痛：蓝布正 9 ~ 15 g，内服煎汤。
（2）治一切无名肿毒：蓝布正根加盐捣烂，拌酒敷患处。
（3）治关节炎（能流窜的关节红肿尤佳）：蓝布正适量、佛甲草（石马齿苋）适量，加甜酒捣敷。［方（1）~（3）出自《草药手册》（江西）］

| 附　　注 | 本种异名：*Geum strictum* Ait.、*Geum intermedium* Ldb.、*Geum aleppicum* Jacq. var. *bipinnata* (Batal.) Hand.-Mazz.、*Geum potaninii* Juzep.、*Geum ranunculoides* Ser.。

药材蓝布正，为本种的干燥全草或地上部分，《中华人民共和国药典》（1977 年版、2010 年版至 2020 年版）、《辽宁省中药材标准》（2009 年版）中有收载，《贵州省中药材、民族药材质量标准》（2003 年版）以"蓝布正（头晕药）"之名收载之，《北京市中药材标准》（1998 年版）以"水杨梅"之名收载之。《中华人民共和国药典》规定，蓝布正药材按干燥品计算，含没食子酸（$C_7H_6O_5$）不得少于 0.30%。本种的嫩茎叶可炖汤食用。

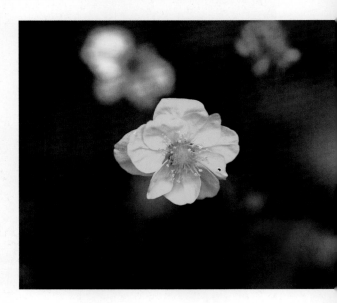

蔷薇科 Rosaceae 棣棠花属 Kerria

棣棠花 *Kerria japonica* (L.) DC.

| 药 材 名 | 棣棠花（药用部位：花）、棣棠根（药用部位：根）、棣棠枝叶（药用部位：枝、叶）、棣棠小通草（药用部位：茎髓）。

| 形态特征 | 灌木。小枝具棱。叶卵形或三角状卵形，长 5 ~ 10 cm，宽 1.5 ~ 4 cm，边缘具重锯齿，上面无毛或有稀疏短柔毛，下面微生短柔毛；叶柄长 5 ~ 15 mm；有托叶。花单生侧枝先端；花梗长 8 ~ 20 mm；花直径 3 ~ 4.5 cm；萼筒扁平，裂片 5，卵形，全缘；花瓣黄色，宽椭圆形；雄蕊多数，离生，长约为花瓣之半；心皮 5 ~ 8，有柔毛，花柱约与雄蕊等长。瘦果黑色，无毛，萼裂片宿存。

| 生境分布 | 生于海拔 200 ~ 3 000 m 的山坡灌丛中。德兴大茅山有分布，常栽培于花圃。

| 资源情况 | 野生资源较少，栽培资源丰富。药材主要来源于栽培。

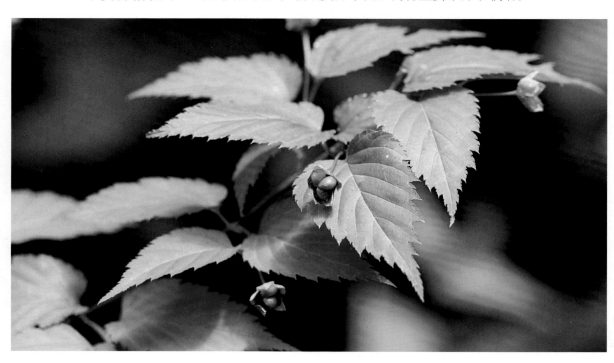

| 采收加工 | 棣棠花：4～5月采摘，晒干。

棣棠根：7～8月采挖，洗净，切段，晒干。

棣棠枝叶：7～8月采收，晒干。

棣棠小通草：秋季割取茎，趁鲜取出髓部，理顺，干燥。

| 药材性状 | 棣棠花：本品呈扁球形，直径 0.5～1 cm，黄色。萼片先端5深裂，裂片卵形，筒部短广，萼筒内有环状花盘花瓣5金黄色，广椭圆形，钝头。雄蕊多数；雌蕊5。气微，味苦、涩。

棣棠枝叶：本品茎枝绿色，表面粗糙；质硬脆，易折断，断面不整齐。叶多皱缩，展平后卵形或卵状披针形，长5～10 cm，宽1.5～4 cm，边缘具锯齿，上面无毛，下面叶脉间疏生短毛。气微，味苦、涩。

棣棠小通草：本品呈圆柱形，直径 0.3～1.1 cm。表面白色或略带黄色。体轻，松软，手指轻捏易变扁。断面平坦，显银白色光泽，中央实心。水浸泡10分钟后，药材表面无黏滑感。无臭，味淡。

| 功能主治 | 棣棠花：微苦、涩，平。归肺、脾、胃经。化痰止咳，利湿消肿，解毒。用于咳嗽，风湿痹痛，产后劳伤，水肿，小便不利，消化不良，痈疽肿毒，湿疹，荨麻疹。

棣棠根：涩、微苦，平。祛风止痛，解毒消肿。用于关节疼痛，痈疽肿毒。

棣棠枝叶：微苦、涩，平。止咳化痰，健脾，祛风，清热解毒。用于肺热咳嗽，消化不良，风湿痹痛，痈疽肿毒，瘾疹，湿疹。

棣棠小通草：甘、淡，凉。归肺、胃、膀胱经。清热，利尿，下乳。用于湿热尿赤，淋证涩痛，水肿，乳汁不下。

| 用法用量 | 棣棠花：内服煎汤，6～15 g。外用适量，煎汤洗。

棣棠根：内服煎汤，9～15 g；或浸酒。

棣棠枝叶：内服煎汤，9～15 g。外用适量，煎汤洗。

棣棠小通草：内服煎汤，2.5～4.5 g；或研末调服。

| 附　注 | 本种异名：*Rubus japonicus* L.、*Spiraea japonica* L. f.。

本种入药在《贵州省中药材质量标准》（1988年版）中以"小通草"之名被收载，药用部位为干燥茎髓。在《贵州省中药材、民族药材质量标准》（2003年版）中以"棣棠小通草"之名被收载，药用部位为干燥茎髓。

药材棣棠花，为本种的干燥花，《贵州省中药材质量标准》（1988年版）、《贵州省中药材、民族药材质量标准》（2003年版）中有收载。

蔷薇科 Rosaceae 桂樱属 *Laurocerasus*

腺叶桂樱
Laurocerasus phaeosticta (Hance) Schneid.

| 药 材 名 | 腺叶桂樱（药用部位：种子）。

| 形态特征 | 常绿灌木或小乔木。叶窄椭圆形、长圆形或长圆状披针形，稀倒卵状长圆形，长6～12 cm，先端长尾尖，全缘，两面无毛，下面密被黑色小腺点，基部近叶缘处有2基腺；叶柄长4～8 mm；托叶无毛，早落。总状花序单生叶腋，长4～6 cm；花梗长3～6 mm；苞片无毛；花直径4～6 mm；花萼无毛，萼筒杯形，萼片卵状三角形，长1～2 mm，有缘毛或小齿；花瓣近圆形，白色，直径2～3 mm。核果近球形或横椭圆形，直径0.8～1 cm，成熟时紫黑色。

| 生境分布 | 生于海拔300～2 000 m的杂木林内或混交林中、山谷、溪旁或路边。分布于德兴三清山北麓、大茅山等。

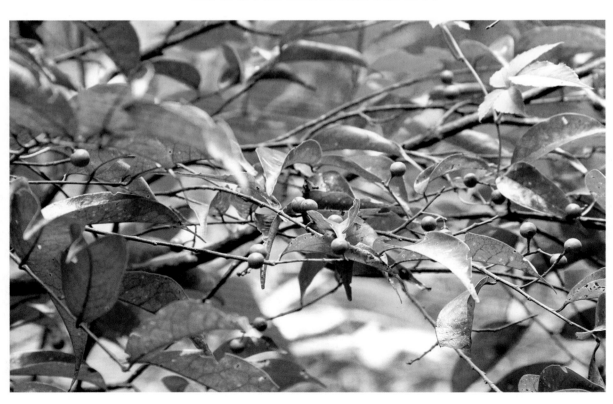

| **资源情况** | 野生资源一般。药材来源于野生。

| **采收加工** | 果实成熟时采收果实，敲碎果壳，取种子，晒干。

| **功能主治** | 活血化瘀，镇咳利尿。用于闭经，疮疡肿毒，大便燥结。

| **用法用量** | 内服煎汤，3 ~ 9 g。

| **附　　注** | 本种异名：*Pygeum phaeosticta* Hance、*Prunus punctata* Hook. f.、*Prunus phaeosticta* (Hance) Maxim.、*Prunus xerocarpa* Hemsl.。

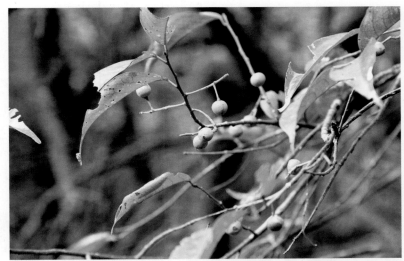

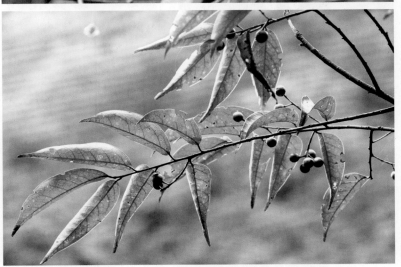

蔷薇科 Rosaceae 桂樱属 *Laurocerasus*

刺叶桂樱

Laurocerasus spinulosa (Sieb. et Zucc.) Schneid.

| 药 材 名 | 櫹木子（药用部位：种子）。

| 形态特征 | 常绿乔木，稀灌木。小枝无毛或幼时微被柔毛。叶草质或薄革质，长圆形或倒卵状长圆形，长 5 ~ 10 cm，边缘常呈波状，中部以上或近先端常具少数针状锐锯齿，近基部具 1 或 2 对腺体；叶柄长0.5 ~ 1.5 cm；托叶早落。总状花序生于叶腋，单生，具 10 ~ 20或更多，长 5 ~ 10 cm，被柔毛；花梗长 1 ~ 4 mm；苞片长 2 ~3 mm，早落，花序下部的苞片常无花；花直径 3 ~ 5 mm；花萼无毛或微被柔毛，萼筒钟形或杯形，萼片卵状三角形；花瓣圆形，直径 2 ~ 3 mm，白色。核果椭圆形，长 0.8 ~ 1.1 cm，成熟时褐色或黑褐色。

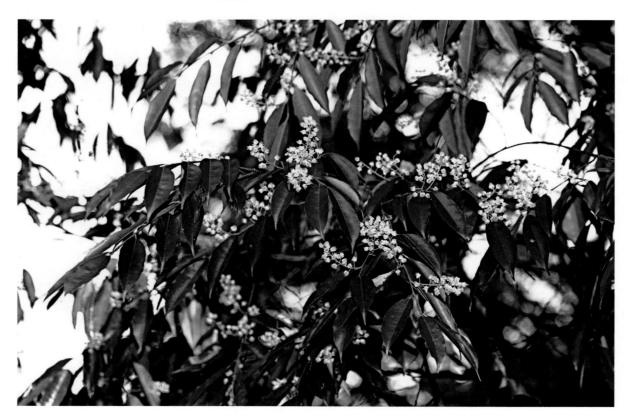

| 生境分布 | 生于海拔 400 ~ 1 500 m 的山坡阳处杂木林中或山谷、沟边阴暗阔叶林下及林缘。分布于德兴大茅山等。

| 资源情况 | 野生资源一般。药材来源于野生。

| 采收加工 | 果实成熟时采摘果实，敲碎果壳，取种子，晒干。

| 功能主治 | 止痢。用于痢疾。

| 用法用量 | 内服研末，9 ~ 15 g。

| 附　　注 | 本种异名：*Prunus spinulosa* Sieb. et Zucc.、*Prunus sundaica* Miq.、*Prunus spinulosa* Sieb. et Zucc. var. *pubiflora* Koehne、*Prunus balfourii* Card.、*Prunus limbata* Card.。

蔷薇科 Rosaceae 桂樱属 *Laurocerasus*

大叶桂樱

Laurocerasus zippeliana (Miq.) Yü et Lu

| **药 材 名** | 大叶樱叶（药用部位：叶）。

| **形态特征** | 常绿乔木。小枝无毛。叶革质，宽卵形、椭圆状长圆形或宽长圆形，长 10 ~ 19 cm，具粗锯齿，两面无毛；叶柄粗，长 1 ~ 2 cm，无毛，有 1 对扁平腺体；托叶线形，早落。总状花序单生或 2 ~ 4 簇生叶腋，长 2 ~ 6 cm，被短柔毛；花梗长 1 ~ 3 mm；苞片长 2 ~ 3 mm，位于花序最下面者常先端 3 裂而无花；花直径 5 ~ 9 mm；花萼被柔毛，萼筒钟形，萼片卵状三角形；花瓣近圆形，长约为萼片的 2 倍，白色；子房无毛。核果长圆形或卵状长圆形，长 1.8 ~ 2.4 cm，直径 0.8 ~ 1.1 cm，先端尖并具短尖头，成熟时黑褐色，无毛。

| **生境分布** | 生于海拔 600 ~ 2 400 m 以上的石灰岩山地杂木林中或山坡混交林

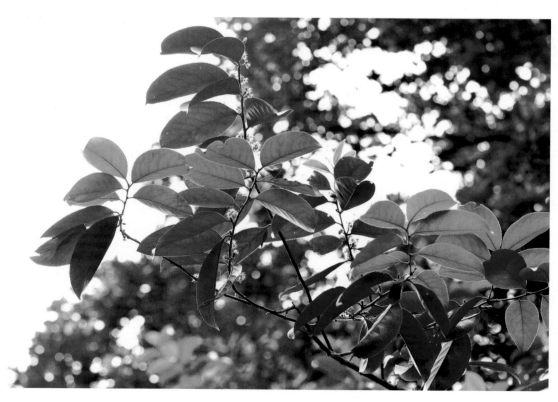

中。分布于德兴大茅山、三清山北麓等。

| **资源情况** | 野生资源一般。药材来源于野生。

| **采收加工** | 夏、秋季采收，鲜用或晒干。

| **功能主治** | 淡、微涩，平。祛风止痒，通经止痛。用于全身瘙痒，鹤膝风，跌打损伤。

| **用法用量** | 外用适量，煎汤洗。

| **附　注** | 本种的果实可作野果。

蔷薇科 Rosaceae 苹果属 *Malus*

湖北海棠
Malus hupehensis (Pamp.) Rehd.

| 药 材 名 | 湖北海棠（药用部位：叶）、湖北海棠根（药用部位：根）。

| 形态特征 | 乔木。小枝紫色至紫褐色，初有短柔毛，后脱落。叶片卵形至卵状椭圆形，长 5 ~ 10 cm，宽 2.5 ~ 4 cm，边缘具细锐锯齿，初疏生短柔毛，后脱落；叶柄长 1 ~ 3 cm。伞形花序有 4 ~ 6 花；花梗长 3 ~ 5 cm，无毛；花粉白色或近白色，直径 3.5 ~ 4 cm；萼裂片三角状卵形，渐尖或急尖，与萼筒近等长或比萼筒稍短；花瓣倒卵形；雄蕊 20；花柱 3，稀 4。梨果椭圆形或近球形，直径约 1 cm，黄绿色稍带红晕。

| 生境分布 | 生于海拔 50 m 以上的山坡或山谷丛林中。分布于德兴三清山北麓等。

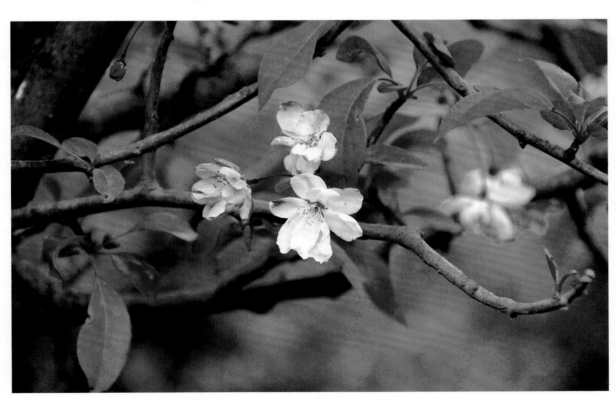

| 资源情况 | 野生资源一般。药材来源于野生。

| 采收加工 | **湖北海棠**：春季采摘嫩叶，堆积发酵至叶表面成金黄色，干燥。
湖北海棠根：夏、秋季采挖，洗净，切片，鲜用或晒干。

| 药材性状 | **湖北海棠**：本品多皱缩。完整叶片展平后呈卵形至卵状长圆形，表面金黄色至黄褐色，背面淡黄色至金黄色；长 5 ~ 10 cm，宽 2.5 ~ 4 cm；先端渐尖，基部宽楔形，少数呈圆形，边缘有细锐锯齿；背面叶脉及叶柄可见短柔毛；叶柄长 1 ~ 3 cm。气微，味微甘。

| 功能主治 | **湖北海棠**：酸，平。消积化滞，和胃健脾。用于食积停滞，消化不良，痢疾，疳积。
湖北海棠根：活血通络，健胃。用于跌打损伤，食滞。

| 用法用量 | **湖北海棠**：内服煎汤，鲜果 60 ~ 90 g；或嫩叶适量，泡茶饮。
湖北海棠根：内服煎汤，鲜品 60 ~ 90 g。外用适量，研末调敷。

| 附　注 | 本种异名：*Pirus hupehensis* Pamp.、*Malus theifera* Rehd.、*Pyrus baccata* L.、*Pyrus spectabilis* Ait.、*Malus baccata* (Linn.) Borkh. var. *himalaica* (Maxim.) C. K. Schneid.、*Pyrus baccata* L. var. *himalaica* Maxim。
药材湖北海棠，为本种的干燥叶，《湖北省中药材质量标准》（2009 年版）中有收载。
本种的嫩叶晒干可作茶饮用。

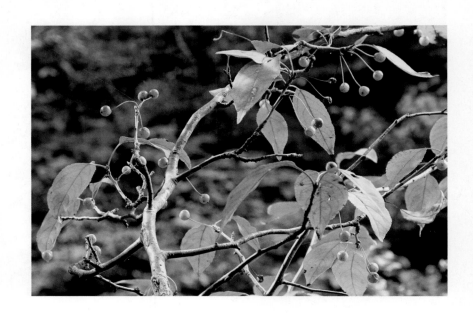

薔薇科 Rosaceae 苹果属 Malus

西府海棠 *Malus × micromalus* Makino

| 药 材 名 | 海红（药用部位：成熟果实）。

| 形态特征 | 小乔木。小枝嫩时被短柔毛，老时脱落，紫红色或暗褐色，具稀疏皮孔。叶片长椭圆形或椭圆形，长 5 ~ 10 cm，边缘具尖锐锯齿，嫩叶被短柔毛，下面毛较密，老时脱落；叶柄长 2 ~ 3.5 cm；托叶膜质，线状披针形，早落。伞形总状花序有 4 ~ 7 花，集生于小枝先端；花梗长 2 ~ 3 cm，嫩时被长柔毛，后渐脱落；苞片膜质，线状披针形，早落；花直径约 4 cm；萼筒外面密被白色长绒毛，萼片三角状卵形、三角状披针形至长卵形，长 5 ~ 8 mm；花瓣近圆形或长椭圆形，长约 1.5 cm，粉红色；雄蕊约 20，花丝长短不等，比花瓣稍短；花柱 5，与雄蕊近等长。果实近球形，直径 1 ~ 1.5 cm，红色。

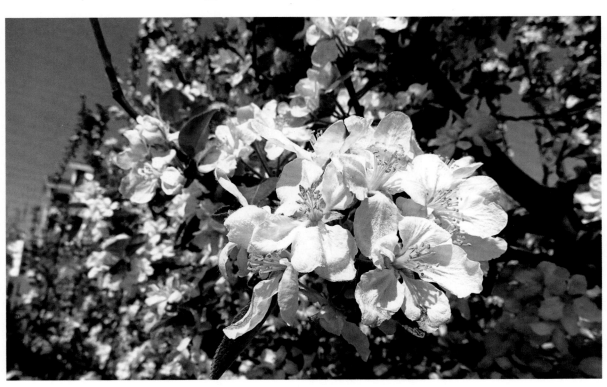

| **生境分布** | 为常见的栽培果树及观赏树。德兴公园有栽培。 |

| **资源情况** | 栽培资源一般。药材来源于栽培。 |

| **采收加工** | 8 ~ 9 月采收,鲜用。 |

| **药材性状** | 本品近球形,直径 1 ~ 1.5 cm。表面红色带黄色,无斑点,光亮,基部凹陷。花萼脱落或宿存,内果皮革质,形似苹果。气清香,味微酸、甜。 |

| **功能主治** | 酸、甘,平。涩肠止痢。用于泄泻,痢疾。 |

| **用法用量** | 内服煎汤,15 ~ 30 g;或生食。 |

| **附　　注** | 本种的果实可生食及加工用。 |

蔷薇科 Rosaceae 石楠属 Photinia

中华石楠
Photinia beauverdiana Schneid.

| 药 材 名 | 中华石楠（药用部位：根、叶）、中华石楠果（药用部位：果实）。

| 形态特征 | 落叶灌木或小乔木。小枝紫褐色。叶纸质，矩圆形、倒卵状矩圆形或卵状披针形，长 5 ~ 10 cm，宽 2 ~ 4.5 cm，边缘具带腺的疏锯齿，下面沿中脉有疏柔毛；叶柄长 5 ~ 10 mm，微生柔毛。复伞房花序，直径 5 ~ 7 cm，总花梗和花梗无毛，密生疣点；花白色，直径 5 ~ 7 mm；萼筒杯状，外面微生毛，裂片三角状卵形；花瓣卵形或倒卵形。梨果卵形，直径 5 ~ 6 mm，紫红色，微具疣点，萼裂片宿存，果柄长 1 ~ 2 cm。

| 生境分布 | 生于海拔 1 000 ~ 1 700 m 的山坡或山谷林下。分布于德兴大茅山、小茅山等。

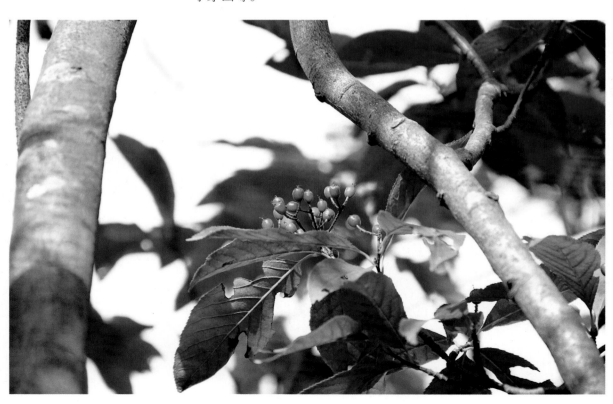

| 资源情况 | 野生资源丰富。药材来源于野生。

| 采收加工 | **中华石楠**：全年均可采挖根，洗净，切片，晒干；夏、秋季采摘叶，晒干。
中华石楠果：7 ~ 8 月果实成熟时采摘，鲜用。

| 药材性状 | **中华石楠**：本品叶呈长椭圆形、倒卵状长圆形或卵状披针形，长 5 ~ 10 cm，宽 2 ~ 4 cm，先端渐尖或突渐尖，基部渐狭成楔形，边缘具疏锯齿；上面无毛，下面脉上有毛；网状叶脉，侧脉 9 ~ 14 对；叶柄长 5 ~ 10 mm，微被毛。叶纸质，质脆，易碎。气微，味淡。

| 功能主治 | **中华石楠**：辛、苦，平；有小毒。行气活血，祛风止痛。用于风湿痹痛，肾虚脚膝酸软，头风头痛，跌打损伤。
中华石楠果：补肾强筋。用于劳伤疲乏。

| 用法用量 | **中华石楠**：内服煎汤，5 ~ 9 g。
中华石楠果：内服煎汤，鲜品 120 ~ 150 g。

| 附　　注 | 本种异名：*Photinia cavaleriei* Lévl.、*Pourthiaea beauverdiana* (Schneid.) Hatusima、*Pourthiaea beauverdiana* (Schneid.) Migo。

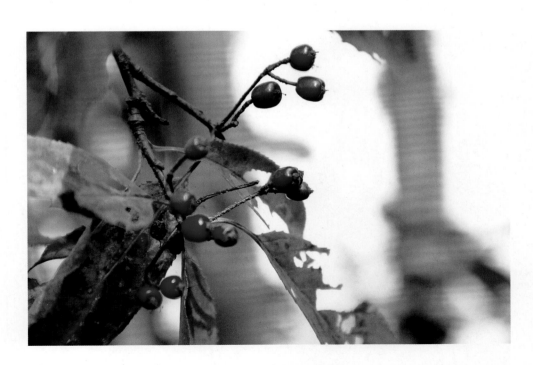

蔷薇科 Rosaceae 石楠属 Photinia

椤木石楠
Photinia davidsoniae Rehd. et Wils.

| **药 材 名** | 椤木石楠（药用部位：根、叶）。

| **形态特征** | 常绿乔木。小枝紫褐色或灰色，幼时有稀疏平贴柔毛，短枝常有刺。叶片革质，矩圆形或倒披针形，少数椭圆形，长 5 ~ 15 cm，先端急尖或渐尖，具短尖头，边缘具带腺的细锯齿而略反卷，幼时沿中脉有贴生柔毛。花多数，成顶生复伞房花序，总花梗和花梗有平贴短柔毛；花白色，直径 10 ~ 12 mm；萼筒浅杯状，外面疏生平贴短柔毛，裂片宽三角形；花瓣圆形。梨果球形或卵形，直径 7 ~ 10 mm，黄红色。

| **生境分布** | 生于海拔 600 ~ 1 000 m 的灌丛中。分布于德兴三清山北麓、大茅山等。

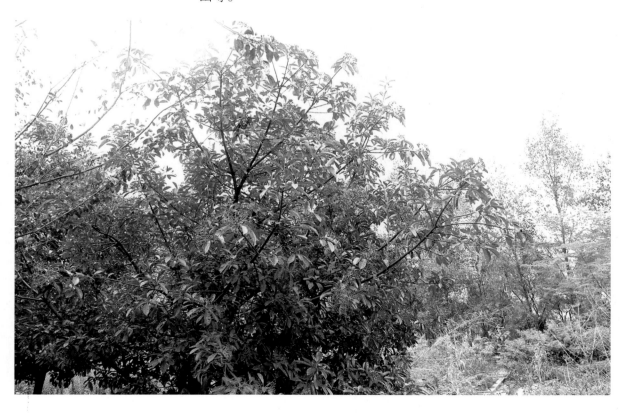

| **资源情况** | 野生资源一般。药材来源于野生。

| **采收加工** | 全年均可采挖根，洗净，切片，晒干；夏、秋季采摘叶，晒干。

| **功能主治** | 清热解毒。用于痈肿疮疖。

| **用法用量** | 外用适量，捣敷。

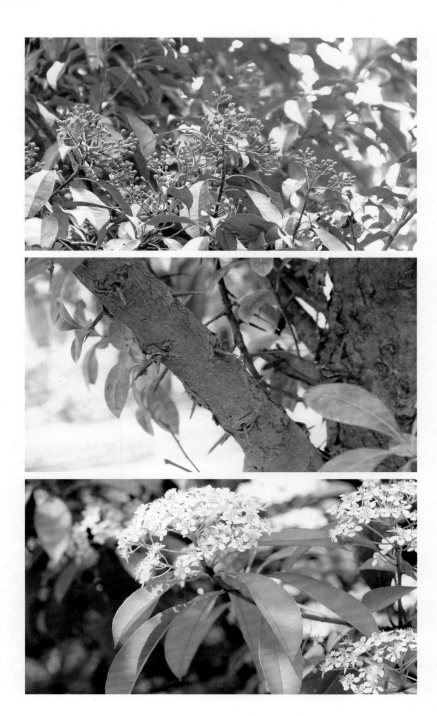

薔薇科 Rosaceae 石楠属 *Photinia*

光叶石楠 *Photinia glabra* (Thunb.) Maxim.

| 药 材 名 | 醋林子（药用部位：果实）、光叶石楠（药用部位：叶）。

| 形态特征 | 常绿乔木。小枝灰黑色，无毛。叶革质，椭圆形、矩圆形或矩圆状倒卵形，长 5 ~ 9 cm，宽 2 ~ 4 cm，具稀疏浅钝细锯齿，两面无毛；叶柄长 1 ~ 1.5 cm，无毛。复伞房花序顶生，总花梗和花梗均无毛；花直径 7 ~ 8 mm；萼筒杯状，无毛，裂片三角形；花瓣倒卵形，内面近基部有白色绒毛。梨果卵形，长约 5 mm，红色，无毛。

| 生境分布 | 生于海拔 500 ~ 800 m 的山坡杂木林中。德兴各地山区均有分布。

| 资源情况 | 野生资源一般。药材来源于野生。

| 采收加工 | **醋林子**：9 ~ 10 月果实成熟时采收，晒干。

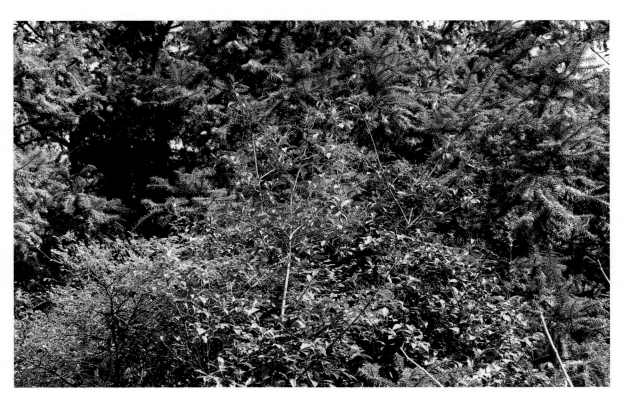

光叶石楠：全年均可采摘，晒干，切丝。

| 药材性状 |　光叶石楠：本品椭圆形、长圆形或椭圆状倒卵形，长 5 ～ 9 cm，宽 2 ～ 4 cm，先端渐尖或短渐尖，基部楔形，边缘具细锯齿，两面均无毛；叶柄长 0.5 ～ 1.5 cm，无毛。叶革质。气微，味苦。

| 功能主治 |　醋林子：酸，温。杀虫，止血，涩肠，生津，解酒。用于蛔虫腹痛，痔漏下血，久痢。

光叶石楠：苦、辛，凉。清热利尿，消肿止痛。用于小便不利，跌打损伤，头痛。

| 用法用量 |　醋林子：内服研末，1 ～ 3 g；或浸酒；或盐、醋淹渍，生食。不可多食，多食令人口舌粗拆。

光叶石楠：内服煎汤，3 ～ 9 g。外用适量，捣敷。

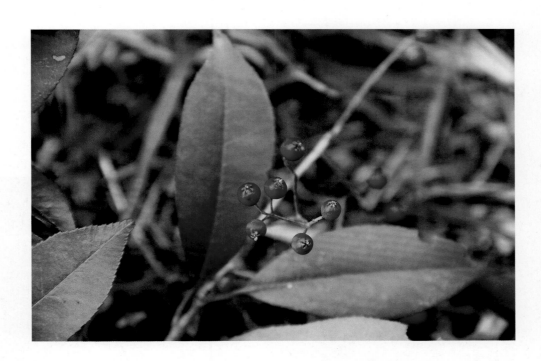

薔薇科 Rosaceae 石楠属 *Photinia*

小叶石楠 *Photinia parvifolia* (Pritz.) Schneid.

| **药 材 名** | 小叶石楠（药用部位：根）。 |

| **形态特征** | 落叶灌木。小枝红褐色，无毛。叶草质，椭圆形、椭圆状卵形或菱状卵形，长 4 ~ 8 cm，宽 1.8 ~ 3.5 cm，先端渐尖或尾尖，边缘具带腺的锐锯齿，上面初有毛，后毛脱落，下面无毛；叶柄长 1 ~ 2 mm。伞形花序生于侧枝先端，有 2 ~ 9 花，无总花梗；花梗长 1 ~ 3.5 cm，无毛，具疣点；花白色，直径 5 ~ 15 mm；萼筒杯状，外面无毛，裂片卵形；花瓣圆形。梨果椭圆形或卵形，直径 5 ~ 7 mm，橘红色或紫色。 |

| **生境分布** | 分布于德兴大目源、小目源、银城等有栽培。 |

| **资源情况** | 野生资源较少，栽培资源丰富。药材主要来源于栽培。 |

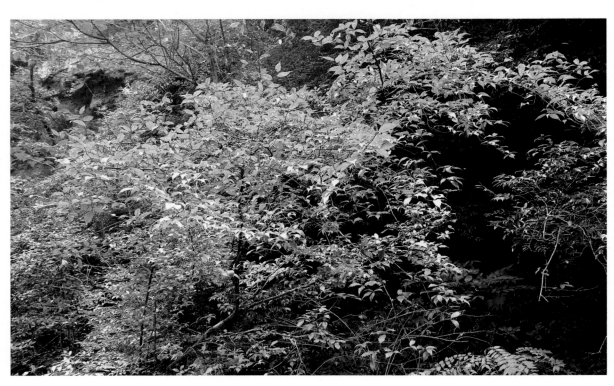

| **采收加工** | 秋、冬季采挖，洗净，晒干。

| **功能主治** | 苦、涩，微寒。归肝经。清热解毒，活血止痛。用于黄疸，乳痈，牙痛。

| **用法用量** | 内服煎汤，15 ～ 60 g。

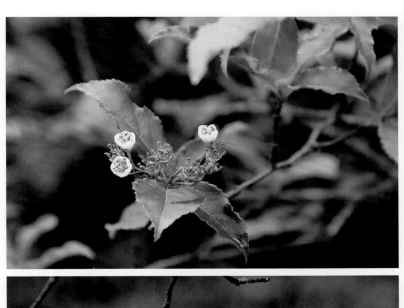

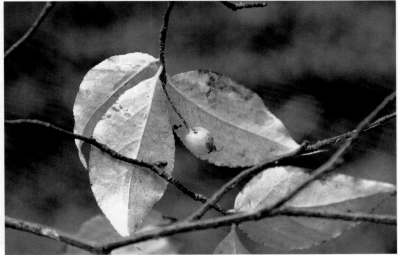

绒毛石楠 *Photinia schneideriana* Rehd. et Wils.

| **药 材 名** | 绒毛石楠（药用部位：根皮）。

| **形态特征** | 灌木或小乔木。小枝紫褐色或灰褐色，幼时有稀疏长柔毛，后脱落。叶矩圆状披针形或长椭圆形，长 6 ~ 11 cm，宽 2 ~ 5.5 cm，边缘具锐锯齿，上面幼时有稀疏长柔毛，后脱落，下面有稀疏绒毛；叶柄长 6 ~ 10 mm，幼时有毛，后脱落。复聚伞花序顶生，直径 5 ~ 7 cm；总花梗和分枝疏生长柔毛；花白色，直径 4 ~ 6 mm；萼筒杯状，外面无毛，裂片圆形；花瓣近圆形。梨果卵形，直径约 8 mm，带红色，无毛，具小疣点，萼裂片宿存。

| **生境分布** | 生于海拔 1 000 ~ 1 500 m 的山坡疏林中。分布于德兴三清山北麓等。

| **资源情况** | 野生资源一般。药材来源于野生。

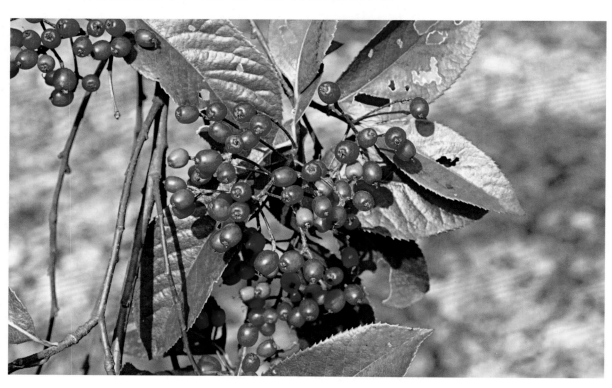

| 采收加工 | 全年均可采挖根，剥下根皮，干燥。

| 功能主治 | 清热解毒。用于内热。

| 用法用量 | 内服煎汤，6～9 g。

| 附　　注 | 本种异名：*Photinia beauverdiana* Schneid. var. *lofauensis* Metcalf。

蔷薇科 Rosaceae 石楠属 Photinia

石楠
Photinia serrulata Lindl.

| 药 材 名 | 石南（药用部位：叶、带叶嫩枝）、石南实（药用部位：果实）、石楠根（药用部位：根或根皮）。

| 形态特征 | 常绿灌木或小乔木。小枝褐灰色，无毛。叶革质，长椭圆形、长倒卵形或倒卵状椭圆形，长 9 ~ 22 cm，宽 3 ~ 6.5 cm，先端尾尖，边缘有疏生带腺的细锯齿，近基部全缘；叶柄长 2 ~ 4 cm，老时无毛。复伞房花序顶生，总花梗和花梗无毛；花梗长 3 ~ 5 mm；花白色，直径 6 ~ 8 mm。梨果球形，直径 5 ~ 6 mm，红色或褐紫色。

| 生境分布 | 生于海拔 1 000 ~ 2 500 m 的杂木林中。分布于德兴三清山北麓、大茅山等，香屯有栽培。

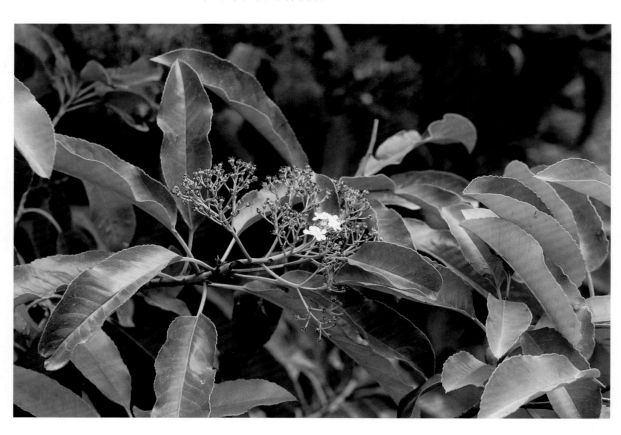

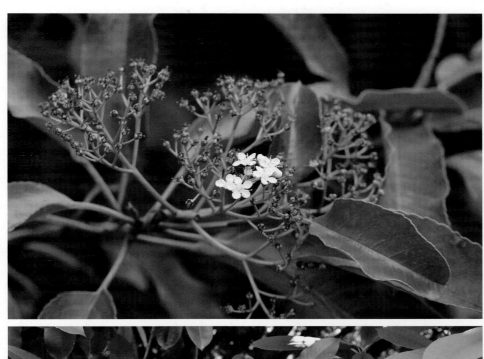

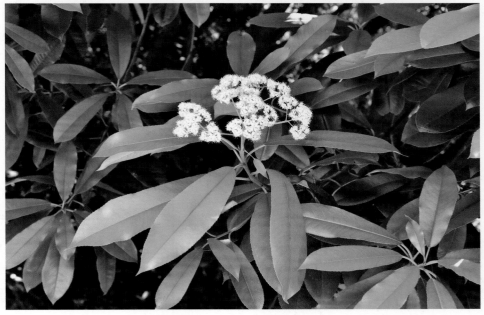

| 资源情况 |　野生资源一般，栽培资源一般。药材主要来源于野生。

| 采收加工 |　**石南**：全年均可采收，但以夏、秋季采收为佳，采后晒干即可。

　　　　　　　石南实：9～11 月果实成熟时采收，晾干。

　　　　　　　石楠根：全年均可采挖，洗净，切碎，鲜用或晒干。

| 药材性状 | **石南**：本品茎呈圆柱形，直径 0.4 ~ 0.8 cm，有分枝；表面暗灰棕色，具纵皱纹，皮孔呈细点状；质坚脆，易折断，断面皮部薄，暗棕色，木部黄白色，裂片状。叶互生，具柄，长 1 ~ 4 cm，上面有 1 纵槽；叶片长椭圆形或倒卵状椭圆形，长 8 ~ 15 cm，宽 2 ~ 6 cm；先端尖或突尖，基部近圆形或楔形，边缘具细密的锯齿，齿端棕色，但在幼时及萌芽枝上的叶缘具芒状锯齿；上面棕色或棕绿色，无毛，羽状脉，中脉凹入；下面中脉明显凸出；叶片革质而脆。气微，茎味微苦，叶味微涩。

石南实：本品小球形，直径 4 ~ 6 mm，表面红色或紫褐色，较光滑。先端具凹陷的宿萼，果肉较薄。种子 1，卵形，长约 2 mm，棕色。气微，味涩。

| 功能主治 | **石南**：辛、苦，平；有小毒。归肝、肾经。祛风湿，止痒，强筋骨，益肝肾。用于风湿痹痛，头风头痛，风疹，脚膝痿弱，肾虚腰痛，阳痿，遗精。

石南实：苦、辛，平；有小毒。归脾、肾经。清热解毒，祛风活络。用于风痹，腰痛酸疼，肾虚脚弱，偏头痛，风疹，月经不调。

石楠根：辛、苦，平。祛风除湿，活血解毒。用于风痹，历节痛风，外感咳嗽，疮痈肿痛，跌打损伤。

| 用法用量 | **石南**：内服煎汤，3 ~ 10 g；或入丸、散剂；阴虚火旺者禁服。外用适量，研末撒或吹鼻。

石南实：内服煎汤，6 ~ 9 g；或浸酒。

石楠根：内服煎汤，6 ~ 9 g。外用适量，捣敷。

| 附　注 | 本种异名：*Photinia glabra* (Thunb.) Maxim var. *chinersis* Maxim.、*Stranvaesia argyi* Lévl.、*Photinia serrulata* Lindl. var. *aculeata* Lawrence。

药材石南，为本种的干燥叶或带叶嫩枝，《江苏省中药材标准》（1989 年版）、《江苏省中药材标准（试行稿）·第一批》（1986 年版）以"石南（石楠藤）"之名收载之，《中华人民共和国卫生部药品标准·中药成方制剂·第六册·附录》（1992 年版）以"石南藤"之名收载之，《北京市中药材标准》（1998 年版）以"石楠（石楠藤）"之名收载之，《中华人民共和国药典》（1963 年版、1977 年版）、《中华人民共和国卫生部药品标准·中药材·第一册》（1992 年版）、《内蒙古中药材标准》（1988 年版）、《新疆维吾尔自治区药品标准·第二册》（1980 年版）以"石楠叶"之名收载之，《山东省中药材标准》

（1995 年版、2002 年版）、《上海市中药材标准》（1994 年版）以"石楠藤"之名收载之。

薔薇科 | Rosaceae | 石楠属 | *Photinia*

毛叶石楠 *Photinia villosa* (Thunb.) DC.

| **药 材 名** | 毛叶石楠（药用部位：根、果实）。

| **形态特征** | 落叶灌木或小乔木。小枝灰褐色，幼时生白色长柔毛，后脱落。叶草质，倒卵形或矩圆状倒卵形，长 3 ~ 8 cm，宽 2 ~ 4 cm，边缘上半部密生锐锯齿，幼时两面有白色长柔毛，老叶仅下面沿叶脉有柔毛，侧脉 5 ~ 7 对；叶柄长 1 ~ 5 mm，有长柔毛。顶生伞房花序，有 10 ~ 20 花，总花梗和花梗有长柔毛；花白色，直径 7 ~ 12 mm。梨果椭圆形或卵形，直径 6 ~ 8 mm，红色或黄色，稍有柔毛。

| **生境分布** | 生于海拔 800 ~ 1 200 m 的山坡灌丛中。分布于德兴大茅山等。

| **资源情况** | 野生资源一般。药材来源于野生。

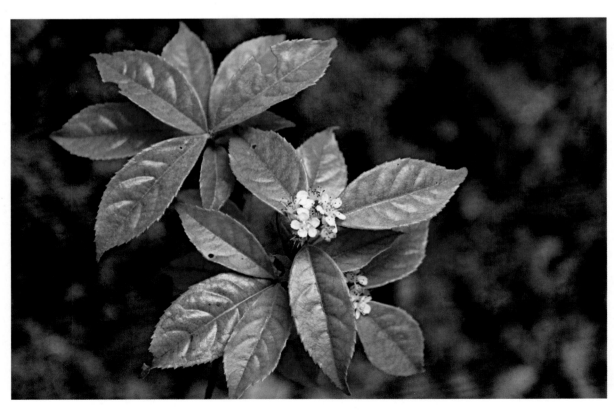

| **采收加工** | 全年均可采挖根，洗净，晒干；8 ~ 9 月果实成熟时采摘果实，晒干。 |

| **功能主治** | 辛、苦，平。归脾、胃、大肠经。清热利湿，和中健脾。用于湿热内蕴，呕吐，泄泻，痢疾，劳伤疲乏。 |

| **用法用量** | 内服煎汤，10 ~ 15 g。 |

| **附　注** | 本种异名：*Crataegus villosa* Thunb.、*Pourthiaea villosa* Dcne.、*Photinia variabilis* Hemsl.。 |

蔷薇科 Rosaceae 委陵菜属 Potentilla

翻白草
Potentilla discolor Bge.

| **植物别名** | 鸡腿根、天青地白草、白头翁。

| **药 材 名** | 翻白草（药用部位：全草）。

| **形态特征** | 多年生草本，高 15 ～ 40 cm。根肥厚，呈纺锤形，两端狭尖。茎短而不明显。羽状复叶，基生叶斜上或平伸，小叶通常 5 ～ 9，矩圆形或狭长椭圆形，长 1.5 ～ 5 cm，宽 0.6 ～ 1.5 cm，先端的小叶稍大，边缘具缺刻状锯齿，上面有长柔毛或近无毛，下面密生白色绒毛；叶柄长 3 ～ 15 cm，密生白色绒毛；茎生小叶通常三出。聚伞花序具多花，排列稀疏，总花梗、花梗、副萼及花萼外面均密生白色绒毛；花黄色，直径 1 ～ 1.5 cm。瘦果卵形，光滑。

| **生境分布** | 生于海拔 100 ～ 1 850 m 的荒地、山谷、沟边、山坡草地、草甸及

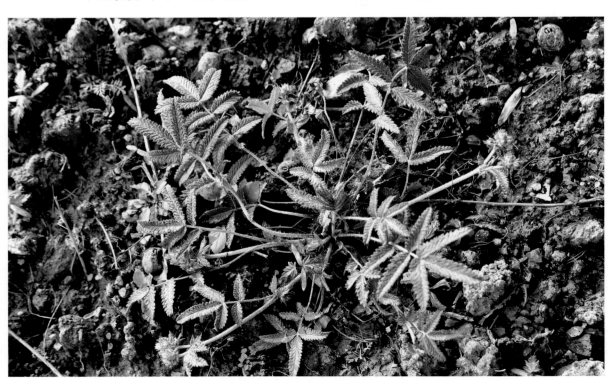

疏林下。德兴各地均有分布。

| 资源情况 | 野生资源丰富。药材来源于野生。

| 采收加工 | 夏、秋季花开前采挖，除去泥沙和杂质，鲜用或晒干。

| 药材性状 | 本品块根呈纺锤形或圆柱形，长 4 ～ 8 cm，直径 0.4 ～ 1 cm；表面黄棕色或暗褐色，具不规则扭曲沟纹；质硬而脆，折断面平坦，呈灰白色或黄白色。基生叶丛生，单数羽状复叶，多皱缩弯曲，展平后长 4 ～ 13 cm；小叶 5 ～ 9，柄短或无，长圆形或长椭圆形，先端小叶片较大，上表面暗绿色或灰绿色，下表面密被白色绒毛，边缘具粗锯齿。气微，味甘、微涩。

| 功能主治 | 甘、微苦，平。归肝、胃、大肠经。清热解毒，止痢，止血。用于湿热泻痢，痈肿疮毒，血热吐衄，便血，崩漏。

| 用法用量 | 内服煎汤，9 ～ 15 g；或浸酒。外用适量，煎汤洗；或鲜品捣敷。

| 附　注 | 本种异名：*Potentilla formosana* Hance、*Potentilla discolor* Bge. var. *formosana* Franch.。

药材翻白草，为本种的干燥全草，《中华人民共和国药典》（1963 年版、1977 年版、2010 年版至 2020 年版）、《湖北省中药材质量标准》（2009 年版）、《北京市中药材标准·附录》（1998 年版）、《福建省中药材标准》（2006 年版）、《福建省中药材标准（试行稿）·第一批》（1990 年版）、《内蒙古中药材标准》（1988 年版）、《山东省中药材标准》（1995 年版、2002 年版）、《山西省中药材标准》（1987 年版）、《上海市中药材标准》（1994 年版）、《新疆维吾尔自治区药品标准·第二册》（1980 年版）、《河南省中药材标准》（1993 年版）中有收载。

《中华人民共和国药典》规定，翻白草药材按照醇溶性浸出物测定法项下的热浸法测定，用乙醇作溶剂，浸出物不得少于 4.0%。

本种的块根富含淀粉，可生食或煮粥；块根及嫩茎叶也可焯水浸泡后凉拌、炒食、煮汤或制成馅料。

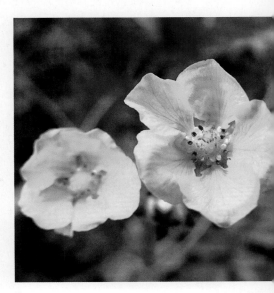

薔薇科 Rosaceae 委陵菜属 Potentilla

三叶委陵菜 *Potentilla freyniana* Bornm.

| 药 材 名 | 地蜂子（药用部位：全草或根）。

| 形态特征 | 多年生草本。主根短而粗。茎细长，柔软，稍匍匐，有柔毛。三出复叶；基生叶小叶椭圆形、矩圆形或斜卵形，长 1.5 ～ 5 cm，宽 1 ～ 2 cm，基部楔形，边缘具钝锯齿，近基部全缘，下面沿叶脉有较密的柔毛；叶柄细长，有柔毛；茎生叶小叶较小，叶柄短或无。聚伞花序，总花梗和花梗有柔毛；花直径 10 ～ 15 mm，黄色。瘦果黄色，卵形。

| 生境分布 | 生于海拔 300 ～ 2 100 m 的山坡草地、溪边及疏林下阴湿处。分布于德兴大茅山及香屯、黄柏等。

| 资源情况 | 野生资源丰富。药材来源于野生。

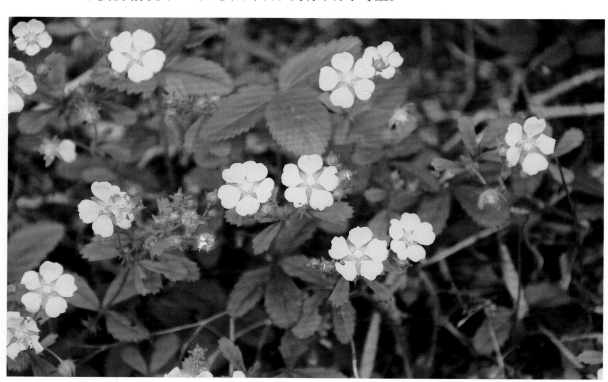

| **采收加工** | 夏季采收，洗净，鲜用或晒干。

| **药材性状** | 本品根茎呈纺锤形、圆柱形或哑铃形，微弯曲，有的形似蜂腹，长 1.5 ~ 4 cm，直径 0.5 ~ 1.2 cm；表面灰褐色或黄褐色，粗糙，具皱纹和凸起的根痕及须根，先端有叶柄残基，被柔毛；质坚硬，不易折断，断面颗粒状，深棕色或黑褐色，中央色深，在放大镜下可见白色细小结晶。气微，味微苦、涩，微具清凉感。

| **功能主治** | 苦、涩，微寒。归心经。清热解毒，敛疮止血，散瘀止痛。用于咳喘，痢疾，肠炎，痈肿疔疮，烫火伤，口舌生疮，骨髓炎，骨结核，瘰疬，痔疮，毒蛇咬伤，崩漏，月经过多，产后出血，外伤出血，胃痛，牙痛，胸骨痛，腰痛，跌打损伤。

| **用法用量** | 内服煎汤，10 ~ 15 g；或研末服，1 ~ 3 g；或浸酒。外用适量，捣敷；或煎汤洗；或研末撒。

| **附　注** | 本种异名：*Potentilla sutchuenica* Cardot、*Potentilla longepetiolata* H. Lév.、*Potentilla morii* Hayata、*Potentilla freyniana* Bornm. var. *nitens* Pamp.、*Potentilla fragarioides* L. var. *ternata* Maxim.。

药材地蜂子，为本种的干燥根茎，《贵州省中药材、民族药材质量标准》（2003 年版）中有收载。

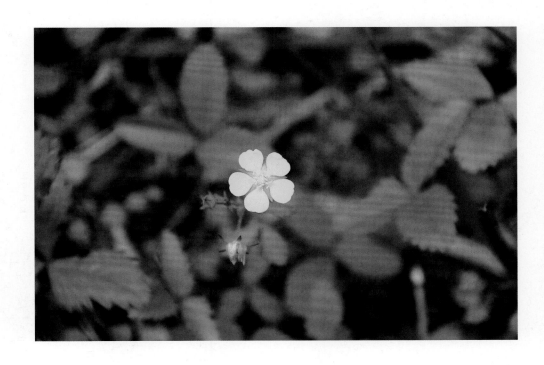

薔薇科 Rosaceae 委陵菜属 Potentilla

中华三叶委陵菜 Potentilla freyniana Bornm. var. sinica Migo

| 药 材 名 | 地蜂子（药用部位：全草或根）。

| 形态特征 | 本变种与三叶委陵菜的区别在于茎和叶柄被较密的开展柔毛；小叶两面被开展或微开展柔毛，尤其沿脉较密，小叶片菱状卵形或宽卵形，边缘具圆钝锯齿；花茎或纤匐枝上托叶卵圆形且全缘，极稀先端 2 裂。

| 生境分布 | 生于海拔 600 ~ 800 m 的草丛中及林下阴湿处。分布于德兴李宅、畈大等。

| 资源情况 | 野生资源一般。药材来源于野生。

| 采收加工 | 夏季采收，洗净，鲜用或晒干。

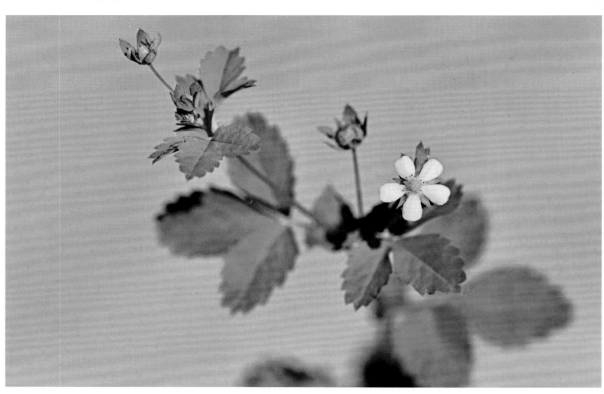

| **药材性状** | 本品根茎呈纺锤形、圆柱形或哑铃形，微弯曲，有的形似蜂腹，长 1.5～4 cm，直径 0.5～1.2 cm；表面灰褐色或黄褐色，粗糙，具皱纹和凸起的根痕及须根，先端有叶柄残基，被较密柔毛；质坚硬，不易折断，断面颗粒状，深棕色或黑褐色，中央色深，在扩大镜下可见白色细小结晶。气微，味微苦、涩，微具清凉感。

| **功能主治** | 苦、涩，微寒。归心经。清热解毒，敛疮止血，散瘀止痛。用于咳喘，痢疾，肠炎，痈肿疔疮，烫火伤，口舌生疮，骨髓炎，骨结核，瘰疬，痔疮，毒蛇咬伤，崩漏，月经过多，产后出血，外伤出血，胃痛，牙痛，胸骨痛，腰痛，跌打损伤。

| **用法用量** | 内服煎汤，10～15 g；或研末，1～3 g；或浸酒。外用适量，捣敷；或煎汤洗；或研末撒。

| **附　注** | 本种异名：*Potentilla fragarioides* L. var. *stononifera* Maxim.。

薔薇科 · Rosaceae 委陵菜属 Potentilla

蛇含委陵菜 Potentilla kleiniana Wight et Arn.

| **药 材 名** | 蛇含（药用部位：带根全草）。

| **形态特征** | 多年生草本，高 20 ~ 40 cm。根茎短。茎多分枝，细长，稍匍匐，具丝状柔毛。掌状复叶，基生叶小叶 5，小叶倒卵形或倒披针形，长 1.5 ~ 5 cm，宽 0.6 ~ 1.5 cm，边缘具粗锯齿，基部全缘，下面沿叶脉贴生柔毛，叶柄长，有柔毛，托叶近膜质，贴生于叶柄；茎生叶有 1 ~ 3 小叶，叶柄短。伞房状聚伞花序有多花，总花梗和花梗有丝状柔毛；花梗长 5 ~ 20 mm；花黄色，直径约 8 mm；副萼片条形。瘦果宽卵形，微纵皱，黄褐色。

| **生境分布** | 生于海拔 400 ~ 3 000 m 的田边、水旁、草甸及山坡草地。德兴各地均有分布。

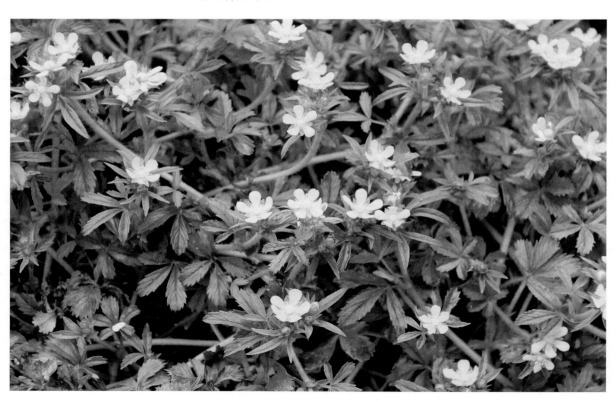

| 资源情况 | 野生资源丰富。药材来源于野生。

| 采收加工 | 夏、秋季采收，除去杂质，晒干。

| 药材性状 | 本品长约 40 cm。根茎粗短，根多数；须状。茎细长，多分枝，被疏毛。叶为掌状复叶；基生叶有 5 小叶，小叶倒卵形或倒披针形，长 1 ~ 5 cm，宽 0.5 ~ 1.5 cm，边缘具粗锯齿，上、下表面均被毛，茎生叶有 1 ~ 3 小叶。花多，黄色。果实表面微具皱纹。气微，味苦、微涩。

| 功能主治 | 苦，微寒。归肝、肺经。清热定惊，截疟，止咳化痰，解毒活血。用于高热惊风，疟疾，肺热咳嗽，百日咳，痢疾，疮疖肿毒，咽喉肿痛，风火牙痛，带状疱疹，目赤肿痛，蛇虫咬伤，风湿麻木，跌打损伤，月经不调，外伤出血。

| 用法用量 | 内服煎汤，9 ~ 15 g，鲜品加倍。外用适量，煎汤洗；或捣敷；或捣汁涂；或煎汤含漱。

| 附　注 | 本种异名：*Potentilla anemonefolia* Lehm.、*Potentilla bodinieri* Lévl.。
药材蛇含，为本种的新鲜或干燥全草，《贵州省中药材质量标准》（1988 年版）、《贵州省中药材、民族药材质量标准》（2003 年版）、《四川省中药材标准（试行稿）·第二批》（1979 年版）以"五匹风"之名收载之。

薔薇科 Rosaceae 委陵菜属 Potentilla

朝天委陵菜 *Potentilla supina* L.

| **药 材 名** | 朝天委陵菜（药用部位：全草）。

| **形态特征** | 一年生或二年生草本，高 10 ~ 50 cm。茎平铺或倾斜伸展，分枝多，疏生柔毛。羽状复叶；基生叶有 7 ~ 13 小叶，小叶倒卵形或矩圆形，长 0.6 ~ 3 cm，宽 4 ~ 15 mm，边缘具缺刻状锯齿，上面无毛，下面微生柔毛或近无毛；茎生叶与基生叶相似，有时为三出复叶，托叶阔卵形，3 浅裂。花单生叶腋；花梗长 8 ~ 15 mm，有时可达 30 mm，生柔毛；花黄色，直径 6 ~ 8 mm；副萼片椭圆状披针形。瘦果卵形，黄褐色，具纵皱纹。

| **生境分布** | 生于海拔 100 ~ 2 000 m 以上的田边、荒地、河岸沙地、草甸、山坡湿地。分布于德兴海口、黄柏、香屯等。

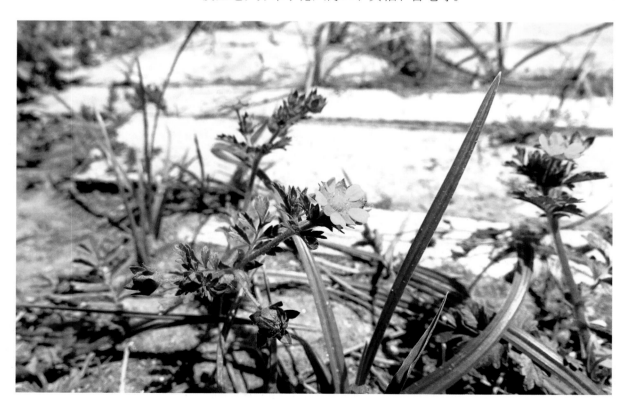

| **资源情况** | 野生资源一般。药材来源于野生。 |

| **采收加工** | 夏季枝叶茂盛时采收，除去杂质，扎成把晒干。 |

| **药材性状** | 本品茎呈圆柱形，直立，中空，直径约 0.3 cm；表面灰绿色或黄绿色，有的带淡紫色，有时可见黄褐色的细长的根。叶皱缩破碎，灰绿色，背面疏生细毛，完整基生叶为单数羽状复叶，茎生叶多为三出复叶，小叶边缘不规则深裂。花单生叶腋，多数已成果实，具长柄，长 0.8 ~ 1.2 cm。聚合果扁圆球形，直径 0.3 ~ 0.5 cm，基部有宿萼。小瘦果卵圆形，直径约 0.1 cm，黄绿色或淡黄棕色。气微弱，味淡。 |

| **功能主治** | 甘、酸，寒。收敛止泻，凉血止血，滋阴益肾。用于泄泻，吐血，尿血，便血，血痢，须发早白，牙齿不固。 |

| **用法用量** | 内服煎汤，6 ~ 15 g。外用适量，煎汤熏洗。 |

| **附　注** | 本种异名：*Potentilla fauriei* H. Lév.、*Potentilla paradoxa* Nutt. ex Torr. et A. Gray。 |

■蔷薇科■ Rosaceae ■李属■ *Prunus*

李

Prunus salicina Lindl.

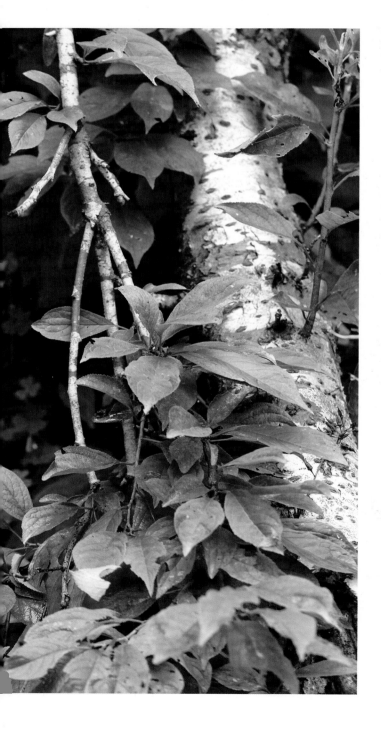

| 药 材 名 |

李子（药用部位：果实）、李核仁（药用部位：种子）、李树叶（药用部位：叶）、李子花（药用部位：花）、李根（药用部位：根）、李根皮（药用部位：根皮）、李树胶（药用部位：树脂）。

| 形态特征 |

乔木。叶矩圆状倒卵形或椭圆状倒卵形，长5 ~ 10 cm，宽3 ~ 4 cm，边缘具细密、浅圆钝重锯齿，两面无毛或下面脉腋间有毛；叶柄长1 ~ 1.5 cm，近先端有2 ~ 3腺体；托叶早落。花先叶开放，直径1.5 ~ 2 cm，通常3花簇生；花梗长1 ~ 1.5 cm，无毛；萼筒钟状，无毛，裂片卵形，边缘具细齿；花瓣白色，矩圆状倒卵形；雄蕊多数，与花瓣近等长。核果卵球形，直径4 ~ 7 cm，先端常尖，基部凹陷，有深沟，绿色、黄色或浅红色，有光泽，外有蜡粉。

| 生境分布 |

生于海拔400 ~ 2 600 m的山坡灌丛、山谷疏林中或水边、沟底、路旁等。德兴各地均有栽培。

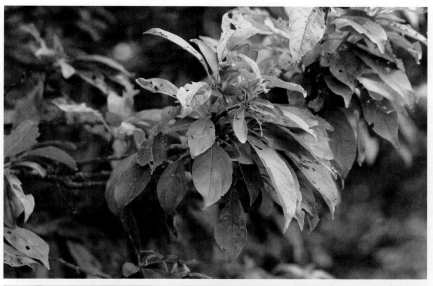

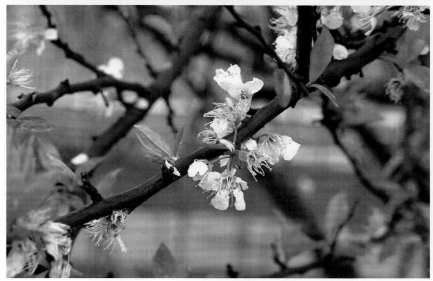

| **资源情况** | 栽培资源丰富。药材来源于栽培。 |

| **采收加工** | **李子**：7～8月果实成熟时采摘，鲜用。 |

李核仁：7～8月果实成熟时采摘果实，除去果肉，收集果核，洗净，破核取仁，晒干。

李树叶：夏、秋季采摘，鲜用或晒干。

李子花：4～5月花开时采摘，晒干。

李根：全年均可采挖，刮去粗皮，洗净，切段，鲜用或晒干。

李根皮：全年均可采挖根，洗净，剥取根皮，晒干。

李树胶：在李树生长繁茂季节，采收树干上分泌的树脂，晒干。

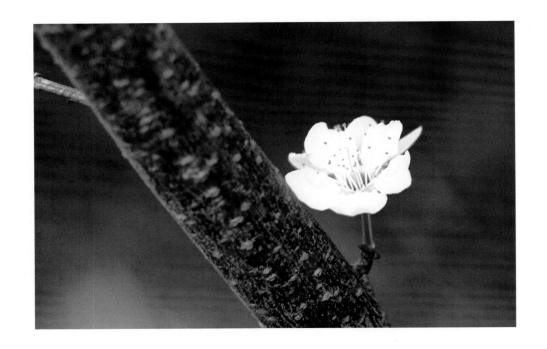

| 药材性状 | 李子：本品呈球状卵形，直径 2 ~ 4 cm，先端微尖，基部凹陷，一侧有深沟，表面黄棕色或棕色。果肉较厚，果核扁平长椭圆形，长 6 ~ 10 mm，宽 4 ~ 7 mm，厚约 2 mm，褐黄色，具明显纵向皱纹。气微，味酸、微甜。

李核仁：本品呈扁平长椭圆形，长 6 ~ 10 mm，宽 4 ~ 7 mm，厚约 2 mm，不甚饱满。内种皮褐黄色，具明显纵皱纹。子叶 2，白色，含油脂较多。气微弱，味不苦，似甜杏仁味。

李树叶：本品大多皱缩，有的破碎。完整叶片呈椭圆状披针形或椭圆状倒卵形，长 5 ~ 10 cm，宽 3 ~ 4 cm，边缘具细钝重锯齿，上下两面均为棕绿色，上面中脉疏生长毛，下面脉间簇生柔毛。叶柄长 1 ~ 2 cm，上具数个腺点。质脆，易碎。气微，味淡。

李根：本品呈圆柱形，长 30 ~ 130 cm，直径 0.3 ~ 2.5 cm。表面黑褐色或灰褐色，具纵皱纹及须根痕。质坚硬，不易折断，切断面黄白色或棕黄色，木部有放射状纹理。气微，味淡。

李根皮：本品呈卷曲筒状、槽状或不规则块片状，长短、宽窄不一，厚 0.2 ~ 0.5 cm。外表面灰褐色或黑褐色栓皮；内表面黄白色或淡黄棕色，具纵皱纹。体轻，质韧，纤维性强，难折断。气微，味苦、涩。

功能主治 李子：甘、酸，平。归肝、脾、胃经。清热，生津，消积。用于虚劳骨蒸，消渴，食积。

李核仁：苦，平。归肝、肺、大肠经。祛瘀，利水，润肠。用于血瘀疼痛，跌打损伤，水肿臌胀，脚气，肠燥便秘。

李树叶：甘、酸，平。清热解毒。用于壮热惊痫，肿毒溃烂。

李子花：苦，平。泽面。用于粉滓鼾黯，斑点。

李根：苦、涩，寒。清热解毒，利湿。用于疮疡肿毒，热淋，痢疾，带下。

李根皮：苦、咸，寒。归心、肝、肾经。降逆，燥湿，清热解毒。用于气逆奔豚，湿热痢疾，赤白带下，消渴，脚气，丹毒疮痈。

李树胶：苦，寒。清热，透疹，退翳。用于麻疹透发不畅，目生翳障。

| 用法用量 | 李子：内服煎汤，10 ～ 15 g；或生食，100 ～ 300 g。不宜多食，脾胃虚弱者慎服。

李核仁：内服煎汤，3 ～ 9 g；脾虚便溺，肾虚遗精、孕妇禁服。外用适量，研末调敷。

李树叶：内服煎汤，10 ～ 15 g。外用适量，煎汤洗；或捣敷；或捣汁涂。

李子花：外用，研末敷 6 ～ 18 g。

李根：内服煎汤，6 ～ 15 g。外用适量，烧存性，研末调敷。

李根皮：内服煎汤，3 ～ 9 g。外用适量，煎汤含漱；或磨汁涂。

李树胶：内服煎汤，15 ～ 30 g。

| 附　注 | 本种异名：*Prunus triflora* Roxb.、*Prunus gymnodonta* Koehne、*Prunus thibetica* Franch.、*Prunus botan* André、*Prunus staminata* Hand.-Mazz.、*Prunus ichangana* C. K. Schneid.。

药材李核仁，为本种的干燥成熟种子，《四川省中药材标准》（1987 年版）、《四川省中药材标准（试行稿）·第四批》（1984 年版）、《宁夏中药材标准》（1993 年版）以"李仁"之名收载之，《八月炸等十五种甘肃省中药材质量标准（试行）》（1991 年版）以"郁李仁"之名收载之。

本种的成熟果实为常见水果，也可制作果脯、蜜饯、果酒、罐头等。

蔷薇科 Rosaceae 火棘属 Pyracantha

火棘 *Pyracantha fortuneana* (Maxim.) Li

| **药 材 名** | 赤阳子（药用部位：果实）、红子根（药用部位：根）、救军粮叶（药用部位：叶）。 |

| **形态特征** | 常绿灌木。侧枝短，先端呈刺状；小枝暗褐色，幼时有锈色短柔毛，老时无毛。叶片倒卵形或倒卵状矩圆形，中部以上最宽，长1.5～6 cm，宽0.5～2 cm，先端圆钝或微凹，有时有短尖头，边缘具圆钝锯齿，齿尖向内弯，近基部全缘，两面无毛；叶柄短，无毛或幼时有疏柔毛。复伞房花序，总花梗和花梗近无毛；花白色，直径约1 cm；萼筒钟状，无毛，裂片三角状卵形；花瓣圆形。梨果近圆形，直径约5 mm，萼片宿存。 |

| **生境分布** | 生于海拔500～2 800 m的山地、丘陵阳坡灌丛草地及河沟路旁。 |

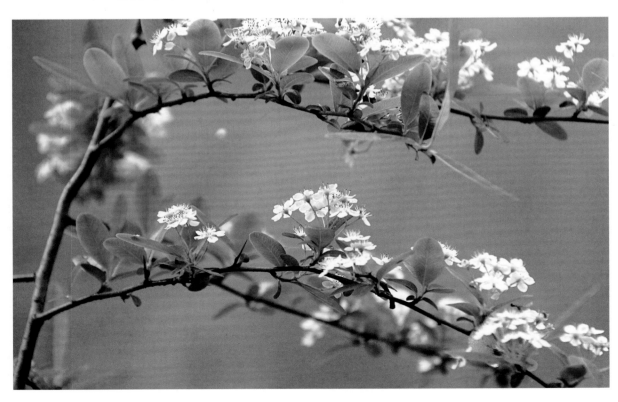

德兴公园有栽培，作绿化带。

| **资源情况** | 栽培资源丰富。药材来源于栽培。

| **采收加工** | **赤阳子**：秋季果实成熟时采摘，晒干。

红子根：9 ~ 10 月采挖，洗净，切段，晒干。

救军粮叶：全年均可采收，鲜用。

| **药材性状** | **赤阳子**：本品近球形，直径约 5 mm。表面红色，先端具宿存萼片，基部具残留果柄，果肉棕黄色，内有 5 小坚果。气微，味酸、涩。

| **功能主治** | **赤阳子**：甘、酸，平。健脾消食，收涩止痢，止痛。用于食积停滞，脘腹胀满，痢疾，泄泻，崩漏，带下，跌打损伤。

红子根：酸、涩，平。归肝、肾经。清热凉血，化瘀止痛。用于潮热盗汗，肠风下血、崩漏，疮疖痈疡，目赤肿痛，风火牙痛，跌打损伤，劳伤腰痛，外伤出血。

救军粮叶：苦、涩，凉。归肝经。清热解毒，止血。用于疮疡肿痛，目赤，痢疾，便血，外伤出血。

| **用法用量** | **赤阳子**：内服煎汤，12 ~ 30 g；或浸酒。外用适量，捣敷。

红子根：内服煎汤，10 ~ 30 g；孕妇禁服，气虚者慎服。外用适量，捣敷。

救军粮叶：内服煎汤，10 ~ 30 g。外用适量，捣敷。

| **附 注** | 本种异名：*Pyracantha yunnanensis* Chitt.、*Pyracantha crenatoserrata* (Hance) Rehder、*Photinia crenatoserrata* Hance、*Photinia fortuneana* Maxim.。

本种的成熟果实可作野果，也可酿酒。

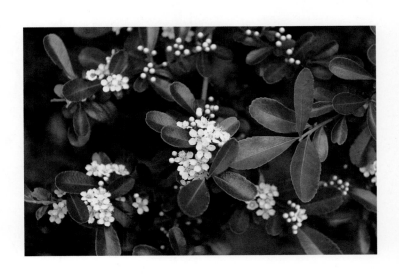

蔷薇科 Rosaceae 梨属 Pyrus

豆梨
Pyrus calleryana Dcne.

| **药 材 名** | 鹿梨（药用部位：果实）、鹿梨果皮（药用部位：果皮）、鹿梨叶（药用部位：叶）、鹿梨枝（药用部位：枝条）、鹿梨根（药用部位：根）、鹿梨根皮（药用部位：根皮）。

| **形态特征** | 乔木。小枝粗壮，圆柱形，褐色，幼时有绒毛。叶片宽卵形或卵形，稀长椭圆状卵形，长 4 ~ 8 cm，宽 3.5 ~ 6 cm，边缘具圆钝锯齿，两面无毛；叶柄长 2 ~ 4 cm。伞形总状花序，有 6 ~ 12 花，直径 4 ~ 6 cm，总花梗和花梗均无毛；花梗长 1.5 ~ 3 cm；花白色，直径 2 ~ 2.5 cm；雄蕊 20，比花瓣稍短；花柱 2，稀 3，离生。梨果球形，直径 1 ~ 2 cm，黑褐色，有斑点。

| **生境分布** | 生于海拔 80 ~ 1 800 m 气候温暖潮湿的山坡、平原或山谷杂木林中。

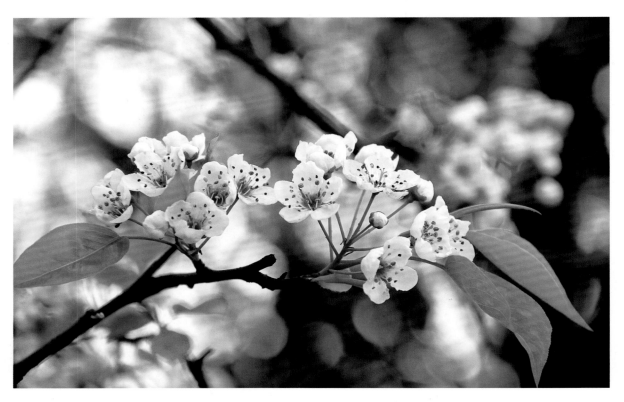

分布于德兴畈大、李宅、绕二、花桥、龙头山等。

| **资源情况** | 野生资源较丰富。药材来源于野生。

| **采收加工** | 鹿梨：8～9月果实成熟时采摘，晒干。

鹿梨果皮：果实成熟时采摘果实，削取果皮，晒干。

鹿梨叶：夏、秋季采收，鲜用或晒干。

鹿梨枝：全年均可采收，切段，晒干。

鹿梨根：全年均可采挖，洗净，切片，晒干。

鹿梨根皮：全年均可采挖，洗净，剥取根皮，鲜用。

| **药材性状** | 鹿梨：本品果柄近球形，直径约 1 cm。表面黑褐色，光滑，少有皱纹，先端微凹，周边不凸起，基部果柄长 2～4 cm。质坚硬，果肉薄，褐色，横切面可见 2～3 室。气微，味酸、微甜。

| **功能主治** | 鹿梨：酸、苦、涩，凉。健脾消食，涩肠止痢。用于饮食积滞，泻痢。

鹿梨果皮：甘、涩，凉。清热生津，涩肠止痢。用于热病伤津，久痢，疮癣。

鹿梨叶：涩、微甘，凉。清热解毒，润肺止咳。用于毒菇中毒，毒蛇咬伤，胃肠炎，肺热咳嗽。

鹿梨枝：微苦，凉。行气和胃，止泻。用于霍乱吐泻，反胃吐食。

鹿梨根：涩、微甘，凉。润肺止咳，清热解毒。用于肺燥咳嗽，疮疡肿痛，急性结膜炎。

鹿梨根皮：酸、涩，寒。清热解毒，敛疮。用于疮疡，疥癣。

| **用法用量** | 鹿梨：内服煎汤，15～30 g。

鹿梨果皮：内服煎汤，9～15 g。

鹿梨叶：内服煎汤，15～30 g。外用适量，捣敷。

鹿梨枝：内服煎汤，9～15 g。

鹿梨根：内服煎汤，9～15 g。外用适量，捣敷。

鹿梨根皮：外用适量，捣敷；或煎汤洗。

| **附　注** | 本种异名：*Pyrus kawakamii* Hayata、*Pyrus taiwanensis* H. Iketani et H. Ohashi、*Pyrus calleryana* Dcne. f. *tomentella* Rehder。

本种的成熟果实可作野果。

蔷薇科 Rosaceae 梨属 *Pyrus*

沙梨

Pyrus pyrifolia (Burm. f.) Nakai

| 药 材 名 | 梨（药用部位：果实）、梨皮（药用部位：果皮）、梨花（药用部位：花）、梨叶（药用部位：叶）、梨枝（药用部位：树枝）、梨木皮（药用部位：树皮）、梨木灰（药材来源：木材烧成的灰）、梨树根（药用部位：根）。

| 形态特征 | 乔木。小枝暗褐色，初有毛，后毛脱落。叶片卵状椭圆形或卵形，长 7 ~ 12 cm，宽 4 ~ 6.5 cm，先端长尖，边缘具刺芒状锯齿，刺芒微向内合拢，两面无毛或幼时有褐色绵毛；叶柄长 3 ~ 4.5 cm。伞形总状花序，有 6 ~ 9 花，直径 5 ~ 7 cm；总花梗和花梗幼时微生柔毛；花梗长 3.5 ~ 5 cm；花白色，直径 2.5 ~ 3.5 cm；花柱 5，稀 4，离生。梨果近球形，褐色，具浅色斑点。

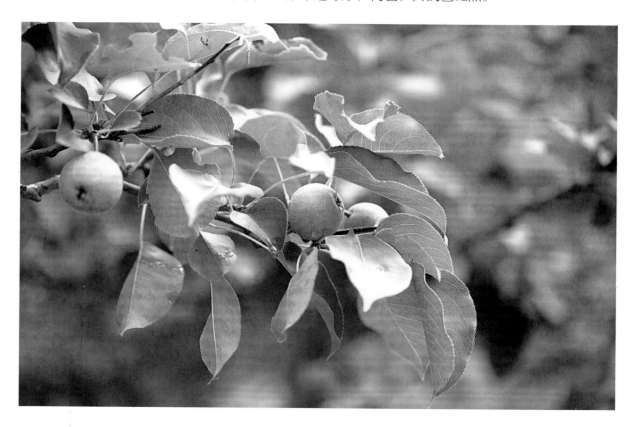

| 生境分布 | 生于海拔 100 ～ 1 400 m 的山坡林中。分布于德兴三清山北麓，大目源、绕二等有栽培。

| 资源情况 | 野生资源较少，栽培资源丰富。药材主要来源于栽培。

| 采收加工 | **梨**：8 ～ 9 月果皮呈现固有的颜色、有光泽和香味，种子变为褐色，果柄易脱落时，即可采摘，轻摘轻放，不要碰伤梨果或折断果枝。

梨皮：9 ～ 10 月果实成熟时采摘果实，削取果皮，鲜用或晒干。

梨花：花开时采摘，晾干。

梨叶：夏、秋季采摘，鲜用或晒干。

梨枝：全年均可采收，切成小段，晒干。

梨木皮：春、秋季采剥。春季由于树液流动，皮层易剥落，但质量较差；秋季采剥，则品质较优。在成龄树上可进行环状剥皮或一定面积条状剥皮，将剥下的树皮按规定的宽度截成条状，晒干。

梨木灰：全年均可采收木材，晒干，烧成炭灰，保存。

梨树根：全年均可采挖，洗净，切段，晒干。

| 药材性状 | **梨**：本品近球形，先端微向下陷，无宿萼。表面浅褐色或棕褐色，具浅色斑点。横切面可见 2 ～ 5 子房室，种子楔状卵形，稍扁平，长 8 ～ 10 mm，黑褐色。干品多为切片，常折皱或黏叠在一起，展平后为圆形薄片，宽 4 ～ 7 cm，厚约 1 mm。外皮深棕色，常有灰白色斑点稀疏散布。果肉厚，占片面的大部分，黄棕色，粗糙，略呈颗粒状，横切片的中部可见 5 室，每室具 1 黑褐色种子，有时种子脱落而呈空洞状。质稍软，微具糖性。气微，味甜。

梨皮：本品呈不规则片状或卷曲成条状，外表面淡黄色，具细密斑点，内表面黄白色。气微，味微甜而酸。

梨叶：本品多皱缩破碎，完整叶片呈卵形或卵状椭圆形，长 5 ～ 10 cm，宽 3 ～ 6 cm，先端锐尖，基部宽楔形或近圆形，边缘锯齿呈刺芒状，叶柄长 3 ～ 4.5 cm。表面灰褐色，两面被绒毛或光滑无毛。质脆，易碎。气微，味淡、微涩。

梨枝：本品呈长圆柱形，有分枝，直径 0.3 ～ 1 cm。表面灰褐色或灰绿色，微有光泽，具纵皱纹，并可见叶痕及点状凸起的皮孔。质硬而脆，易折断，断面皮部灰褐色或褐色，大部分黄白色或灰黄白色。气微，味涩。

梨木皮：本品呈卷筒状、槽状或不规则片状，长短、宽窄不一，厚 1 ～ 3 mm。

外表面灰褐色，具不规则的细皱纹及较大的凸起的皮孔；内表面棕色或棕黄色，较平滑，具细纵纹。质硬而脆，易折断，断面较平坦。气微，味苦、涩。

梨木灰：本品呈粉末状，表面灰白色或灰褐色。质轻。气微，味淡。

梨树根：本品呈圆柱形，长 20 ~ 120 cm，直径 0.5 ~ 3 cm。表面黑褐色，具不规则皱纹及横向皮孔样突起。质硬脆，易折断，断面黄白色或淡棕黄色。气微，味涩。

| 功能主治 | **梨**：甘、微酸，凉。归肺、胃、心经。清肺化痰，生津止渴。用于肺燥咳嗽，热病烦躁，津少口干，消渴，目赤，疮疡，烫火伤。

梨皮：甘、涩，凉。归肺、心、肾、大肠经。清心润肺，降火生津，解疮毒。用于暑热烦渴，肺燥咳嗽，吐血，痢疾，发背，疔疮，疥癣。

梨花：淡，平。泽面去斑。用于面生黑斑粉滓。

梨叶：辛、涩、微苦，平。归肺、脾、膀胱经。疏肝和胃，利水解毒。用于霍乱吐泻腹痛，水肿，小便不利，小儿疝气，菌菇中毒。

梨枝：辛、涩、微苦，平。归大肠、肺经。行气和中，止痛。用于霍乱吐泻，腹痛。

梨木皮：苦，寒。归肺、大肠经。清热解毒。用于热病发热，疮癣。

梨木灰：微咸，平。归脾、肺经。降逆下气。用于气积郁冒，胸满气促，结气咳逆。

梨树根：甘、淡，平。归肺、大肠经。润肺止咳，理气止痛。用于肺虚咳嗽，疝气腹痛。

| 用法用量 | **梨**：内服煎汤，15 ~ 30 g；或生食，1 ~ 2 枚；或捣汁；或蒸服；或熬膏；脾虚便溏、肺寒咳嗽者及产妇慎服。外用适量，捣敷；或捣汁点眼。

梨皮：内服煎汤，9 ~ 15 g，鲜品 30 ~ 60 g。外用适量，捣汁涂。

梨花：内服煎汤，9 ~ 15 g；或研末。外用适量，研末调敷。

梨叶：内服煎汤，9 ~ 15 g；或鲜品捣汁。外用适量，捣敷；或捣汁涂。

梨枝：内服煎汤，9 ~ 15 g。

梨木皮：内服煎汤，3 ~ 9 g；或研末，每次 3 g。

梨木灰：内服煎汤，3 ~ 9 g；或入丸、散剂。

梨树根：内服煎汤，10 ~ 30 g。

| 附　注 | 本种异名：*Pyrus serotina* Hedrick。

药材梨，为本种的新鲜或干燥近成熟果实或成熟果实，《贵州省中药材、民族药材质量标准》（2003 年版）、《湖北省中药材质量标准》（2009 年版）、《鄂食药监函〔2006〕93 号》中有收载，《湖南省中药材标准》（1993 年版、2009 年版）以"秋梨"之名收载之。

本种的成熟果实为常见水果。

麻梨
Pyrus serrulata Rehd.

| 药 材 名 | 麻梨（药用部位：果实）。

| 形态特征 | 乔木。小枝微具棱角，幼时有褐色绒毛。叶片卵形至长卵形，长 5 ~ 11 cm，宽 3.5 ~ 7.5 cm，边缘具细锐锯齿，齿尖常向内合拢，下面在幼时有褐色绒毛，后毛脱落；叶柄长 3.5 ~ 7.5 cm。伞形总状花序有 6 ~ 11 花，总花梗和花梗均密生褐色绵毛，渐脱落；花梗长 3 ~ 5 cm；花白色，直径 2 ~ 3 cm；萼筒近无毛，裂片三角状卵形，内面生绒毛；花瓣宽卵形；花柱 3，稀 4。梨果近球形或倒卵形，褐色，3 ~ 4 室，萼裂片宿存。

| 生境分布 | 生于海拔 100 ~ 1 500 m 的灌丛中或林边。德兴各地均有分布，德兴各地均有栽培。

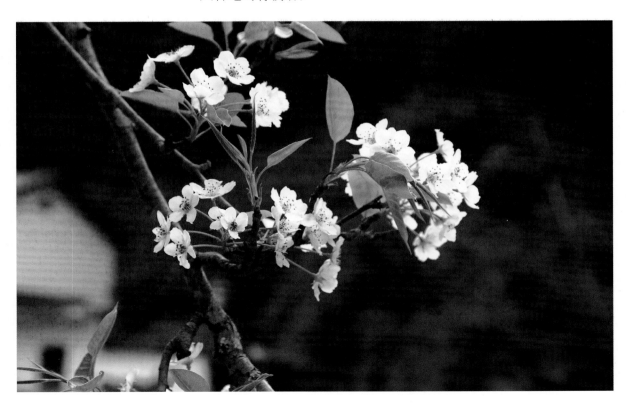

| 资源情况 | 野生资源丰富，栽培资源丰富。药材主要来源于栽培。

| 采收加工 | 9 ~ 10 月果实成熟时采摘，鲜用。

| 功能主治 | 生津，润燥，清热，化痰。用于热病津伤，心烦口渴，肺燥干咳，咽干舌燥，噎膈反胃，大便干结。

| 用法用量 | 内服煎汤，15 ~ 30 g。

| 附　注 | 本种的成熟果实为常见水果。

蔷薇科 Rosaceae 石斑木属 Rhaphiolepis

石斑木 *Rhaphiolepis indica* (L.) Lindl. ex Ker

| 药 材 名 | 石斑木根（药用部位：根）、石斑木叶（药用部位：叶）。

| 形态特征 | 常绿灌木，少数为小乔木。小枝幼时生褐色绒毛，后毛脱落。叶片革质，卵形、矩圆形，稀矩圆状披针形，长 4 ~ 8 cm，宽 1.5 ~ 4 cm，边缘具细钝锯齿，上面平滑或具不明显脉纹，两面无毛或下面疏生绒毛；叶柄长 5 ~ 18 mm。圆锥花序或总状花序顶生，总花梗和花梗密生锈色绒毛；花梗长 5 ~ 15 mm；花白色或淡红色，直径 1 ~ 1.3 cm。梨果球形，紫黑色，直径约 5 mm。

| 生境分布 | 生于海拔 150 ~ 1 600 m 的山坡、路边或溪边灌木林中。分布于德兴大茅山等。

| 资源情况 | 野生资源丰富。药材来源于野生。

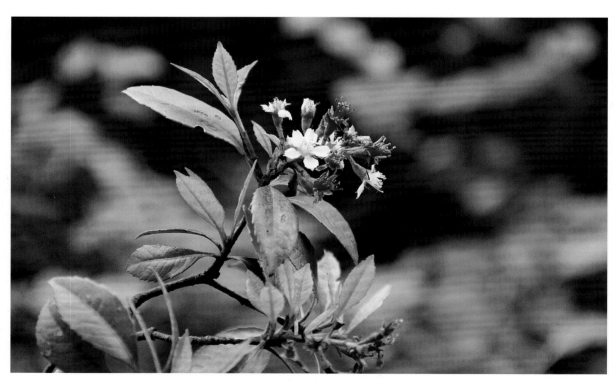

| 采收加工 | **石斑木根**：全年均可采挖，洗净，切片，晒干。
| | **石斑木叶**：全年均可采收，鲜用或晒干。

| 功能主治 | **石斑木根**：微苦、涩，寒。活血消肿，凉血解毒。用于跌打损伤，骨髓炎，关节炎。
| | **石斑木叶**：微苦、涩，寒。活血消肿，凉血解毒。用于跌打瘀肿，创伤出血，无名肿毒，骨髓炎，烫火伤，毒蛇咬伤。

| 用法用量 | **石斑木根**：内服煎汤，15 ～ 30 g。
| | **石斑木叶**：外用适量，煎汤洗；或鲜品捣敷；或干品研末调敷。

| 附　注 | 本种异名：*Rhaphiolepis indica* (L.) Lindl.、*Rhaphiolepis gracilis* Nakai、*Rhaphiolepis parvibracteolata* Merr.、*Rhaphiolepis rubra* (Lour.) Lindl.、*Rhaphiolepis sinensis* M. Roem.、*Rhaphiolepis rugosa* Nakai、*Mespilus sinensis* Poir.、*Crataegus rubra* Lour.、*Crataegus indica* L.。

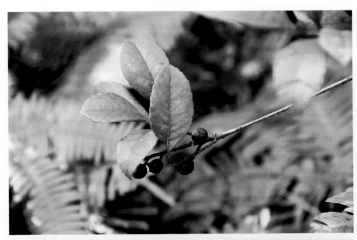

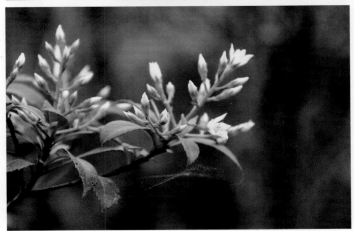

蔷薇科 Rosaceae 蔷薇属 Rosa

硕苞蔷薇
Rosa bracteata Wendl.

| **药 材 名** | 苞蔷薇根（药用部位：根）、苞蔷薇叶（药用部位：叶）、苞蔷薇花（药用部位：花）、苞蔷薇果（药用部位：果实）。 |

| **形态特征** | 常绿灌木。茎蔓生或平卧，茎枝具弯曲的皮刺；小枝有柔毛。羽状复叶；小叶 5 ～ 9，椭圆形或倒卵形，长 1.5 ～ 5 cm，宽 0.6 ～ 1.4 cm，先端钝或带突尖，边缘具细圆齿，上面有光泽，下面沿叶脉有柔毛；托叶披针形，羽状分裂，离生，脱落。花单生，白色，直径 5 ～ 7 cm，花梗短，基部有数枚大而细裂的苞片；萼裂片 5，开展，三角状卵形；花瓣 5，倒心形；雄蕊多数。果实球形，直径 2 ～ 3.5 cm，橙红色，被毛；萼裂片宿存。 |

| **生境分布** | 生于海拔 100 ～ 300 m 的溪边、路旁和灌丛中。分布于德兴大茅 |

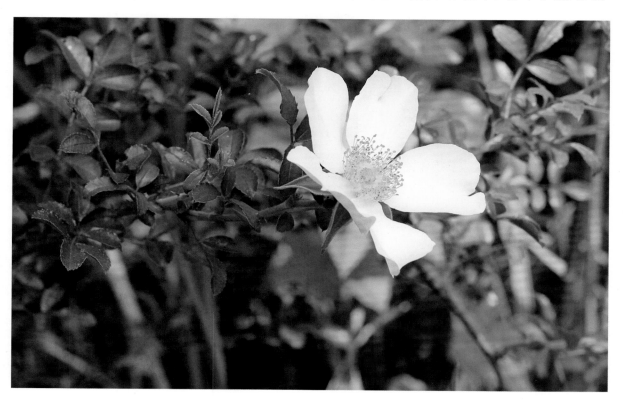

山等。

| **资源情况** | 野生资源一般。药材来源于野生。

| **采收加工** | 苞蔷薇根：全年均可采挖，洗净，鲜用或晒干。
苞蔷薇叶：全年均可采收，鲜用或晒干。
苞蔷薇花：5 ~ 7 月采摘，晾干。
苞蔷薇果：秋季果实成熟时采摘，鲜用或晒干。

| **功能主治** | 苞蔷薇根：甘、苦、涩，温。归肺、肝、肾经。益脾补肾，敛肺涩肠，止汗，
活血调经，祛风湿，散结解毒。用于腰膝酸软，水肿，脚气，遗精，盗汗，阴
挺，久泻，脱肛，咳嗽气喘，胃痛，疝气，风湿痹痛，月经不调，闭经，带下，
瘰疬，肠痈，烫火伤。
苞蔷薇叶：微苦，凉。清热解毒，消肿敛疮。用于疔疮肿毒，烫火伤。
苞蔷薇花：甘，平。归肺经。润肺止咳。用于肺痨咳嗽。
苞蔷薇果：甘、酸，平。归脾、肾、大肠经。补脾益肾，涩肠止泻，祛风湿，
活血调经。用于腹泻，痢疾，风湿痹痛，月经不调，脚气。

| **用法用量** | 苞蔷薇根：内服煎汤，15 ~ 30 g。外用适量，捣敷。
苞蔷薇叶：外用适量，研末；或捣敷。
苞蔷薇花：内服煎汤，6 ~ 15 g。
苞蔷薇果：内服煎汤，30 ~ 60 g。

| **附　注** | 本种异名：*Rosa lucida* Ehrb.、*Rosa macartnea* Dum. Cours.、*Rosa sinica* L. var.
braamiana Regel。

蔷薇科 Rosaceae 蔷薇属 Rosa

月季花
Rosa chinensis Jacq.

| 药 材 名 | 月季花（药用部位：花）、月季花根（药用部位：根）、月季花叶（药用部位：叶）。 |

| 形态特征 | 矮小直立灌木。小枝具粗壮而略带钩状皮刺，有时无刺。羽状复叶，小叶 3 ~ 5，稀 7，宽卵形或卵状矩圆形，长 2 ~ 6 cm，宽 1 ~ 3 cm，边缘具锐锯齿，两面无毛；叶柄和叶轴散生皮刺和短腺毛；托叶大部分附生于叶柄上，边缘有腺毛。花常数朵聚生；花梗长，稀短，散生短腺毛；花红色或玫瑰色，直径约 5 cm，微香；萼裂片卵形，羽状分裂，边缘有腺毛。蔷薇果卵圆形或梨形，长 1.5 ~ 2 cm，红色。 |

| 生境分布 | 德兴各地均有栽培。 |

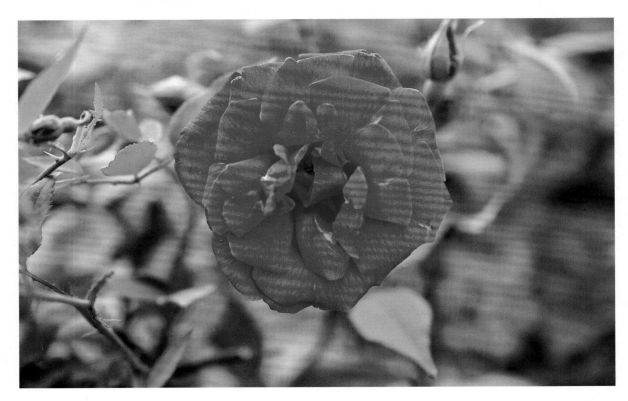

| 资源情况 | 栽培资源丰富。药材来源于栽培。

| 采收加工 | **月季花**：全年均可采收，花微开时采摘，鲜用或阴干或低温干燥。
月季花根：全年均可采挖，洗净，切段，晒干。
月季花叶：春季至秋季枝叶茂盛时采摘，鲜用或晒干。

| 药材性状 | **月季花**：本品呈类球形，直径 1.5～2.5 cm。花托长圆形。萼片 5，暗绿色，先端尾尖。花瓣呈覆瓦状排列，有的散落，长圆形，紫红色或淡紫红色。雄蕊多数，黄色。体轻，质脆。气清香，味淡、微苦。
月季花叶：本品为羽状复叶，小叶 3～5，有的仅小叶入药。叶片宽卵形或卵状长圆形，长 2～6 cm，宽 1.5～3 cm，先端渐尖，基部宽楔形或近圆形，边缘具锐锯齿，两面光滑无毛，质较硬，不皱缩。叶柄和叶轴散生小皮刺。气微，味微涩。

| 功能主治 | **月季花**：甘，温。归肝经。活血调经，疏肝解郁。用于气滞血瘀，月经不调，痛经，闭经，胸胁胀痛。
月季花根：甘、苦、微涩，温。归肝经。活血调经，消肿散结，涩精止带。用于月经不调，痛经，闭经，血崩，跌打损伤，瘰疬，遗精，带下。
月季花叶：微苦，平。归肝经。活血消肿，解毒，止血。用于疮疡肿毒，瘰疬，跌打损伤，腰膝肿痛，外伤出血。

| 用法用量 | **月季花**：内服煎汤，3～6 g，鲜品 9～15 g；或开水泡服；内服可能引起便溏腹泻，故脾虚便溏者慎服，孕妇及月经过多者禁服。外用适量，鲜品捣敷；或干品研末调搽。
月季花根：内服煎汤，9～30 g。
月季花叶：内服煎汤，3～9 g。外用适量，嫩叶捣敷。

| 附　　注 | 本种异名：*Rosa sinica* L.、*Rosa nankinensis* Lour.。
药材月季花，为本种的干燥花，《中华人民共和国药典》（1963 年版至 2020 年版）、《新疆维吾尔自治区药品标准·第二册》（1980 年版）中有收载。
《中华人民共和国药典》规定，月季花按干燥品计算，含金丝桃苷（$C_{21}H_{20}O_{12}$）和异槲皮苷（$C_{21}H_{20}O_{12}$）的总量不得少于 0.38%。
本种的花瓣可泡茶，或制酱。

蔷薇科 Rosaceae 蔷薇属 Rosa

小果蔷薇 *Rosa cymosa* Tratt.

| 药 材 名 | 小果蔷薇根（药用部位：根）、小果蔷薇茎（药用部位：茎藤）、小果蔷薇叶（药用部位：叶）、小果蔷薇果（药用部位：果实）、小果蔷薇花（药用部位：花）。

| 形态特征 | 攀缘灌木，高 2 ~ 5 m。小枝纤细，有钩状刺。羽状复叶；小叶 3 ~ 5，少数 7，卵状披针形或椭圆形，长 1.5 ~ 5 cm，宽 0.8 ~ 2.5 cm，先端渐尖，基部近圆形，边缘具内弯的锐锯齿，两面无毛；叶柄和叶轴散生钩状皮刺；托叶条形，与叶柄分离，早落。花多数成伞房花序，花梗被柔毛；花白色，直径约 2 cm；萼裂片卵状披针形，羽状；花瓣倒卵状矩圆形，先端凹；花柱稍伸出花托口外。蔷薇果小，近球形，直径 4 ~ 6 mm，红色。

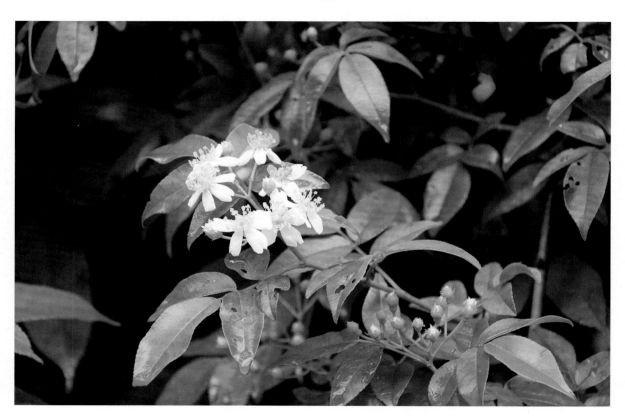

| 生境分布 | 生于海拔 250 ～ 1 300 m 的向阳山坡、路旁、溪边或丘陵地。德兴各地均有分布。 |

| 资源情况 | 野生资源丰富。药材来源于野生。 |

| 采收加工 | 小果蔷薇根：全年均可采挖，洗净，切段，鲜用或晒干。
小果蔷薇茎：全年均可采收，切段晒干。
小果蔷薇叶：夏、秋季采摘，鲜用。
小果蔷薇果：秋、冬季果实成熟时采摘，鲜用或晒干。
小果蔷薇花：5 ～ 6 月花盛开时采摘，除去杂质，晾干或晒干。 |

| 药材性状 | 小果蔷薇根：本品呈长圆柱形，长 5 ～ 20 cm，直径 0.2 ～ 0.8 cm。表面棕褐色，具纵皱纹。质坚硬，不易折断，断面黄白色。气微，味苦、涩、微辛。
小果蔷薇茎：本品小枝纤细，有向下的钩刺。气微，味苦、涩、微辛。
小果蔷薇叶：本品为单数羽状复叶，叶轴上有钩刺；小叶 3 ～ 5，少数 7，完整叶片展平后呈卵状披针形或椭圆形，长 1.5 ～ 5 cm，宽 0.6 ～ 1.5 cm，边缘具内弯的锐锯齿，两面无毛。气微，味苦、涩、微辛。
小果蔷薇果：本品呈圆球形，直径约 4 mm。表面棕红色或黑褐色，平滑，微有光泽，顶端有花萼残基，基部常带有细小果柄。果肉较薄，棕色，内有小瘦果 5 ～ 10，蒜瓣形，棕黄色。气微，味甘、微涩。
小果蔷薇花：本品萼片常有羽状裂片，外面近无毛，稀有刺毛；花柱密被白色柔毛。气香，味微苦、涩。 |

| 功能主治 | 小果蔷薇根：苦、酸，微温。归肺、肝、大肠经。散瘀，止血，消肿解毒。用于跌打损伤，外伤出血，月经不调，子宫脱垂，痔疮，风湿疼痛，腹泻，痢疾。
小果蔷薇茎：酸、微苦，平。固涩益肾。用于遗尿，子宫脱垂，脱肛，带下，痔疮。
小果蔷薇叶：苦，平。归肝经。解毒，活血散瘀，消肿散结。用于疮痈肿痛，烫火伤，跌打损伤，风湿痹痛。
小果蔷薇果：甘、涩，平。归肺、肝、肾经。化痰止咳，养肝明目，益肾固涩。用于痰多咳嗽，眼目昏糊，遗精遗尿，带下。
小果蔷薇花：甘、酸，凉。归脾、胃经。健脾，解暑。用于食欲不振，暑热口渴。 |

| 用法用量 | 小果蔷薇根：内服煎汤，10 ～ 30 g；或兑入红、白糖或甜酒；或与瘦肉或鸡 |

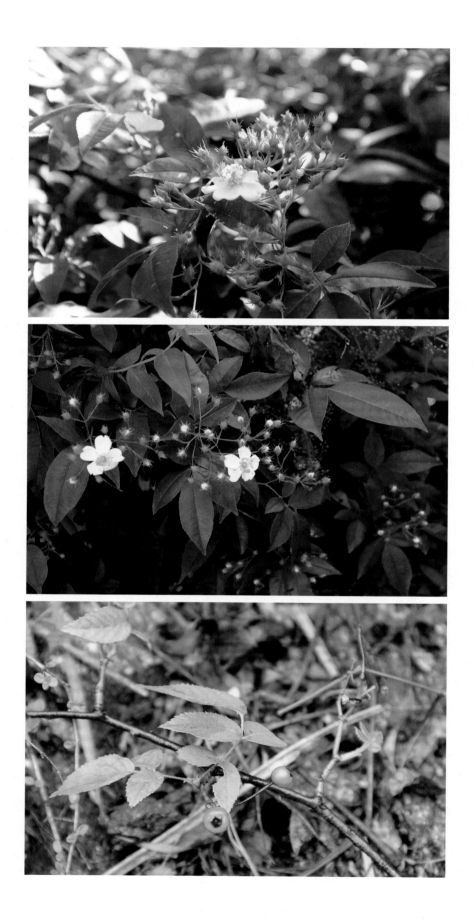

同炖。外用适量，捣敷。

小果蔷薇茎：内服煎汤，30 ~ 60 g；或炖肉服。

小果蔷薇叶：内服煎汤，15 ~ 30 g。外用适量，鲜品捣敷。

小果蔷薇果：内服煎汤，60 ~ 90 g。

小果蔷薇花：内服煎汤，3 ~ 9 g。

| 附　注 | 本种异名：*Rosa indica* L.、*Rosa bodinieri* H. Lév. et Vaniot、*Rosa esquirolii* H. Lév. et Vaniot、*Rosa fukienensis* F. P. Metcalf、*Rosa sorbiflora* Focke、*Rosa amoyensis* Hance、*Rosa microcarpa* Lindl.、*Rosa chaffanjonii* H. Lév. et Vaniot、*Rosa cavaleriei* H. Lév.。

药材小果蔷薇花，为本种的干燥花，《江苏省中药材标准》（1989 年版）、《江苏省中药材标准（试行稿）·第二批》（1986 年版）以"白残花"之名收载之，《上海市中药材标准》（1994 年版）以"野蔷薇花"之名收载之。

药材小果蔷薇根，为本种的干燥根，《湖南省中药材标准》（1993 年版、2009 年版）、《中华人民共和国药典·附录》（2005 年版、2010 年版）以"金樱根"之名收载之，《贵州省中药材、民族药材质量标准》（2003 年版）、《贵州省地方标准》（1994 年版）以"野蔷薇"之名收载之，《上海市中药材标准》（1994 年版）以"野蔷薇根"之名收载之。

蔷薇科 Rosaceae　蔷薇属 Rosa

软条七蔷薇

Rosa henryi Bouleng.

| 药 材 名 | 饭罗泡（药用部位：根）、饭罗泡果（药用部位：果实）。

| 形态特征 | 灌木，高达 5 m，有长匍匐枝。小枝具短扁、弯曲的皮刺或无刺。小叶通常 5，近花序小叶片常 3；小叶长圆形、卵形、椭圆形或椭圆状卵形，长 3.5 ~ 9 cm，先端长渐尖或尾尖，具锐锯齿，两面无毛；小叶柄和叶轴无毛，有散生小皮刺，托叶大部分贴生叶柄，离生部分披针形，全缘，无毛或有稀疏腺毛。花 5 ~ 15，成伞形伞房状花序；花直径 3 ~ 4 cm；花梗和萼筒无毛，有时具腺毛；萼片披针形，全缘，有少数裂片；花瓣白色，宽倒卵圆形，先端微凹；花柱结合成柱，被柔毛，比雄蕊稍长。蔷薇果近球形，直径 0.8 ~ 1 cm，成熟后呈褐红色。

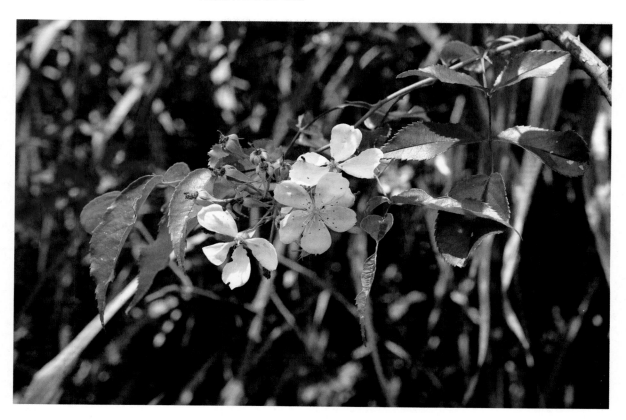

| **生境分布** | 生于海拔 1 500 m 的山谷、林边、田边或灌丛中。分布于德兴三清山北麓、大茅山等。 |

| **资源情况** | 野生资源一般。药材来源于野生。 |

| **采收加工** | **饭罗泡**：全年均可采挖，洗净，切片，晒干。
饭罗泡果：果实成熟后采收，干燥。 |

| **功能主治** | **饭罗泡**：甘，温。活血调经，化瘀止血。用于月经不调，妇女不孕症，外伤出血。
饭罗泡果：辛、苦、涩，温。消肿止痛，祛风除湿，止血解毒，补脾固涩。用于月经过多，带下，阴挺，遗尿，老年尿频，慢性腹泻，跌打损伤，风湿痹痛，口腔破溃，疮疖肿痛，咳嗽痰喘。 |

| **用法用量** | **饭罗泡**：内服煎汤，5 ~ 10 g。外用适量，研末调敷。
饭罗泡果：内服煎汤，6 ~ 12 g。 |

| **附　注** | 本种异名：*Rosa paucispinosa* H. L. Li、*Rosa gentiliana* H. Lév. et Vaniot var. *australis* Rehder et E. H. Wilson、*Rosa henryi* Bouleng. var. *glandulosa* Ze-min Wu et Z. L. Cheng、*Rosa henryi* Bouleng.var. *australis* (Rehder et E. H. Wilson) F. P. Metcalf、*Rosa moschata* Hayata var. *densa* Vilm.。 |

蔷薇科 Rosaceae 蔷薇属 Rosa

金樱子
Rosa laevigata Michx.

| 药 材 名 | 金樱子（药用部位：成熟果实。别名：糖罐子、糖糖蒂、金樱）、金樱根（药用部位：根或根皮）、金樱叶（药用部位：叶）、金樱花（药用部位：将开放的花蕾）。

| 形态特征 | 常绿攀缘灌木，高约5 m，无毛，具钩状皮刺和刺毛。羽状复叶；小叶3，稀5，椭圆状卵形或披针状卵形，长2.5 ~ 7 cm，宽1.5 ~ 4.5 cm，边缘具细齿状锯齿，无毛，有光泽；叶柄和叶轴无毛，具小皮刺和刺毛；托叶条形，与叶柄分离，早落。花单生侧枝先端，白色，直径5 ~ 9 cm，花梗和萼筒外面均密生刺毛。蔷薇果近球形或倒卵形，长2 ~ 4 cm，有直刺，先端具长而扩展或外弯的宿存萼裂片。

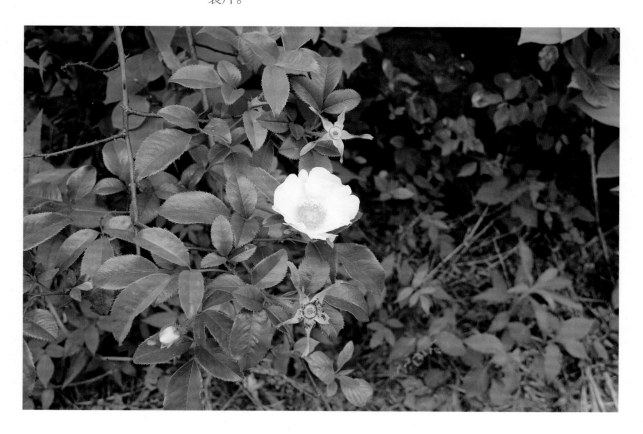

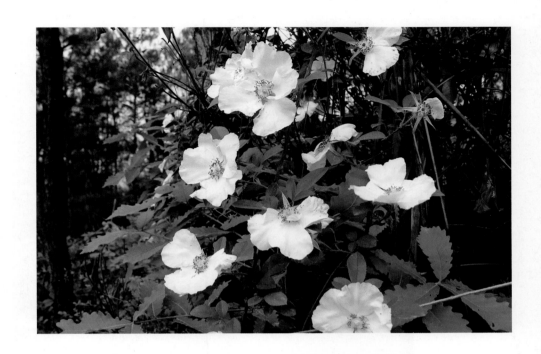

| **生境分布** | 生于海拔 200 ~ 1 600 m 的向阳的山野、田边、溪畔灌丛中。德兴各地均有分布。

| **资源情况** | 野生资源丰富，栽培资源较少。药材主要来源于野生。

| **采收加工** | **金樱子**：10 ~ 11 月果实成熟变红时采收，晾晒后放入桶内搅拌，擦去毛刺，再晒至全干。

金樱根：全年均可采挖根，除去幼根，洗净，趁鲜斜切成厚片或短段，晒干。

金樱叶：全年均可采收，多鲜用。

金樱花：4 ~ 6 月采收，干燥。

| **药材性状** | **金樱子**：本品呈倒卵形，长 2 ~ 3.5 cm，直径 1 ~ 2 cm。表面红黄色或红棕色，有凸起的棕色小点，系毛刺脱落后的残基。先端有盘状花萼残基，中央有黄色柱基，下部渐尖。质硬；切开后，花托壁厚 1 ~ 2 mm，内有多数坚硬的小瘦果，内壁及瘦果均有淡黄色绒毛。气微，味甘、微涩。

金樱根：本品为厚约 1 cm 的斜片或长 3 ~ 4 cm 的短段，直径 1 ~ 3.5 cm。表面暗棕红色至红褐色，具细纵条纹，外皮（木栓层）略浮离，可呈片状剥落。切断面棕色，具明显的放射状纹理；质坚实，难折断。气无，味微甘、涩。

金樱花：本品呈球形或卵形，花托倒卵形，与花萼基部相连，表面绿色，具直刺。萼片 5，卵状披针形，黄绿色，伸展。花瓣 5，白色或淡棕色，倒卵形。雄蕊多数，雌蕊多数。气微香，味微苦、涩。

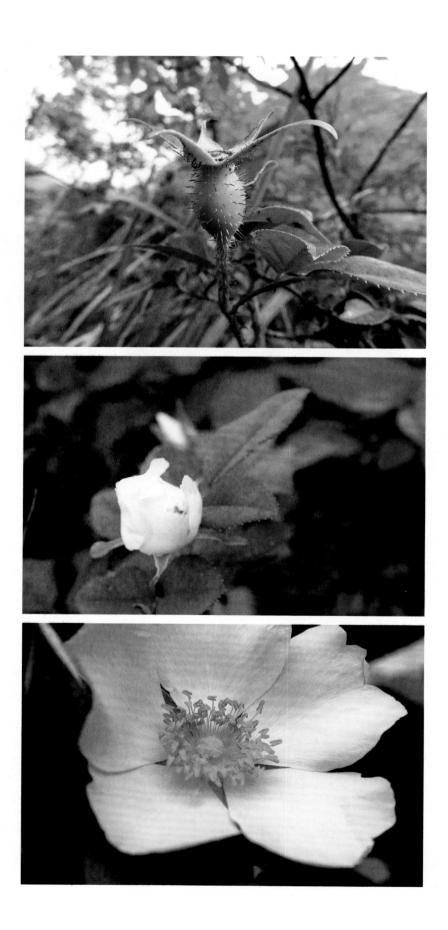

| 功能主治 | 金樱子：酸、甘、涩，平。归肾、膀胱、大肠经。固精缩尿，固崩止带，涩肠止泻。用于遗精滑精，遗尿尿频，崩漏带下，久泻久痢。

金樱根：酸、涩，平。归脾、肝、肾经。收敛固涩，止血敛疮，祛风活血，止痛，驱蛔杀虫。用于遗精，遗尿，泄泻，痢疾，咯血，便血，崩漏，带下，脱肛，子宫下垂，风湿痹痛，跌打损伤，疮疡，烫火伤，牙痛，胃痛，蛔虫病，诸骨鲠喉，乳糜尿。

金樱叶：苦，平。清热解毒，活血止血，止带。用于痈肿疔疮，烫火伤，痢疾，闭经，崩漏，带下，创伤出血。

金樱花：酸、涩，平。涩肠，固精，缩尿，止带，驱蛔杀虫。用于久泻久痢，遗精，尿频，遗尿，带下，绦虫、蛔虫、蛲虫病，须发早白。

| 用法用量 | 金樱子：内服煎汤，6～12 g；或入丸、散剂；或熬膏。有实火、邪热者慎服。

金樱根：内服煎汤，15～60 g。外用适量，捣敷；或煎汤洗。

金樱叶：内服煎汤，9 g。外用适量，捣敷；或研末撒。

金樱花：内服煎汤，3～9 g。

| 附　注 | 本种异名：*Rosa ternata* Poir.、*Rosa cucumerina* Tratt.、*Rosa nivea* DC.、*Rosa argyi* H. Lév.、*Rosa amygdalifolia* Ser.。

药材金樱子，为本种的干燥成熟果实，《中华人民共和国药典》（1963 年版至 2020 年版）、《贵州省中药材标准规格·上集》（1965 年版）、《内蒙古蒙药材标准》（1986 年版）、《新疆维吾尔自治区药品标准·第二册》（1980 年版）等中有收载。

药材金樱根，为本种的干燥根，《湖南省中药材标准》（1993 年版、2009 年版）、《贵州省中药材质量标准》（1988 年版）、《中华人民共和国卫生部药品标准·中药成方制剂·第九册·附录》（1994 年版）、《中华人民共和国药典·附录》（1977 年版、2005 年版、2010 年版）、《广东省中药材标准·第一册》（2004 年版）、《广西中药材标准》（1990 年版）、《广西壮族自治区壮药质量标准·第一卷》（2008 年版）中有收载，《贵州省中药材、民族药材质量标准》（2003 年版）、《上海市中药材标准》（1994 年版）、《浙江省中药材标准·续编》（2000 年版）以"金樱子根"之名收载之。

《中华人民共和国药典》规定，金樱子肉按干燥品计算，含金樱子多糖以无水葡萄糖（$C_6H_{12}O_6$）计，不得少于 25.0%。

本种的成熟果实可作野果。

薔薇科 Rosaceae 薔薇属 Rosa

野薔薇
Rosa multiflora Thunb.

药 材 名	薔薇花（药用部位：花）、薔薇露（药材来源：花的蒸馏液）、薔薇叶（药用部位：叶）、薔薇枝（药用部位：枝）、薔薇根（药用部位：根）、营实（药用部位：果实）。
形 态 特 征	落叶灌木，高 1 ~ 2 m。枝细长，上升或蔓生，具皮刺。羽状复叶；小叶 5 ~ 9，倒卵状圆形至矩圆形，长 1.5 ~ 3 cm，宽 0.8 ~ 2 cm，边缘具锐锯齿，有柔毛；叶柄和叶轴常有腺毛；托叶大部分附着于叶柄，先端裂片呈披针形，边缘篦齿状分裂并有腺毛。伞房花序圆锥状，花多数；花梗有腺毛和柔毛；花白色，芳香，直径 2 ~ 3 cm；花柱伸出花托口外，结合成柱状，与雄蕊近等长，无毛。薔薇果球形至卵形，直径约 6 mm，褐红色。

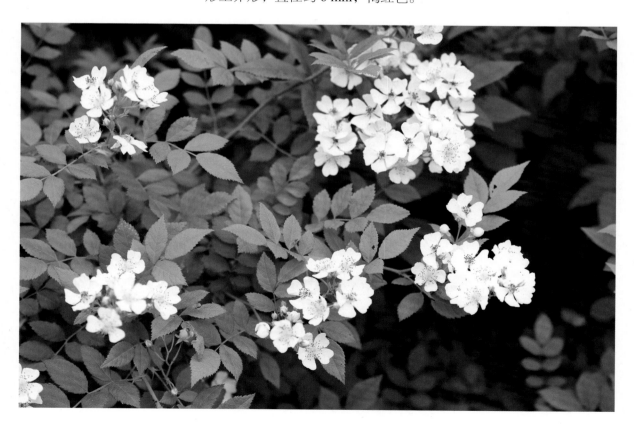

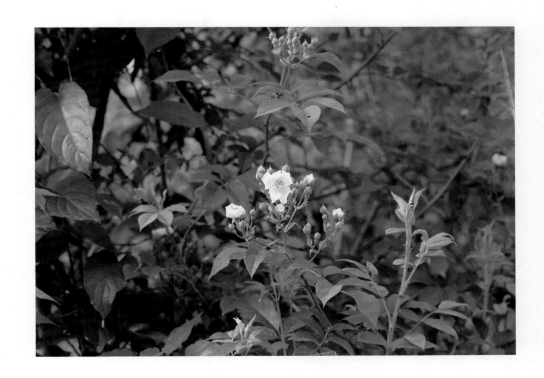

| **生境分布** | 生于路旁、田边或丘陵地灌丛中。分布于德兴三清山北麓等。

| **资源情况** | 野生资源一般。药材来源于野生。

| **采收加工** | 蔷薇花：5 ~ 6 月花开时择晴天采集，晒干。

蔷薇露：取蔷薇花瓣，拣净，用蒸馏法蒸馏，收集。

蔷薇叶：夏、秋季采摘，晒干。

蔷薇枝：全年均可采收，切段，晒干。

蔷薇根：秋季采挖，洗净，切片，晒干。

营实：秋季采收，以果实半青半红未成熟时为佳，鲜用或晒干。

| **药材性状** | 蔷薇花：本品大多破碎不全。花萼披针形，密被绒毛；花瓣黄白色至棕色，
多数萎落皱缩卷曲，展平后呈三角状卵形，长约 1.3 cm，宽约 1 cm，先端中
央微凹，中部楔形，具条状脉纹（维管束）。雄蕊多数，着生于萼筒上，黄色，
卷曲成团；花托小，壶形，基部有长短不等的花梗。质脆，易碎。气微香，
味微苦、涩。

营实：本品呈卵圆形，长 6 ~ 8 mm，具果柄，先端有宿存花萼的裂片。果实
外皮红褐色，内为肥厚肉质果皮。种子黄褐色，果肉与种子间有白毛，果肉味
甜、酸。

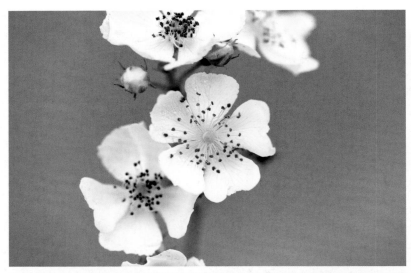

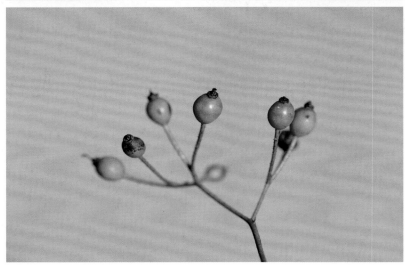

| **功能主治** | **蔷薇花**：苦、涩，凉。归胃、肝经。清暑，和胃，活血止血，解毒。用于暑热烦渴，胃脘胀闷，吐血，衄血，口疮，痈疖，月经不调。

蔷薇露：甘，微温。归肺、胃经。温中行气。用于胃脘不舒，胸膈郁气，口疮，消渴。

蔷薇叶：甘，凉。解毒消肿。用于疮痈肿毒。

蔷薇枝：甘，凉。清热消肿，生发。用于疮疖，脱发。

蔷薇根：苦、涩，凉。归脾、胃、肾经。清热解毒，祛风除湿，活血调经，固精缩尿，消骨鲠。用于疮痈肿毒，烫火伤，口疮，痔血，鼻衄，关节疼痛，月经不调，痛经，久痢不愈，遗尿，尿频，带下，子宫脱垂，骨鲠。

营实：酸，凉。归肝、肾、胃经。清热解毒，祛风活血，利水消肿。用于疮痈肿毒，风湿痹痛，关节不利，月经不调，水肿，小便不利。

| 用法用量 | 蔷薇花：内服煎汤，3 ~ 6 g。

蔷薇露：内服炖温，30 ~ 60 g。

蔷薇叶：外用适量，研末调敷；或鲜品捣敷。

蔷薇枝：内服煎汤，10 ~ 15 g。外用适量，煎汤洗。

蔷薇根：内服煎汤，10 ~ 15 g；或研末，1.5 ~ 3 g；或鲜品绞汁。外用适量，研末敷；或煎汤含漱；或煎汤洗。

营实：内服煎汤，15 ~ 30 g，鲜品加倍。外用适量，捣敷。

| 附　注 | 本种异名：*Rosa blinii* H. Lév.、*Rosa lebrunei* H. Lév.。

药材蔷薇花，为本种的干燥花，《湖北省中药材质量标准》（2009 年版）、《山东省中药材标准》（1995 年版、2002 年版）中有收载，《上海市中药材标准》（1994 年版）以"野蔷薇花"之名收载之，《江苏省中药材标准》（1989 年版）、《江苏省中药材标准（试行稿）·第二批》（1986 年版）、《山东省中药材标准·附录》（1995 年版、2002 年版）以"白残花"之名收载之。

药材蔷薇根，为本种的干燥根，《上海市中药材标准》（1994 年版）以"野蔷薇根"之名收载之。

蔷薇科 Rosaceae 蔷薇属 *Rosa*

七姊妹
Rosa multiflora Thunb. var. *carnea* Thory

| 药 材 名 | 十姊妹（药用部位：根、叶）。

| 形态特征 | 本变种与野蔷薇的区别在于花为重瓣，粉红色。

| 生境分布 | 生于路旁、田边或丘陵灌丛中。分布于德兴大茅山、大岗山等。

| 资源情况 | 野生资源一般。药材来源于野生。

| 采收加工 | 全年均可采挖根，洗净，切片，晒干；夏、秋季采收叶，鲜用或晒干。

| 功能主治 | 苦、微涩，平。清热化湿，疏肝利胆。用于黄疸，痞积，带下。

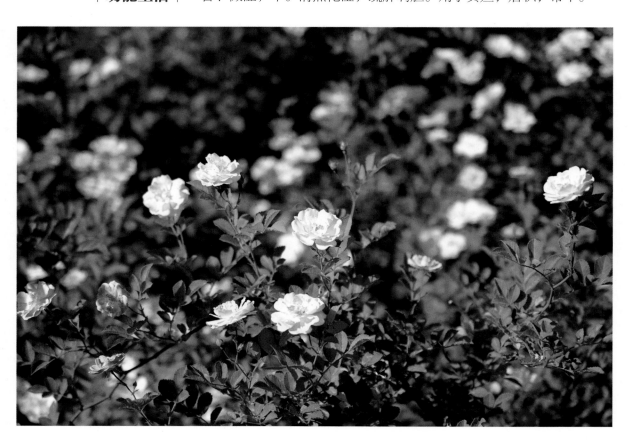

| **用法用量** | 内服煎汤，15 ～ 30 g。 |

| **附　注** | 本种异名：*Rosa multiflora* Thunb. var. *platyphylla* Thory、*Rosa lebrunei* Lévl.、*Rosa blinii* Lévl.。 |

蔷薇科 Rosaceae 蔷薇属 Rosa

粉团蔷薇 *Rosa multiflora* Thunb. var. *cathayensis* Rehd. et Wils.

药 材 名	红刺玫花（药用部位：花）、红刺玫根（药用部位：根）。
形态特征	本变种与野蔷薇的区别在于花为粉红色，单瓣。
生境分布	生于山坡、灌丛或河边等。德兴各地均有分布，常栽培作花卉。
资源情况	野生资源丰富，栽培资源一般。药材主要来源于野生。
采收加工	**红刺玫花**：春、夏季花将开放时采摘，除去萼片等杂质，晒干。 **红刺玫根**：全年均可采挖，洗净，切片，晒干。
功能主治	**红刺玫花**：苦、涩，寒。清暑化湿，顺气和胃。用于暑热胸闷，口渴，呕吐，食少，口疮，口糜，烫火伤。

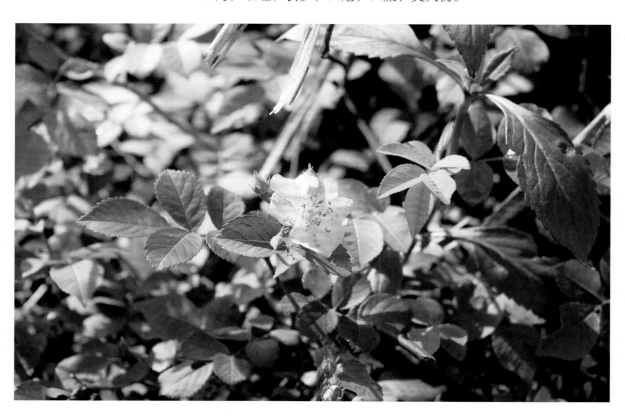

红刺玫根：苦、涩，凉。活血通络。用于关节炎，颜面神经麻痹。

| **用法用量** | **红刺玫花：**内服煎汤，3～9 g。外用适量，研末调敷。

红刺玫根：内服煎汤，9～15 g。外用适量，研末撒或调敷。

| **附　注** | 本种异名：*Rosa cathayensis* (Rehder et E. H. Wilson) L. H. Bailey、*Rosa adenoclada* H. Lév.、*Rosa kwangsiensis* H. L. Li、*Rosa gentiliana* H. Lév. et Vaniot。

药材红刺玫根，为本种的干燥根，《中华人民共和国药典·附录》（2005 年版、2010 年版）、《湖南省中药材标准》（1993 年版、2009 年版）以"金樱根"之名收载之。

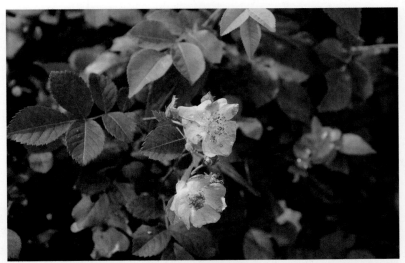

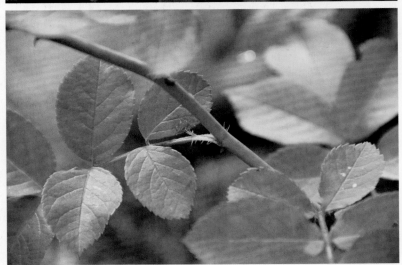

蔷薇科 Rosaceae 蔷薇属 Rosa

玫瑰 *Rosa rugosa* Thunb.

| 药 材 名 | 玫瑰花（药用部位：花蕾）、玫瑰露（药材来源：花的蒸馏液）、玫瑰根（药用部位：根）。

| 形态特征 | 直立灌木。枝干粗壮，具皮刺和刺毛，小枝密生绒毛。羽状复叶；小叶 5 ~ 9，椭圆形或椭圆状倒卵形，长 2 ~ 5 cm，宽 1 ~ 2 cm，边缘具钝锯齿，质厚，上面光亮，多皱，无毛，下面苍白色，有柔毛及腺体；叶柄和叶轴有绒毛，并疏生小皮刺和刺毛；托叶大部附着于叶柄。花单生或 3 ~ 6 聚生；花梗有绒毛和腺；花紫红色至白色，芳香，直径 6 ~ 8 cm。蔷薇果扁球形，直径 2 ~ 2.5 cm，红色，平滑，具宿存萼裂片。

| 生境分布 | 德兴银城、花桥有栽培。

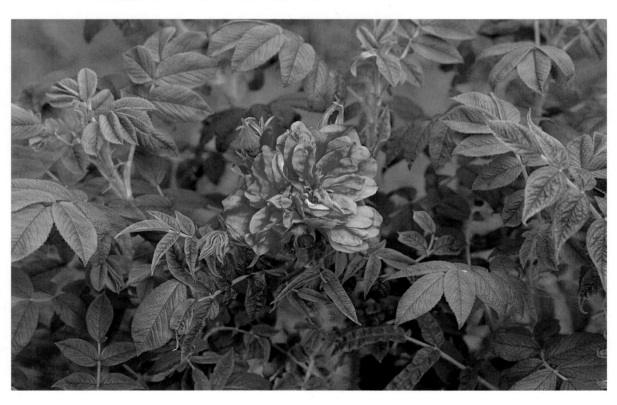

| 资源情况 | 栽培资源丰富。药材来源于栽培。

| 采收加工 | **玫瑰花**：春末夏初花将开放时分批采摘，低温干燥；或采摘已充分膨大但未开放的花蕾，文火烘干或阴干。

玫瑰露：采摘花，蒸馏，收集蒸馏液。

玫瑰根：全年均可采挖，洗净，切片，晒干。

| 药材性状 | **玫瑰花**：本品略呈半球形或不规则团状，直径 0.7 ~ 1.5 cm，残留花梗上被细柔毛。花托半球形，与花萼基部合生。萼片 5，披针形，黄绿色或棕绿色，被细柔毛。花瓣多皱缩，展平后呈宽卵形，呈覆瓦状排列，紫红色，有的黄棕色；雄蕊多数，黄褐色；花柱多数，柱头在花托口集成头状，略凸出，短于雄蕊。体轻，质脆。气芳香浓郁，味微苦、涩。

| 功能主治 | **玫瑰花**：甘、微苦，温。归肝、脾经。行气解郁，和血，止痛。用于肝胃气痛，食少呕恶，月经不调，跌打伤痛。

玫瑰露：淡，平。归肝、胃经。和中，养颜泽发。用于肝气犯胃，脘腹胀满疼痛，肤发枯槁。

玫瑰根：甘、微苦，微温。归肝经。活血，调经，止带。用于月经不调，带下，跌打损伤，风湿痹痛。

| 用法用量 | **玫瑰花**：内服煎汤，3 ~ 6 g；或浸酒；或泡茶饮；阴虚有火者勿用。

玫瑰露：内服温饮，30 ~ 60 g。

玫瑰根：内服煎汤，9 ~ 15 g。

| 附　　注 | 本种异名：*Rosa ferox* Lawrance、*Rosa pubescens* Baker。

药材玫瑰花，为本种的干燥花蕾，《中华人民共和国药典》（1963 年版至 2020 年版）、《内蒙古蒙药材标准》（1986 年版）、《新疆维吾尔自治区药品标准·第二册》（1980 年版）、《维吾尔药材标准·上册》（1993 年版）中有收载，《青海省藏药标准·附录》（1992 年版）以"蔷薇花"之名收载之。

《中华人民共和国药典》规定，玫瑰花按照醇溶性浸出物测定法项下的热浸法测定，用 20% 乙醇作溶剂，浸出物不得少于 28.0%。

本种的花瓣可泡茶，或制作玫瑰花酱，也可煮粥。

蔷薇科 Rosaceae 蔷薇属 Rosa

黄刺玫 *Rosa xanthina* Lindl.

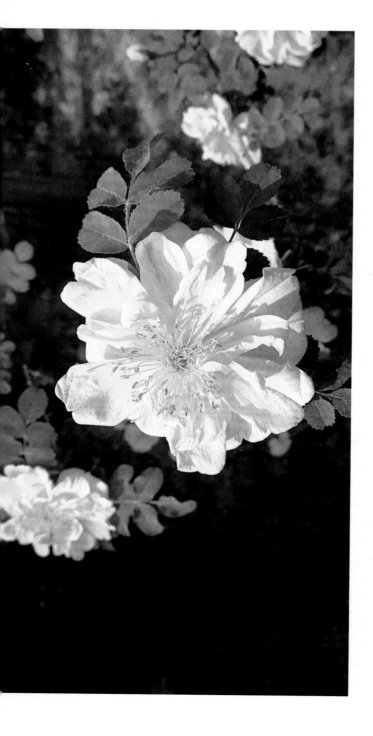

| 药 材 名 |

黄刺玫（药用部位：果实）。

| 形态特征 |

灌木，高 1 ~ 3 m。小枝褐色，幼时微生柔毛，具硬皮刺。单数羽状复叶，小叶片 7 ~ 13，宽卵形或近圆形，少数椭圆形，长 8 ~ 15 mm，宽约 8 mm，先端钝，基部近圆形，边缘具钝锯齿，下面幼时微生柔毛；叶柄和叶轴具疏柔毛，并疏生小皮刺；托叶大部分附着于叶柄上。花单生，黄色，直径约 4 cm，无苞片；花梗长 1 ~ 2 mm，无毛；萼裂片披针形，全缘，宿存；花瓣重瓣或单瓣，倒卵形。蔷薇果近球形，直径约 1 cm，红褐色。

| 生境分布 |

德兴公园有栽培。

| 资源情况 |

栽培资源一般。药材来源于栽培。

| 采收加工 |

秋季采收，鲜用或晒干。

| **功能主治** | 活血舒筋，祛湿利尿。用于跌打损伤。 |

| **用法用量** | 内服煎汤，15 ~ 30 g，鲜品加倍。外用适量，捣敷。 |

| **附　　注** | 本种异名：*Rosa xanthinoides* Nakai。 |

蔷薇科 Rosaceae 悬钩子属 Rubus

腺毛莓
Rubus adenophorus Rolfe

| **药 材 名** | 红牛毛刺根（药用部位：根）、红牛毛刺叶（药用部位：叶）。 |

| **形态特征** | 灌木。小枝疏生柔毛和红色具柄的腺毛，具基部宽的短弯皮刺。三出复叶，小叶纸质，卵形，长 4 ~ 10 cm，宽 2 ~ 7 cm，顶生小叶宽卵形或卵形，具长柄，侧生小叶偏斜，近无柄，边缘疏生重锯齿，上面伏生长柔毛，并有腺点，下面绿色，有柔毛；叶柄长达 8 cm，和叶轴均有皮刺；托叶钻形。圆锥状花序顶生，总状花序腋生，密生黄色硬毛和红色腺毛；苞片和小苞片披针形；花粉红色，直径 6 ~ 8 mm；萼裂片卵形，先端尾尖。聚合果球形，直径约 1 cm，红色。 |

| **生境分布** | 生于低海拔至中海拔的山地、山谷、疏林润湿处或林缘。分布于德 |

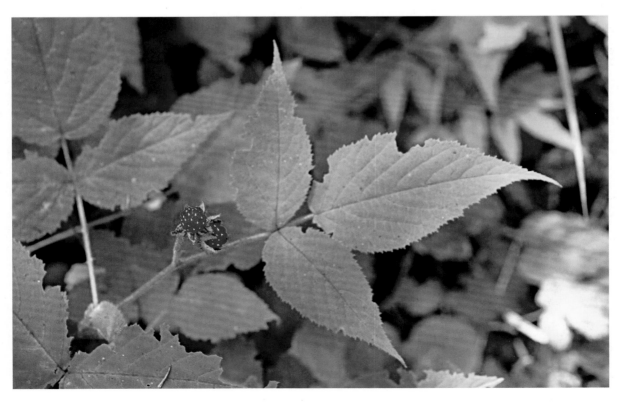

兴三清山北麓等。

资源情况 | 野生资源一般。药材来源于野生。

采收加工 | **红牛毛刺根**：夏、秋季采挖，洗净，切片，鲜用或晒干。

红牛毛刺叶：夏、秋季采收，晒干。

功能主治 | **红牛毛刺根**：甘、涩，温。和血调气，止痛，止痢。用于劳伤疼痛，吐血，疝气，痢疾。

红牛毛刺叶：甘、涩，温。理气，利湿，止痛，止血。用于肺痨疼痛，吐血，痢疾，疝气。

用法用量 | **红牛毛刺根**：内服煎汤，9 ~ 30 g。

红牛毛刺叶：外用适量，研末撒。

附　注 | 本种异名：*Rubus sagatus* Focke。

本种的成熟果实可作野果。

蔷薇科 Rosaceae **悬钩子属** Rubus

粗叶悬钩子 *Rubus alceaefolius* Poir.

| **药材名** | 粗叶悬钩子（药用部位：根、叶）。

| **形态特征** | 攀缘灌木。枝密生黄色绒毛，和叶柄及花序具小钩刺。单叶，近革质，心状卵形或心状圆形，大小极不等，直径 5 ~ 12 cm，不整齐 3 ~ 7 裂，裂片常圆钝，有时尖，边缘具细圆齿，上面有粗毛和囊泡状小突起，或平坦，下面密生灰色或浅黄色绵毛和长柔毛，叶脉锈色；叶柄长 2 ~ 4.5 cm；托叶羽状深裂。花白色，直径 12 ~ 15 mm，成顶生和腋生的圆锥花序或总状花序，有时成腋生头状花束，有淡黄色绒毛；苞片大，似托叶。聚合果球形，直径 1.5 ~ 2 cm，红色。

| **生境分布** | 生于海拔 500 ~ 2 000 m 的向阳山坡、山谷杂木林内或沼泽灌丛中

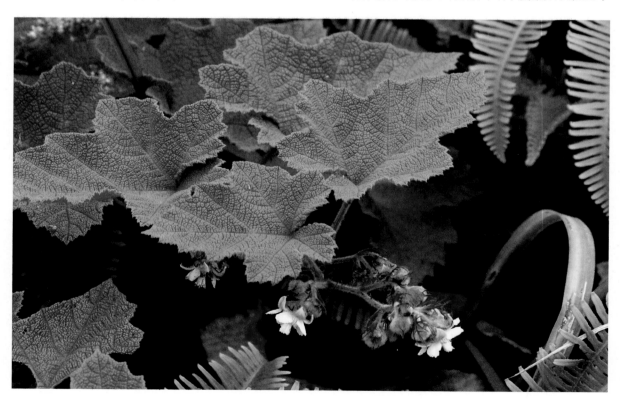

以及路旁岩石间。分布于德兴三清山北麓、大茅山等。

| 资源情况 | 野生资源一般。药材来源于野生。

| 采收加工 | 全年均可采收，洗净，晒干。

| 功能主治 | 甘、淡，平。清热利湿，止血，散瘀。用于肝炎，痢疾，肠炎，乳腺炎，口腔炎，行军性血红蛋白尿，外伤出血，肝脾肿大，跌打损伤，风湿骨痛。

| 用法用量 | 内服煎汤，15～30 g。外用适量，研末撒；或煎汤含漱。

| 附　　注 | 本 种 异 名：*Rubus alceifolius* Poiret、*Rubus gilvus* Focke、*Rubus monguillonii* H. Lév. et Vaniot、*Rubus laciniatostipulatus* Hayata ex Koidz.、*Rubus hainanensis* Focke、*Rubus bullatifolius* Merr.。
本种的成熟果实可作野果。

蔷薇科 Rosaceae 悬钩子属 Rubus

周毛悬钩子 *Rubus amphidasys* Focke ex Diels

| 药 材 名 | 周毛悬钩子（药用部位：全株）、周毛悬钩子果（药用部位：果实）。

| 形态特征 | 常绿蔓生小灌木，长 20 ～ 40 cm。茎无皮刺，和叶柄、叶片下面中脉、总花梗、花梗、花萼密生紫色刚毛状长腺毛和淡黄色绢毛。单叶，纸质，卵形或宽卵形，长 4.5 ～ 10.5 cm，宽 3 ～ 10 cm，掌状 3 ～ 5 浅裂，基部心形，边缘具尖锯齿，两面有柔毛；叶柄长 2.5 ～ 5.5 cm；托叶羽状深裂，裂片条形。花 3 ～ 5，成腋生的短总状花序；花梗长 5 ～ 8 mm；苞片似托叶；花白色，直径 1 ～ 1.5 cm；萼裂片披针形，内外两面密生柔毛。聚合果半球形，直径约 1 cm，暗红色。

| 生境分布 | 生于海拔 400 ～ 1 600 m 的山坡路旁丛林或竹林内或山地红黄壤林下。德兴各地均有分布。

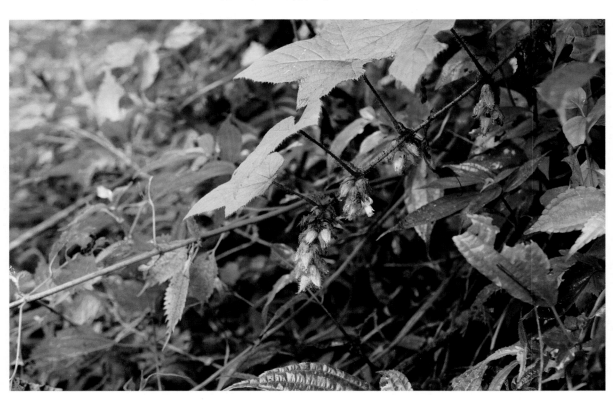

| 资源情况 | 野生资源丰富。药材来源于野生。

| 采收加工 | **周毛悬钩子**：全年均可采收，洗净，切段，晒干。
周毛悬钩子果：7 ~ 8 月果实成熟时采收，晒干。

| 功能主治 | **周毛悬钩子**：苦，平。归肝经。活血调经，祛风除湿。用于月经不调，带下，风湿痹痛，外伤出血。
周毛悬钩子果：酸，平。醒酒止渴。用于酒醉，口渴。

| 用法用量 | **周毛悬钩子**：内服煎汤，15 ~ 30 g。外用适量，鲜品捣敷。
周毛悬钩子果：内服煎汤，9 ~ 15 g。

| 附　注 | 本种异名：*Rubus chaffanjonii* H. Lév. et Vaniot。
本种的成熟果实可作野果。

蔷薇科 Rosaceae 悬钩子属 Rubus

寒莓
Rubus buergeri Miq.

| **药 材 名** | 寒莓（药用部位：茎叶。别名：寒泡刺）、寒莓根（药用部位：根。别名：刺泡根）。

| **形态特征** | 蔓性常绿小灌木。茎常伏地生根，长出新株，密生褐色或灰白色柔毛，无刺或具少数刺；匍匐枝长达 2 m。单叶，近圆形，直径 4 ~ 8 cm，基部心形，边缘常 5 浅裂，并具不整齐锯齿，上面近无毛，下面和叶柄有绒毛，沿叶脉毛较密；叶柄长 3 ~ 9 cm；托叶条裂。总状花序短，腋生，有 4 ~ 10 花，密集；总花梗和花梗密生灰白色短绒毛，并散生刺刚毛；花白色，直径约 1 cm；萼裂片披针形，外面有淡黄色长毛。聚合果近球形，直径 6 ~ 9 mm，红色。

| **生境分布** | 生于中低海拔的阔叶林下或山地杂木林内。德兴各地均有分布。

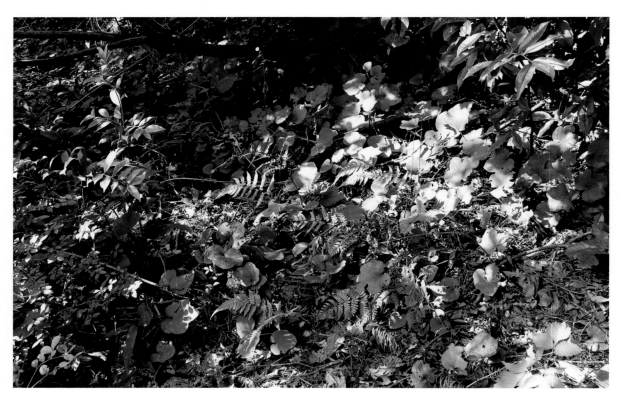

| 资源情况 | 野生资源丰富。药材来源于野生。

| 采收加工 | **寒莓**：夏、秋季采收，鲜用或晒干。

寒莓根：全年均可采收，洗净，切片，鲜用或晒干。

| 功能主治 | **寒莓**：苦、酸，凉。凉血止血，解毒敛疮。用于肺痨咯血，外伤出血，疮疡肿痛，湿疮流脓。

寒莓根：苦、酸，寒。清热解毒，活血止痛。用于湿热黄疸，产后发热，小儿高热，月经不调，白带过多，胃痛吐酸，痔疮肿痛，肛门漏管。

| 用法用量 | **寒莓**：内服煎汤，9 ~ 15 g，鲜品 30 ~ 60 g。外用适量，鲜品捣敷。

寒莓根：内服煎汤，9 ~ 15 g，鲜品 30 ~ 60 g。

| 附　　方 | （1）治黄疸：寒莓根、虎刺、阔叶十大功劳、白马骨各 9 ~ 15 g。煎汤内服。

（2）治妇女腰痛、白带过多、月经不调：鲜寒莓根 120 g。煎汤，取汁炖白鸡 1 只服。

（3）治上呕下泻：鲜寒莓根 30 g，酸浆 15 g，积雪草 9 g。煎水，白糖为引服。

［方（1）~（3）出自《草药手册》（江西）］

| 附　　注 | 本种异名：*Rubus shimadai* Hayata、*Rubus pseudobuergeri* Sasaki、*Rubus bodinieri* H. Lév. et Vaniot、*Rubus shimadae* Hayata。

本种的成熟果实可作野果。

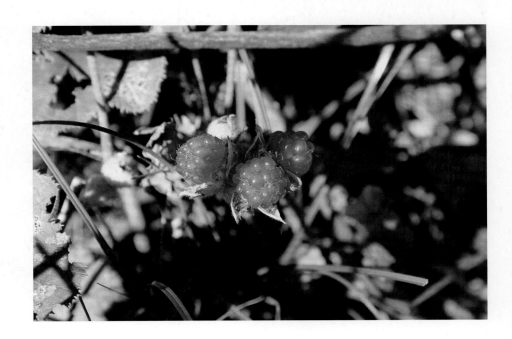

▨蔷薇科▨ Rosaceae ▨悬钩子属▨ *Rubus*

掌叶复盆子
Rubus chingii Hu

| **植物别名** | 华东覆盆子。

| **药材名** | 覆盆子（药用部位：果实）、覆盆子叶（药用部位：叶）、覆盆子根（药用部位：根）。

| **形态特征** | 落叶灌木，高 2 ~ 3 m。幼枝绿色，有白粉，具少数倒刺。单叶，近圆形，直径 5 ~ 9 cm，掌状 5 深裂，稀 3 或 7 裂，中裂片菱状卵形，基部近心形，边缘具重锯齿，两面脉上有白色短柔毛，基出脉 5；叶柄长 3 ~ 4.5 cm；托叶条形。花单生短枝先端，白色，直径 2.5 ~ 3.5 cm；花梗长 2 ~ 3.5 cm；萼裂片两面有短柔毛。聚合果球形，直径 1.5 ~ 2 cm，红色，下垂；小核果密生灰白色柔毛。

| **生境分布** | 生于低海拔至中海拔的山坡、路边灌丛。德兴各地均有分布，绕二、张村有栽培。

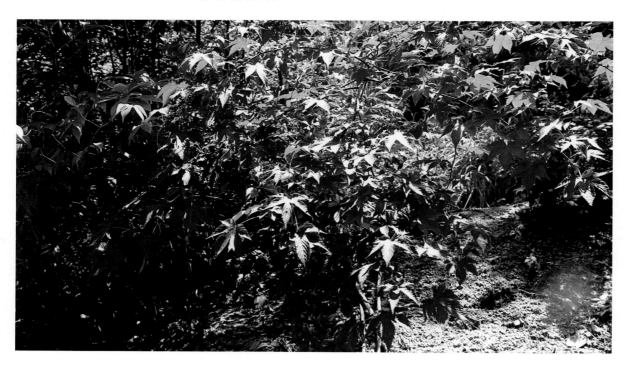

| 资源情况 | 野生资源丰富,栽培资源丰富。药材主要来源于栽培。 |

采收加工 **覆盆子:**夏初果实由绿色变黄色时采摘,拣净果梗、叶,置沸水中略烫或略蒸,取出,干燥。

覆盆子叶:8月,采摘果实后剪下叶子,洗净,晒干或烘干。

覆盆子根:在根蘖繁殖或栽培4～5年后,轮流采挖部分根,切成长6～10 cm的段,晒干或烘干。

药材性状 **覆盆子:**本品为聚合果,由多数小核果聚合而成,呈圆锥形或扁圆锥形,高0.6～1.3 cm,直径0.5～1.2 cm。表面黄绿色或淡棕色,先端钝圆,基部中心凹入。宿萼棕褐色,下有果柄痕。小果易剥落,呈半月形,背面密被灰白色茸毛,两侧具明显的网纹,腹部具凸起的棱线。体轻,质硬。气微,味微酸、涩。

功能主治 **覆盆子:**甘、酸,温。归肝、肾、膀胱经。益肾,固精缩尿,养肝明目。用于遗精滑精,遗尿尿频,阳痿早泄,目暗昏花。

覆盆子叶:微酸、咸,平。归肝经。清热解毒,明目,敛疮。用于眼睑赤烂,目赤肿痛,青盲,牙痛,臁疮,疖肿。

覆盆子根:苦,平。归胃、肝经。祛风止痛,明目退翳,和胃止呕。用于牙痛,风湿痹痛,目翳,呕逆。

用法用量 **覆盆子:**内服煎汤,6～12 g;或入丸、散剂;或浸酒;或熬膏。阴虚火旺、小便短赤者禁服。

覆盆子叶:外用适量,捣汁点眼;或研末撒。

覆盆子根:内服煎汤,15～30 g。外用适量,澄粉,点眼。

附 注 本种异名:*Rubus palmatus* Hemsl.、*Rubus officinalis* Koidz.。

药材覆盆子,为本种的干燥果实,《中华人民共和国药典》(1985年版至2015年版)等中有收载,《中华人民共和国药典》(1963年版、1977年版)、《新疆维吾尔自治区药品标准·第二册》(1980年版)以"复盆子"之名收载之。

《中华人民共和国药典》规定,覆盆子按干燥品计算,含鞣花酸($C_{14}H_6O_8$)不得少于0.20%,含山柰酚-3-O-芸香糖苷($C_{27}H_{30}O_{15}$)不得少于0.03%。

本种的成熟果实可作野果。

本种为江西道地药材,为"赣食十味"之一,主产于德兴。

薔薇科 Rosaceae 悬钩子属 Rubus

山莓

Rubus corchorifolius L. f.

药 材 名	山莓（药用部位：果实。别名：央公泡、逢桑、三月泡）、山莓根（药用部位：根或根皮）、山莓叶（药用部位：茎叶）。
形态特征	落叶灌木，高 1 ~ 2 m，具根出枝条；小枝红褐色，幼时有柔毛和少数腺毛，并具皮刺。单叶，卵形或卵状披针形，长 3 ~ 9 cm，宽 2 ~ 5 cm，不裂或 3 浅裂，具不整齐的重锯齿，上面脉上稍有柔毛，下面及叶柄有灰色绒毛，脉上散生钩状皮刺；叶柄长 1 ~ 2 cm；托叶条形，贴生叶柄上。花单生或数朵聚生短枝上；花白色，直径约 3 cm；萼裂片卵状披针形，密生灰白色柔毛。聚合果球形，直径 10 ~ 12 mm，红色。
生境分布	生于海拔 200 ~ 2 200 m 的向阳山坡、溪边、山谷、荒地和灌丛潮

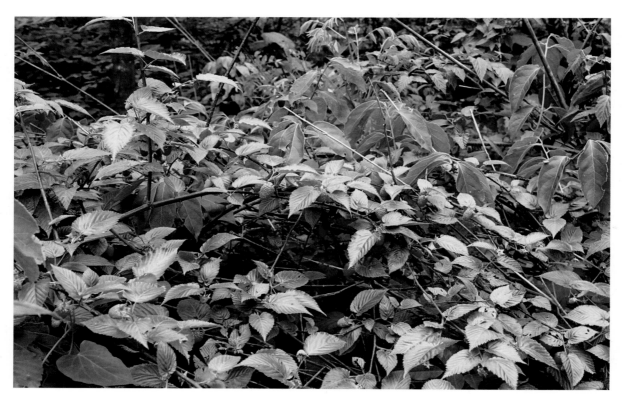

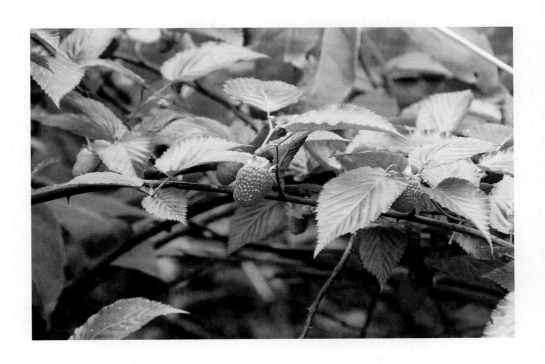

湿处。德兴各地均有分布。

| **资源情况** | 野生资源丰富。药材来源于野生。

| **采收加工** | **山莓**：夏季果实饱满、外表呈绿色时采摘，用酒蒸后晒干或用开水浸 1 ~ 2 分钟后晒干。

山莓根：秋季采挖，洗净，切片，晒干。

山莓叶：春季至秋季采收，洗净，鲜用或晒干。

| **药材性状** | **山莓**：本品为聚合果，由多数小核果聚生在隆起的花托上而呈长圆锥形或半球形，高 5 ~ 10 mm，直径 3 ~ 7 mm。表面黄绿色或淡棕色，密被灰白色茸毛；先端钝圆，基部扁平或中心微凹入；宿萼黄绿色或棕褐色，5 裂，裂片先端反折；基部着生极多棕色花丝；果柄细长或留有残痕。小坚果易剥落，半月形，长约 2 mm，宽约 1 mm；背面隆起，密被灰白色柔毛，两侧具明显的网纹，腹部具凸起的棱线。体轻，质稍硬。气微，味酸微涩。

山莓根：本品根长短不等，直径 2 ~ 3 cm；表面灰棕色至灰黄色；质坚硬；断面白色，具菊花状纹理，外侧皮部厚 3 ~ 6 mm。根皮呈不规则的卷筒状或槽状，长短不等，宽 1 ~ 3 cm，厚 0.1 ~ 0.7 cm，老根皮先端展开如喇叭口；外表皮灰棕色至棕色，表面粗糙，具明显的纵皱纹。细根外表皮色较深，多为暗棕色，表面较光滑；内表面为黄棕色至棕色，有明显的细纵纹；老根皮质硬而脆，不

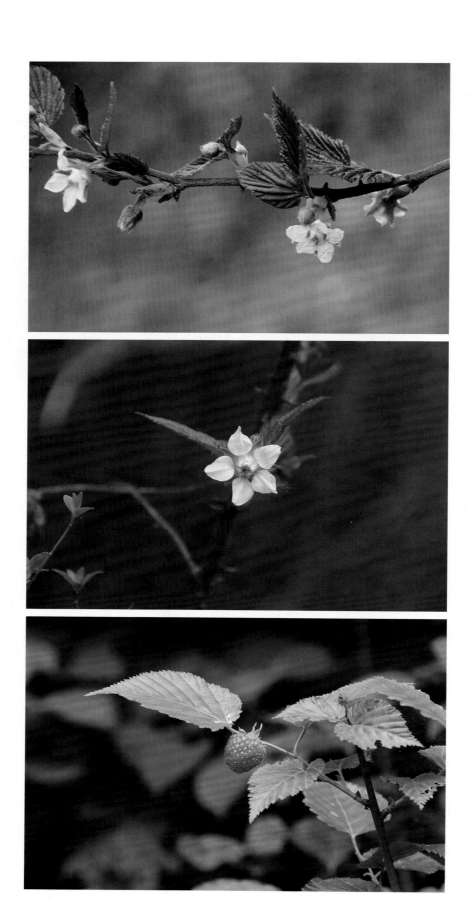

易折断，细根皮质脆，易折断，断面为淡黄色或浅棕色，外层有颗粒状突起，内层具纵向排列的射线纹理。气微，味苦、涩。

山莓叶： 本品多破碎不全或皱缩成团。完整叶片展平后呈卵形或卵状披针形，长 3 ～ 9 cm，宽 2 ～ 5 cm。表面灰绿色或灰黄色，叶片基部近心形，边缘具不规则锯齿，有的 3 浅裂，基出脉 3 ～ 5，中脉上可见柔毛，下表面密生灰色茸毛。叶脉常具小钩刺；叶柄长 1 ～ 2 cm。质脆，易破碎。气微，味苦、涩。

| 功能主治 | **山莓：** 酸、微甘，平。归大肠经。醒酒止渴，化痰解毒，收涩。用于醉酒，痛风，丹毒，烫火伤，遗精，遗尿。

山莓根： 苦、涩，平。归肝、脾经。凉血止血，活血调经，清热利湿，解毒敛疮。用于咯血，崩漏，痔疮出血，痢疾，泄泻，经闭，痛经，跌打损伤，毒蛇咬伤，疮疡肿毒，湿疹。

山莓叶： 苦、涩，平。清热利咽，解毒敛疮。用于咽喉肿痛，疮痈疖肿，乳腺炎，湿疹，黄水疮。

| 用法用量 | **山莓：** 内服煎汤，9 ～ 15 g；或生食。外用适量，捣汁涂。

山莓根： 内服煎汤，10 ～ 30 g；孕妇慎服。外用适量，捣敷。

山莓叶： 内服煎汤，9 ～ 15 g。外用适量，捣敷。

| 附　注 | 本种异名：*Rubus shinkoensis* Hayata、*Rubus vaniotii* H. Lév. et Vaniot、*Rubus otophorus* Franch.、*Rubus oliveri* Miq.、*Rubus villosus* Thunb.、*Rubus althaeoides* Hance、*Rubus arisanensis* Hayata。

药材山莓，为本种的干燥果实，《湖南省中药材标准》（1993 年版、2009 年版）以"覆盆子"或"覆盆子（山莓）"之名收载之。

药材山莓根，为本种的干燥根皮，《贵州省中药材、民族药材质量标准》（2003 年版）以"三月泡"之名收载之。

药材山莓叶，为本种的干燥叶，《贵州省中药材、民族药材质量标准》（2003 年版）以"木莓"之名收载之。

本种的成熟果实可作野果。

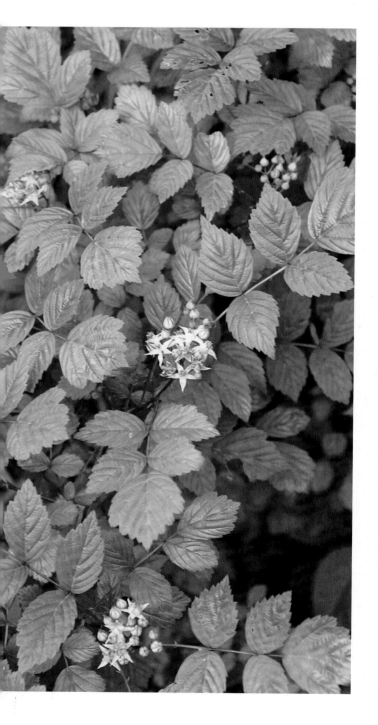

蔷薇科 Rosaceae 悬钩子属 Rubus

插田泡

Rubus coreanus Miq.

| 药 材 名 |

倒生根（药用部位：根）、插田泡果（药用部位：果实）、插田泡叶（药用部位：叶）。

| 形态特征 |

灌木，高约 3 m。茎直立或弯曲成拱形，红褐色，具钩状的扁平皮刺。单数羽状复叶；小叶 5 ~ 7，卵形、椭圆形或菱状卵形，长 3 ~ 6 cm，宽 1.5 ~ 4 cm，边缘具不整齐的锥状锐锯齿，下面灰绿色，沿叶脉有柔毛或绒毛；叶柄长 2 ~ 4 cm，和叶轴散生小皮刺；托叶条形。伞房花序顶生或腋生；总花梗和花梗有柔毛；花 5 月开，粉红色，直径 8 ~ 10 mm；花萼裂片卵状披针形，外面有毛。聚合果卵形，直径约 5 mm，红色。

| 生境分布 |

生于海拔 100 ~ 1 700 m 的山坡灌丛或山谷、河边、路旁。德兴各地均有分布。

| 资源情况 |

野生资源丰富。药材来源于野生。

| 采收加工 |

倒生根：9 ~ 10 月采挖，洗净，切片，晒干。

插田泡果：6～8月果实成熟时采收，鲜用或晒干。

插田泡叶：春、夏季采收，鲜用或晒干。

| 药材性状 | 插田泡果：本品为单个聚合果或数个聚合果组成的束。单个聚合果近球形，直径约4 mm，基部较平坦，表面淡绿色、灰棕色或红棕色至紫红色，周围有许多小核果密布，近无毛。宿萼棕褐色，5裂。气微，味酸、甜。

| 功能主治 | 倒生根：苦、涩，凉。活血止血，祛风除湿。用于跌打损伤，骨折，月经不调，吐血，衄血，风湿痹痛，水肿，小便不利，瘰疬。

插田泡果：甘、酸，温。归肝、肾经。补肾固精，平肝明目。用于阳痿，遗精，遗尿，带下，不孕，胎动不安，风眼流泪，目生翳障。

插田泡叶：苦、涩，凉。祛风明目，除湿解毒。用于风眼流泪，风湿痹痛，狗咬伤。

| 用法用量 | 倒生根：内服煎汤，6～15 g；或浸酒；体弱无瘀血停滞者慎用。外用适量，鲜品捣敷。

插田泡果：内服煎汤，9～15 g。

插田泡叶：内服煎汤，10～15 g。外用适量，捣敷。

| 附　　注 | 本种异名：*Rubus pseudosaxatilis* H. Lév.、*Rubus quelpaertensis* H. Lév.、*Rubus nakaianus* H. Lév. ex Nakai。

本种的成熟果实可作野果。

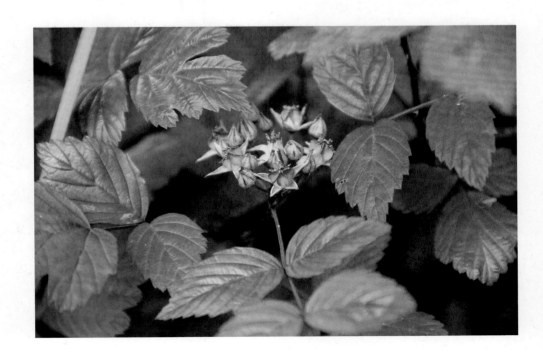

薔薇科 Rosaceae 悬钩子属 Rubus

蓬蘽

Rubus hirsutus Thunb.

| 药 材 名 | 托盘（药用部位：根）、托盘叶（药用部位：叶、嫩枝梢）。

| 形态特征 | 灌木，高 1 ~ 2 m。枝被柔毛和腺毛，疏生皮刺。小叶 3 ~ 5，卵形或宽卵形，长 3 ~ 7 cm，两面疏生柔毛，具不整齐尖锐重锯齿；叶柄长 2 ~ 3 cm，顶生小叶柄长约 1 cm，均具柔毛和腺毛，并疏生皮刺；托叶披针形或卵状披针形，两面有柔毛。花常单生，顶生或腋生；花梗长 2 ~ 6 cm，有柔毛和腺毛，或有极少小皮刺；苞片有柔毛；花直径 3 ~ 4 cm；花萼密被柔毛和腺毛，萼片卵状披针形或三角状披针形，长尾尖，边缘被灰白色绒毛，花后反折；花瓣倒卵形或近圆形，白色。果实近球形，直径 1 ~ 2 cm，无毛。

| 生境分布 | 生于山坡路旁阴湿处或灌丛中。德兴各地均有分布。

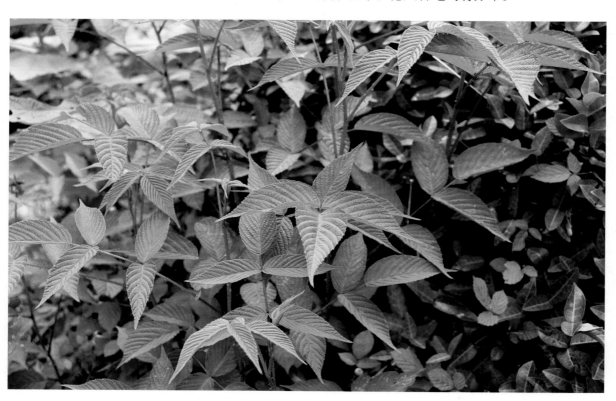

| **资源情况** | 野生资源丰富。药材来源于野生。

| **采收加工** | **托盘**：夏、秋季采挖，洗净，鲜用或晒干。

托盘叶：夏、秋季采收，鲜用或晒干。

| **功能主治** | **托盘**：酸、微苦，平。清热解毒，消肿止痛，止血。用于感冒，小儿高热惊厥，咽喉肿痛，牙痛，头痛，风湿筋骨痛，瘰疬，疖肿。

托盘叶：微苦、酸，平。清热解毒，收敛止血。用于牙龈肿痛，暴赤火眼，疮疡疖肿，外伤出血。

| **用法用量** | **托盘**：内服煎汤，15 ~ 30 g。外用适量，捣汁，涂敷或滴眼；或研末撒敷。

托盘叶：外用适量，鲜品捣敷；或干品研末撒；或捣汁涂敷、滴眼。

| **附　　注** | 本种异名：*Rubus talaikiaensis* H. Lév.、*Rubus thunbergii* Siebold et Zucc.、*Rubus stephanandria* H. Lév.、*Rubus argyi* H. Lév.。

本种的成熟果实可作野果。

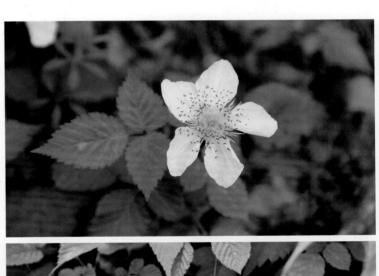

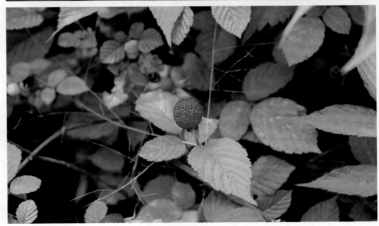

蔷薇科 Rosaceae 悬钩子属 Rubus

白叶莓
Rubus innominatus S. Moore

| 药 材 名 | 早谷藨（药用部位：根）。

| 形态特征 | 落叶灌木，高 1 ~ 3 m。茎直立，和叶轴、叶柄密生柔毛并散生短的下弯皮刺。单数羽状复叶；小叶 3 ~ 5，卵形、宽卵形至长椭圆状卵形，长 5 ~ 12 cm，宽 3 ~ 6.5 cm，边缘具不整齐的粗锯齿，上面疏生短柔毛，下面密生白色绒毛；叶柄长 2 ~ 6 cm。总状或圆锥状花序顶生和腋生，密生绒毛和红色腺毛；花紫红色，直径 8 ~ 10 mm，花瓣有啮蚀状边缘。聚合果球形，直径约 1 cm，橘红色。

| 生境分布 | 生于海拔 400 ~ 2 500 m 的山坡疏林、灌丛中或山谷河旁。分布于德兴三清山北麓等。

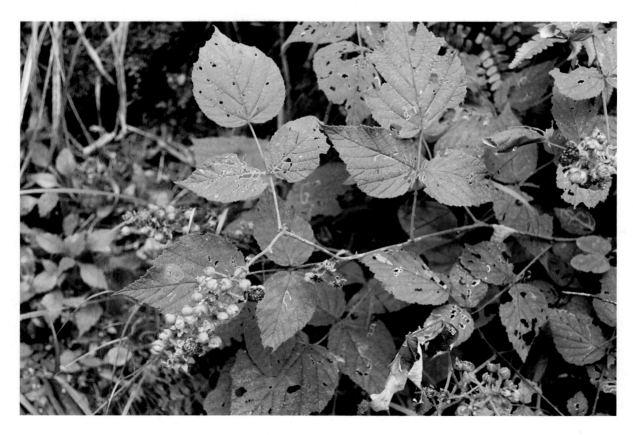

| 资源情况 | 野生资源一般。药材来源于野生。

| 采收加工 | 秋、冬季采挖，洗净，切片，晒干。

| 功能主治 | 辛，温。归肺经。平喘止咳。用于小儿风寒咳喘。

| 用法用量 | 内服煎汤，6 ~ 12 g，鲜品 15 ~ 30 g。

| 附　　注 | 本种异名：*Rubus xanthacanthus* H. Lév.、*Rubus kuntzeanus* Hemsl.var. *xanthacanthus* (H. Lév.) H. Lév.、*Rubus kuntzeanus* Hemsl. var. *glandulosus* Cardot、*Rubus xanthacantha* H. Léveillé、*Rubus kuntzeanus* Hemsl. var. *xanthacantha* (H. Léveillé) H. Léveillé。
本种的成熟果实可作野果。

蔷薇科 Rosaceae 悬钩子属 Rubus

无腺白叶莓 *Rubus innominatus* S. Moore var. *kuntzeanus* (Hemsl.) Bailey

| **药 材 名** | 白叶莓（药用部位：根）。

| **形态特征** | 本变种与白叶莓的区别在于枝、叶柄、叶片下面、总花梗、花梗和花萼外面均无腺毛。

| **生境分布** | 生于海拔 800 ~ 2 000 m 的山坡路旁或灌丛中。分布于德兴大茅山等。

| **资源情况** | 野生资源一般。药材来源于野生。

| **采收加工** | 秋、冬季采挖，洗净，鲜用，或切片，晒干。

| **功能主治** | 辛，温。归肺经。祛风散寒，止咳平喘。用于风寒咳喘。

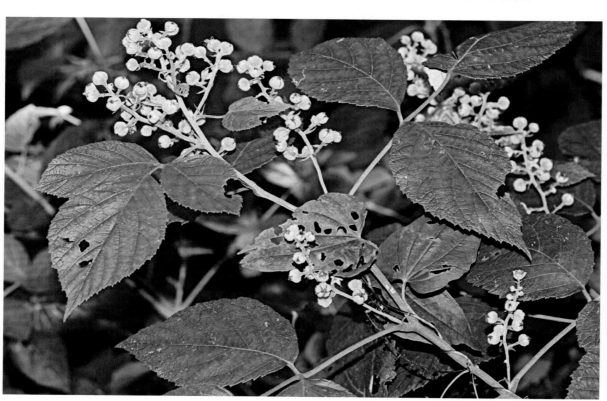

| **用法用量** | 内服煎汤，6 ~ 12 g，鲜品 15 ~ 30 g。

| **附　　注** | 本种异名：*Rubus kuntzeanus* Hemsl.、*Rubus adenocalyx* Cardot。
本种的成熟果实可作野果。

薔薇科 Rosaceae 悬钩子属 *Rubus*

灰毛泡 *Rubus irenaeus* Focke

| **药 材 名** | 地五泡藤根（药用部位：根）、地五泡藤叶（药用部位：叶）、地乌泡（药用部位：全株）。

| **形态特征** | 常绿平卧灌木。茎密生灰色绒毛，具少数小皮刺或无刺。叶近圆形，直径 5 ～ 13 cm，基部心形，边缘不显明浅裂，有具小尖头的细齿，下面和叶柄均密生灰色绒毛，叶脉黄棕色，突出；叶柄长 2 ～ 7 cm；托叶大，叶状，矩圆形，长 2 ～ 3 cm，近先端较宽并缺刻状条裂。花单生叶腋或数花顶生；总花梗、花梗和萼裂片密生灰色绒毛；花白色，直径 1.5 ～ 2 cm；萼裂片卵形，先端渐尖或条裂；花瓣近圆形。聚合果卵形，直径约 1.5 cm，红色。

| **生境分布** | 生于海拔 500 ～ 1 300 m 的山坡疏密杂木林下或树荫下腐殖质较多

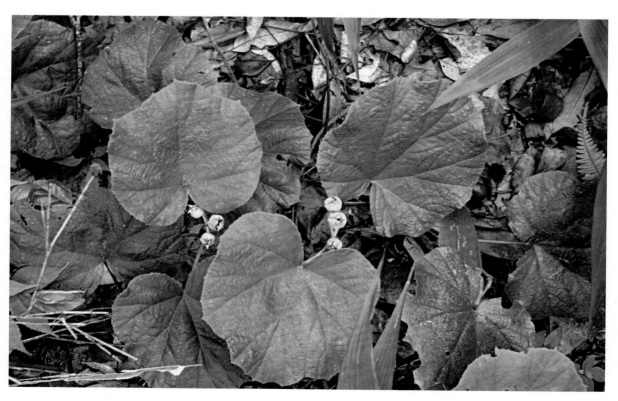

的地方。德兴各地均有分布。

| 资源情况 | 野生资源丰富。药材来源于野生。

| 采收加工 | **地五泡藤根：**秋、冬季采挖，洗净，晒干。

地五泡藤叶：夏、秋季采摘叶，晒干。

地乌泡：全年均可采集，晒干。

| 药材性状 | **地五泡藤叶：**本品完整者展平后呈近圆形或阔心形，先端微尖，基部心形；叶柄长 2 ~ 7 cm。托叶大，叶状，具裂齿。气微，味淡、微涩。

地乌泡：本品根多分支，茎有小刺并密被灰色茸毛。叶互生，完整叶片展平后呈近圆形或阔心形，先端微尖，基部心形；叶柄长 2 ~ 7 cm。托叶大，叶状，有裂齿。花 1 ~ 2 腋生或数朵顶生；总花梗，花梗和萼片密生灰茸毛。气微，味淡、微涩。

| 功能主治 | **地五泡藤根：**咸，温。归胃、肝经。理气止痛，解毒生肌。用于气瘀腹痛，口角生疮。

地五泡藤叶：咸，温。归胃、肝经。解毒敛疮。用于口疮，腹痛。

地乌泡：涩，温。归胃经。理气止痛，散毒生肌。用于气滞腹痛，口角炎。

| 用法用量 | **地五泡藤根：**内服煎汤，15 ~ 30 g。或浸酒。

地五泡藤叶：外用适量，研末调敷。

地乌泡：内服煎汤，5 ~ 10 g。

| 附   注 | 本种异名：*Rubus jaminii* H. Lév. et Vaniot

本种入药在《贵州省中药材、民族药材质量标准》（2003 年版）、《贵州省地方标准》（1994 年版）中以"地乌泡"之名被收载，药用部位均为干燥全株。

本种的成熟果实可作野果。

蔷薇科 Rosaceae 悬钩子属 Rubus

高粱泡 *Rubus lambertianus* Ser.

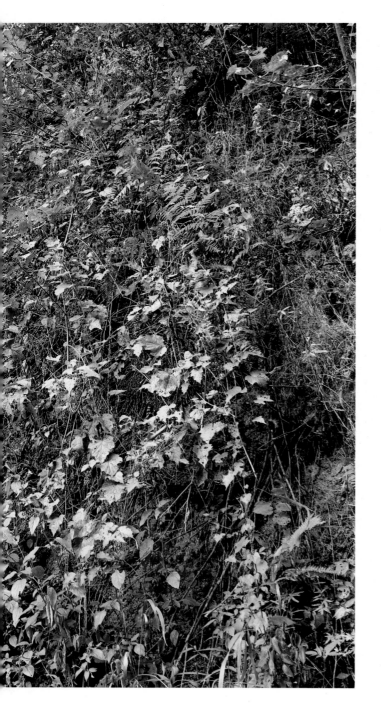

| 药 材 名 |

高粱泡（药用部位：根。别名：寒泡刺）、高粱泡叶（药用部位：叶）。

| 形态特征 |

半落叶藤状灌木。幼枝有柔毛或近无毛，具微弯的小皮刺。单叶，宽卵形，稀长圆状卵形，长 5 ~ 12 cm，基部心形，上面疏生柔毛或沿叶脉有柔毛，下面被疏柔毛，中脉常疏生小皮刺，3 ~ 5 裂或呈波状，具细锯齿；叶柄长 2 ~ 5 cm，有柔毛或近无毛，疏生小皮刺；托叶离生，线状深裂，常脱落。圆锥花序顶生，生于枝上部叶腋，花序常近总状，有时仅数花簇生叶腋；花序轴、花梗和花萼均被柔毛。花梗长 0.5 ~ 1 cm；苞片与托叶相似；花直径约 8 mm；萼片卵状披针形，全缘；花瓣倒卵形，白色；雄蕊多数；雌蕊 15 ~ 20。果实近球形，直径 6 ~ 8 mm，无毛，成熟时红色。

| 生境分布 |

生于低海拔的山坡、山谷或路旁灌丛中阴湿处或林缘。德兴各地均有分布。

| 资源情况 | 野生资源丰富。药材来源于野生。 |

| 采收加工 | 高粱泡：全年均可采挖，除去茎叶，洗净，切碎，鲜用或晒干。
高粱泡叶：夏、秋季采收，晒干。 |

| 功能主治 | 高粱泡：甘、苦，平。祛风清热，凉血止血，活血祛瘀。用于风热感冒，风湿痹痛，半身不遂，咯血，衄血，便血，崩漏，经闭，痛经，产后腹痛，疮疡。
高粱泡叶：甘、苦，平。清热凉血，解毒疗疮。用于感冒发热，咯血，便血，崩漏，创伤出血，瘰疬溃烂，皮肤糜烂，黄水疮。 |

| 用法用量 | 高粱泡：内服煎汤，15 ~ 30 g。外用适量，鲜品捣敷。
高粱泡叶：内服煎汤，9 ~ 15 g。外用适量，鲜品捣敷；或研末撒，调搽。 |

| 附 方 | （1）治咳嗽：高粱泡根60 g。煎汤服。
（2）治高血压、偏瘫：高粱泡根60 g，接骨金粟兰9 g，淫羊藿15 g，青木香根6 g，丹参根15 g，甜酒少许。煎汤服。
（3）治呕血、便血：高粱泡根60 g，苦蘵根30 g，积雪草15 g，红糖少许。煎汤服。
（4）治外伤出血：鲜高粱泡叶适量，嚼烂外敷。［方（1）~（4）出自《江西草药》］ |

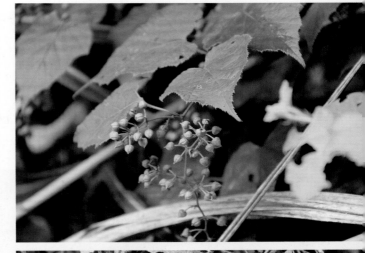

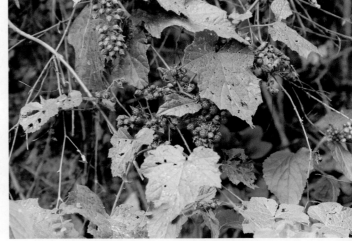

| 附 注 | 本种异名：*Rubus pycnanthus* Focke、*Rubus ochlanthus* Hance、*Rubus lambertianus* Ser. var. *xanthoneurus* Focke。
本种的成熟果实可作野果。 |

| 蔷薇科 | Rosaceae | 悬钩子属 | Rubus |

太平莓 *Rubus pacificus* Hance

| **药 材 名** | 太平莓（药用部位：带花、叶全草）。

| **形态特征** | 常绿矮小灌木，高 40 ~ 60 cm。分枝 2 ~ 4，微拱形弯曲，无
毛，有时和叶柄散生极小皮刺。单叶，革质，卵状心形或心形，
长 8 ~ 15 cm，宽 4.5 ~ 12 cm，边缘具锐尖细锯齿，下面疏生灰色
绒毛，基出脉 5，下面网脉明显；叶柄长 4 ~ 8 cm；托叶缺刻状条
裂。花白色，直径 1.5 ~ 2 cm，3 ~ 6 成总状花序或单生叶腋；花
梗长 1 ~ 3 cm；萼裂片先端尾尖，两面密生绒毛。聚合果球形，直
径 1.2 ~ 1.5 cm，红色。

| **生境分布** | 生于海拔 300 ~ 1 000 m 的山地路旁或杂木林内。德兴各地山区均
有分布。

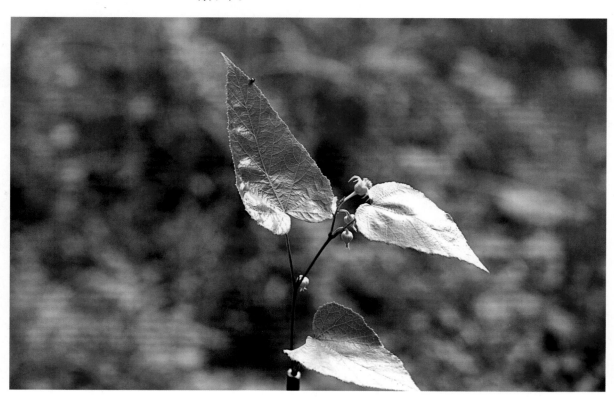

| **资源情况** | 野生资源丰富。药材来源于野生。

| **采收加工** | 6～8 月采收，洗净，晒干。

| **功能主治** | 辛、苦、酸，平。归肝经。清热，活血。用于发热，产后腹痛。

| **用法用量** | 内服煎汤，30～60 g。

| **附　　注** | 本种的成熟果实可作野果。

薔薇科 Rosaceae 悬钩子属 Rubus

茅莓 *Rubus parvifolius* L.

| 药 材 名 | 薅田藨（药用部位：地上部分。别名：蛇泡勒、耨田鹿、三月泡）、薅田藨根（药用部位：根）。

| 形态特征 | 小灌木，高约 1 m。枝呈拱形弯曲，具短柔毛及倒生皮刺。单数羽状复叶，小叶 3，有时 5，顶生小叶菱状圆形至宽倒卵形，侧生小叶较小，宽倒卵形至楔状圆形，长 2 ~ 5 cm，宽 1.5 ~ 5 cm，边缘浅裂并具不整齐粗锯齿，上面疏生柔毛，下面密生白色绒毛；叶柄长 5 ~ 12 cm，和叶轴具柔毛及小皮刺；托叶条形。伞房花序有 3 ~ 10 花；总花梗和花梗密生绒毛；花粉红色或紫红色，直径 6 ~ 9 mm。聚合果球形，直径 1.5 ~ 2 cm，红色。

| 生境分布 | 生于海拔 400 ~ 2 600 m 的山坡杂木林下、向阳山谷、路旁或荒野。

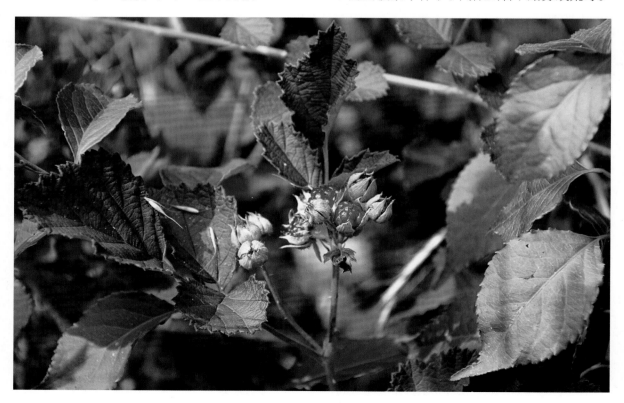

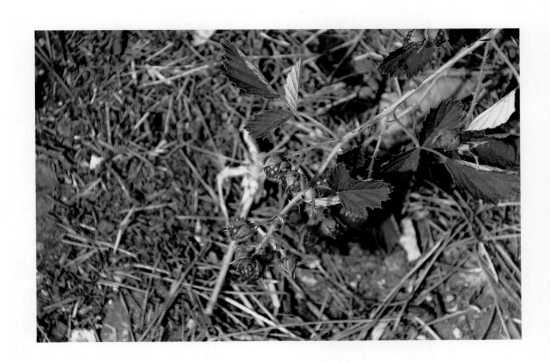

德兴各地均有分布。

| **资源情况** | 野生资源丰富。药材来源于野生。

| **采收加工** | 薅田蔍：7 ~ 8 月采割，捆成小把，晒干。

薅田蔍根：秋、冬季采挖，洗净，鲜用或切片晒干。

| **药材性状** | 薅田蔍：本品长短不一。枝和叶柄具小钩刺，枝表面红棕色或枯黄色；质坚，断面黄白色，中央有白色髓。叶多皱缩破碎，上面黄绿色，下面灰白色，被柔毛。枝上部往往有枯萎的花序，花瓣多已掉落，萼片黄绿色，外卷，两面被长柔毛。气微弱，味微苦、涩。

薅田蔍根：本品长短不等，多扭曲，直径 0.4 ~ 1.2 cm。上端较粗，呈不规则块状，常附残留茎基。表面灰褐色，具纵皱纹，栓皮有时剥落，露出红棕色内皮。质坚硬，断面淡黄色，有放射状纹理。气微，味微涩。

| **功能主治** | 薅田蔍：苦、涩，凉。归心、肝经。清热解毒，散瘀止血，杀虫疗疮。用于感冒发热，咳嗽痰血，痢疾，跌打损伤，产后腹痛，疥疮，疖肿，外伤出血。

薅田蔍根：甘、苦，凉。清热解毒，祛风利湿，活血凉血。用于感冒发热，咽喉肿痛，风湿痹痛，肝炎，肠炎，痢疾，肾炎性水肿，尿路感染，结石，跌打损伤，咯血，吐血，崩漏，疔疮肿毒，腮腺炎。

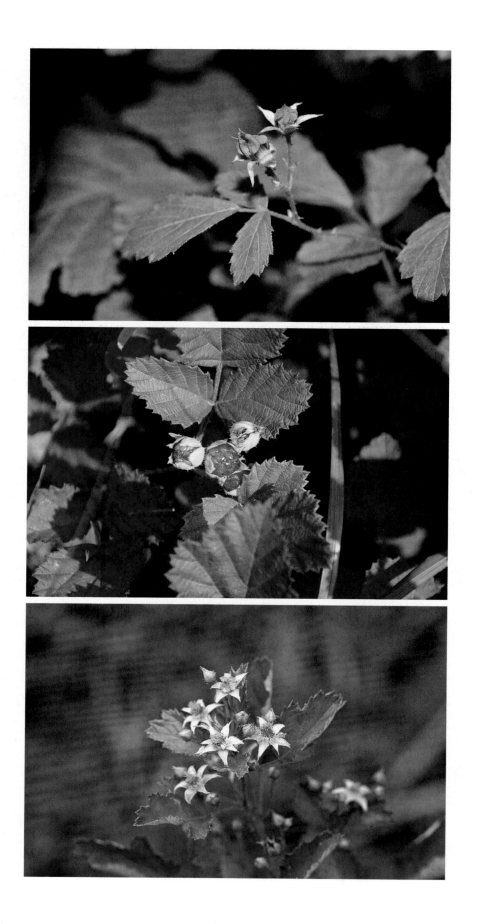

| 用法用量 | **薅田藨：**内服煎汤，10 ~ 15 g；或浸酒。外用适量，捣敷；或煎汤洗；或研末撒敷。

薅田藨根：内服煎汤，6 ~ 15 g；或浸酒；孕妇禁用。外用适量，捣敷；或煎汤洗；或研末撒敷。

| 附　　方 | （1）治外伤出血：薅田藨叶适量，晒干研末，撒敷伤口，外加包扎。

（2）治慢性肝炎：薅田藨根 60 g，阴行草 30 g，内服煎汤，每日 1 剂。[方（1）~（2）出自《江西草药》]

| 附　　注 | 药材薅田藨，为本种的干燥地上部分，《上海市中药材标准》（1994 年版）以"天青地白草"之名收载之，《中华人民共和国药典》（1977 年版）、《广西壮族自治区壮药质量标准·第一卷》（2008 年版）、《贵州省中药材、民族药材质量标准》（2003 年版）、《辽宁省中药材标准》（2009 年版）以"茅莓"之名收载之。

药材薅田藨根，为本种的干燥根，《中华人民共和国药典》（1977 年版、2010 年版附录）、《辽宁省中药材标准》（2009 年版）、《上海市中药材标准》（1994 年版）以"茅莓根"之名收载之，《山东省中药材标准》（1995 年版、2002 年版）以"茅莓根（托盘根）"之名收载之，《广东省中药材标准》（2010 年版）以"茅莓根（蛇泡勒）"之名收载之，《中华人民共和国卫生部药品标准·中药成方制剂·第七册·附录》（1993 年版）以"蛇泡簕"之名收载之。

本种的成熟果实可作野果。

蔷薇科 Rosaceae 悬钩子属 Rubus

黄泡
Rubus pectinellus Maxim.

| **药 材 名** | 小黄泡（药用部位：根、叶）。

| **形态特征** | 草本或亚灌木，高 8 ~ 20 cm，植株各部被长柔毛和针刺。茎匍匐，节处生根。单叶，叶呈心状近圆形，长 2.5 ~ 4.5 cm，宽 3 ~ 6 cm，基部心形，有时波状浅裂或 3 浅裂，具不整齐细钝锯齿或重锯齿，两面疏生长柔毛，下面沿叶脉有针刺；叶柄长 3 ~ 6 cm；托叶长 6 ~ 9 mm，2 回羽状深裂。花单生，稀 2 ~ 3，直径达 2 cm；花梗长 2 ~ 4 cm；苞片和托叶相似；花萼长 1.5 ~ 2 cm，萼片不等大，卵形或卵状披针形；花瓣窄倒卵形，白色，有爪，稍短于萼片；雄蕊多数，直立，无毛；雌蕊多数，子房先端和花柱基部微具柔毛。果实成熟时红色，呈球形，直径 1 ~ 1.5 cm，具反折萼片。

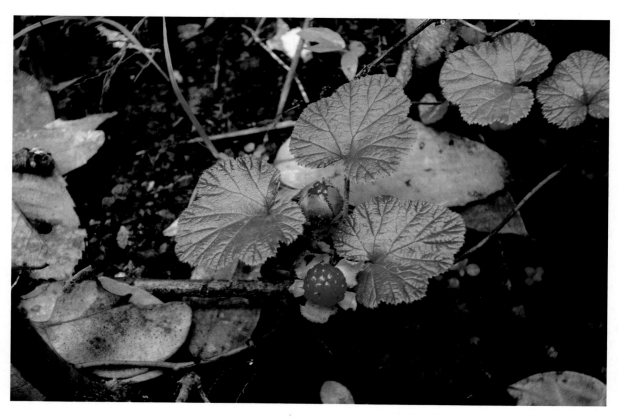

| 生境分布 | 生于海拔 1 000 ～ 3 000 m 的山地林中。分布于德兴三清山北麓等。

| 资源情况 | 野生资源一般。药材来源于野生。

| 采收加工 | 全年均可采挖根，除去泥土，洗净，鲜用或晒干；夏季采收叶，鲜用或晒干。

| 功能主治 | 苦、微涩，凉。归肝、大肠经。清热利湿，解毒。用于黄疸，腹泻，黄水疮。

| 用法用量 | 内服煎汤，鲜品 60 g；忌食燥辣食物。外用适量，研末撒敷。

| 附　注 | 本种异名：*Rubus pectinellus* Maxim. var. *trilobus* Koidz.。
本种的成熟果实可作野果。

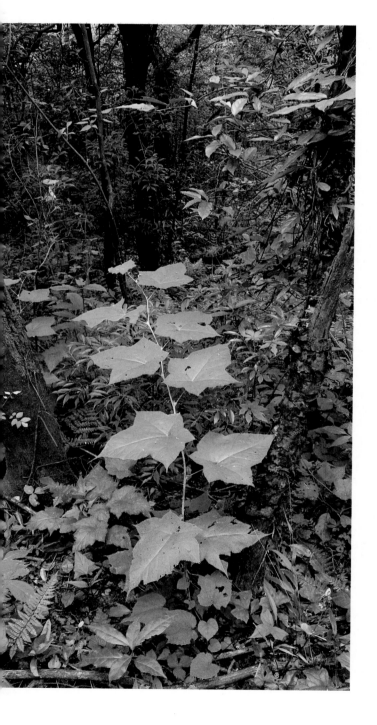

薔薇科 Rosaceae 悬钩子属 Rubus

盾叶莓

Rubus peltatus Maxim.

| 药 材 名 |

盾叶莓（药用部位：果实）。

| 形态特征 |

直立灌木。茎红褐色或棕褐色，散生皮刺；小枝绿色，有白粉。单叶盾状，卵状圆形，长 7.5 ～ 17 cm，宽 6.5 ～ 15 cm，掌状 3 ～ 5 浅裂，中裂片较大，基部心形，边缘具不整齐细锯齿，上面有贴生硬毛，下面有柔毛，沿叶脉毛较密；叶柄长 4.5 ～ 7.5 cm，具钩状细刺；托叶卵状披针形，长 10 ～ 15 mm。单花与叶对生，白色，直径约 5 cm；花梗长 2.5 ～ 4.5 cm；萼裂片卵状披针形，边缘具疏齿，两面有白色绢毛。聚合果圆柱形，长 3 ～ 4.5 cm，橘红色；小核果极多，密生伸展微柔毛。

| 生境分布 |

生于海拔 300 ～ 1 500 m 的山坡、山脚、山沟的林下、林缘或较阴湿处。德兴各地山区均有分布。

| 资源情况 |

野生资源一般。药材来源于野生。

| **采收加工** | 夏、秋季采收，直接晒干，或用沸水浸一下再晒干。

| **功能主治** | 酸、咸，温。归肾经。强腰健肾，祛风止痛。用于四肢关节疼痛，腰脊酸痛。

| **用法用量** | 内服煎汤，15～30 g。忌食酸辣及芥菜、萝卜菜。

| **附　注** | 本种的成熟果实可作野果。

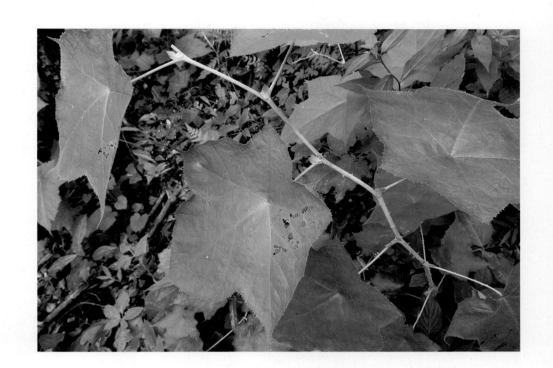

蔷薇科 Rosaceae 悬钩子属 Rubus

梨叶悬钩子 *Rubus pirifolius* Smith

| 药 材 名 | 红簕钩（药用部位：根）。

| 形态特征 | 攀缘灌木。枝有柔毛和扁平短钩刺。单叶，近革质，卵形、卵状长椭圆形或椭圆状矩圆形，长 6 ~ 10 cm，宽 3.5 ~ 5 cm，边缘具钝锯齿，两面脉上有毛，渐脱落至近无毛；叶柄长 6 ~ 15 mm，密生柔毛；托叶稍呈条裂状，早落。圆锥花序顶生和上部叶腋生，具多花，密生灰黄色短柔毛，无刺或有少数小钩刺；花梗长 4 ~ 10 mm；苞片和小苞片成 3 ~ 4 丝状裂片；花白色；萼筒两面密生短柔毛，裂片先端有时 2 ~ 3 裂，具腺点。聚合果椭圆形，长 5 ~ 6 mm，宽 2 ~ 3 mm，红色，有少数小核果。

| 生境分布 | 生于低海拔至中海拔的山地较背阴处。分布于德兴大茅山等。

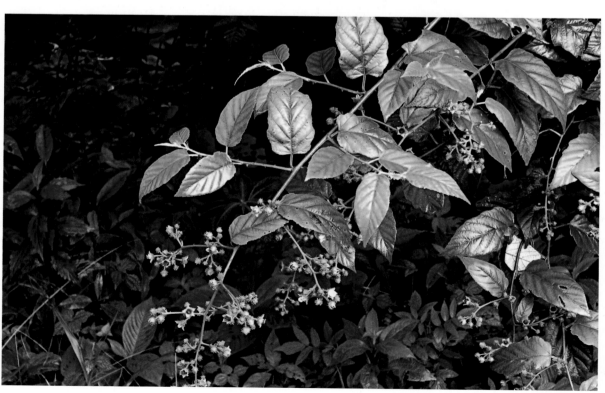

| 资源情况 | 野生资源一般。药材来源于野生。 |

| 采收加工 | 秋、冬季采挖，洗净，切片，晒干。 |

| 功能主治 | 淡、涩，凉。归肺、肝经。清肺止咳，行气解郁。用于肺热咳嗽，气滞胁痛，脘腹胀痛。 |

| 用法用量 | 内服煎汤，10 ～ 30 g，鲜品 60 ～ 90 g；或炖猪瘦肉。 |

| 附　注 | 本种异名：*Rubus philippinensis* Focke ex Elmer、*Rubus parvipetalus* Odash.、*Rubus brevipetalus* Elmer、*Rubus floribundopaniculatus* Hayata、*Rubus rotundifolius* Reinw. ex Miq.。
本种的成熟果实可作野果。 |

蔷薇科 Rosaceae 悬钩子属 Rubus

锈毛莓 *Rubus reflexus* Ker.

| 药 材 名 | 锈毛莓（药用部位：根）、锈毛莓叶（药用部位：叶）。

| 形态特征 | 攀缘灌木；枝、叶上面脉上和下面、叶柄、托叶、花序密生锈色绒毛，皮刺少数，散生，直或弯。叶纸质，卵形或矩圆状卵形，长5～10 cm，宽4～11 cm，3～5裂至不裂，中裂片卵形或矩圆形，长于侧裂片，边缘具尖锯齿，基出脉3，网脉明显；叶柄粗，长2～7 cm，具皮刺；托叶矩圆形，齿裂。总状花序短，腋生；苞片卵形，齿裂；花梗长3～10 mm；花白色，直径8～10 mm；萼裂片宽卵形，边缘具锯齿。聚合果球形，直径1.5～2 cm，红紫色或黑色。

| 生境分布 | 生于海拔300～1 000 m的山坡、山谷灌丛或疏林中。德兴各地山区均有分布。

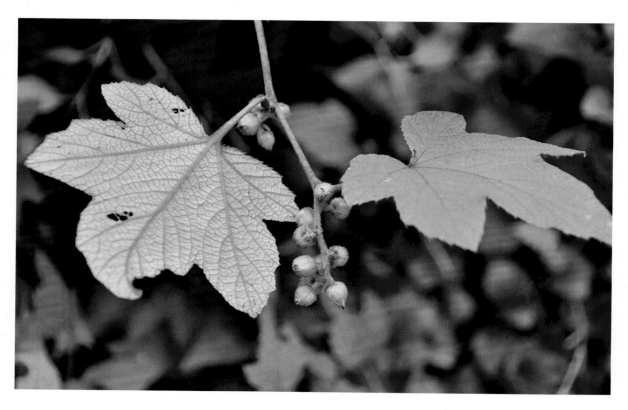

| 资源情况 | 野生资源丰富。药材来源于野生。

| 采收加工 | **锈毛莓**：秋季采挖，洗净，晒干。
锈毛莓叶：夏季采收，鲜用或晒干。

| 功能主治 | **锈毛莓**：苦、酸、涩，平。祛风除湿，活血消肿。用于风湿痹痛，跌打损伤，骨折。
锈毛莓叶：苦，微寒。活血止血。用于外伤出血，跌打瘀肿。

| 用法用量 | **锈毛莓**：内服煎汤，15～30 g；或浸酒。
锈毛莓叶：外用适量，鲜品捣敷；或研末撒。

| 附　注 | 本种异名：*Rubus esquirolii* Lévl.。
本种的成熟果实可作野果。

蔷薇科 Rosaceae 悬钩子属 Rubus

浅裂锈毛莓
Rubus reflexus Ker. var. *hui* (Diels apud Hu) Metc.

| **药 材 名** | 浅裂锈毛莓（药用部位：根）、山佛手（药用部位：果实）。

| **形态特征** | 本变种与锈毛莓的区别在于叶心状宽卵形或近圆形，长 8 ~ 13 cm，3 ~ 5 浅裂，裂片尖，顶生裂片比侧生者稍长或与侧生者近等长。

| **生境分布** | 生于海拔 300 ~ 1500 m 的山坡灌丛、疏林湿润处或山谷溪流旁。分布于德兴李宅、畈大等。

| **资源情况** | 野生资源一般。药材来源于野生。

| **采收加工** | **浅裂锈毛莓**：夏、秋季采挖，除去茎干，洗净，切碎，晒干。
山佛手：8 ~ 9 月果实成熟时采摘，鲜用或晒干。

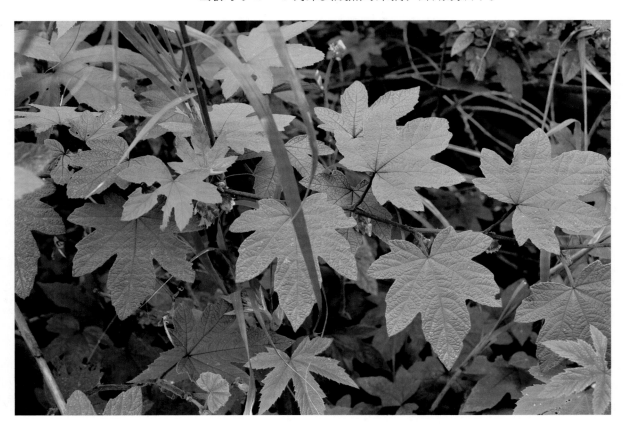

| 功能主治 | **浅裂锈毛莓**：微苦、涩，平。清热除湿，祛风通络。用于湿热痢疾，风湿痹痛。
山佛手：微苦、辛，平。归肝、肾经。活血止血，补肾接骨。用于跌打损伤，外伤出血，陈旧性骨折。

| 用法用量 | **浅裂锈毛莓**：内服煎汤，15～30 g；或浸酒。
山佛手：内服煎汤，3～9 g。外用适量，捣敷。

| 附　　注 | 本种异名：*Rubus hui Diels* ex Hu、*Rubus axilliflorens* Cardot。
本种的成熟果实可作野果。

蔷薇科 Rosaceae 悬钩子属 Rubus

空心泡
Rubus rosifolius Smith

| 药 材 名 | 倒触伞（药用部位：根、嫩枝、叶）。

| 形态特征 | 灌木，高 2 ～ 3 m。茎直立或匍匐；小枝幼时有短柔毛，具扁平皮刺。单数羽状复叶，小叶 5 ～ 7，披针形或卵状披针形，长 3 ～ 5 cm，宽 1 ～ 1.8 cm，边缘具尖重锯齿，下面散生柔毛，沿中脉有皮刺，两面均有腺点，侧脉 8 ～ 10 对；叶柄和叶轴散生少数皮刺和柔毛。花 1 ～ 2，生于叶腋；花梗长 1 ～ 2.5 cm，无毛，散生皮刺，有时具腺毛；花白色，直径约 3 cm。聚合果矩圆形，长 12 ～ 15 mm，红色，有光泽。

| 生境分布 | 生于山地杂木林内阴处、草坡或高山腐殖质土壤上。德兴各地均有分布。

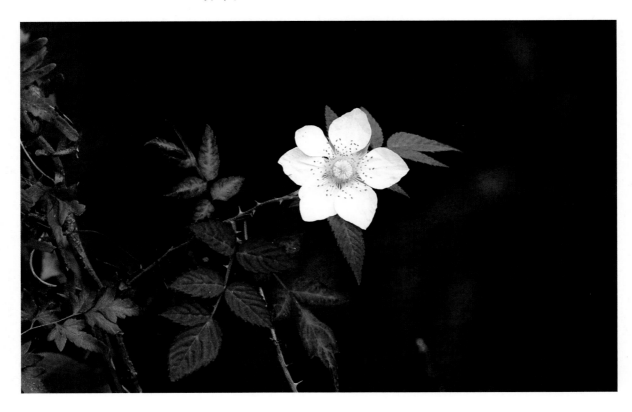

| 资源情况 | 野生资源丰富。药材来源于野生。 |

| 采收加工 | 秋、冬季采挖根，洗净，晒干；夏季采收嫩枝、叶，鲜用或晒干。 |

| 功能主治 | 涩、微苦、辛，平。清热，止咳，收敛止血，解毒，接骨。用于肺热咳嗽，小儿百日咳，咯血，小儿惊风，月经不调，痢疾，跌打损伤，外伤出血，烫火伤。 |

| 用法用量 | 内服煎汤，9～15 g；或浸酒。外用适量，鲜品捣敷；或煎汤洗。 |

| 附　注 | 本种异名：*Rubus rosifolius* Smith、*Rubus taiwanianus* Matsum.、*Rubus tagallus* Cham. et Schltdl.、*Rubus minusculus* H. Lév. et Vaniot、*Rubus hopingensis* Y. C. Liu et F. Y. Lu、*Rubus glandulosopunctatus* Hayata、*Rubus parvirosifolius* Hayata。
本种的成熟果实可作野果。 |

蔷薇科 Rosaceae **悬钩子属** Rubus

红腺悬钩子 *Rubus sumatranus* Miq.

| 药 材 名 | 牛奶莓（药用部位：根）。

| 形态特征 | 直立或攀缘灌木；枝、叶轴、叶柄、花序轴和花梗具红色刚毛状腺毛和钩刺。单数羽状复叶，长 5 ~ 12 cm，小叶 5 ~ 7，稀 3，有短柄或近无柄，纸质，卵状披针形至披针形，长 2.5 ~ 5 cm，宽 1.5 ~ 2.5 cm，基部圆形，偏斜，边缘具不整齐尖锯齿，两面疏生柔毛，沿中脉毛较密，下面沿中脉有小钩刺；托叶条形或条状披针形。花单生或数朵成短总状花序；花白色；萼裂片披针形，先端长渐尖，外面有腺毛和短柔毛，内面密生短柔毛，果时反折。聚合果矩圆形，长 1 ~ 1.5 cm，橘红色。

| 生境分布 | 生于山地、山谷的疏密林内、林缘、灌丛内、竹林下及草丛中。分

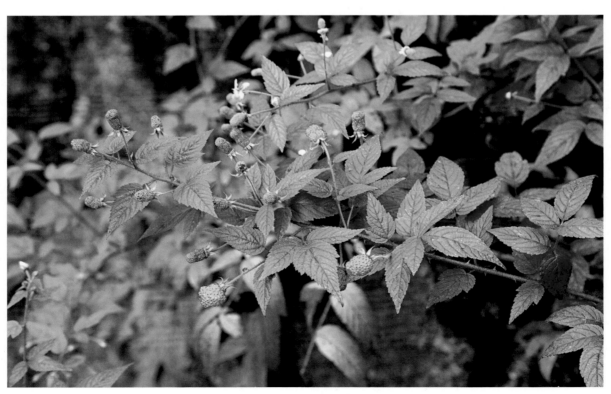

布于德兴海口、香屯、新岗山等。

| **资源情况** | 野生资源一般。药材来源于野生。

| **采收加工** | 秋季采挖，洗净，晒干。

| **功能主治** | 苦，寒。归肝、肾、胃经。清热解毒，开胃，利水。用于产后寒热腹痛，食欲不振，水肿，中耳炎。

| **用法用量** | 内服煎汤，9 ~ 15 g。

| **附　　注** | 本种异名：*Rubus dolichocephalus* Hayata、*Rubus somae* Hayata、*Rubus sorbifolius* Maxim.、*Rubus myriadenus* H. Lév. et Vaniot、*Rubus takasagoensis* Koidz.、*Rubus indotibetanus* Koidz.。

本种的成熟果实可作野果。

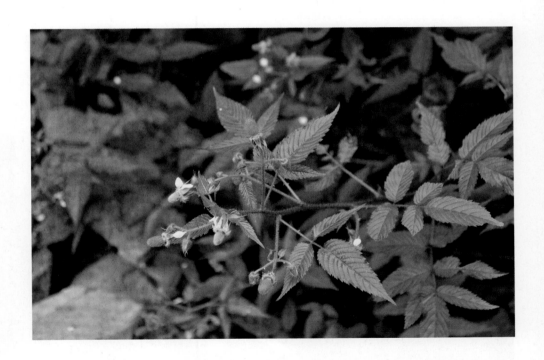

蔷薇科 Rosaceae 悬钩子属 *Rubus*

木莓
Rubus swinhoei Hance

| **药 材 名** | 木莓（药用部位：根、叶）。

| **形态特征** | 落叶或半常绿灌木。茎暗紫色，幼枝有白色短绒毛并疏生下弯的皮刺。单叶，矩圆状卵形或矩圆状披针形，长 4 ~ 11 cm，宽 2.5 ~ 3.5 cm，边缘具锯齿，上面中脉有柔毛，下面密生灰色绒毛，中脉上有少数钩刺；叶柄长 5 ~ 10 mm，有灰色绒毛，有时具钩刺。总状花序顶生，有 3 ~ 9 花；花白色，直径约 5 mm；花梗长 5 ~ 10 mm，有绒毛和刚毛状腺毛；萼裂片内外两面基部密生灰色绒毛和刚毛状腺毛。聚合果球形，直径约 1 cm，紫黑色。

| **生境分布** | 生于海拔 300 ~ 1 500 m 的山坡疏林或灌丛中或溪谷及杂木林下。分布于德兴三清山北麓等。

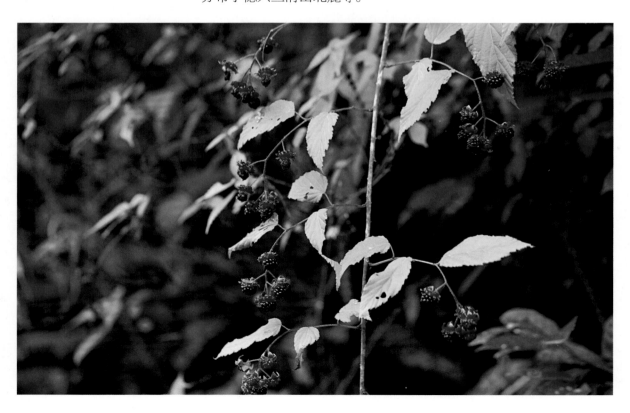

| 资源情况 | 野生资源一般。药材来源于野生。

| 采收加工 | 全年均可采挖根，夏、秋季采收叶，晒干。

| 功能主治 | 苦、涩，平。凉血止血，活血调经，收敛解毒。用于牙痛，疮漏，疔肿疮疡，月经不调。

| 用法用量 | 内服煎汤，6 ~ 12 g。

| 附　　注 | 本种异名：*Rubus hupehensis* Oliv.、*Rubus adenotrichopodus* Hayata、*Rubus adenanthus* Finet et Franch.、*Rubus swinhoei* Hance var. *hupehensis* (Oliv.) F. P. Metcalf。

本种的成熟果实可作野果。

蔷薇科 Rosaceae 悬钩子属 Rubus

灰白毛莓 *Rubus tephrodes* Hance

| 药 材 名 | 乌龙摆尾（药用部位：根）、乌龙摆尾叶（药用部位：叶）、蓬蘽（药用部位：果实）。

| 形态特征 | 落叶蔓性灌木。茎粗壮，褐色，小枝密生灰白色绒毛，杂生腺毛和稀疏的皮刺。单叶，近圆形或宽卵形，直径 4 ～ 8 cm，稀达 11 cm，基部心形，边缘具不整齐的细锯齿，并 5 ～ 7 浅裂，上面紫绿色，有柔毛和腺毛，下面灰绿色，密生灰白色绒毛；叶柄长 1.5 ～ 3 cm，密生短绒毛、腺毛和极少数皮刺；托叶早落。顶生圆锥花序，直径 5 ～ 14 cm，总花梗和花梗密生灰白色绒毛；花白色，直径约 1.5 cm；萼裂片披针形，内外两面密生绒毛。聚合果近球形，直径 1 ～ 2 cm，紫褐色。

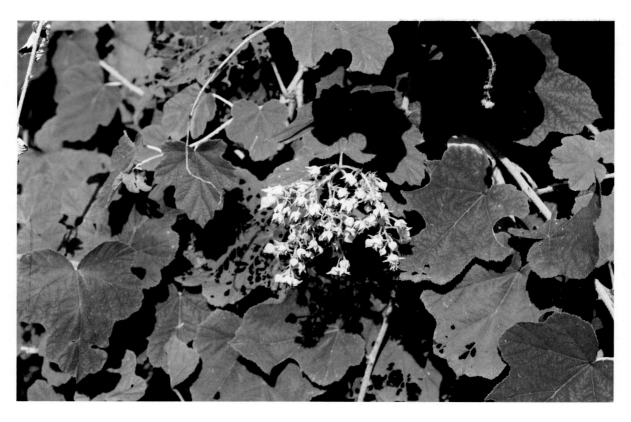

| 生境分布 | 生于山坡、路旁或灌丛中。德兴各地均有分布。

| 资源情况 | 野生资源丰富。药材来源于野生。

| 采收加工 | 乌龙摆尾：秋、冬季采挖，除去茎干和须根，洗净，切片、晒干。
乌龙摆尾叶：夏季采收，鲜用或晒干。
蓬藟：秋季果实成熟时采收，晒干。

| 功能主治 | 乌龙摆尾：酸、涩，温。活血散瘀，祛风通络。用于经闭，腰痛，腹痛，筋骨疼痛，跌打损伤，感冒，痢疾。

乌龙摆尾叶：酸、涩，平。活血，解毒。用于跌打损伤，瘰疬，龋齿疼痛。

蓬藟：甘、酸，温。归肝、肾经。补肾益精，缩尿。用于头目眩晕，多尿，阳痿，不育，须发早白，痈疽。

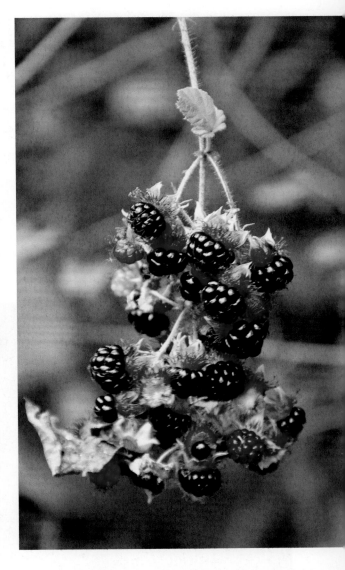

| 用法用量 | 乌龙摆尾：内服煎汤，10 ～ 20 g。
乌龙摆尾叶：内服，10 ～ 20 g，捣烂兑酒。外用适量，捣敷。
蓬藟：内服煎汤，6 ～ 15 g。

| 附 注 | 本种异名：*Rubus megalothyrsus* Cardot、*Rubus paniculatus* Smith var. *brevifolius* Kuntze。
本种的成熟果实可作野果，口感不佳。

▌蔷薇科▐ Rosaceae ▌悬钩子属▐ *Rubus*

三花悬钩子 *Rubus trianthus* Focke

| **药 材 名** | 三花悬钩子（药用部位：根、叶）。

| **形态特征** | 落叶灌木，高约 2 m。茎细瘦，无毛，常有白粉，散生向上弯的皮刺。单叶，纸质，卵状披针形或卵形，长 5 ~ 8 cm，宽 2.5 ~ 6 cm，有时 3 浅裂，先端裂片卵状披针形，先端渐尖至尾尖，基部浅心形，稀截形，边缘具缺刻状锯齿，无毛，下面苍绿色或带白色；叶柄长 1 ~ 4 cm，散生下弯的皮刺；托叶条形，全缘。花常 3，白色，直径约 1 cm；花梗长 1 ~ 2 cm；萼裂片三角形，先端尾状渐尖，外面无毛，内面有白色绒毛。聚合果球形，直径 8 ~ 10 mm，红色。

| **生境分布** | 生于海拔 500 ~ 2 800 m 的山坡杂木林或草丛中，也习见于路旁、溪边及山谷等。分布于德兴三清山北麓等。

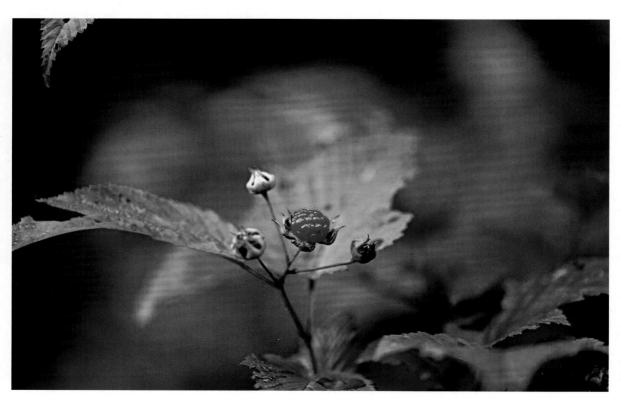

| 资源情况 | 野生资源一般。药材来源于野生。

| 采收加工 | 秋、冬季采挖根，洗净，晒干；夏季采收嫩叶，鲜用或晒干。

| 功能主治 | 苦、涩，平。凉血止血，活血调经，收敛解毒。用于吐血，痔疮出血，跌打损伤。

| 用法用量 | 内服煎汤，9 ~ 15 g；或浸酒。外用适量，鲜品捣敷；或煎汤洗。

| 附　　注 | 本种异名：*Rubus koehneanus* Focke、*Rubus retusipetalus* Hayata、*Rubus conduplicatus* Duthie ex Hayata。

本种的成熟果实可作野果。

蔷薇科 Rosaceae 地榆属 Sanguisorba

地榆 *Sanguisorba officinalis* L.

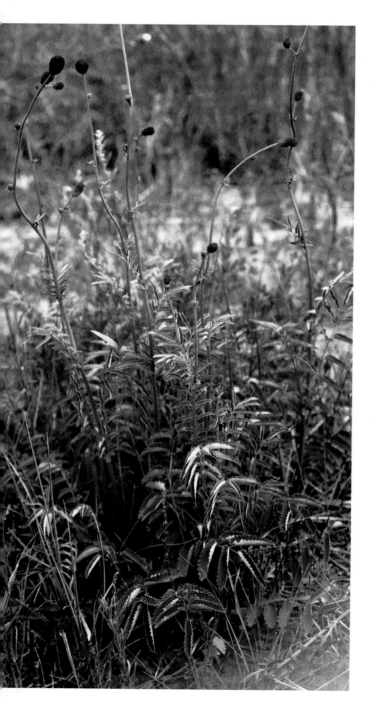

| 药材名 |

地榆（药用部位：根。别名：野升麻、血箭草）、地榆叶（药用部位：叶）。

| 形态特征 |

多年生草本，高 1 ~ 2 m。根粗壮。茎直立，具棱，无毛。单数羽状复叶；小叶 2 ~ 5 对，稀 7 对，矩圆状卵形至长椭圆形，长 2 ~ 6 cm，宽 0.8 ~ 3 cm，先端急尖或钝，基部近心形或近截形，边缘具圆而锐的锯齿，无毛；有小托叶；托叶包茎，半卵形，具齿。花小，密集，成顶生的圆柱形穗状花序；有小苞片；萼裂片 4，花瓣状，紫红色；无花瓣；雄蕊 4；花柱比雄蕊短。瘦果褐色，有细毛，有纵棱，包藏在宿萼内。

| 生境分布 |

生于海拔 30 ~ 3 000 m 的草原、草甸、山坡草地、灌丛中、疏林下。德兴各地均有分布。

| 资源情况 |

野生资源一般。药材来源于野生。

| 采收加工 | 地榆：春季将发芽时或秋季植株枯萎后采挖，除去须根，洗净，干燥。或趁鲜切片，干燥。

地榆叶：夏季采收，鲜用或晒干。

| 药材性状 | 地榆：本品呈不规则纺锤形或圆柱形，稍弯曲，长 5 ~ 25 cm，直径 0.5 ~ 2 cm。表面灰褐色至暗棕色，粗糙，具纵纹。质硬，断面较平坦，粉红色或淡黄色，木部略呈放射状排列。气微，味微苦、涩。

| 功能主治 | 地榆：苦、酸、涩，微寒。归肝、大肠经。凉血止血，解毒敛疮。用于便血，痔血，血痢，崩漏，烫火伤，痈肿疮毒。

地榆叶：苦，寒。归胃经。清热解毒。用于热病发热，疮疡肿痛。

| 用法用量 | 地榆：内服煎汤，9 ~ 15 g，鲜品 30 ~ 120 g；或入丸、散剂；或绞汁；脾胃虚寒、中气下陷、冷痢泄泻、崩漏带下、血虚有瘀者均应慎服。外用适量，煎汤或捣汁外涂；或研末外掺或捣敷。

地榆叶：内服煎汤或泡茶，3 ~ 9 g。外用适量，鲜品捣敷。

| 附　注 | 本种异名：*Sanguisorba montana* Jord.、*Sanguisorba polygama* F. Nyl.、*Poterium officinale* (L.) A. Gray。

药材地榆，为本种的干燥根，《中华人民共和国药典》（1963 年版至 2020 年版）、《贵州省中药材、民族药材质量标准·副篇》（2003 年版）、《贵州省中药材标准规格·上集》（1965 年版）、《宁夏中药材标准》（1993 年版）、《新疆维吾尔自治区药品标准·第二册》（1980 年版）等中有收载。

《中华人民共和国药典》规定，按干燥品计算，地榆含鞣质不得少于 8.0%，含没食子酸（$C_7H_6O_5$）不得少于 1.0%。

蔷薇科 Rosaceae 花楸属 Sorbus

水榆花楸
Sorbus alnifolia (Sieb. et Zucc.) K. Koch

| **药 材 名** | 水榆果（药用部位：果实）。

| **形态特征** | 乔木。小枝具灰白色皮孔，幼时微生柔毛，暗红褐色或暗灰褐色。叶卵形至椭圆状卵形，长 5 ~ 10 cm，宽 3 ~ 6 cm，边缘具不整齐的尖锐重锯齿，有时微浅裂，两面无毛或微生短柔毛；叶柄长 1.5 ~ 3 cm，无毛或微具疏柔毛。复伞房花序有 6 ~ 25 花，总花梗和花梗有稀疏柔毛；花白色，直径 1 ~ 1.5 cm。梨果椭圆形或卵形，直径 7 ~ 10 mm，红色或黄色，萼裂片脱落后残留圆斑。

| **生境分布** | 生于海拔 500 ~ 2 300 m 的山坡、山沟或山顶混交林或灌丛中。分布于德兴三清山北麓、大茅山等。

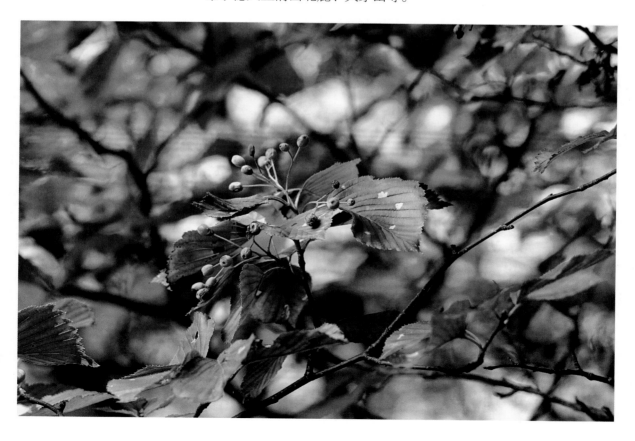

| 资源情况 | 野生资源一般。药材来源于野生。

| 采收加工 | 秋季果实成熟时采摘，晒干。

| 功能主治 | 甘，平。归肝、脾经。养血补虚。用于血虚萎黄，劳倦乏力。

| 用法用量 | 内服煎汤，60 ~ 150 g。

| 附　　注 | 本种异名：*Pyrus alnifolia* Franch. et Sav.、*Micromeles tiliifolia* Koehne、*Pyrus miyabei* Sarg.、*Aria alnifolia* (Siebold et Zucc.) Decne.、*Micromeles alnifolia* (Siebold et Zucc.) Koehne、*Crataegus alnifolia* Siebold et Zucc.。

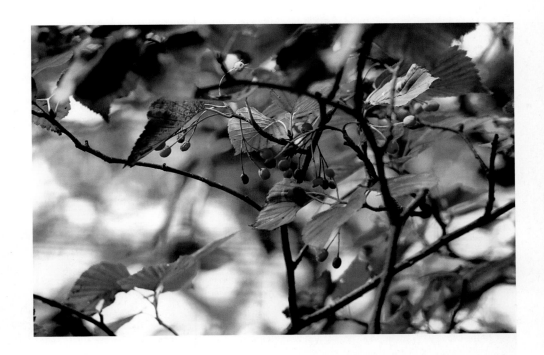

蔷薇科 Rosaceae 花楸属 Sorbus

黄山花楸 *Sorbus amabilis* Cheng ex Yu

| 药 材 名 | 黄山花楸（药用部位：果实）。

| 形态特征 | 乔木。嫩枝具褐色柔毛，老时近无毛。奇数羽状复叶，叶柄长 2.5 ~ 3.5 cm；小叶 4 ~ 6 对，长圆形或长圆状披针形，长 4 ~ 6.5 cm，宽 1.5 ~ 2 cm，基部圆，一侧甚偏斜，边缘具粗锐锯齿，上面无毛，下面沿中脉具褐色柔毛，老时近无毛；叶轴幼时被褐色柔毛，老后无毛；托叶草质，半圆形，具粗大锯齿，花后脱落。复伞房花序顶生，密被褐色柔毛，果期近无毛；花梗长 1 ~ 3 mm；花直径 7 ~ 8 mm；花萼常无毛，萼片三角形；花瓣宽卵形或近圆形，长、宽均 3 ~ 4 mm，白色；雄蕊 20，短于花瓣；花柱 3 ~ 4，稍短于雄蕊或与雄蕊近等长。果实球形，直径 6 ~ 7 mm，成熟时红色，萼片宿存。

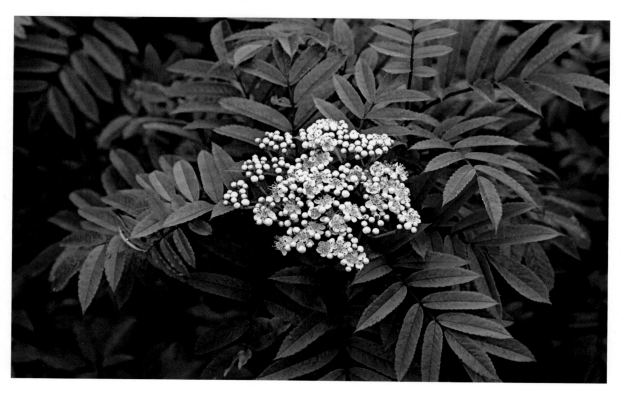

生境分布	生于海拔 900 ~ 2 000 m 的杂木林中。分布于德兴大茅山、三清山北麓等。
资源情况	野生资源一般。药材来源于野生。
采收加工	秋季果实成熟时采摘，晒干。
功能主治	甘，平。用于体虚劳倦。
用法用量	内服煎汤，15 ~ 30 g。
附　　注	本种的成熟果实可生食或酿酒。

蔷薇科 Rosaceae 花楸属 Sorbus

石灰花楸 *Sorbus folgneri* (Schneid.) Rehd.

| **药 材 名** | 石灰树（药用部位：茎枝）。

| **形态特征** | 乔木。小枝黑褐色；幼枝、叶片下面、叶柄、总花梗、花梗和萼筒外面均密生白色绒毛。叶片卵形至椭圆形，长 5 ~ 8 cm，宽 2 ~ 3.5 cm，边缘具细锯齿；叶柄长 5 ~ 15 mm。复伞房花序具多花；花梗长 5 ~ 8 mm；花白色，直径 7 ~ 10 mm；花柱 2 ~ 3，近基部合生并有绒毛。梨果椭圆形，直径 6 ~ 7 mm，红色，近平滑或具极少数不明显的细小斑点，2 ~ 3 室，萼裂片脱落后留有圆孔。

| **生境分布** | 生于海拔 800 ~ 2 000 m 的山坡杂木林中。分布于德兴大茅山、三清山北麓等。

| **资源情况** | 野生资源一般。药材来源于野生。

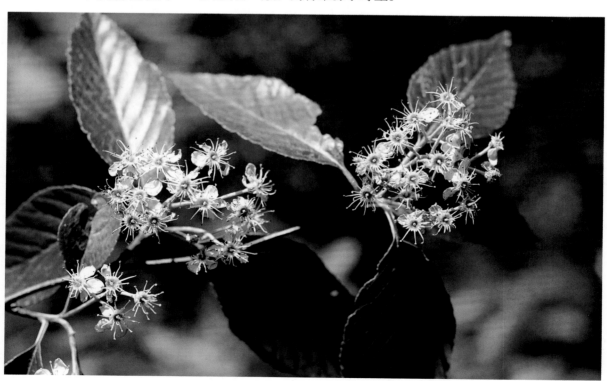

| 采收加工 | 秋季采收，切段，晒干。

| 功能主治 | 甘，平。祛风除湿，舒筋活络。用于风湿痹痛，周身麻木。

| 用法用量 | 外用适量，煎水熏洗。

| 附　　注 | 本种异名：*Micromeles folgneri* Schneid.、*Pyrus folgneri* Bean、*Sorbus nubium* Hand.-Mazz.。

蔷薇科 Rosaceae 绣线菊属 *Spiraea*

绣球绣线菊 *Spiraea blumei* G. Don

| **药 材 名** | 麻叶绣球（药用部位：根或根皮）、麻叶绣球果（药用部位：果实）。

| **形态特征** | 灌木。小枝细，无毛。叶片菱状卵形至倒卵形，长 2 ~ 3.5 cm，宽 1 ~ 1.8 cm，先端圆钝或微尖，基部楔形，边缘自近中部以上具少数圆钝缺刻状锯齿或 3 ~ 5 浅裂，两面无毛，基部具不明显的 3 脉或羽状脉。伞形花序有总花梗，无毛，有 10 ~ 25 花；花梗长 6 ~ 10 mm，无毛；花白色，直径 5 ~ 8 mm；萼片三角形或卵状三角形；花瓣宽倒卵形；雄蕊约 20，较花瓣短。蓇葖果直立，无毛，萼片直立。

| **生境分布** | 生于海拔 500 ~ 2 000 m 的向阳山坡、杂木林内或路旁。德兴各地均有分布。

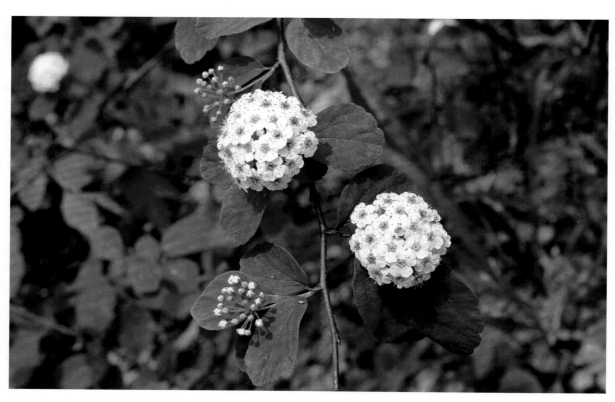

| 资源情况 | 野生资源丰富。药材来源于野生。

| 采收加工 | 麻叶绣球：全年均可采收，洗净，晒干。
麻叶绣球果：秋季果实成熟时采收，晒干。

| 功能主治 | 麻叶绣球：辛，微温。归肝、脾经。活血止痛，解毒祛湿。用于跌打损伤，瘀滞疼痛，咽喉肿痛，带下，疮毒，湿疹。
麻叶绣球果：辛，微温。归脾、胃经。理气和中，祛瘀生新，解毒。用于脘腹胀痛，带下，疮毒，跌打损伤。

| 用法用量 | 麻叶绣球：内服煎汤，15 ~ 30 g；或浸酒。外用适量，研末，浸油搽。
麻叶绣球果：内服研末，3 g。

| 附　　注 | 本种异名：*Spiraea obtusa* Nakai、*Spiraea trilobata* auct. non L.。

蔷薇科 Rosaceae 绣线菊属 Spiraea

中华绣线菊 *Spiraea chinensis* Maxim.

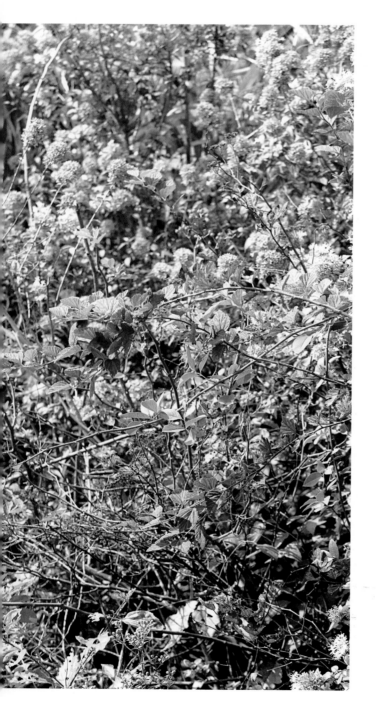

| 药 材 名 |

中华绣线菊（药用部位：根）。

| 形态特征 |

灌木，高 1.5 ~ 3 m。小枝幼时被黄色绒毛，或有时无毛。叶片菱状卵形至倒卵形，长 2.5 ~ 6 cm，宽 1.5 ~ 3 cm，边缘具缺刻状锐尖粗锯齿，有时不明显 3 裂，上面具短柔毛，下面被黄色绒毛；叶柄长 4 ~ 10 mm，被短柔毛。伞形花序 16 ~ 25 花，花梗长 5 ~ 10 mm，具短绒毛；花白色，直径 3 ~ 4 mm；萼裂片卵状披针形；花瓣近圆形；雄蕊 20 ~ 25，短于花瓣或与花瓣等长。蓇葖果开张，被短柔毛，具直立（稀反折）的萼裂片。

| 生境分布 |

生于海拔 500 m 以上的山坡灌丛中、山谷溪边、田野路旁。德兴各地均有分布。

| 资源情况 |

野生资源丰富。药材来源于野生。

| 采收加工 |

全年均可采挖，洗净，晒干。

| **功能主治** | 清热利咽。用于咽喉痛。

| **用法用量** | 内服煎汤，15 ~ 30 g。外用适量，捣敷。

| **附　注** | 本种异名：*Spiraea pubescens* auct. non Turcz.、*Spiraea dasyantha* aunt. non Bge.。

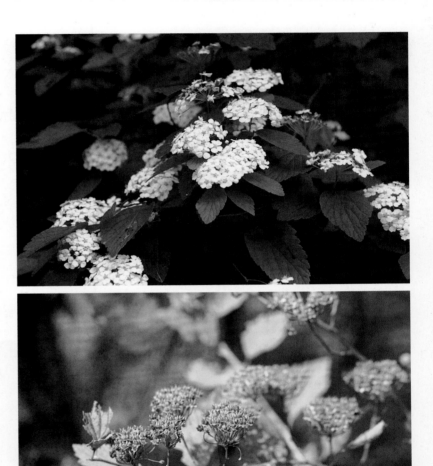

蔷薇科 Rosaceae 绣线菊属 Spiraea

粉花绣线菊渐尖叶变种 *Spiraea japonica* L. f. var. *acuminata* Franch.

| **药 材 名** | 吹火筒（药用部位：全株）。

| **形态特征** | 灌木。叶片长卵形至披针形，先端渐尖，基部楔形，长 3.5 ~ 8 cm，边缘具尖锐重锯齿，下面沿叶脉有短柔毛。复伞房花序直径 10 ~ 14 cm，有时达 18 cm，花粉红色。

| **生境分布** | 生于海拔 950 ~ 4 000 m 的山坡旷地、杂木林中、山谷或河沟旁。分布于德兴三清山北麓等。

| **资源情况** | 野生资源较少。药材来源于野生。

| **采收加工** | 全年均可采收，以夏、秋季花叶茂盛时采收为佳，洗净，晒干。

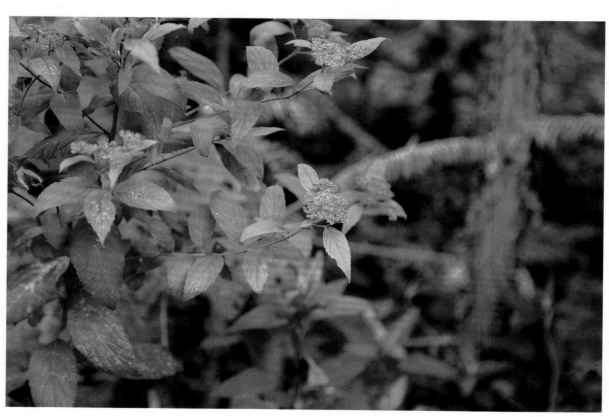

| **功能主治** | 微苦，平。归肺、肝、大肠经。清热解毒，活血调经，通利二便。用于流感发热，月经不调，便秘腹胀，小便不利。 |

| **用法用量** | 内服煎汤，10 ～ 15 g。 |

| **附　　注** | 本种异名：*Spiraea bodinieri* Lévl.、*Spiraea bodinieri* Lévl. var. *concolor* Lévl.、*Spiraea esquirolii* Lévl.。 |

粉花绣线菊光叶变种 *Spiraea japonica* L. f. var. *fortunei* (Planchon) Rehd.

| 药 材 名 | 绣线菊根（药用部位：根）、绣线菊子（药用部位：果实）、绣线菊（药用部位：地上部分）。

| 形态特征 | 灌木。叶片长圆状披针形，先端短渐尖，基部楔形，边缘具尖锐重锯齿，长 5 ~ 10 cm，上面有皱纹，两面无毛，下面有白霜。复伞房花序直径 4 ~ 8 cm，花粉红色，花盘不发达。

| 生境分布 | 生于海拔 700 ~ 3 000 m 的山坡、田野或杂木林下。分布于德兴市三清山北麓。

| 资源情况 | 野生资源较少。药材来源于野生。

| 采收加工 | **绣线菊根：** 7 ~ 8 月采挖，除去泥土，洗净，晒干。

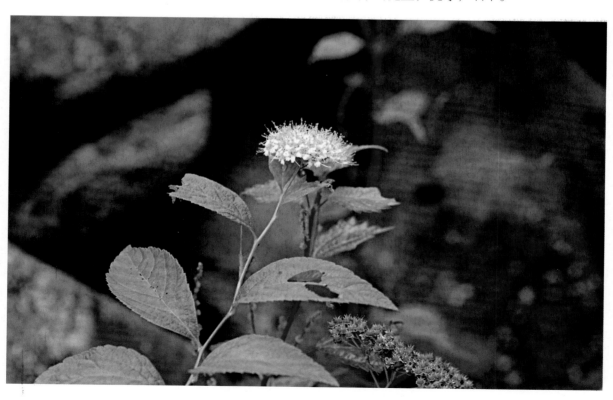

绣线菊子：秋季果实成熟时采收，晒干。

绣线菊：春、夏季采收，鲜用或晒干。

| **药材性状** | 绣线菊：本品茎呈圆柱形，上部有花枝。枝叶淡绿色或灰绿色，嫩枝有短柔毛。叶互生，多折皱，完整叶片展平后呈卵形或卵状长椭圆形，长 3 ~ 8 cm，先端尖，叶柄长 0.1 ~ 0.3 cm。复伞房花序，花淡红色或深粉红色，有的为白色。气微，味微苦。

| **功能主治** | 绣线菊根：苦、微辛，凉。归肺、肝经。祛风清热，明目退翳。用于咳嗽，头痛，牙痛，目赤翳障。

绣线菊子：苦，凉。归肺、大肠经。清热祛湿。用于痢疾，退热，疝气。

绣线菊：微苦，平。归肝、肺、大肠经。消肿解毒，去腐生肌，止痛调经。用于经闭，月经不调，便结腹胀，疮痈肿痛，骨髓炎。

| **用法用量** | 绣线菊根：内服煎汤，9 ~ 15 g；忌食酸辣食物。外用适量，煎水熏洗。

绣线菊子：内服煎汤，9 ~ 15 g。

绣线菊：内服，5 ~ 15 g。外用适量，研末调敷或鲜品捣敷。

| **附　　注** | 本种异名：*Spiraea fortunei* Planchon、*Spiraea japonica* subsp. *glabra* var. *fortunei* Koidz.。

药材绣线菊，为本种的干燥地上部分，《贵州省中药材、民族药材质量标准》（2003 年版）中有收载。

蔷薇科 Rosaceae 绣线菊属 *Spiraea*

李叶绣线菊 *Spiraea prunifolia* Sieb. et Zucc.

| **药 材 名** | 笑靥花（药用部位：根）。

| **形态特征** | 灌木。小枝细长，稍具棱角，幼时被细短柔毛，以后毛逐渐脱落，老时近无毛。叶卵形至矩圆状披针形，长 1.5 ~ 3 cm，宽 0.7 ~ 1.4 cm，先端急尖，基部楔形，边缘自中部以上具细锐单锯齿，上面幼时微被短柔毛，老时仅下面有短柔毛，具羽状脉；叶柄长 2 ~ 4 mm，被短柔毛。伞形花序无总花梗，具 3 ~ 6 花，基部着生数枚小形叶片；花梗长 6 ~ 10 mm，有短柔毛；花重瓣，白色，直径约 1 cm。

| **生境分布** | 德兴银城有栽培。

| **资源情况** | 栽培资源一般。药材来源于栽培。

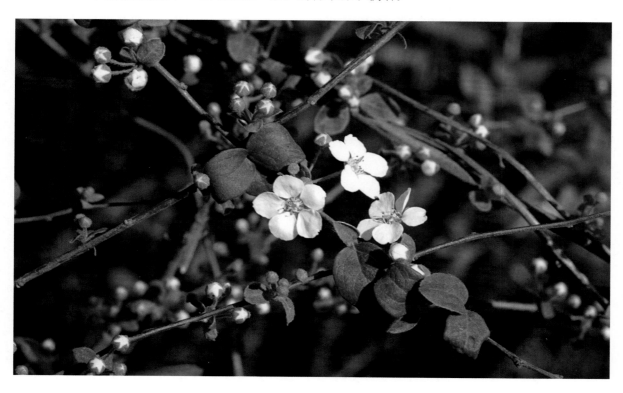

| 采收加工 | 秋、冬季采挖，除去泥土、须根，晒干。

| 功能主治 | 苦，凉。归肺经。利咽消肿，祛风止痛。用于咽喉肿痛，风湿痹痛。

| 用法用量 | 内服煎汤，15 ～ 30 g。外用适量，捣敷。

| 附　　注 | 本种异名：*Spiraea prunifolia* Sieb. et Zucc. var. *plena* Schneid.。

■蔷薇科■ Rosaceae ■小米空木属 *Stephanandra*

华空木
Stephanandra chinensis Hance

| **药 材 名** | 野珠兰（药用部位：根）。

| **形态特征** | 灌木。叶片卵形至长卵形，长 5 ~ 7 cm，宽 2 ~ 3 cm，边缘浅裂并具重锯齿，两面无毛或下面沿叶脉稍有柔毛；叶柄长 6 ~ 8 mm。稀疏的圆锥花序顶生，总花梗、花梗和萼筒均无毛；花白色，直径约 4 mm。蓇葖果近球形，直径约 2 mm，有疏柔毛。

| **生境分布** | 生于海拔 1 000 ~ 1 500 m 的阔叶林边或灌丛中。分布于德兴三清山北麓等。

| **资源情况** | 野生资源一般。药材来源于野生。

| **采收加工** | 秋季采挖，洗净，切片，晒干。

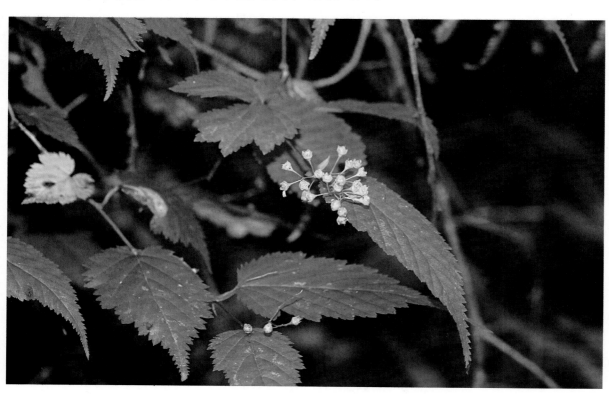

功能主治	苦，微寒。归肺、肝经。解毒利咽，止血调经。用于咽喉肿痛，血崩，月经失调。
用法用量	内服煎汤，15 ~ 30 g。
附　注	本种异名：*Stephanandra flexuosa* Siebold & Zuccarini var. *chinensis* Pamp.、*Stephanandra flexuosa* Siebold & Zuccarini var. *chinensis* (Hance) Pampanini。

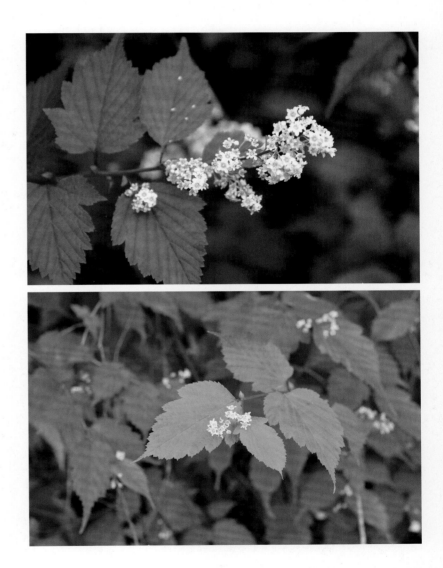